创伤骨科精要

Synopsis of Orthopaedic Trauma Management

原　　著　Brian H. Mullis　Greg E. Gaski
主　　译　汪国友　张　磊
副 主 译　关钛元　刘宗超　曾参军
主　　审　徐海林

北京大学医学出版社

CHUANGSHANG GUKE JINGYAO

图书在版编目（CIP）数据

创伤骨科精要 /（美）布莱恩·穆利斯（Brian H. Mullis），（美）格雷格·盖斯基（Greg E. Gaski）原著 ；汪国友，张磊主译 . -- 北京 ：北京大学医学出版社，2025. 3. -- ISBN 978-7-5659-3344-8

Ⅰ. R683

中国国家版本馆 CIP 数据核字第 20250T70T7 号

北京市版权局著作权登记号：图字：01-2021-4805

Original title:Synopsis of Orthopaedic Trauma Management by Brian H. Mullis and Greg E. Gaski

原著书名：Synopsis of Orthopaedic Trauma Management

原著作者：Brian H. Mullis 和 Greg E. Gaski

创伤骨科精要

主　　译：汪国友　张　磊

出版发行：北京大学医学出版社

地　　址：（100191）北京市海淀区学院路 38 号　北京大学医学部院内

电　　话：发行部 010-82802230；图书邮购 010-82802495

网　　址：http://www.pumpress.com.cn

E-mail：booksale@bjmu.edu.cn

印　　刷：北京信彩瑞禾印刷厂

经　　销：新华书店

责任编辑：张李娜　　**责任校对**：靳新强　　**责任印制**：李　啸

开　　本：889 mm×1194 mm　1/16　　**印张**：22.5　　**字数**：672 千字

版　　次：2025 年 3 月第 1 版　2025 年 3 月第 1 次印刷

书　　号：ISBN 978-7-5659-3344-8

定　　价：198.00 元

译者名单

主　译　汪国友　西南医科大学附属中医医院

张　磊　西南医科大学附属中医医院

副主译　关钛元　西南医科大学附属中医医院

刘宗超　西南医科大学附属中医医院

曾参军　南方医科大学第三附属医院（广东省骨科医院）

主　审　徐海林　北京大学人民医院

译　者（按姓名汉语拼音排序）

常　非　吉林大学第二医院

陈晓英　宜宾市中医医院

陈孝均　西南医科大学附属中医医院

傅小勇　广州市正骨医院

黄陈翼　西南医科大学附属中医医院

李东波　西南医科大学附属中医医院

李具宝　云南中医药大学第一附属医院（云南省中医医院）

马鸿云　西安交通大学医学院附属红会医院

祁　冀　广东省中医院

饶志涛　同济大学附属同济医院

苏博源　广州中医药大学东莞医院（东莞市中医院）

陶　旭　深圳市第二人民医院

王关杰　自贡市第一人民医院

王　琦　云南中医药大学第一附属医院（云南省中医医院）

王　涛　云南中医药大学第三附属医院（昆明市中医医院）

王渭君　南京大学医学院附属鼓楼医院

王学文　宜宾市第一人民医院

吴晓明　上海市第一人民医院

夏　江　同济大学附属同济医院

谢庆祥　广州中医药大学东莞医院（东莞市中医院）

尹一然　西南医科大学附属医院

余　皓　崇州市人民医院

余　游　宜宾市第二人民医院

赵宏谋　西安交通大学医学院附属红会医院

赵虹瑾　中国人民解放军联勤保障部队第九二〇医院

赵　军　南方医科大学第十附属医院（东莞市人民医院）

周　鑫　西南医科大学附属中医医院

中文版序

西南医科大学张磊博士后邀请我为其所译著作《创伤骨科精要》撰写序言，吾自拜读后欣然应允。

作为一名从事创伤骨科工作近 40 年的临床医生，我深知创伤骨科的复杂性和挑战性。对一名严重创伤患者而言，医务人员全面快速的伤情评估和及时有效的处理措施是挽救生命、保留患肢功能的关键。由美国著名专家 Brian H. Mullis、Greg E. Gaski 等所著的 *Synopsis of Orthopaedic Trauma Management* 填补了创伤骨科专著的空白，为创伤骨科患者的评估和及时治疗提供了简明而全面的参考。

原著运用大量精彩插图和解剖术语，让读者在文字描述相对简单的情况下也能准确理解作者原始之意。这也对译者提出了更高的要求，即译著如何在忠实保留原意基础上能让中文读者轻松理解书中内容，真正做到准确、通顺、易懂。在本书的翻译过程中，翻译团队深感责任重大，也付出了艰辛的努力。我阅后深感译者水平较高，译著通顺流畅。本书是医务工作者，尤其是为创伤患者提供治疗的医疗人员的必备书籍，其内容不仅包括生理学、影像学、生物力学等基础理论知识，还紧扣临床实践，详细介绍了治疗脊柱、骨盆及四肢创伤的全部骨科手术。我坚信本书可以帮助医务工作者提高创伤骨科诊疗能力，进而更好地为创伤骨科患者提供诊疗服务。

近年来，临床医学的发展，尤其是创伤骨科的发展日新月异，大数据、机器人以及基础研究的进展也要求我们医务人员时刻学习和更新知识，以便更好地为广大患者提供高质量服务。

最后，特别感谢北京大学医学出版社，是你们的努力使得此书的中译本得以顺利出版。“工欲善其事，必先利其器”，真诚希望本书能为每一位创伤骨科相关医务工作者提供有益的帮助。

蒋协远
国家骨科医学中心主任
北京积水潭医院院长
2025 年 2 月

译者前言

创伤骨科是骨科学的一个重要分支，专注于诊断、治疗由交通事故、跌落、运动伤害、工伤事故等暴力因素引起的骨骼和肌肉系统的损伤。目的在于实现患处的解剖复位或功能复位，帮助患者恢复至受伤前的功能状态。创伤骨科的诊疗范围涵盖了四肢、肋骨、脊柱、骨盆等全身各处，涉及儿童、青年、老年各年龄段，具有高度的复杂性。同时，创伤骨折的诊治范围包括创伤性休克、脊髓损伤、骨盆骨折、多发伤等可能危及患者生命的重大损伤，具有十足的挑战性。这要求创伤骨科医师不仅要掌握骨科学知识，还需要具有处理重大急性创伤和各种复杂情况的能力。

美国的 Brian H. Mullis 教授和 Greg E. Gaski 教授担任主编，组织创伤骨科各领域的多位专家编撰了本书，填补了创伤骨科领域专著的空白，为骨科医师及相关从业者提供了一部极具价值的工具书。本书聚焦于各部位损伤的解剖基础、诊断、手术入路及固定方法，重点突出；同时使用适宜的篇幅对骨折愈合机制、治疗原则、生物力学、影像学检查等方面进行了阐述，内容全面。为创伤骨科的评估、诊断及治疗提供了简明而全面的参考，无论是对于急性损伤的快速判断，还是复杂病例的深入分析，本书都能给予清晰的指导思路和实用的操作建议，极大地提升了临床决策的效率与准确性。

最后，衷心感谢北京大学医学出版社，正是得益于你们专业、细致且不懈的努力，这本书的中译本得以顺利出版。“工欲善其事，必先利其器”，在创伤骨科领域，知识就是我们最锋利的工具，而这本书正是这样一把“利器”。它凝聚了众多专家学者的智慧与经验，真诚希望本书能为每一位创伤骨科相关医务工作者提供有益的帮助。

汪国友 张　磊

2025 年 2 月

原著献词

感谢多年来激励我成为一名更好外科医生的导师和搭档们，感谢我亲爱的妻子Lani，还有Hunter、Colton和Taylor三个孩子，你们激励我成为更好的人。

——Brian H. Mullis

感谢我亲爱的妻子Tricia给予我坚定不移的支持，感谢我的孩子Griffin和Scarlett，你们让每一天都变得比过去更美好，感谢我的父母让一切成为可能，感谢我的导师们激励我不断追求卓越，感谢我有幸培养过的住院医师和同事们。

——Greg E. Gaski

原著前言

有许多可供骨科医生参考的资料，这些资料详细介绍了专家对特定肌肉骨骼疾病的治疗方法，然而，在治疗肌肉骨骼创伤患者方面，却很少有容易获取的资料。本书由该领域的权威专家撰写，可供骨科医师、急诊医师、外科医师或相关人员参考。本书编写目的是作为速查资料，以快速启动治疗，并为最终治疗和康复提供指导。书中着重强调了最新的临床相关信息，有意忽略了传统教条内容。

项目符号格式的设计便于快速浏览。原创插图和影像学示例有效地补充了文字内容。内容方面，专家们通过大纲的形式简明扼要地介绍了最相关的信息，并辅以图表，帮助非专家人士对特定肌肉骨骼疾病的初步治疗和管理树立信心。本书还将帮助读者更好地理解最终治疗的原则和患者伤后康复治疗。除讨论创伤的具体章节外，还有一个总论部分，帮助理解肌肉骨骼创伤的基础知识和其他治疗原则。

Brian H. Mullis, MD
Greg E. Gaski, MD

原著者名单

Timothy S. Achor, MD
Associate Professor
Department of Orthopaedic Surgery
University of Texas Health Science Center at Houston
Houston, Texas, USA

Kevin C. Anderson, MD
Associate Professor
Department of Orthopaedic Surgery
Beacon Bone and Joint Specialists;
Indiana University School of Medicine;
Michigan State University College of Human Medicine;
South Bend, Indiana, USA

Michael T. Archdeacon, MD, MSE
Peter J. Stern Professor and Chairman
Department of Orthopaedic Surgery
University of Cincinnati College of Medicine
Cincinnati, Ohio, USA

Frank R. Avilucea, MD
Director of Orthopaedic Research
Department of Orthopaedics
Orlando Health Orthopaedic Institute
Orlando, Florida, USA

Michael G. Baraga, MD
Associate Professor
Sports Medicine Institute
University of Miami Miller School of Medicine
Coral Gables, Florida, USA

Eric A. Barcak, DO
Assistant Professor
Department of Orthopaedic Trauma Surgery
John Peter Smith Hospital Orthopaedic Surgery Residency Program
Acclaim Bone and Joint Institute
Fort Worth, Texas, USA

Scott R. Bassuener, MD
Orthopaedic Trauma and Adult Reconstruction
Department of Orthopaedic Surgery
Gundersen Health System
La Crosse, Wisconsin, USA

Carlo Bellabarba, MD
Professor and Vice Chair
Department of Orthopaedics and Sports Medicine
University of Washington School of Medicine;
Chief of Orthopaedics
Harborview Medical Center
Seattle, Washington, USA

Richard J. Bransford, MD
Professor
Department of Orthopaedics and Sports Medicine
Harborview Medical Center
University of Washington School of Medicine
Seattle, Washington, USA

Brian Buck, DO
Associate Professor
Department of Orthopaedic Surgery
University of Arizona College of Medicine
Phoenix, Arizona, USA

Camden Burns, MD
Assistant Professor of Orthopaedic Surgery
Department of Orthopaedic Surgery
Indiana University School of Medicine
Indianapolis, Indiana, USA

John J. Callaci, PhD
Associate Professor
Department of Orthopaedic Surgery
Loyola University Chicago
Maywood, Illinois, USA

David H. Campbell, MD
Resident
Department of Orthopaedic Surgery
University of Arizona College of Medicine – Phoenix
Phoenix, Arizona, USA

Lisa K. Cannada, MD
Orthopaedic Trauma Surgeon
Department of Orthopaedics
Hughston Clinic
Jacksonville, Florida, USA

Jue Cao, MD
Upper Extremity and Pediatric Orthopaedic Surgeon
Department of Orthopaedic Surgery
Kaiser Permanente
Denver, Colorado, USA

Eben A. Carroll, MD
Director of Orthopaedic Trauma Service and Associate Professor
Department of Orthopaedic Surgery
Wake Forest University School of Medicine
Winston-Salem, North Carolina, USA

Brett D. Crist, MD
Associate Professor
Department of Orthopaedic Surgery
University of Missouri
Columbia, Missouri, USA

Nicholas E. Crosby, MD
Clinical Instructor
Department of Hand, Upper Extremity, and Microsurgery
Indiana Hand to Shoulder Center
Indianapolis, Indiana, USA

Jean-Claude G. D'Alleyrand, MD, MSE
Chief of Orthopaedic Traumatology
Department of Orthopaedic Surgery
Walter Reed National Military Medical Center
Bethesda, Maryland, USA

Hannah L. Dailey, PhD
Assistant Professor
Department of Mechanical Engineering and Mechanics
Lehigh University
Bethlehem, Pennsylvania, USA

Elizabeth P. Davis, MD
Resident
Department of Orthopaedic Surgery
McGovern Medical School at UTHealth Houston
Houston, Texas, USA

Gregory J. Della Rocca, MD, PhD, FACS
Associate Professor
Department of Orthopaedics
University of Missouri
Columbia, Missouri, USA

David Donohue, MD, MBA
Assistant Professor
Department of Orthopaedics
University of South Florida;
Staff Traumatologist
Florida Orthopaedic Institute
Tampa, Florida, USA

Christopher Doro, MD
Assistant Professor
Department of Orthopaedics
University of Wisconsin
Madison, Wisconsin, USA

Hayley E. Ennis, MD
Resident
Sports Medicine Institute
University of Miami Miller School of Medicine
Coral Gables, Florida, USA

Reza Firoozabadi, MD, MA
Associate Professor
Department of Orthopaedics and Sports Medicine
University of Washington
Seattle, Washington, USA

Mark J. Gage, MD
Assistant Professor
Department of Orthopaedic Surgery
Duke University
Durham, North Carolina, USA

George Gantsoudes, MD
Assistant Clinical Professor
Department of Orthopaedics
Georgetown University
Washington, D.C., USA;
Orthopaedic Surgeon
Pediatric Specialist of Virginia
Merrifield, Virginia, USA

Joshua L. Gary, MD
Associate Professor
Department of Orthopaedic Surgery
McGovern Medical School at UTHealth Houston
Houston, Texas, USA

Greg E. Gaski, MD
Orthopaedic Trauma Surgeon
Department of Orthopaedic Surgery
Inova Fairfax Medical Campus
Falls Church, Virginia, USA

Alexander Ghasem, MD
Fellow
Department of Orthopaedics
University of Miami Health System
Miller School of Medicine
Miami, Florida, USA

Joseph P. Gjolaj, MD
Associate Professor of Clinical Orthopaedics
Department of Orthopaedics
University of Miami
Miller School of Medicine
Miami, Florida, USA

Vaida Glatt, PhD
Assistant Professor and Director of Basic Science Research
Department of Orthopaedic Surgery
University of Texas Health Science Center
San Antonio, Texas, USA

Dylan N. Greif, BA
Medical Student
Sports Medicine Institute
University of Miami Miller School of Medicine
Coral Gables, Florida, USA

Michael M. Hadeed, MD
Resident
Department of Orthopaedic Surgery
University of Virginia
Charlottesville, Virginia, USA

Jonah Hebert-Davies, MD FRCS(c)
Assistant Professor
Department of Orthopaedics
University of Washington, Harborview Medical Center
Seattle, Washington, USA

Michael D. Hunter, MD
Resident
Department of Orthopaedic Surgery
Prisma Health–Upstate
Greenville, South Carolina, USA

D. Landry Jarvis, MD
Sports Medicine Surgery Fellow
Department of Orthopaedic Surgery
Duke University School of Medicine
Durham, North Carolina, USA

Kyle J. Jeray, MD
Department Chair
Department of Orthopaedic Surgery
Prisma Health–Upstate
Greenville, South Carolina, USA

Aaron Johnson, MD
Assistant Professor
Department of Orthopaedics
University of Maryland School of Medicine
Baltimore, Maryland, USA

Steven P. Kalandiak, MD
Assistant Professor
Department of Orthopaedics
University of Miami
Miller School of Medicine
Miami, Florida, USA

Meghan Kelly, MD
Resident
Department of Orthopaedics
University of Rochester
Strong Memorial Hospital
Rochester, New York, USA

Laurence B. Kempton, MD
Associate Professor of Orthopaedic Surgery
Department of Orthopaedic Surgery
Atrium Health Musculoskeletal Institute
Carolinas Medical Center
Charlotte, North Carolina, USA

John Ketz, MD
Associate Professor
Department of Orthopaedics
University of Rochester
Strong Memorial Hospital
Rochester, New York, USA

Jannat M. Khan, MD
Resident Physician
Department of Orthopaedic Surgery
William Beaumont Hospital
Royal Oak, Michigan, USA

Conor P. Kleweno, MD
Associate Professor
Orthopaedic Surgery and Sports Medicine
Harborview Medical Center/University of Washington
Seattle, Washington, USA

Shan Lansing, MS
Medical student
The Ohio State University College of Medicine
Columbus, Ohio, USA

Christopher Lee, MD
Assistant Professor
Department of Orthopaedic Surgery
University of California, Los Angeles
Los Angeles, California, USA

Nikola Lekic, MD
Fellow
Department of Orthopaedics
University of Miami Health System
Miller School of Medicine
Miami, Florida, USA

Frank A. Liporace, MD
Chairman and Vice President
Division of Orthopaedic Trauma and Complex Adult Reconstruction
Department of Orthopaedic Surgery
Jersey City Medical Center—Robert Wood Johnson Barnabas Health
Jersey City, New Jersey, USA

Jason A. Lowe, MD
Associate Professor
Department of Orthopaedic Surgery
The University of Arizona College of Medicine—Tucson
Tucson, Arizona, USA

Thuan V. Ly, MD, FAOA
Associate Professor and Director of Orthopaedic Trauma
Department of Orthopaedic Surgery
The Ohio State University
Columbus, Ohio, USA

Christiaan N. Mamczak, DO, FAOAO
Volunteer Assistant Professor
Department of Orthopaedic Surgery
Indiana University School of Medicine
South Bend, Indiana, USA

Alejandro Marquez-Lara, MD, PhD
Resident Physician
Department of Orthopaedic Surgery
Wake Forest University School of Medicine
Winston-Salem, North Carolina, USA

Michael D. McKee, MD, FRCSC
Professor and Chair
Department of Orthopaedic Surgery
University of Arizona College of Medicine—Phoenix
Phoenix, Arizona, USA

Hassan R. Mir, MD, MBA
Professor and Director of Orthopaedic Residency Program
Department of Orthopaedics
University of South Florida;
Director of Orthopaedic Trauma Research
Florida Orthopaedic Institute
Tampa, Florida, USA

Roman M. Natoli, MD, PhD
Assistant Professor
Department of Orthopaedic Surgery
Indiana University
Indianapolis, Indiana, USA

Aaron Nauth, MD, MSc
Assistant Professor
Department of Surgery
University of Toronto
St. Michael's Hospita
Toronto, Ontario, Canada

Robert V. O'Toole, MD
Hansjörg Wyss Medical Foundation Professor in Orthopaedic Trauma
Department of Orthopaedics
University of Maryland School of Medicine
Baltimore, Maryland, USA

William T. Obremskey, MD, MPH, MMHC
Professor and Vice Chair Orthopaedic Surgery;
Director
Division of Orthopaedic Trauma Research;
Executive Medical Director
Technology Assessment and Product Acquisition Center for Musculoskeletal Research
Vanderbilt University Medical Center
Nashville, Tennessee, USA

Ugochi Okoroafor, MD
Fellow
Department of Orthopaedics and Sports Medicine
University of Washington
Seattle, Washington, USA

Stephen Oleszkiewicz, MD
Orthopaedic Trauma Fellow
Department of Orthopaedic Surgery
University of Miami
Jackson Memorial Hospital
Miami, Florida, USA

Raymond Pensy, MD
Associate Professor
Department of Orthopaedics
University of Maryland Medical Center
Baltimore, Maryland, USA

Edward A. Perez, MD
Professor
Orthopaedic Trauma Surgery
Broward Health Medical Center
Ft Lauderdale, Florida, USA

Laura S. Phieffer, MD, FAOA
Associate Professor
Department of Orthopaedics
The Ohio State University
Columbus, Ohio, USA

Joel M. Post, DO
Staff Surgeon
Department of Orthopaedic Oncology and Traumatology
Memorial Hospital and Cancer Center
South Bend, Indiana, USA

Stephen Matthew Quinnan, MD
Associate Professor Orthopaedic Surgery
Department of Orthopaedic Surgery
University of Miami/Jackson Health System
Miami, Florida, USA

Robert Andrew Ravinsky, MDCM, MPH, FRCS(C)
Clinical Assistant Professor
Department of Orthopaedic Surgery
University of Arizona College of Medicine—Phoenix
Phoenix, Arizona, USA

David Ring, MD, PhD
Associate Dean for Comprehensive Care
Department of Surgery and Perioperative Care
Dell Medical School—The University of Texas
Austin, Texas, USA

Matthew I. Rudloff, MD
Assistant Professor
Department of Orthopaedic Surgery
University of Tennessee-Campbell Clinic
Memphis, Tennessee, USA

Thomas A. Russell, MD
Retired Professor
Campbell Clinic Department of Orthopaedic Surgery
University of Tennessee Center for Health Sciences
Memphis, Tennessee, USA

Claire B. Ryan, MD
Orthopaedic Surgery Resident
Department of Surgery and Perioperative Care
Dell Medical School—The University of Texas
Austin, Texas, USA

Adam P. Schumaier, MD
Resident
Department of Orthopaedic Surgery
University of Cincinnati College of Medicine
Cincinnati, Ohio, USA

Kyle M. Schweser, MD
Associate Professor
Department of Orthopaedics
University of Missouri
Columbia, Missouri, USA

Marcus F. Sciadini, MD
Professor
Department of Orthopaedics
University of Maryland School of Medicine
Baltimore, Maryland, USA

Brandon R. Scott, MD
Attending
Department of Orthopaedics
Kansas University School of Medicine—Wichita
Wichita, Kansas. USA

Jodi Siegel, MD
Assistant Professor
Department of Orthopaedics
UMass Memorial Medical Center
Worcester, Massachusetts, USA

Gerard P. Slobogean, MD, MPH, FRCSC
Associate Professor
Department of Orthopaedics
University of Maryland School of Medicine
R Adams Cowley Shock Trauma Center
Baltimore, Maryland, USA

Christopher B. Sugalski, MD
Orthopaedic Surgeon—Orthopaedic Trauma a
Reconstructive Surgery
Department of Orthopaedic Surgery
Ochsner Medical Center
New Orleans, Louisiana, USA

Kevin Tetsworth, MD, FRACS
Senior Consultant Surgeon
Department of Orthopaedic Surgery
Royal Brisbane and Women's Hospital
Brisbane, Queensland, Australia

Rahul Vaidya, MD, FAOA, FRCSc
Chief of Orthopaedic Surgery
Detroit Receiving Hospital;
Professor of Orthopaedic Surgery
Fellowship Director Orthopaedic Trauma
Wayne State University
Detroit, Michigan, USA

Krishna Chandra Vemulapalli, MD
Orthopaedic Trauma Fellow
Department of Orthopaedic Surgery
UTHealth McGovern Medical School
Houston, Texas, USA

J. Tracy Watson, MD
Professor, Orthopaedic Surgery;
Chief, Orthopaedic Trauma Service
Department of Orthopaedic Surgery
Saint Louis University School of Medicine
Saint Louis University Health Sciences Center
Saint Louis, Missouri, USA

David B. Weiss, MD
Associate Professor and Division Head
Orthopaedic Trauma
Department of Orthopaedic Surgery
University of Virginia
Charlottesville, Virginia, USA

Robert J. Wetzel, MD
Orthopaedic Trauma Surgeon and
Assistant Professor
Department of Orthopaedic Surgery
University Hospitals Cleveland Medical Center
Case Western Reserve School of Medicine
Cleveland, Ohio, USA

Benjamin M. Wheatley, MD
Fellow
Department of Orthopaedic Surgery
Allegheny General Hospital
Pittsburgh, Pennsylvania, USA

Jason Wild, MD
Orthopaedic Surgeon
Department of Orthopaedics
Banner Thunderbird Medical Center;
Banner-University Medical Center South
Colorado Springs, Colorado, USA

Raymond D. Wright, Jr., MD
Associate Professor
Orthopaedic Surgery and Sports Medicine
University of Kentucky Chandler Medical Center
Lexington, Kentucky, USA

John Michael Yingling, DO
Chief Resident
Division of Orthopaedic Trauma and Adult
Reconstruction
Jersey City Medical Center—Robert Wood Johnson
Barnabas Health
Jersey City, New Jersey, USA

Richard S. Yoon, MD
Director, Orthopaedic Research
Division of Orthopaedic Trauma and Adult
Reconstruction
Jersey City Medical Center—Robert Wood Johnson
Barnabas Health
Jersey City, New Jersey, USA

Haitao Zhou, MD
Acting Instructor
Department of Orthopaedics and Sports Medicine
Harborview Medical Center
University of Washington School of Medicine
Seattle, Washington, USA

目　录

第一部分　创伤骨科的一般原则

第二部分　上肢创伤

第三部分　骨盆和下肢创伤

第一部分

创伤骨科的一般原则

1 骨折愈合的生理学

Roman M. Natoli，John J. Callaci
周 鑫 译 王 涛 陈晓英 校

引言

骨折固定是创伤骨科的重要组成部分。了解骨折愈合的生理学将有助于深入了解骨愈合中发挥作用的生物学和力学因素。本章概述了骨折愈合的成分、骨折如何愈合以及其临床意义。

Ⅰ. 骨折愈合组成部分

A. 骨的血供及骨折和再生对血供的影响

1. 来自高压系统营养动脉的骨内膜血流形成一种离心式（由内到外）血流模式。
2. 来自低压系统的骨膜血流供应骨皮质的外 1/3。
3. 骨折会破坏血流，导致受伤部位出现急性血肿。
4. 再生破坏骨内膜的血供，暂时将血流模式转变为向心式（从外向内）。

B. 细胞

1. 骨髓间充质干细胞（mesenchymal stem cells，MSC）——血管、肌肉、脂肪、软骨和骨骼的前体。根据收到的机械和生物信号，沿着不同途径分化（图 1.1）。可以来自远处或局部细胞群。在骨骼方面，局部细胞群有骨膜、骨内膜、肌肉、血管和骨髓。
2. 软骨细胞——来源于 MSC，在软骨内成骨过程

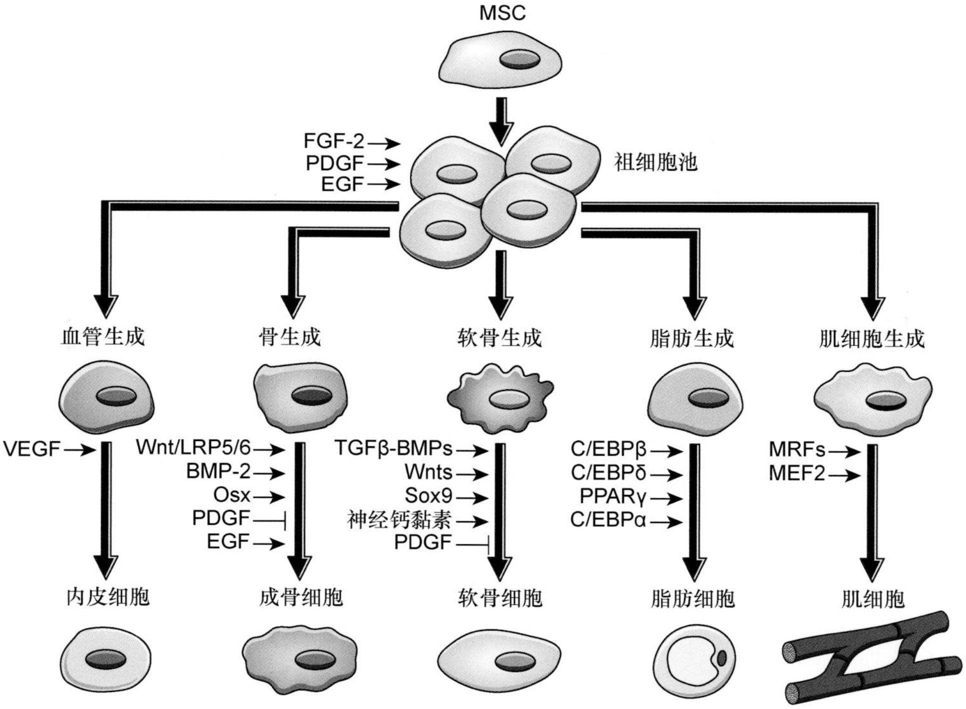

图 1.1 骨髓间充质干细胞（MSC）分化的相关因素。根据接收的信号，MSC 可以分化为血管、骨、软骨、肌肉或脂肪。箭头是促进分化为该细胞类型的正信号。⊣是阻止分化为该细胞类型的负信号。BMP-2，骨形态发生蛋白 2；C/EBP，CCAAT 增强子结合蛋白；EGF，表皮生长因子；FGF-2，成纤维细胞生长因子 2；LRP5/6，低密度脂蛋白受体相关蛋白 5/6；MEF2，肌细胞增强因子 -2；MRF，肌肉调节因子；Osx，成骨细胞特异性转录因子；PDGF，血小板衍生生长因子；PPAR，过氧化物酶体增殖物激活受体；TGF-β，转化生长因子 -β；VEGF，血管内皮生长因子

中形成软骨。

3. 成骨细胞——来源于 MSC 或由肥大软骨细胞分化而来。通过产生胶原蛋白和其他蛋白（如骨钙素、骨桥蛋白）形成细胞外基质（extracellular matrix，ECM），并分泌调节蛋白［如骨保护素（osteoprotegerin，OPG）、核因子 κB 受体激活剂（receptor activator of nuclear factor kappa-B，RANK）配体、骨形态发生蛋白（bone morphogenetic proteins，BMP）］影响骨折愈合过程。它们具有甲状旁腺和维生素 D 受体，在膜内和软骨内成骨过程中负责生成基质。
4. 骨细胞——存在于成熟骨基质中的完全分化成骨细胞。它们对甲状旁腺激素（parathyroid hormone，PTH）或机械刺激做出反应，并分泌骨硬化蛋白帮助调节成骨细胞骨形成或破骨细胞骨吸收。
5. 破骨细胞——来源于单核细胞 / 巨噬细胞，而不是 MSC。这类细胞在膜内成骨和重塑过程中负责骨吸收。它们通过整合素受体信号附着在骨表面。一旦附着，就会产生皱褶的边缘，形成局部酸性环境以溶解羟基磷灰石。破骨细胞有 RANK 受体。PTH 通过生成 RANK 配体（RANK ligand，RANKL）间接增强破骨细胞活性，从而刺激骨吸收。

C. 细胞外基质（ECM）

1. ECM 的有机成分由不同的胶原蛋白和负责细胞黏附与信号传导的储存蛋白组成。胶原蛋白的表达在骨折二期愈合的不同阶段各不相同。成熟骨组织的有机成分称为类骨质。
2. 无机成分主要是羟基磷灰石［$Ca_5(PO_4)_3OH$］。类骨质矿化促使骨组织成熟。

D. 细胞因子（调节免疫反应和细胞通讯的蛋白质）、生长因子（影响细胞分化、增殖和功能的蛋白质）和转录因子（调节基因转录的细胞内 DNA 结合蛋白）：这些蛋白种类繁多。它们的功能取决于在骨折愈合过程中表达的位置和时间。

1. 促炎性细胞因子［如肿瘤坏死因子 -α（TNF-α）、白细胞介素 -1（IL-1）、白细胞介素 -6（IL-6）］——募集炎性细胞，促进血管生成，调节成骨细胞 / 破骨细胞分化，并影响细胞基因表达。
2. 转化生长因子 -β（TGF-β）超家族，包括 BMP——募集 MSC 并分化为软骨细胞或成骨细胞，以及完成细胞增殖。这类蛋白质以潜伏的形式储存在骨的 ECM 中。
3. 血管内皮生长因子（vascular endothelial growth factor，VEGF）、血管生成素——血管生长、新血管生成和愈伤组织的血运重建。
4. Wnt/β- 联蛋白——经典 Wnt 通路调节细胞内存在的 β- 联蛋白转录因子的数量，指导 MSC 分化为成骨细胞，调控成骨细胞在骨形成过程中的活性。Wnt 信号还通过增加成骨细胞 OPG 的合成来抑制破骨细胞的形成。
5. 骨硬化蛋白——由骨细胞分泌，抑制 Wnt 信号。
6. OPG/RANKL——OPG 是 RANKL 的一个诱饵受体。由成骨细胞产生的 RANKL 可刺激破骨细胞生成。它们的平衡促进矿化软骨的吸收和编织骨的形成。

E. 代谢 / 内分泌成分

1. 钙。
2. 维生素 D——骨骼矿化所必需。
3. 维生素 C——胶原蛋白合成所必需。
4. PTH——血清钙水平和维生素 D 代谢的重要稳态调节因子，作用于骨骼、肾和肠道。它还调节软骨内成骨。通过重组形式（Forteo®）增加骨量。它也被用于治疗骨不连，但是临床证据表明其疗效仍有待证实。

Ⅱ. 骨折愈合类型——将所有物质（包括骨骼）重新连接在一起

骨骼是为数不多能在愈合后不留瘢痕的组织之一（即骨骼绝对会再次成为骨骼）。这与其他大多数组织在修复 / 再生部位存在一些纤维组织成分（即瘢痕）的愈合情况相反。骨骼是由细胞和 ECM 组成的。编织骨是胶原纤维随机排列的未成熟骨。板层骨由平行排列的胶原纤维层组成。骨折愈合的生理机制尚不完全清楚。然而，骨折愈合有两种公认的途径：一期愈合和二期愈合。

A. 一期愈合（直接愈合，膜内成骨）：这种骨折愈合过程发生在骨折被刚性固定时（如拉力螺钉、中和接骨板、加压钢板，图 1.2）。

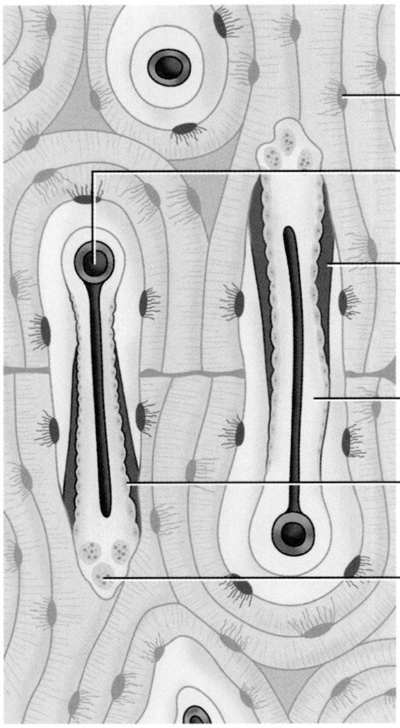

图 1.2 一期骨愈合。从哈弗斯管发出切割性锥体。锥体的前端是可吸收骨质的破骨细胞。它们之后是生成类骨质的成骨细胞。类骨质最终会矿化形成新的骨组织

1. MSC 直接分化为成骨细胞。根据 Perren 应变理论，这是一个低应变环境（＜ 2%）。
2. 出现切割性破骨细胞锥体，成骨细胞形成类骨质，并最终矿化。这可以重建直接横跨骨折部位的哈弗斯管 / 骨单位。

B. 二期愈合（间接愈合，软骨内成骨）：这种骨折愈合过程发生在相对稳定的机械环境中（如石膏、髓内钉、桥接钢板、外固定，图 1.3）。

1. 根据 Perren 应变理论，这是一个中等应变环境（约 2%～10%）。随着时间的推移，骨折处桥接组织的硬度会发生变化，应力也会随之减小。
2. 骨折后会发生急性炎症反应，包括产生和释放生长因子和细胞因子，以及募集间充质细胞分化为软骨细胞。软骨中间体形成，然后血管化。募集成骨细胞和破骨细胞，软骨中间体矿化，最后形成骨基质。最终，该骨被重塑以完全恢复正常的骨骼结构。一般来说，这个过程分为四个阶段：
   （1）炎症 / 血肿——炎症细胞（如巨噬细胞、中性粒细胞）和血小板清除并释放细胞因子和细胞募集因子。早期肉芽组织形成。这一阶段伤后立即发生，直到受伤后约 2 周。
   （2）软骨痂（软骨）——MSC 聚集并分化为软骨细胞。形成中间软骨支架以桥接骨折部位。这一阶段发生在受伤后约 2～6 周。
   （3）硬骨痂（软骨内成骨）——软骨细胞肥大（以 X 型胶原蛋白为特征），中间软骨支架被基质金属蛋白酶降解并最终钙化。血管侵入并带来分化为成骨细胞的细胞。编织骨开始沉积。这大约需要 6 周，直到损伤部位完成桥接。
   （4）骨重塑——编织骨慢慢地被板层骨取代。成骨细胞形成新骨，同时破骨细胞吸收编织骨。骨髓腔开始修复。这发生在硬骨痂形成后，直到骨骼根据沃尔夫定律完全重塑。这可能需要数年时间才能完成。

这些都是骨折二期愈合的理想化阶段，实际上这些阶段在时间上是连续重叠发生的。

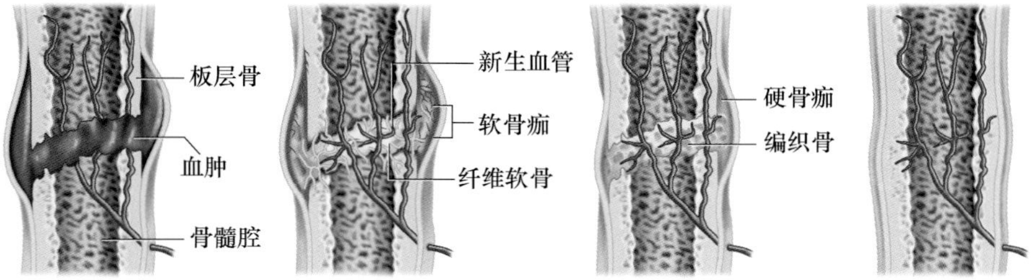

图 1.3 二期骨愈合。骨折后会发生急性炎症反应，包括产生和释放生长因子和细胞因子，以及募集间充质细胞分化为软骨细胞。软骨中间体形成，然后血管化。募集成骨细胞和破骨细胞，软骨中间体矿化，最后形成骨基质。最终，该骨被重塑以完全恢复正常的骨骼结构

Ⅲ. 治疗骨缺损或促进骨折愈合的策略

自体骨移植、同种异体骨移植、脱钙骨基质、生物陶瓷（如磷酸钙）、生长因子（如 BMP-2 和 BMP-7）、富血小板血浆、骨髓穿刺液、电刺激和超声是一些已被用于治疗骨缺损或促进骨折愈合的策略（有关创伤骨科中生物制品的更多讨论请参阅第 8 章“生物制剂”）。

Ⅳ. 回顾骨折愈合的临床依据

第Ⅰ节和Ⅱ节调研了与骨折愈合有关的“微观”生理学。现在我们将更详细地研究宏观方面。

A. 骨折的治疗目标（AO 四原则）

1. 复位和固定骨折的骨 / 关节面以解剖复位。
2. 根据骨折、患者或损伤的“特性”提供绝对或相对稳定的固定。
3. 通过谨慎的复位技术和组织处理来保护软组织和骨骼的血液供应。
4. 安全、适时地对患肢和患者进行活动和康复。

B. 原则 1～3 的核心是强调遵循骨折的生理学。从理论上讲，进行某种手术的原因是与其他手术或非手术治疗相比，它能以有利的方式改变自然病史的风险收益比

1. 骨科创伤患者骨折的六种典型结局是成功、感染、畸形愈合 / 不愈合、创伤后关节炎、关节僵硬 / 不稳定和非特异性疼痛。
2. 骨折愈合的生理学与骨不连的结果有关（相关名词的进一步讨论请参阅第 7 章“不愈合和畸形愈合”）。不愈合对患者的生活质量有深远的负面影响，比许多疾病（如糖尿病、急性心肌梗死）严重得多。

C. 多种因素可导致骨折愈合障碍（延迟愈合、不愈合）

1. 感染（有关骨科创伤感染的更多讨论请参阅第 6 章“肌肉骨骼术后的急性感染”）。
2. 生物因素是可改变的，也可以是不可改变的。在适当情况下，应努力优化有利于骨折愈合生理的可调节因素。表 1.1 列出了在骨折愈合的生理过程中发挥作用的生物因素。这些高层次生理系统的异常表现为“微观”过程的改变。
3. 机械因素：不恰当的手术技术和机械固定可能会破坏骨折愈合生理，增加骨折不愈合率。本书有许多章节专门讨论骨折治疗中的最佳非手术和手术治疗。骨折愈合生理学的两个主要力学原理是 Perren 应变理论和沃尔夫定律。
   （1）Perren 应变理论（图 1.4）：骨折部位的应变（长度随载荷 / 初始长度变化）决定了形成的组织类型。
   （2）沃尔夫定律（图 1.5）：骨骼重塑以适应它所处的压力环境。
4. 骨科骨折治疗干预措施有限（非手术夹板 / 石膏 / 吊带、经皮穿针、钢板、髓内钉、外固定、关节置换术、关节融合术和截肢）。了解骨折愈合的生理学可以让外科医生将这些方法应用于特定的损伤，以促进形成有利于骨折愈合的生物学环境。

表 1.1 在骨折愈合生理过程中发挥作用的生物因素列表。部分风险因素是可以改变的，有些则不可改变

不愈合的生物学风险因素	
不可改变的	可能改变的
多发性创伤 / 多发性损伤	各种药物（如化疗、类固醇、抗惊厥药、抗凝血药）
骨骼	使用非甾体抗炎药
骨内定位	吸烟
骨折模式	营养不良
开放骨折	嗜酒
高能量损伤	糖尿病
年龄	维生素 D 缺乏
性别	内分泌失调（如甲状腺功能亢进 / 甲状旁腺功能亢进）
放射治疗	负重时间
关节炎	肾疾病 [b]
人类免疫缺陷病毒	肝疾病 [b]
骨质疏松症 [a]	
肥胖 [a]	

[a] 在正常愈合过程中不太可能发生改变。
[b] 根据具体的诊断和疾病的阶段，可能无法改变。

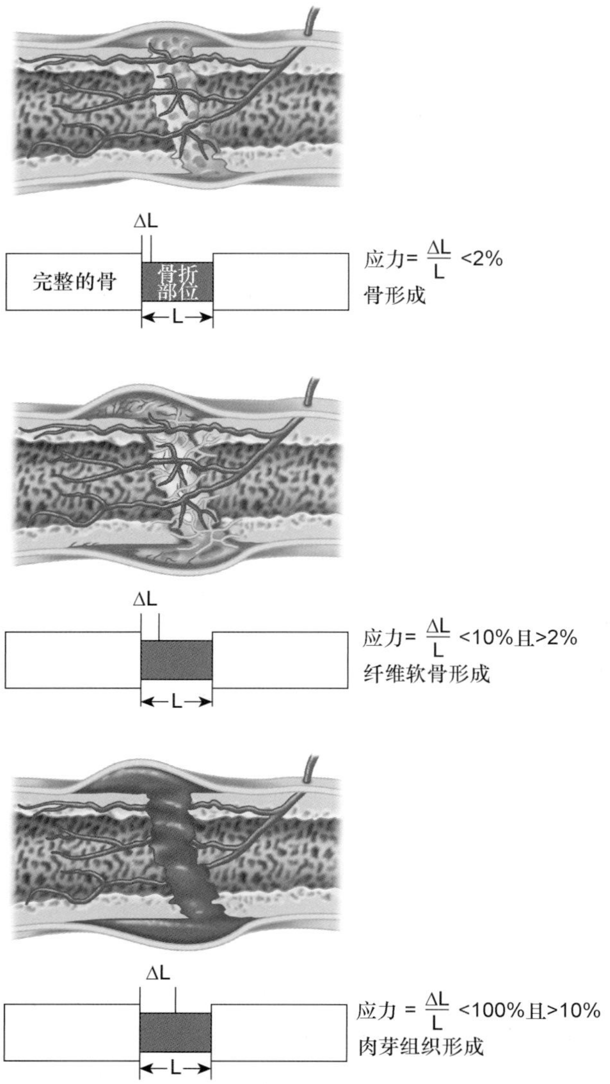

图 1.4 Perren 应变理论。骨折部位所经历的应变决定了形成的组织类型。应变是延伸率与初始长度之比。骨骼是在低应变环境中形成的

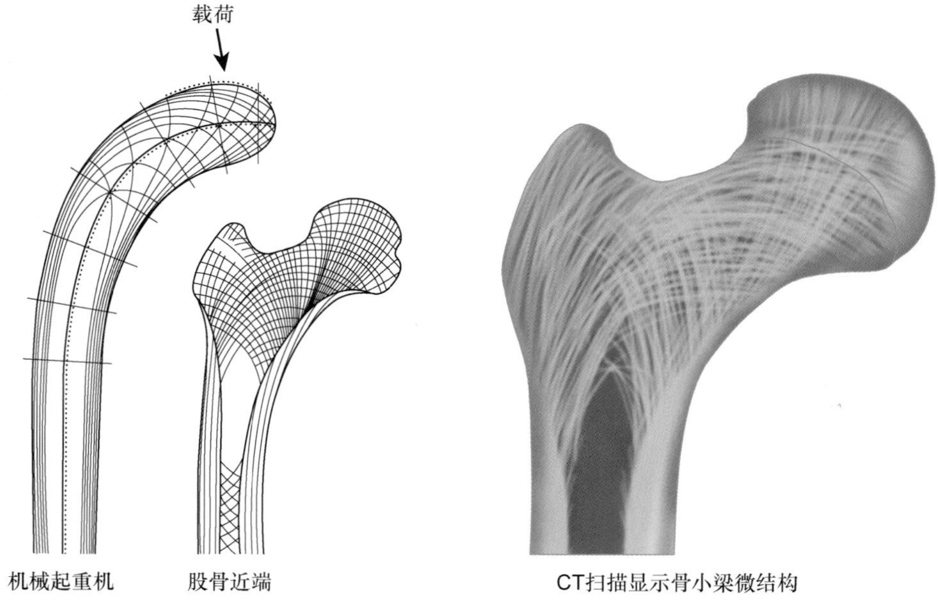

图 1.5 沃尔夫定律。骨骼根据其所处的力学环境对自身进行建模 / 重塑。图片显示在轴向载荷作用下股骨近端应力的理想化分布。相邻的图片是一张 CT 切片，显示骨小梁是如何以十分相似的模式排列的

总结

1. 骨折愈合的生理学是一组从器官系统水平到细胞水平的精细协调过程，包括复杂的细胞内过程。
2. 涉及多个器官系统，包括骨骼、内分泌、血管、胃肠道（如整体营养和维生素 D）、肾、免疫和呼吸系统。
3. 在局部骨骼层面，骨折愈合分为一期愈合 / 膜内成骨和二期愈合 / 软骨内成骨两种类型。
4. 骨折部位新骨的形成是细胞和细胞内活动的最终宏观结果。
5. 骨折手术治疗的目标是创造一个优化骨折生理的力学环境，促进骨性愈合。

推荐阅读

Brinker MR, O'Connor DP, Monla YT, Earthman TP. Metabolic and endocrine abnormalities in patients with nonunions. J Orthop Trauma 2007;21(8):557–570

O'Keefe RJ, Jacobs JJ, Chu CR, Einhorn TA (2013). Orthopaedic Basic Science, Foundations of Clinical Practice, Fourth Edition. Rosemont, IL: American Academy of Orthopaedic Surgeons.

Schenker ML, Wigner NA, Lopas L, Hankenson KD, Ahn J (2014). Fracture Repair and Bone Grafting. In L.K. Cannada (Ed.), Orthopaedic Knowledge Update 11. Rosemont, IL: American Academy of Orthopaedic Surgeons.

Schottel PC, O'Connor DP, Brinker MR. Time trade-off as a measure of health-related quality of life: long bone nonunions have a devastating impact. J Bone Joint Surg Am 2015;97(17):1406–1410

Yang L, Tsang KY, Tang HC, Chan D, Cheah KS. Hypertrophic chondrocytes can become osteoblasts and osteocytes in endochondral bone formation. Proc Natl Acad Sci U S A 2014;111(33):12097–12102

Zura R, Mehta S, Della Rocca GJ, Steen RG. Biological risk factors for nonunion of bone fracture. JBJS Rev 2016;4(1): 01874474-201601000-00005

Zura R, Xiong Z, Einhorn T, et al. Epidemiology of fracture nonunion in 18 human bones. JAMA Surg 2016;151(11):e162775

2 开放性骨折及软组织损伤的治疗原则

Mark J. Gage，Robert V. O'Toole
周　鑫　译　王　涛　陈晓英　校

引言

开放性骨折是指周围软组织破损的骨折。与闭合性损伤相比，这会导致骨折端与外部环境相通，并增加手术部位的感染风险。这些损伤通常是较高能量损伤，并伴有更严重的相应软组织破裂和血供中断。因此，这一特殊情况的治疗目标侧重于降低感染风险和避免并发症。

关键词：开放性骨折，复合性骨折，保肢，软组织损伤，软组织重建，伤口感染，清创

Ⅰ. 损伤机制

A. 钝性损伤

1. 钝性损伤是直接打击导致局部损伤（图 2.1）。
2. 钝性损伤是开放性骨折的最常见机制。

B. 弹道伤

明确低速（即手枪）和高速（即军用和狩猎步枪）损伤与大规模损伤（近距离霰弹枪）间的区别。

1. 低速弹道骨折通常可作为闭合性骨折处理。这些损伤的抗生素预防证据不足。

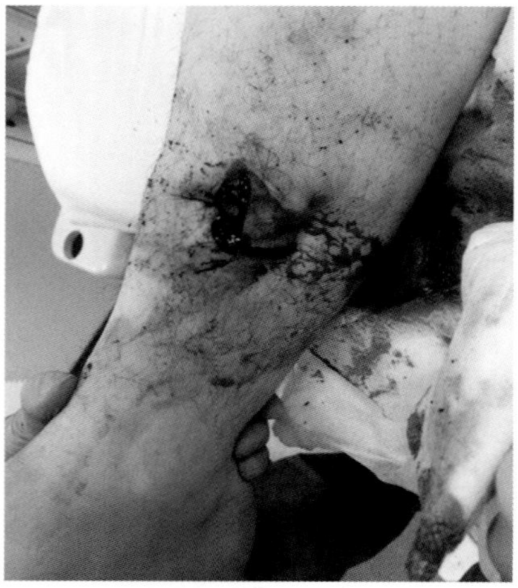

图 2.1　钝性损伤后开放性胫骨骨折

2. 高能（高速或高质量）弹道损伤与严重软组织损伤相关，需要手术清创。

C. 爆炸伤

爆炸伤分为三种不同类型的损伤：

1. 一级：初始冲击波能量消散在身体上。
2. 二级：爆炸装置释放出的碎片进入人体内。
3. 三级：由于受害者被推倒在地面或固体上造成的损伤。

Ⅱ. 分型

A. Gustilo-Anderson 分型

最初是根据开放性胫骨骨折和相关软组织伤口的大小进行分型，但通常适用于所有开放性骨折。分型是最终在手术室清创时进行。低级别分型与ⅢB 和ⅢC 型骨折之间的感染率显著增加。

（1）Ⅰ型——皮肤伤口长度＜ 1 cm，低能量骨折。

（2）Ⅱ型——伤口长度 1～10 cm，无大面积软组织损伤或高能量骨折。

（3）ⅢA 型——长度＞ 10 cm 的开放性伤口，可以通过一期缝合或植皮闭合。如果较小的伤口存在广泛的骨膜剥离、严重污染或高能量骨折（节段性或严重粉碎性），则被包括在内。

（4）ⅢB 型——广泛的软组织缺损，通常是骨骼处于解剖长度时，需要旋转或游离皮瓣来关闭伤口。如需短缩肢体来闭合伤口，则骨折被归类为ⅢB 型。

（5）ⅢC 型——患肢动脉血管损伤，需要进行血管修复以保证肢体存活。对灌注充足的肢体血管的修复不属于ⅢC 型损伤。

B. 骨科创伤协会开放性骨折分型

1. 最初，它在科研中被用来更详细地描述软组织损伤。

2. 从 1 分（最轻）到 3 分（最严重）对开放性骨折评估中的以下 5 个内容进行数值评分：皮肤损伤、肌肉损伤、大动脉损伤、污染程度和骨缺损。

Ⅲ. 紧急情况下开放性骨折的治疗原则

A. 临床评估和初步治疗

1. 神经与血管评估
（1）血管损伤很常见。
（2）骨折复位后检查到的异常脉搏需要进一步评估踝肱指数和（或）计算机断层扫描血管造影来诊断血管损伤。
（3）评估神经功能缺失。
（4）四肢开放性骨折还可能发展为骨筋膜室综合征。
2. 软组织评估
（1）诊断开放性骨折，需仔细评估骨折肢体的所有伤口和擦伤。注意伤口可能离骨折部位有一定距离，因为受伤时骨骼可能发生移位。
（2）评估污染程度、伤口大小和软组织重建的潜在需求（旋转皮瓣、游离皮瓣移植）。高度污染的伤口需要更紧急的手术清创。
（3）嵌顿的肌腱可能会妨碍关节或骨折复位。
（4）完全失活的骨应该取出，除非含有关节软骨。
（5）应用无菌纱布单独或与消毒液一起覆盖开放性伤口。在临床需要时，考虑轻微压迫包扎伤口以控制出血。

B. 抗生素治疗的作用

1. 有 1 级证据支持，与不使用抗生素或安慰剂相比，术前抗生素治疗对早期感染具有保护作用。
2. 应在受伤后尽早开始使用抗生素。
3. 支持使用最好类型抗生素的证据不足，但一致意见是所有开放性骨折都应静脉注射第一代头孢菌素。创伤中心可能存在地方差异或规定。
4. 庆大霉素或等效药物常用于污染较重的损伤，以覆盖革兰氏阴性菌。
氨基糖苷类药物增加了创伤患者的肾毒性风险。
5. 严重污染（粪便 / 土壤 / 海洋）的患者考虑加用青霉素 G 或等效药物，以增加厌氧细菌覆盖。
6. 克林霉素可替代头孢菌素治疗青霉素过敏患者。
7. 哌拉西林 / 他唑巴坦可替代头孢唑林和庆大霉素。
8. 抗生素治疗的时间长短没有达成一致意见。许多创伤中心建议在每次清创后进行 24～48 h 抗生素治疗，直到软组织闭合或覆盖。

C. 影像学评估

1. X 线检查主要是为了评估骨损伤程度，并指导适当的固定以稳定损伤。
2. 如果术前需要进一步的骨骼细节，可以考虑 CT 成像。

Ⅳ. 开放性骨折的外科治疗

A. 清创目标

1. 开放性骨折受到污染。在确定感染风险时，应考虑污染程度、伤口严重程度以及患者的健康状况。
2. 手术清创时机
（1）最近的一项荟萃分析发现，在受伤 12 h 内和 12 h 后进行清创没有差异。
（2）来自 LEAP 研究的数据发现清创时间没有差异，然而，最终到达治疗中心的时间与感染有关。
（3）建议开放性骨折应在伤后 24 h 内进行手术冲洗和清创，此时患者已得到适当的急救，医疗条件已达到最佳手术状态，但这一时间点主要基于专家的意见。
3. 手术入路
（1）切除所有失活和受污染组织，将感染风险降至最低。
（2）切除无软组织附着的骨碎片，除非该骨附着有重要的关节部分。
（3）外科医生对于骨清创的必要程度有很大的不同。例如，积极的清创可以降低感染的风险，但较大的骨缺损会对肢体的初始稳定带来挑战，并可能需要更复杂的重建方式来实现骨愈合。

B. 冲洗

类型和应用
（1）冲洗目的是通过减少细菌负荷、清除异物和坏死组织来帮助建立一个清洁的愈合条件。

（2）应在彻底手术清创后进行。

（3）生理盐水是最常用的冲洗液，不支持使用其他的辅助冲洗剂。

（4）冲洗液可经生理盐水袋的重力作用穿过膀胱镜管，以低压方式进行冲洗。

（5）高压冲洗是另一种增加冲洗速度的方法，被认为可以加强清创。基础研究中概述其潜在缺点是，会对骨骼和软组织造成额外损伤，并有细菌进入更深的组织的顾虑。

（6）FLOW 研究：1 级多中心研究，比较开放性骨折中的冲洗方式。

① 高压、低压和重力冲洗的再手术率无临床差异。

② 与生理盐水相比，随机分配使用肥皂水冲洗患者的再手术率更高。

C. 稳定骨折

1. 外固定

（1）它能迅速提供初步的暂时性骨骼稳定，也可作为最终固定。这不仅对稳定骨骼很重要，也有助于稳定软组织损伤。

（2）软组织损伤会使克氏针置入困难。根据克氏针的大小和形态，可以在离伤口一定距离的地方置入，也可以直接在伤口内置入。

（3）考虑为严重创伤 / 多发性创伤、相关血管损伤和高度污染的开放性损伤，可能需要多次手术清创。

（4）在开放性骨折的情况下，外固定通常是有优势的，因为通过移位的骨骼可以很容易地获得完全接触伤口的机会，而一旦施行了内固定就很难做到这一点。

2. 内固定

（1）在清创和冲洗完成后进行。

（2）对于持续性污染和感染的可能性较低的开放性骨折，清创后可以在相同的手术环境下进行内固定。

（3）许多外科医生倾向于限制最终固定和皮瓣覆盖之间的时间，最近的数据表明，固定和皮瓣覆盖间的时间差较长（7 天或更长）与较高的感染率有关。

（4）临时内固定，又称为“损伤控制钢板”，最近被认为是在重复手术清创前稳定开放性骨折的有效手段，其成本显著降低（25%）。

D. 预防感染：局部应用抗生素

1. 放置抗生素串珠

（1）这是一种容易取出的大剂量局部应用抗生素预防感染的方法，但关于其使用的数据较少（图 2.2）。

（2）将抗生素粉末与聚甲基丙烯酸甲酯骨水泥混合并制成串珠。

（3）常用药物有万古霉素和妥布霉素，但也有其他耐热药物可供选择。

（4）能提供非常高的局部抗生素浓度，并避免全身应用抗生素的潜在副作用。

（5）通常将骨水泥珠子串在金属丝或缝线上，以保持其在伤口内的位置，并在最终伤口闭合时将其取出。

2. 放置抗生素垫片

（1）成分与抗生素串珠相似。

（2）以水泥块的形式放置。

（3）除提供高浓度的局部抗生素外，这种技术当置入在骨缺损处时还可以为骨骼提供额外的稳定性。

3. 抗菌植入物：当感染风险高时，可使用抗菌骨水泥覆盖骨科植入物。一些植入物有抗菌涂层，

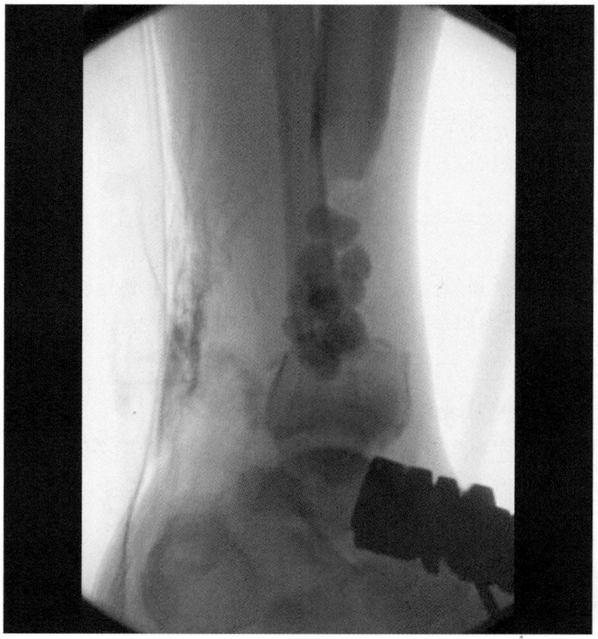

图 2.2 由骨水泥和抗生素粉末制成的抗生素骨水泥串珠治疗伴骨质缺失和严重污染的胫骨远端开放性骨折

但其临床作用尚不清楚。

E. 多次清创的适应证

1. 初次清创术中发现需要进行后续清创。
2. 严重污染和组织失活需要再次手术清创（图 2.3），因为这些伤口通常会进展，在再次清创时会观察到更多坏死组织。

V. 四肢损伤的软组织处理

A. 伤口负压治疗

1. 负压为伤口愈合创造独特的有利环境（图 2.4）。
2. 适用于通过二期愈合或需要植皮的软组织缺损。
3. 有助于防止伤口干燥，减少可能在换药时导致的微生物污染，并有助于伤口引流。
4. 促进肉芽组织形成是降低软组织重建复杂性的有效途径。
5. 避免直接接触血管、神经、裸露的骨骼或没有腱周组织的肌腱，因为这样可能使这些组织干燥或受损。
6. 其不会自行清除受污染的组织，基础研究数据显示，这种方式减少细菌数量不如抗生素串珠。

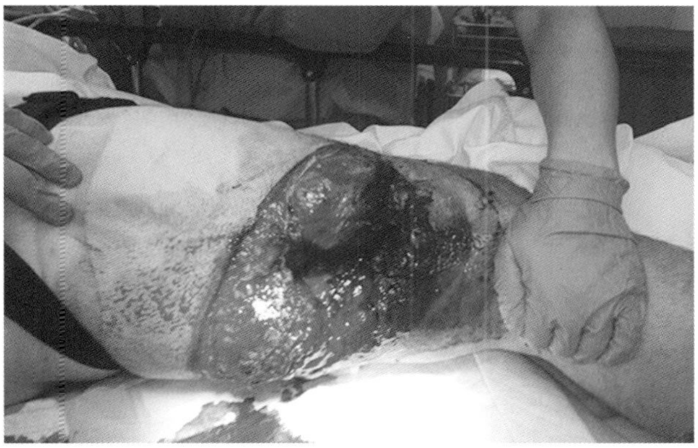

图 2.3 大的开放性和严重污染的伤口通常需要多次手术清创

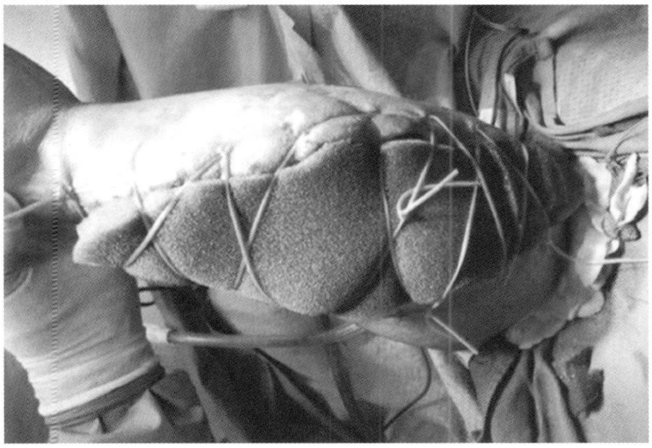

图 2.4 伤口负压治疗可减少多次清创中间的微生物污染并促进伤口引流，有助于软组织的治疗

B. 一期闭合伤口和植皮

1. 开放性骨折常常伴随严重的软组织损伤和后续的水肿，导致一期闭合伤口具有挑战性。
2. 缝合时应采用保持软组织完整性和活性的技术。
3. 在尝试一期闭合时，可以利用伤口附近的减张切口来防止伤口边缘张力过大。
4. 植皮是一种覆盖伤口的选择，适用于那些不能一期闭合且有健康肌肉床、腱周组织或皮下组织的创面。

C. 皮瓣覆盖

当不能一期闭合时，皮瓣由软组织缺损的位置和大小决定。它们适用于覆盖暴露的重要结构，包括骨、动脉、神经或无腱周组织的肌腱。

1. 旋转皮瓣覆盖
   （1）带血管蒂的局部组织旋转至需要软组织覆盖的区域（图 2.5）。
   （2）这是解决腿部软组织缺损时的常用选择。局部皮瓣的选择取决于缺损的位置。
   （3）皮瓣组织不能来自最初损伤区域中已经失活的区域。
2. 游离皮瓣移植
   （1）获取组织及其血液供应，并通过血管吻合术将其转移到不同解剖位置的过程。

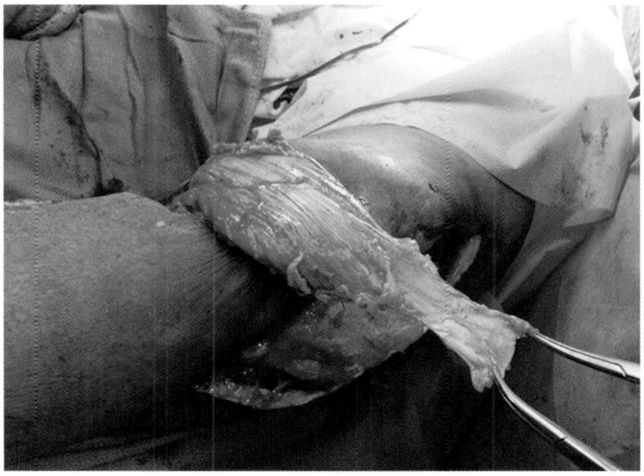

图 2.5 腓肠肌旋转皮瓣是治疗胫骨近端严重软组织缺损的最佳选择

（2）为受损区域提供了血管化组织。

（3）避免对旋转覆盖的已受损区域造成进一步损害。

3. 软组织覆盖时机

（1）软组织覆盖的理想时机存在争议，不同中心的实践差异很大。

（2）目前的建议是尝试在最初受伤后 7 天内实现创面覆盖，但皮瓣外科医生短缺和需要多次清创等情况可能导致这一目标难以实现。

总结

开放性骨折与周围软组织皮肤破损有关，导致骨折块与外部环境直接相通。这些通常是复杂损伤，常伴有严重的软组织破坏，并发神经血管损伤和难以治疗的骨折，与类似的闭合性骨折相比，这类骨折需要仔细评估且治疗方法截然不同。清创时彻底清除失活和污染组织，早期静脉注射抗生素，伤口局部应用抗生素，稳定骨折和及时软组织覆盖，这些是开放性骨折治疗的重要组成部分，旨在减少并发症。

推荐阅读

Bhandari M, Jeray KJ, Petrisor BA, et al; FLOW Investigators. A trial of wound irrigation in the initial management of open fracture wounds. N Engl J Med 2015;373(27):2629–2641

D'Alleyrand JC, Manson TT, Dancy L, et al. Is time to flap coverage of open tibial fractures an independent predictor of flap-related complications? J Orthop Trauma 2014;28(5):288–293

Gosselin RA, Roberts I, Gillespie WJ. Antibiotics for preventing infection in open limb fractures. Cochrane Database Syst Rev 2004(1):CD003764

Patzakis MJ, Bains RS, Lee J, et al. Prospective, randomized, double-blind study comparing single-agent antibiotic therapy, ciprofloxacin, to combination antibiotic therapy in open fracture wounds. J Orthop Trauma 2000;14(8):529–533

Patzakis MJ, Harvey JP Jr, Ivler D. The role of antibiotics in the management of open fractures. J Bone Joint Surg Am 1974;56(3):532–541

Pollak AN, Jones AL, Castillo RC, Bosse MJ, MacKenzie EJ, Group LS; LEAP Study Group. The relationship between time to surgical debridement and incidence of infection after open high-energy lower extremity trauma. J Bone Joint Surg Am 2010;92(1):7–15

Weber D, Dulai SK, Bergman J, Buckley R, Beaupre LA. Time to initial operative treatment following open fracture does not impact development of deep infection: a prospective cohort study of 736 subjects. J Orthop Trauma 2014;28(11):613–619

3 闭合性骨折的治疗 / 石膏固定

Rahul Vaidya
王 涛 译 陈晓英 祁 冀 校

引言

直到 20 世纪，闭合性治疗一直是所有骨折的标准治疗方法。目前它仍然是使用最广泛的骨折治疗方法，在最近一次对 7863 例病例的回顾中，67% 的骨折接受了保守治疗。本章将概述复位技术、骨折保守治疗的适应证以及夹板和石膏固定的应用原理。

Ⅰ. 具体的复位技术以及石膏和夹板的固定原则

A. 无移位骨折

1. 除股骨和一些特殊情况外，几乎所有的无移位骨折都可以保守治疗。
2. 固定方法包括悬吊、夹板、石膏、牵引或简单地避免肢体负重。
3. 固定可使骨骼二期愈合，并根据骨骼的情况在 6 周至 3 个月内恢复功能。

B. 移位骨折

1. 足以导致骨折的创伤会引起周围软组织损伤，包括骨膜破裂。
2. 肌肉附着在骨骼上，肌肉收缩造成骨折块短缩、成角和旋转
   （1）骨折通常会在移位的位置愈合，但由此造成的畸形可能会导致肢体或患者受损，并且可能使其丧失功能。
   （2）大多数骨折移位应该复位，以最大限度地减少畸形和软组织并发症，包括那些最终需要手术固定的骨折。
   （3）夹板可初步稳定移位骨折。肢体肿胀和所有骨性凸出都应该充分放置保护垫。

C. 间接或闭合复位骨折

1. 充分的止痛和肌肉松弛是成功的关键
   （1）血肿——抽吸血肿并在骨折处注射 10 cm^3 利多卡因
      ① 可能不如其他方法可靠。
      ② 快速简便。
   （2）静脉镇静
      ① 咪达唑仑（0.5～1 mg/3 min，最多 5 mg）。
      ② 吗啡（0.1 mg/kg）。
      ③ 哌替啶（1～2 mg/kg，最多 150 mg）。
      ④ 谨防深度镇静的肺部并发症——如果有需要，考虑请麻醉科协助。
      ⑤ 医生应具备“清醒镇静”的资质。
      ⑥ 建议使用血氧饱和度仪进行仔细监测。
   （3）静脉局部麻醉——止痛效果更好、放松程度更高且术前用药更少
      ① 手臂近端双止血带充气，静脉系统局部充血。
      ② 利多卡因起效快。
      ③ 容积＝ 40 cm^3。
      ④ 成人：2～3 mg/kg，儿童：1.5 mg/kg。
      ⑤ 如果止血带在 40 min 内放气，则放气 3 s，然后重新充气 3 min——重复两次。
      ⑥ 密切观察心脏和神经系统方面的副作用，特别是老年患者。
2. 复位是通过某种形式的牵引和力量作用于畸形部位，以纠正骨的长度、对位和旋转，并且可能根据骨折的位置和类型而不同
   （1）复位时需逆损伤机制，尤其是对于骨膜完整的儿童患者。
   （2）当骨骼因弯曲而断裂时，凸面的软组织会断裂，而凹面的软组织则保持完整。
   （3）如果有完整的软组织连接（常见于一侧骨膜坚固且完整的儿童），纵向牵引可能无法使骨折端解除嵌插并恢复到一定长度。
   （4）通常需要重复骨折损伤机制使骨折端折顶成角超过 90°。
3. 固定
   （1）骨折固定必须包括上下两个关节。

（2）维持骨折位置直至愈合。
（3）早期使用夹板固定以适应可能出现的肿胀。
（4）三点接触（压垫）是维持闭合复位的必要条件。
（5）支具必须有抗变形力。

4. 支具衬垫
（1）从远端到近端缠绕衬垫。
（2）重叠率为 50%。
（3）至少 4 层。
（4）在骨性突起部位，如腓骨头、踝、髌骨和鹰嘴，使用额外的衬垫。

5. 石膏与玻璃纤维
（1）石膏更适合塑形，使用冷水以延长塑形时间。
（2）玻璃纤维强度是石膏的 2～3 倍，更难塑形但更耐用，也更耐磨损。
（3）直径：大腿 6 英寸（约 15.2 cm），小腿 3～4 英寸（约 7.6～10.2 cm），上臂 3～4 英寸，前臂 2～3 英寸（约 5.1～7.6 cm）。

Ⅱ. 上肢和下肢移位性骨折的保守治疗

A. 固定或闭合复位的保守治疗适用于许多移位性骨折，如锁骨骨折、肩胛骨骨折、肱骨近端骨折、肱骨干骨折、尺骨骨折、桡骨远端骨折、脊柱骨折、骨盆骨折、胫骨骨折和踝关节骨折。

B. 因并发症而无法接受手术治疗的患者可以选择保守治疗。

C. 锁骨骨折

1. 无移位或轻度移位的锁骨骨折
（1）这些骨折通过悬吊、物理治疗和活动度训练（range of motion，ROM）后愈合良好。
（2）儿童和青少年患者可在 6～10 周内或更早恢复正常功能。

2. 移位＞ 100% 或缩短＞ 2 cm 的锁骨中段骨折
（1）保守治疗的不愈合率高达 15%。
（2）可能发生畸形愈合。

D. 肩胛骨骨折

1. 保守治疗适用于绝大多数关节外肩胛骨骨折。
2. 治疗包括可耐受早期活动的悬吊固定和必要的物理治疗。
3. 在发生盂肱关节不稳、关节盂骨折移位和外侧缘向内侧显著移位的情况下，应考虑手术固定。

E. 肱骨近端骨折

1. 对于轻度移位的骨折患者，通常建议采用保守治疗。
2. 一些研究报道，对于低需求的老年人，手术固定肱骨近端 3 部分和 4 部分骨折益处很小或没有益处。
3. 保守治疗包括在受伤后 1～2 周内早期悬吊，并在疼痛缓解后逐步进行物理治疗。
4. 肱骨近端骨折手术治疗指征详见第 21 章“肱骨近端骨折”。

F. 肱骨干骨折

1. 移位的肱骨干骨折传统是采用保守治疗，不愈合率低，疗效好。
2. 现代手术固定的趋势引起了广泛的兴趣。手术治疗的潜在适应证包括多发性创伤、开放性骨折、血管损伤、不能耐受夹板固定、个体原因和病理性骨折。
3. 保守治疗
（1）早期治疗使用夹板（肩部外侧、肘部周围和手臂内侧，腋窝垫）。
（2）1～2 周内更换为功能性支具。
（3）应使用支具固定 6～12 周，并通过影像学检查确认骨折愈合。
（4）肘关节活动应在支具安装后不久开始。
（5）肱骨可承受冠状面和矢状面移位以及 3 cm 的短缩。冠状面 30°成角和矢状面 20°成角畸形可在外观上观察到。
（6）Sarmiento 博士对 620 例肱骨干骨折患者进行了功能支具治疗，结果如下：
① 开放性骨折不愈合率为 6%，闭合性骨折不愈合率＜ 2%。
② 大多数患者愈合后的前倾和内翻角度均小于 16°，并获得良好至优异的功能。

G. 前臂

1. 单独尺骨骨折的对位情况如果可以接受（移位＜ 50%，成角＜ 15°），可采用固定治疗
（1）一些专家建议在早期固定的同时固定腕关

节和肘关节，而另一些专家则认为肘关节可以自由活动。

（2）在伤后 1～2 周考虑更换为尺骨骨折支具。

2. 大多数成年人的单独桡骨干骨折和前臂双骨折都需要手术固定，因为石膏固定很难维持复位。
3. 成人保守治疗可能导致旋前和旋后功能的丧失。
4. 如果石膏可以维持对位对线，那么保守治疗是儿童的标准治疗（详见第 12 章“儿童骨折治疗原则”）。

H. 桡骨远端骨折

1. 许多移位的桡骨远端骨折可以采用闭合复位和石膏或夹板固定来治疗。
2. 通常在牵引下屈曲和尺偏以复位 Colles 骨折（两部分关节外骨折，第 28 章“桡骨远端骨折和盖氏骨折”（图 28.4）。
3. 夹板固定桡骨远端背侧并塑形为轻度屈曲和尺偏。
4. 如果复位满意，则应密切关注损伤情况，以维持复位。
5. 桡骨远端骨折的手术治疗指征详见第 28 章“桡骨远端骨折和盖氏骨折”。
6. 与保守治疗相比，手术治疗老年桡骨远端骨折移位的影像学结果更好，但功能预后没有改善。

I. 骨盆骨折

1. 大多数轻度损伤和非移位性骨盆骨折可以保守治疗。
2. 关于初步和最终治疗详见第 30 章“骨盆环损伤”。

J. 股骨干骨折

1. 股骨干骨折的保守治疗常见于一些第三世界国家的医院或不适合手术治疗的患者。
2. 据报道，Perkins 牵引（允许膝关节活动的骨骼牵引）的不愈合 / 畸形愈合率高达 10%，针道感染发生率为 30%，平均住院时间为 8 周。
3. 髓内钉治疗股骨骨折是 20 世纪最成功的手术之一，即使在偏远地区的医院也是标准的治疗方法，其治愈率＞ 98%。

K. 胫骨干骨折

1. 20 世纪 70 年代以前，这类骨折通常采用保守治疗，直到髓内钉越来越流行。
2. 当时的标准治疗方法是使用管型长腿石膏矫正成角畸形，然后更换为髌腱负荷石膏。

   在患者身上安置超过膝关节的长腿石膏，并在 3～5 周后更换为功能性支具。
3. Sarmiento 报道了 780 例胫骨骨折（开放性骨折 241 例），其中骨折不愈合率为 2.5%，畸形愈合率＜ 10%。

   闭合性骨折平均愈合时间为 17 周，开放性骨折平均愈合时间为 22 周。
4. 保守治疗后可接受的范围一般为内外翻成角＜ 5°～10°，矢状面成角＜ 15°，内旋＜ 15°，外旋＜ 20°，短缩＜ 2 cm。

L. 踝关节骨折

1. 大多数无移位的单踝骨折采用保守治疗。
2. 不稳定的移位踝关节骨折通常采用手术治疗。
3. 如果通过复位可以保持胫距关节对位，那么移位的踝关节骨折可以采用保守治疗。
4. 踝关节骨折保守治疗的适应证

   （1）单独外踝骨折，外旋或重力应力切面上内侧间隙增宽＜ 4 mm。

   （2）单独内踝骨折，支具可以维持复位。

   （3）功能要求低的老年患者或糖尿病控制不佳等手术并发症风险高的患者。
5. 即使计划行手术治疗，移位的双踝和三踝骨折也应及时复位。
6. 旋后外旋型骨折伴距骨外侧脱位的经典复位手法

   （1）Quigley 手法通常是指患者仰卧时悬吊踇趾。这有助于通过足的内收、内旋和旋后实现复位。

   （2）根据愈合情况在膝关节以下用石膏固定 4 周或更长时间。

Ⅲ. 石膏固定技术

A. 短腿石膏固定

1. 支撑跖骨头。
2. 屈曲膝关节以放松腓肠肌。
3. 踝关节处于中立位。
4. 确保足趾自由活动。
5. 建立足跟行走支具——玻璃纤维因其耐用性更受青睐。

B. 长腿石膏固定

1. 先在膝盖以下部分的近端涂上一层薄薄的石膏。
2. 屈曲膝关节 5°～20°。
3. 塑形至股骨髁上以提高旋转稳定性。
4. 在髌骨前方放置额外的衬垫。

C. 前臂石膏固定

1. 掌指关节和指骨到掌骨基底部自由活动。
2. 石膏远端位于近端掌横纹处。
3. 拇指可与小指对掌。

D. 尺骨沟夹板

https://www.youtube.com/watch?v=kx2YBmq7oS0。

E. 手掌 / 背夹板

https://www.youtube.com/watch?v=Iv-Nigb6aN8。

F. 拇指固定套

https://www.youtube.com/watch?v=864h9gVgmKs。

Ⅳ. 置入牵引针

A. 在暴露肢体的情况下创建无菌区域。

B. 给予局部镇静 + / − 镇静。

C. 在已知的神经血管结构区域外插入牵引针。

D. 股骨远端牵引

1. 是治疗髋臼和股骨近端骨折的首选方法。
2. 适用于合并膝关节韧带损伤的股骨干骨折，取代胫骨结节牵引。
3. 距上髁稍近处从内收肌结节自内侧向外侧插入牵引针。

E. 胫骨结节牵引

1. 胫骨结节牵引是股骨干骨折的首选治疗方法。
2. 在胫骨结节后方 2 cm 和下方 1 cm 处将牵引针自外侧向内侧插入。
3. 切开皮肤并使用牵引针或止血钳将肌肉向后移动来避开前间室。

F. 跟骨牵引

1. 通常在禁用胫骨结节和股骨远端牵引时使用。
2. 在内踝后下方 2～2.5 cm 处由内向外插入牵引针。

G. 在进出针部位放置无菌敷料。

H. 放置保护帽覆盖牵引针锋利的末端。

I. 牵引弓上悬挂重物。

1. 股骨远端牵引力为体重的 15%。
2. 胫骨结节和跟骨牵引力为体重的 10%。

Ⅴ. 保守治疗的并发症

A. 对于保守治疗的骨折，特别是需要石膏固定的骨折，并发症发生率可能与手术治疗一样高。

B. 如果出现了不能接受的移位，通常发生在早期。部分病例可以通过手术或管型石膏实现矫正。

C. 早期治疗可以使用管型石膏来改善对线

1. 使用正侧位 X 线片在冠状面和矢状面上测量畸形。
2. 将石膏环形裁剪开，在畸形的凸面上留下一个连接处。
3. 然后将石膏覆盖在凹面上并插入衬垫（软木块、轻木块、塑料）。
4. 衬垫的大小可根据需要矫正的畸形角度来估计（10 mm 垫片一般可达到 10°矫正）。
5. 石膏用胶带或石膏敷料包裹。

D. 石膏和夹板有造成压疮的风险

1. 通常发生在骨性突起部位。
2. 如果患者有意识障碍、周围感觉减弱（如糖尿病神经病变）或营养不良的表现，需要特别警惕。
3. 通过适当地填充所有有风险的部位，可以降低压疮的风险。
4. 反常识的是，全接触式石膏适用于高危患者，填塞更少，摩擦更小，压疮的风险更低；但这只应由有经验的专业人士来使用，而不是由没有经验的人来尝试。

总结

保守治疗可以应用于多种骨折，对患者的风险最小。如果患者不适宜手术，即使在最严重的患者中也可以尝试保守治疗。外科医生必须了解骨折治疗的非手术替代方案和方法。

推荐阅读

Court-Brown CM, Aitken S, Hamilton TW, Rennie L, Caesar B. Nonoperative fracture treatment in the modern era. J Trauma 2010;69(3):699–707

Egol KA, Walsh M, Romo-Cardoso S, Dorsky S, Paksima N. Distal radial fractures in the elderly: operative compared with nonoperative treatment. J Bone Joint Surg Am 2010;92(9):1851–1857

Gregson PA, Thomas PB. Tibial cast wedging: a simple and effective technique. J Bone Joint Surg Br 1994;76(3):496–497

Makwana NK, Bhowal B, Harper WM, Hui AW. Conservative versus operative treatment for displaced ankle fractures in patients over 55 years of age. A prospective, randomised study. J Bone Joint Surg Br 2001;83(4):525–529

McKee MD, Wild LM, Schemitsch EH. Midshaft malunions of the clavicle. J Bone Joint Surg Am 2003;85(5):790–797

Olerud P, Ahrengart L, Ponzer S, Saving J, Tidermark J. Internal fixation versus nonoperative treatment of displaced 3-part proximal humeral fractures in elderly patients: a randomized controlled trial. J Shoulder Elbow Surg 2011;20(5):747–755

Sarmiento A, Zagorski JB, Zych GA, Latta LL, Capps CA. Functional bracing for the treatment of fractures of the humeral diaphysis. J Bone Joint Surg Am 2000;82(4):478–486

Sarmiento A, Gersten LM, Sobol PA, Shankwiler JA, Vangsness CT. Tibial shaft fractures treated with functional braces. Experience with 780 fractures. J Bone Joint Surg Br 1989;71(4):602–609

4 骨折内固定的生物力学

Jason A. Lowe，Hannah L. Dailey，Jason Wild
王 涛 译 陈晓英 祁 冀 校

引言

正确讨论生物力学需要了解和理解关键概念。由于定义复杂，如果不掌握生物力学的术语，本章中的概念将很难理解。

关键词： 骨折生物力学，骨愈合，结构设计，应力，应变，强度，内固定物，失效，弹性，可塑性

Ⅰ. 定义

1. 应力是施加在物体上的力，分布在承受负荷的区域上，用 N/m^2（Pa）来测量。
2. 应变描述的是施加应力引起的形状变化。在轴向负荷中，应变是物体长度相对于原始长度的变化。在骨折治疗中，骨折部位的多平面运动引起复杂的三维应变。
3. 应力–应变曲线是实验观察到的给定材料的负荷（应力）和形变（应变）之间的关系（图 4.1）。这条曲线还描述了材料的其他特性。
4. Young 弹性模量（E）描述了材料的刚度，并由应力–应变曲线上线性部分的斜率表示。模量 E 的测量单位是兆帕（MPa），它是材料固有的，所以它不依赖于材料的几何形状。物体形变所需要的应力越大，曲线越陡（E 值越高）。
5. 材料的比例极限（P）是材料应力–应变曲线上的一点，在这一点之后，任何附加应力将导致非弹性永久形变。对于许多材料，包括植入金属，比例极限等于弹性极限。
6. 弹性形变是指当施加的应力被消除时，形状的变化是完全可逆的。
7. 塑性形变或永久形变是当应力消除时不能完全消除的形变。当发生塑性形变时，由于材料微结构的破坏，物体的形状被永久改变。
8. 强度是指材料承受施加的负荷而不发生破坏或塑性形变的能力。

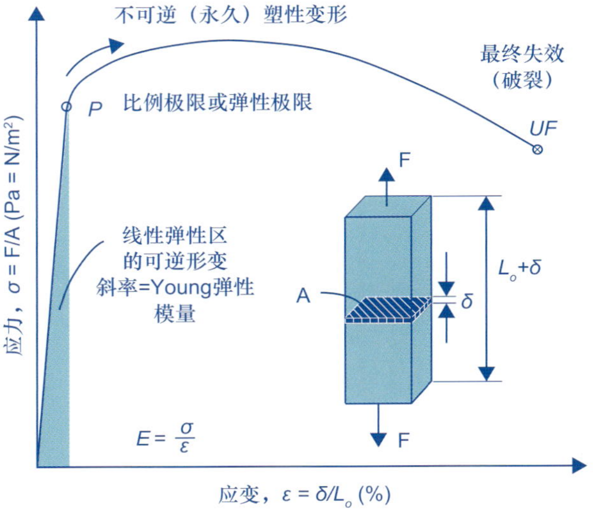

图 4.1 典型的材料应力–应变图，显示 Young 弹性模量（E）、比例极限（P）、屈服强度（σ_Y）和极限强度（σ_U）

9. 屈服强度（σ_Y）是材料开始经历塑性形变时的应力，通常与比例极限（P）一致。
10. 极限强度（σ_U）是材料在一次过负荷后发生严重性破坏时所承受的应力，对应于应力–应变曲线上的 UF 点。
11. 疲劳强度（σ_N）是材料在 N 次循环重复负荷下所能承受的最大应力。创伤内固定物的设计通常能够承受至少几十万次的负荷，直至疲劳失效（图 4.2）。
12. 持久极限（σ_E）是含铁材料（如不锈钢）可以承受无限循环的最大承受应力负荷而不失效。而包括内固定物级钛合金在内的有色金属都有一个疲劳极限，即在限定的极限（如 5 亿次负荷循环）下失效所对应的应力。
13. 刚度是指材料或制造零件在应对施加负荷时抵抗形变的能力。材料的刚度，或 Young 模量 E，不依赖于零件的几何形状。零件刚度是零件几何形状、材料的 Young 模量 E 和负荷模式（例如，轴向拉伸 / 压缩、弯曲或扭转）的函数。选择较大的内固定物（例如，更厚的钢

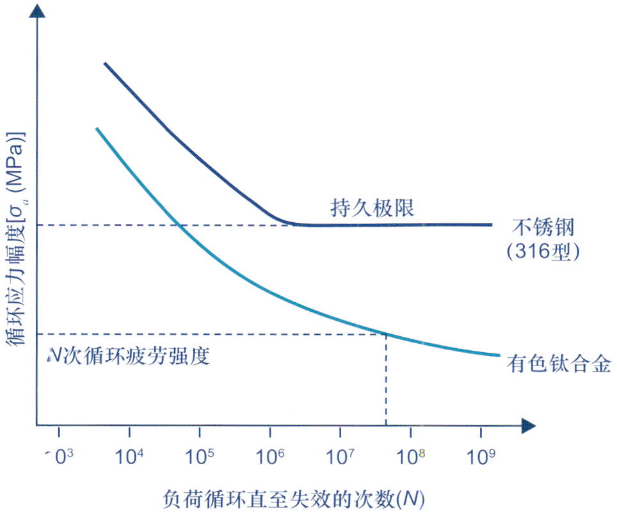

图 4.2　典型金属疲劳寿命曲线。较高的外加负荷（较高的循环应力幅度，σ_a 与早期疲劳失效有关

板，更大直径的髓内钉或螺钉）总是会增加结构的刚度。

14. 弯曲刚度是弯曲物体所需的力的量度，是材料 Young 弹性模量（E）与几何因子的乘积。对于截面为矩形的板，其弯曲刚度与板厚的三次方（h^3）成正比。螺钉或髓内钉的横截面呈圆形，其弯曲刚度与半径四次方（r^4）成正比。
15. 应力集中或应力提升是指在缺口或孔洞等缺陷附近产生的局部高应力。局部高应力也会发生在负荷接触点附近，如靠近骨螺钉界面或髓内钉接触内侧骨皮质的地方。
16. 骨折工作长度是指骨折两端之间的长度。
17. 内固定物的工作长度是最近的固定点之间的距离（图 4.3）。

Ⅱ. 内固定物结构设计与骨折愈合生物力学

这些定义对临床实践非常重要，因为骨折固定的力学原理是通过调节应变（骨折运动）来促进理想的骨折愈合模式（一期 *vs*. 二期）。

A. 一期骨愈合

1. 发生在有骨接触而无骨折活动的情况下。
2. 这是简单骨折的典型表现，是通过骨折块间加压实现的。
3. 应变必须小于 2%，这是通过加压和没有骨折间

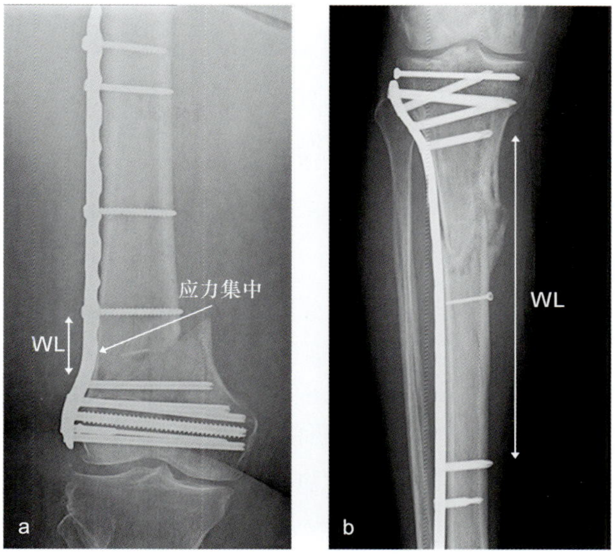

图 4.3　**a**. 6 个月随访正位 X 线片，股骨远端钢板内固定伴较大骨折间隙（复位不良）。工作长度（WL，紧挨着骨折的螺钉之间的距离）很小，可以形成坚强固定。虽然钢板长度（大于 3×WL）和螺钉密度（< 50%）是合适的，但螺钉非常接近骨折部位限制了钢板的工作长度。6 个月时骨痂消失是由于骨折部位的低应变环境所致。钢板在骨折部位正处于高应力集中状态，可能会发生断裂。**b**. 粉碎性骨折，使用更灵活、更长的工作长度内固定。3 个月时骨痂形成。钢板的应力分布在整个工作长度，因此最大限度地减少应变和应力集中。骨折块间螺钉可能增加主要骨折部位的应力，也可能由于骨折部位过度应变而导致肥大性骨不愈合的形成

隙的情况下实现的。

B. 二期骨愈合

1. 骨折线上的任何缝隙或固定装置的弹性都将允许一些骨折块之间的相对运动，导致二期愈合。
2. 以骨形成、骨化和后期软骨痂桥接重塑为特征。
3. 粉碎性骨折和简单的长骨骨折首选髓内植入物治疗。
4. 众所周知，在骨折部位发生的微动的大小和方向会影响二期愈合的速度和过程。一般来说，适度的轴向应变（约 2%～10%）支持骨痂成熟，而剪切或扭转应力可能破坏骨痂和延迟愈合。
5. 骨折间隙的过度应变（运动）可能导致骨不愈合。

C. 调节应变

1. 由于术中没有“应变仪”，外科医生必须根据骨折的自然稳定性、患者体重和负重限制来预测

术后对结构的需求。

2. 外科医生试图通过调节内植物刚度来控制骨折块间应变。这一概念具有临床意义，因为理想的愈合方式和内植物刚度之间的不匹配将导致骨不愈合。

D. 超刚度的例子

1. 股骨远端粉碎性骨折，原始长度较大，需要二期愈合。
2. 由于骨折需要微动来形成骨痂，使用过度刚硬的内固定物会限制骨折的移动。
3. 骨折间隙大或复杂骨折时，骨折块间应变可能过低，无法实现二期愈合。临床上可以观察到，在锁定钢板结构中，没有形成骨痂，或由于钢板弯曲而发生一定应变，只在远端皮质形成不对称的骨痂。
4. 在没有骨痂形成来分担负荷的情况下，内固定物在负重过程中会经历高应力，可能会出现早期疲劳失效。
5. 为了避免这种结果，外科医生会选择使用不那么僵硬 / 更灵活的内固定物来允许碎片间的运动，并设计一个结构来将应力分散到更长的长度上。

E. 过度应变的例子

1. 用相对灵活的内植物，固定简单骨折。
2. 一个非常小的间隙，即使骨端之间的相对运动很小也会导致大的应变，因为间隙的原始长度很小（图 4.3）。
3. 过度的组织应变可以诱导骨吸收，从而有效延长骨间隙，并将应变降至更理想的水平，促进二期愈合。
4. 然而，如果没有发生这种情况，骨折可能会继续不愈合，因为应变过高，骨骼无法填补间隙。
5. 为了避免这种情况，外科医生应尤其警惕用过薄、过短或螺钉数量不足的钢板复位和固定的简单骨折。
6. 这种情况可能导致骨折部位的活动，导致二期而非一期骨愈合，并且在愈合前内植物失效的可能性更大。

F. 考虑到骨折块间应变对控制愈合结果的重要性，那么如何调节内植物刚度以产生所需的反应？以下部分提供了一系列在考虑内固定物配置时可遵循的简单直观的指导方针，并可作为理解和应用骨折固定生物力学原则的指南。

Ⅲ. 调节刚度、强度、应力和应变的方案

A. 植入材料

1. 钛合金（Ti-6Al-4V ELI 或 Ti-6Al-7Nb）——适用于需要较低刚度和较高强度的应用：Young 弹性模量 $E = 105 \sim 120$ GPa，抗拉屈服强度 $\sigma_Y \geqslant 760$ MPa。
2. 不锈钢（AISI 型 316L）——适用于刚度要求较高和强度要求较低的应用。
   强度：Young 弹性模量 $E = 193$ GPa，抗拉屈服强度 $\sigma_Y \geqslant 490$ MPa。

B. 钢板固定的注意事项

1. 工作长度
   （1）骨折工作长度是指最近固定点之间的距离或距离骨折两端相邻但相对应的螺钉之间的距离（图 4.3）。
   （2）工作长度是影响内固定物刚度、骨折部位应变和内固定物内的应力的最重要因素。
   （3）增长工作长度会降低内固定物刚度，增加骨折块间应变。不在紧挨着骨折处置入螺钉可以减少骨折线附近钢板上的弯曲应力，降低过早疲劳失效的风险。但也降低了轴向和扭转刚度，从而在负重时允许更高的应变，因此在简单骨折的情况下，如果希望直接愈合，应谨慎使用。
2. 螺钉类型
   （1）螺钉经常承受屈曲负荷。螺钉的弯曲刚度，或称抗弯刚度，取决于材料的选择（钛合金或不锈钢）和螺钉直径，直径大的螺钉与直径小的螺钉相比，刚度呈指数级增加。
   （2）非锁定螺钉的稳定性取决于骨质量和骨端之间的摩擦（拉力螺钉）或钢板与骨面之间的摩擦。非锁定螺钉的目标压缩力为 3N。
   （3）锁定螺钉的稳定性取决于钢板 – 螺钉锁定机制。
   （4）如果螺钉在偏心位置插入，锁定螺钉的抗

拔出力会降低。

（5）锁定螺钉与非锁定螺钉相比能增加内植物刚度。钢板末端放置锁定螺钉会在骨质疏松的骨上产生应力集中，可能导致内固定物周围骨折。

（6）单皮质锁定螺钉（仅植入近侧皮质的螺钉）比双皮质锁定螺钉的强度小。

（7）远侧皮质锁定螺钉允许轴向运动并降低刚度。在近侧皮质相对过度钻孔的情况下，这些螺钉仅啮合远侧皮质，当锁定螺钉能够弯曲时，近侧皮质和远侧皮质可以进行相对运动。这在理论上会导致对称的骨痂形成。

3. 螺钉数量

（1）增加螺钉数量（钢板螺钉密度）可增加内植物刚度和强度。

① 在骨折的两侧各安装三枚螺钉，使轴向刚度最大化。

② 与三枚螺钉相比，在骨折的两侧放置第四枚螺钉可以增加扭转刚度。

（2）增加螺钉数量会增加骨折部位附近钢板上的应力集中，在延迟愈合或不愈合的情况下，特别是在没有骨接触以分担负荷的情况下，延长承重时间会导致疲劳失效（图 4.4）。

（3）钢板螺钉密度是指钢板上植入螺钉的数量与钢板上孔的数量之比。

① 粉碎性骨折的理想螺钉密度为＞ 0.5。

② 简单骨折的理想螺钉密度＜ 0.3。

③ 螺钉密度对简单骨折刚度的影响大于粉碎性骨折。

4. 钢板长度

（1）较长的钢板减少了跨结构的应力，并增加了与钢板长度成比例的弯曲韧性（偏向）。

（2）较长的钢板减少了每个螺钉的拔出力。

（3）较长的钢板降低了骨折线附近的峰值应力，因此降低了内固定物疲劳失效的风险（对桥接钢板更重要，但也适用于简单骨折；图 4.4 b）。

（4）对于桥接钢板，钢板长度应接近骨折工作长度的 3 倍。

① 较长的钢板提供较低的螺钉密度和平衡的固定，使应力更好地分布在整个结构上，而不是集中在骨折上方的空螺钉孔（图 4.4）。

② 较短的钢板需要增加螺钉密度，并将应力集中在骨折处和开放的螺钉孔处。

③ 短钢板用于简单骨折，采用骨折间加压固定（图 4.5）。

5. 钢板厚度

（1）随着钢板厚度的增加，弯曲刚度增加到 3 次方。

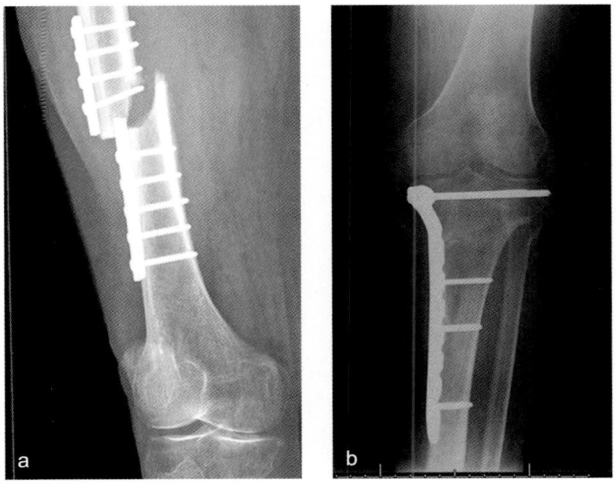

图 4.4 a. 简单股骨干骨折的正位 X 线片显示应力集中在一个空的钉孔（高螺钉密度）上，可能导致疲劳失效。**b**. 加压钢板固定的胫骨干骺端骨折的正位 X 线片。通过钢板的螺钉分布降低了骨折线附近的应力峰值

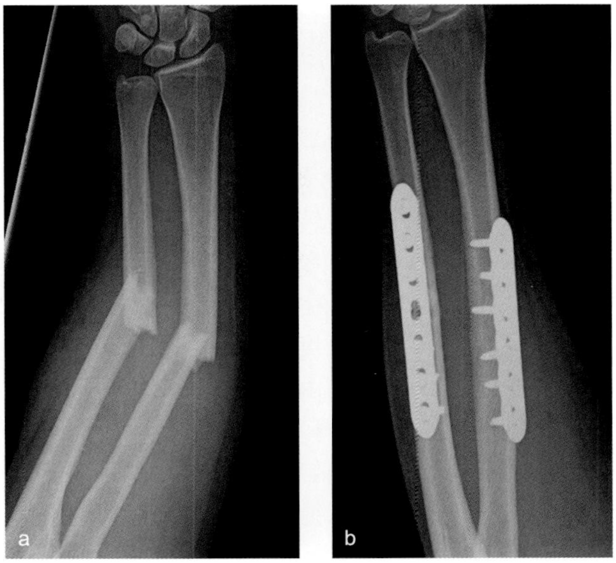

图 4.5 a 和 **b**. 简单横行骨折采用骨折间加压和短钢板固定。注意骨折在 3 个月时直接愈合，没有骨痂形成。直接的骨接触保护钢板在负荷过程中免受应力。由于结构短，螺钉密度高，同样的带有残余断裂间隙的结构在靠近断裂部位的钢板上会产生高应力集中

（2）较厚的钢板突出增加，可引起软组织刺激。
（3）较厚的钢板可能导致钢板下方的骨折部的应力屏蔽，导致骨吸收和板-骨界面末端更大的应力集中。它也可能导致内固定物症状，内固定物周围骨折，以及内固定物取出后更高的再骨折率。

C. 髓内钉的注意事项——交锁髓内钉（IMN）是大多数成人骨干骨折的标准治疗方法。髓内钉设计、交锁螺钉配置和角度稳定的交锁螺钉的发展提高了内固定的生物力学性能，因此将其适应证拓宽至干骺端骨折和单纯关节内骨折。

1. 髓内钉几何学
（1）开槽：开槽髓内钉通过径向压缩增加钉与骨内膜之间的摩擦力，但以牺牲扭转和弯曲刚度为代价。从历史上看，在交锁髓内钉出现之前，这些髓内钉被设计用来获得更好的骨内稳定性。
（2）终端开槽：这个晒衣夹形状的减压槽可以在髓内钉末端看到。这种类型的钉的设计是为了降低刚度和减少钉子末端的应力集中。
（3）凹槽：沿工作长度的凹槽增加了髓内钉与骨之间的扭转阻力，并降低了弯曲刚度，这对直径较大的髓内钉尤为重要。
（4）空心式：大多数髓内钉采用空心设计，便于在不影响外钉直径的情况下将钉子插入。
（5）直径：选择适合患者的解剖结构的髓内钉直径，在交锁后确保良好的骨皮质接触（如果完成）。较大的直径会使空心髓内钉的弯曲刚度和扭转刚度（$r_{外}^4 - r_{内}^4$）的比例增加。大的髓内钉一般适应更大的螺钉，从而降低了早期内植物疲劳失效的风险。
（6）长度：髓内钉长度的选择需适合患者的解剖结构，但短钉由于工作长度较短而产生刚性，通常终止于峡部。
（7）股骨前弓：髓内钉与股骨前弓的不匹配增加了点接触和摩擦匹配。点接触可导致复位不良、医源性骨折或前皮质穿孔。

2. 钻孔
（1）允许使用更大直径的髓内钉，具有上述优点（即增加刚度、使用更大螺钉、降低疲劳失效风险）。
（2）增加骨内侧皮质骨和髓内钉之间的直接接触面积，有助于减少骨折块间的不良剪切应力，增加骨的负荷分担，降低疲劳失效的风险。

3. 交锁螺钉
（1）静态螺钉：放置在恒定钉孔内的螺钉几乎不允许相对运动，这为结构提供了轴向和旋转稳定性。
（2）动态螺钉：放置在短槽中的单枚螺钉可以实现轴向缩短，用于术中骨折压缩或延迟愈合或不愈合的患者的术后干预（图 4.6）。对于长度稳定的骨折，这可以在负重的情况下进行加压，并可能刺激骨愈合。
（3）髓内钉直径：较大直径的髓内钉增加了弯曲刚度，降低了疲劳失效的风险。选用大直径的髓内钉可提高螺钉的抗弯强度，减少内植物失效，特别是长度不稳定骨折。
（4）角稳定螺钉：一些植入系统的设计特点是使一枚或多枚螺钉与髓内钉之间产生机械耦合，以增加内植物的刚度，特别是在扭转时。如包括螺纹或部分螺纹的螺孔，在插入之前在螺钉孔或套筒中添加聚合物衬套，并锁定或加压尾帽。
（5）螺钉数量：增加第三枚螺钉可增加胫骨近端干骺端刚度。在胫骨远端没有观察到这种优势。

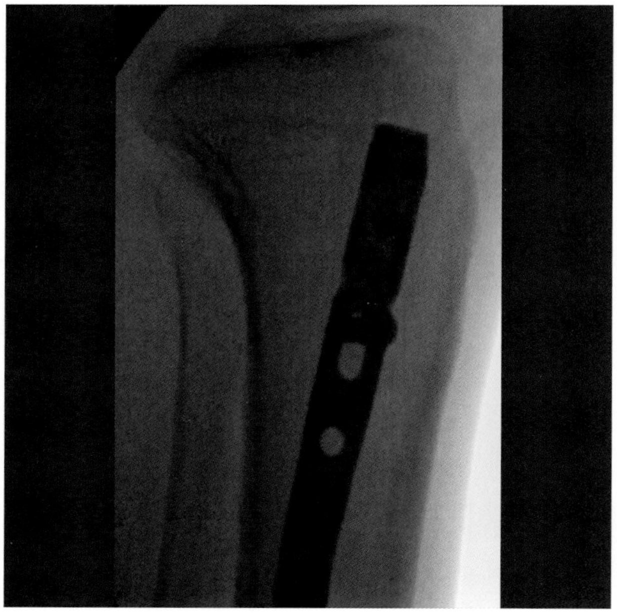
图 4.6 动态槽锁定。当负荷长度不稳定骨折时，髓内钉将在槽的近端围绕螺钉向近端移动

（6）螺钉与骨折的距离：螺钉位置越靠近骨折干骺端，可提供的旋转控制性越强，但不能增加轴向稳定性。

（7）螺钉定位：斜行交锁螺钉可增加胫骨近端 1/3 的结构稳定性，但不增加胫骨远端 1/3 的结构稳定性。

总结

骨折愈合是一个复杂的机械反应过程，在愈合过程中，骨折部位的机械条件受生物学调节。在骨折治疗中，外科医生可以使用钢板、髓内固定装置、外固定架或外夹板、石膏或支具来固定骨折。这些骨折装置允许外科医生通过选择内固定物长度、内固定物厚度或直径、螺钉数量、螺钉类型和螺钉配置来定制机械环境以满足患者的个性化需求。每个决定都会改变骨折的生物力学环境，而生物力学环境又会决定骨折是通过骨痂愈合（相对稳定性导致二期愈合）还是不通过骨痂愈合（绝对稳定性或骨折块间加压导致一期愈合）。对骨折固定生物力学的正确理解是外科医生治疗成功的基础。本章介绍了应用于创伤骨科的内固定物的生物力学的基本定义和原理，并描述了改变内固定物结构力学的技术，以达到预期愈合方式，并最大限度减少内固定物过早失效的风险。

推荐阅读

Bottlang M, Doornink J, Lujan TJ, et al. Effects of construct stiffness on healing of fractures stabilized with locking plates. J Bone Joint Surg Am 2010;92(Suppl 2):12–22

Perren SM. Evolution of the internal fixation of long bone fractures. The scientific basis of biological internal fixation: choosing a new balance between stability and biology. J Bone Joint Surg Br 2002;84(8):1093–1110

Stoffel K, Dieter U, Stachowiak G, Gächter A, Kuster MS. Biomechanical testing of the LCP: how can stability in locked internal fixators be controlled? Injury 2003;34(Suppl 2):B11–B19

Törnkvist H, Hearn TC, Schatzker J. The strength of plate fixation in relation to the number and spacing of bone screws. J Orthop Trauma 1996;10(3):204–208

5 如何分析期刊文章

Gregory J. Della Rocca
李东波 译 祁 冀 陈孝均 校

引言

这一原创章节分解了期刊文章的基本组成部分。介绍了常用的统计方法，并对不同类型的科学研究进行了定义。提供了如何批判性分析科学文献的思路。

关键词：期刊文章，证据水平，统计学，科学研究

Ⅰ. 标准论文的组成部分

A. 引言

1. 为文章奠定基础。
2. 提供背景信息，详细说明为什么要提出研究问题：
   （1）通常指出学科认知的空白。
   （2）加强主题的临床相关性。
3. 明确定义研究问题。

B. 方法

1. 研究方法设计应足够完整，以便读者在需要时可以重复研究。
2. 描述纳入 / 排除标准、干预措施（即研究组）、如何收集和分析数据以及伦理审批（如果适用）。

C. 结果

1. 应简洁、清晰地表述研究结果。写得好的结果部分应该是有条理和逻辑性的。在适当的情况下，数据展示应该按照引言最后一段提出研究问题的顺序。
2. 图片 / 表格应在正文中注明。
3. 本部分不应包含对研究结果的解释。

D. 讨论

1. 对于知识完备的读者来说，这也许是文章中关联性最弱的部分。
2. 对于知识有限的读者来说，这也许是文章中最重要的部分。
3. 尽管有些观点是不正确的，但要意识到作者经常在这部分表达观点。
4. 特别注意描述研究的不足
   （1）应该适当说明研究的局限性。
   （2）应该解释研究的局限性和不足对研究结果的影响。
5. 研究结果可以代入最近文献的背景中。
6. 概述未来研究的方向。

E. 摘要

1. 应提供简明扼要的研究总结。
2. 读者通常只阅读文章的这部分。
3. 如果发现摘要内容吸引人，则需要仔细验证摘要和正文是否一致。
4. 作者是根据他们的数据得出结论的吗？（答：不一定）。

F. 标题

1. 应在不夸张的情况下吸引注意力。
2. 标题准确描述了研究报告吗？（答：不一定）。

Ⅱ. 研究类型

A. 实验性研究（图 5.1）

1. 前瞻性随机对照试验
   （1）分为一个或多个干预组与一个“对照”组。
   （2）患者在治疗开始前通过随机方法进入研究，随后收集数据。
   （3）定义终点
      ① 主要结局指标：干预是否改变该结果的发生率？例如，需手术干预的开放性骨折的感染发生率是否高于或低于对照组？这些通常是离散的（是 / 否，确定的时间点，

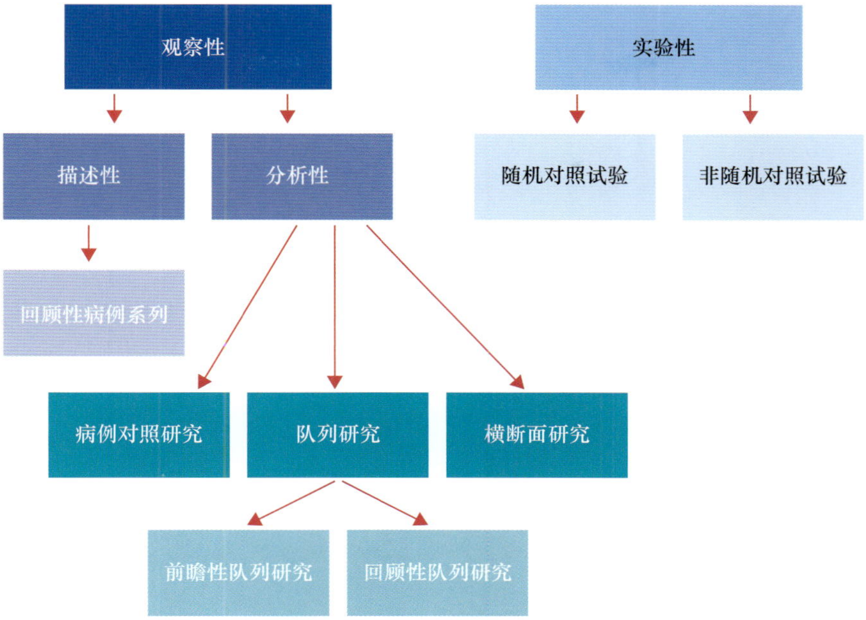

图 5.1 不同类型研究设计示意图

可量化的)。

② 次要结局指标：干预是否改变一个或多个其他结果的发生率？例如，与对照组相比，干预组的开放性骨折患者报告的结果是改善还是更差？这些结果应该尽可能离散，但也可以是定性的。

2. 前瞻性队列比较研究（非随机对照试验）

（1）收集接受两种或两种以上不同治疗的同类患者的数据，接受何种治疗由随机之外的其他因素决定。

（2）对照较少的研究存在选择性偏倚的风险（例如，外科医生的偏好、患者的意愿）。

B. 观察性研究

1. 描述性研究：回顾性病例系列研究

① 报告一组无任何对照但有相似情况和（或）治疗的患者。

② 通常是一份个人或机构的经验性报告。

③ 如果报告的是一组治疗结果不佳的患者，可能有助于帮助医生避免危险的干预手段（例如，克氏针固定股骨骨折的不愈合率为 100%，感染率为 95%）。

④ 如果报告的是一组疗效良好的患者，则价值有限，因为它不能提供证据证明该干预措施比其他普遍接受的干预措施更好或更差。

2. 分析性研究

（1）前瞻性队列研究

① 在没有不同干预组的情况下，收集一种新疗法的数据。

② 根据影像学检查情况（如股骨骨折）确定患者，并进行长期随访以确定谁会出现具有吸引力的特殊结果（如感染、骨不连）。

③ 具有历史对照的前瞻性队列研究。对收集的数据进行分析，并与特定机构已有的数据或文献中的历史报告进行比较。

（2）回顾性队列比较研究

① 研究开展时数据已经存在。

② 通常需要审查病历（如果需要，还需要审查放射影像学结果）。

③ 根据现有数据比较两种或两种以上不同治疗方法，得出有意义的结果。

④ 缺点——如果数据点不存在，则可能无法回答潜在的重要问题。

（3）病例对照研究

① 确定暴露因素是否与结果相关的回顾性研究。

② 有特定结局或疾病，如关节炎患者（“病例组”）与非关节炎患者（“对照组”）进行比较，并探讨两组的潜在危险因素发生率（如肥胖）。

③ 更适合罕见的结果，因为需要的样本量较少。

（4）横断面研究。

Ⅲ. 证据水平

A. 研究类型

1. 诊断——研究一项诊断性检查 / 方案。
2. 预后——研究患者的特征及其对疾病预后的影响。
3. 治疗——最常见于骨科，研究治疗的结果。
4. 经济——通常与费用 / 收益比例有关。

B. 回顾性研究与前瞻性研究的比较

1. 回顾性研究是在数据采集后提出研究问题。
2. 前瞻性研究在获取所有数据之前已制定研究问题。

C. 等级（关于诊断、预后和治疗的研究）

1. Ⅰ级——随机对照试验，初始队列研究，检验以前开发的诊断性检查。
2. Ⅱ级——前瞻性队列（比较）研究，制定诊断标准（严格的参考标准和盲法），显著效果观察性研究。
3. Ⅲ级——病例对照研究、回顾性队列（比较）研究、没有一致应用的参考标准的诊断研究。
4. Ⅳ级——病例系列研究，有对照的病例系列研究，低参考标准的诊断研究。
5. Ⅴ级——意见（推理）。
6. 系统评价 / 荟萃分析——等级取决于回顾的证据质量
   （1）这类论文是对至少两项先前发表研究结果的研究。
   （2）Ⅰ级——随机对照研究综述（研究必须具有同质性）。
   （3）Ⅱ级——队列研究综述［或异质性随机对照研究（结果不一致）］。
   （4）Ⅲ级——病例对照研究综述。

Ⅳ. 基本的统计学阐述

A. 定义

1. 零假设
   （1）据此，在同一人群中，两种干预措施（或干预和不干预）不会导致结果差异。
   （2）常以否定的形式呈现（即正在研究的干预措施不会影响结果）。
2. 备择假设
   （1）干预措施会对人群产生不同的结果。
   （2）常以肯定的形式呈现（即正在研究的干预措施将影响结果）。
3. P 值
   （1）零假设被接受（备择假设被拒绝）的概率。
   （2）通常设置 $P < 0.05$ 为有统计学意义（即零假设被接受的概率小于 5%）。
4. 检验效能
   （1）试验规模应足够大，以便在有统计学意义的情况下能检测出效果，并在试验未检测出效果的情况下确定是不存在效果。
   （2）基于现有数据（如先前公布的数据）或基于假设进行计算。
   （3）为执行此计算，作者需要确定最小临床意义差值（minimum clinically important diference，MCID）。
   （4）即使 P 值表明有统计学意义（样本量增大可能会导致结果发生变化），检验效能低的研究也可能不具有临床相关性。
5. 假性 P 值
   （1）当对比研究中的一组出现零事件时要小心。
      ① 零事件是因为永远不会发生，还是因为样本量不够大？
      ② 如果发生零事件，P 值可能会发生很大变化。
   （2）当样本量较小导致两组之间的结果略微不同，但 P 值很显著时，需要小心（如掷 10 次硬币得到 4 次正面和 6 次反面；得到反面的概率更大是不可能的，而掷 100 次会证明结果更接近 50∶50）。
6. 置信区间（confdence interval，CI）
   （1）通常以 95% CI 表示——进行重复性研究有 95% 的概率会在给定的范围内发现差异或相似性。例如，药物 A 使收缩压降低 12，药物 B 使收缩压降低 20。平均差值为 8，95%CI 为 3～12。因此，重复这项研究的试验中有 95% 会使收缩压降低 3～12。
   （2）试验规模越大，CI 值越小。
7. 诊断参数（图 5.2）
   （1）敏感度——一项检测发现疾病（真阳性）的能力如何？
   （2）特异性——一项检测排除无症状者（真阴性）的能力如何？
   （3）阳性预测值——如果一项检测揭示了一种情况的存在，则该情况存在的可能性有多

		事实		
		有疾病 （胫骨感染）	无疾病 （无胫骨感染）	
检测	感染检测呈阳性 （新的培养拭子呈阳性）	60 [真阳性(TP)]	30 [假阳性(FP)]	阳性预测值 = TP / (TP + FP) = 60/90 = 67%
	感染检测呈阴性 （新的培养拭子呈阴性）	20 [假阴性(FN)]	200 [真阴性(TN)]	阴性预测值 = TN / (FN + TN) = 200/220 = 91%
		灵敏度 = TP/(TP + FN) = 60/80 = 75%	特异性 = TN /(FP +TN) = 200/230 = 87%	

图 5.2 一种新检测方法（培养拭子）诊断疾病（胫骨感染）的灵敏度和特异性评估的表格示例

大（概率）？

（4）阴性预测值——如果一项检测显示这种情况不存在，这种情况不存在的可能性有多大（概率）？

B. 创伤骨科文献中常使用的检验方法

1. 卡方（χ^2）检验——检验两个独立样本不同的可能性
   （1）比较分类变量（例如，是 / 否、有无感染）。
   （2）Fisher 精确检验同样是比较分类变量，常用于小样本量的情况；当样本量较大时，使用卡方检验。
2. 单样本（配对）t 检验或 Wilcoxon 秩和检验——检验同一样本中两个不同测量值存在差异的可能性。用于连续变量的比较。
3. 两样本（非配对）t 检验或 Mann-Whitney U 检验——检验来自同一人群的两个独立样本存在差异的可能性。
4. 方差分析（ANOVA）——检验对同一样本进行的三组或多组观察结果存在差异的可能性。
5. Pearson 检验或 Spearman 检验——用于检验两个连续变量之间是否存在线性相关及存在的相关强度是多少？
6. 线性回归——描述两个变量之间的数量关系。
7. 多元回归——描述了一个因变量和多个（至少两个）自变量之间的数量关系。

Ⅴ. 对期刊文章的批判性分析

A. 首先审查摘要

1. 它能引起你的注意吗？
2. 研究问题有意义吗？是否重要？
3. 作者的结论是否来自所提供的数据？
4. 表达是否清晰？

B. 下一步是审查方法

1. 仔细审查纳入 / 排除标准和干预措施（包括对照组）。
2. 根据所介绍的方法，该研究是否可以被重复（即如果另一个小组采用了这些方法，他们是否可以进行该研究）？
3. 是否获得了伦理批准？
4. 是否存在偏倚？
   （1）检查利益冲突。
   （2）选择偏倚——当分析的样本不能代表预期的总体时出现。回顾性研究存在的问题是所提供的治疗可能是根据外科医生的偏好而选择的，例如在随机化试验中没有使用盲法干预。
   （3）干预措施的应用是标准化的（即所有 X 疾病患者随机接受 A 或 B 治疗）。
   （4）结果通过标准化的测量方法呈现（即所有接受了特定治疗的患者均提供了以患者为中心的结果评分，同时还一致报告了通过临床和影像学测量的客观临床结果)。
5. 是否有足够的随访来确定治疗试验的疗效?

C. 审查结果

1. 摘要中的结果是否与正文中的结果一致?
2. 通常,文献正文介绍的结果比摘要多。
3. 仔细审查图片和表格(有些期刊要求所有的结果都以图表形式呈现,而不是文本)。

D. 引言和讨论

1. 这些部分可能对初级读者更有帮助。
2. 经常为研究问题设置背景,并可以为当前实践方案中结果的应用提供背景。
3. 这些部分通常代表作者的观点,可能对中级/专业读者的帮助有限。

E. 参考文献

1. 注意知名期刊的参考文献。
   (1)一些外国期刊并非不知名。
   (2)一些开放获取期刊非常不错。
2. 如果很多参考文献都来自教科书,要提高警惕。
   (1)教科书/综述论文可能会错误引用文献。
   (2)错误引用文献的教科书或综述论文具有误导性(也许是无意的)。
   (3)如果可能,一定要查阅原始文献(初次研究文章)。

推荐阅读

Greenhalgh T. How to Read a Paper. 5th ed. Wiley Blackwell and BMJ Books, West Sussex, United Kingdom; 2014
JBJS Inc. Levels of Evidence, https://journals.lww.com/jbjsjournal/Pages/Journals-Level-of-Evidence.aspx. Accessed January 17, 2018
Kirkwood BR, Sterne JAC. Essential medical statistics, 2nd ed. Blackwell Science Ltd, Oxford, United Kingdom; 2003

6 肌肉骨骼术后的急性感染

Frank R. Avilucea，William T. Obremskey
李东波 译 祁 冀 陈孝均 校

引言

内固定术后感染包括软组织（皮肤、皮下组织、肌筋膜和肌肉）、植入物，也可能涉及骨骼。感染通常是细菌性的。

Ⅰ. 术前

病史和体格检查

1. 表现
   （1）手术部位和（或）切口有脓性分泌物，伴或不伴红肿、压痛或发热。
   （2）症状上可能没有明显的感染征象（局部或区域性疼痛或关节僵硬）。
   （3）几个月后没有骨愈合的放射影像学证据，无论有无内固定失效，都可能提示感染。
   （4）间歇性发热、寒战、出汗（尤其是慢性感染时的盗汗）和全身不适是常见症状。
   （5）未经治疗的感染可能会迅速发展并威胁到肢体，导致感染性休克，甚至死亡。
2. 手术部位的体格检查结果
   （1）疼痛。
   （2）红肿或蜂窝组织炎（图 6.1）。
   （3）渗液。
   （4）深部间隙感染可能表现为正常的外观。
3. 患者感染的风险因素
   （1）糖尿病
   ① 围手术期高血糖。
   ② 微血管和大血管疾病。
   ③ 免疫功能障碍。
   （2）周围血管疾病。
   （3）营养不良。
   （4）肥胖。
   （5）高龄。
   （6）免疫功能缺陷（HIV 感染）。
   （7）应用免疫抑制剂
   ① 类固醇激素治疗。
   ② 化疗（癌症治疗）。
   ③ 使用治疗自身免疫性疾病的改善病情抗风湿药物（disease-modifying anti-rheumatic drug，DMARD）。
   （8）多发性创伤。

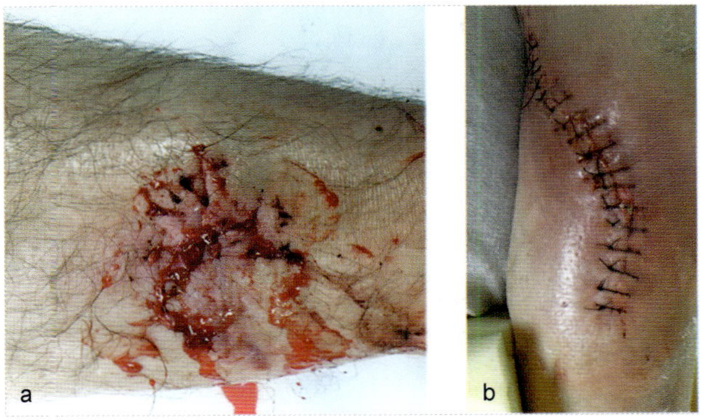

图 6.1 临床照片显示深部感染的不同临床表现（**a**，**b**）。对于手术部位的不典型表现或疼痛加剧者，需要高度怀疑

Ⅱ. 感染的解剖

A. 手术部位的浅表感染

1. 骨折部位早期的细菌定植和增殖。
2. 影响切口，但不蔓延到骨折部位，保持在筋膜的浅层。

B. 手术部位的深部感染

1. 感染深入筋膜并累及骨折部位。
2. 手术植入物是微生物定植和生物膜相关感染的基质。
   （1）多种细菌感染都与植入物有关，其中最常见的有：
   ① 葡萄球菌（金黄色葡萄球菌、表皮葡萄球菌）。
   ② 化脓性链球菌。
   ③ 肺炎克雷伯菌。

④ 铜绿假单胞菌。
⑤ 鲍曼不动杆菌。
⑥ 大肠杆菌。

3. 生物膜的致病机制包括以下 4 个阶段（图 6.2）：
（1）浮游——自由漂浮，代表种植阶段。
（2）黏附期——细菌定植并形成成熟的生物膜。
（3）耐药株细胞——存在于成熟生物膜内的休眠、耐多种药物的细胞，具有重新填充生物膜的能力。
（4）群体感应分子——成熟生物膜内的化学调节因子允许细胞间的通讯，从而使细菌产生耐药性。

Ⅲ. 血清学分析

A. 术后亚急性期

1. 炎症标志物，如红细胞沉降率（ESR）和 C 反应蛋白（CRP），通常会因创伤和手术因素而升高（诊断感染的特异性低）。
2. 炎症标志物升高的程度是有价值的。
3. CRP 对感染的诊断价值在于其随时间的变化趋势，而不是具体数值。

B. 慢性感染

1. ESR 和 CRP 是感染的敏感标志物，但特异性较低。
2. 在接受骨不愈合修复术的患者中，有 20% 的患者术前炎症指标正常，但术中标本培养为阳性。

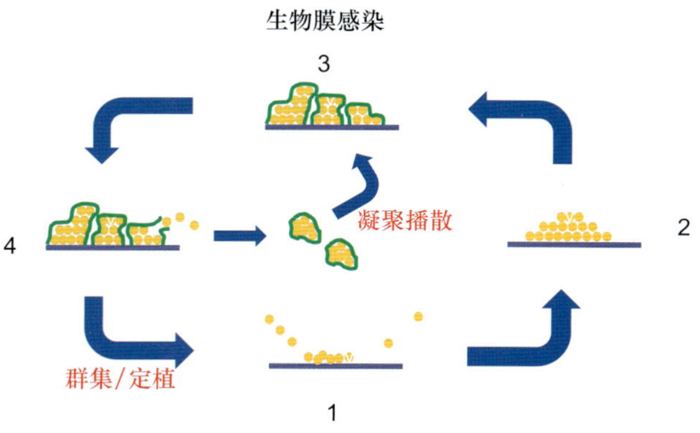

图 6.2 生物膜致病机制。1. 浮游细菌附着期：可逆且细菌易受抗生素和冲洗的影响。2. 形成微菌落：可逆且细菌易受抗生素和冲洗的影响。3. 细胞持续分裂：更多黏附点、基质形成及生物膜成熟。4. 脱落：释放浮游细菌或小片段，浮游细菌可能迁移并定植于其他表面

Ⅳ. 影像学

1. 手术后几周内的诊断成像往往不能显示随时间推移而出现的常见变化。
2. 计算机断层扫描或超声检查可能会发现脓肿或有空洞存在。这些发现可以指导经皮穿刺引流或直接手术清创。

Ⅴ. 分型

根据感染是否深入筋膜，通常分为浅表感染和深层感染。

Ⅵ. 治疗

A. 手术清创（图 6.3）

1. 可能需要多次手术清除所有受感染和失活的组织。
2. 临时固定（通常为外固定）后分阶段保留和取出内固定。
3. 对植入物表面行机械性清创。
4. 局部应用抗生素。
5. 必须有足够的软组织覆盖。

B. 抗生素治疗

1. 6 周静脉注射抗生素是常用的治疗方案。
2. 没有确凿证据表明静脉注射疗法比口服疗法更有效。虽然两者都在临床实践中常规使用，但迄今为止，基础研究和临床均未证实静脉注射抗生素有明显的益处。

C. 患者由于血运减少、神经病变、创伤和免疫缺陷等相关的局部因素会增加感染的可能性，因此应针对可改变的风险因素优化治疗方法。

D. 根治感染和保肢的预测因素

1. 临时植入物。
2. 没有窦道。
3. 已知病原体对抗生素敏感。
4. 植入物牢固。

E. 治疗失败的预测因素

1. 置入髓内钉。
2. 吸烟。

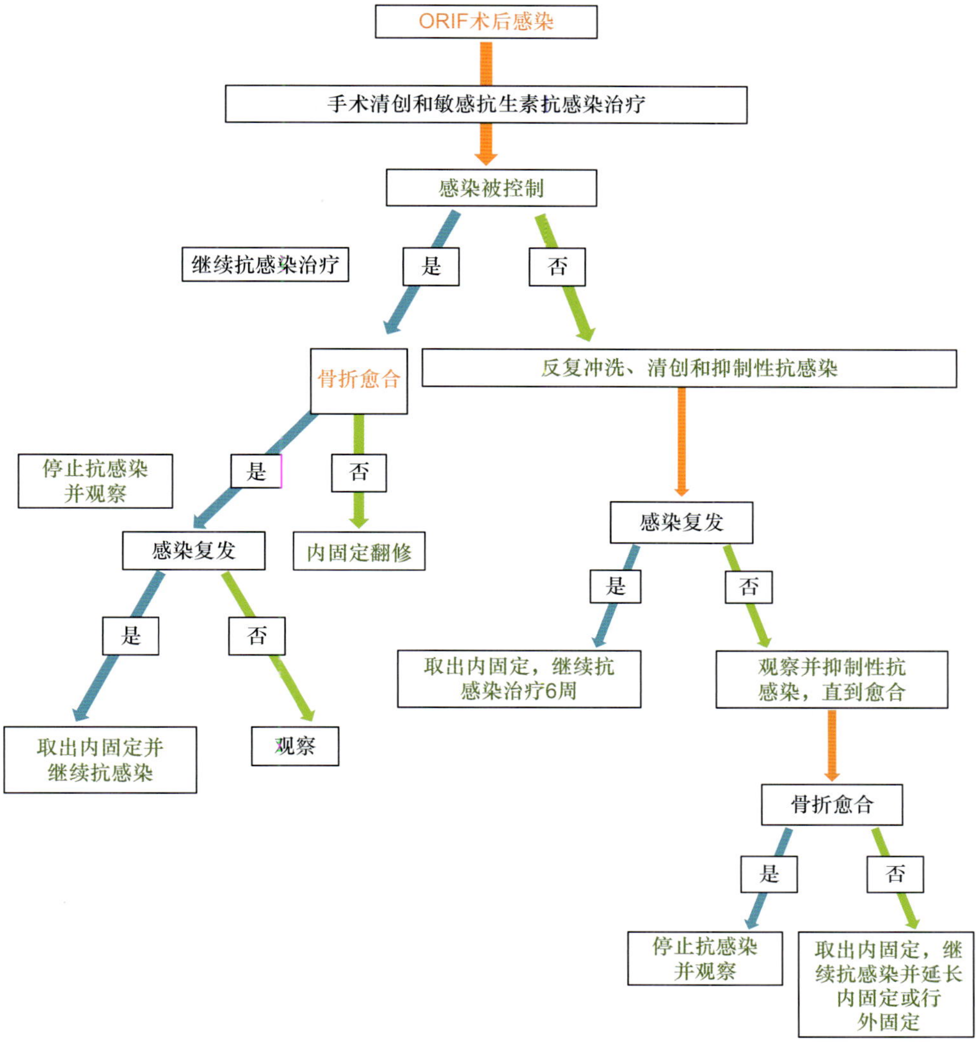

图 6.3　创伤内固定术后急性感染的治疗流程。ORIF，切开复位内固定

3. 假单胞菌感染。

F. 组织活检

应采集多个深层组织样本

（1）取样时应尽可能间隔较远，以代表整个伤口。

（2）表面拭子只能发现局部菌群，不推荐使用。

G. 促使取出植入物的因素

1. 持续的感染。
2. 内固定松动。
3. 骨折移位。

H. 如果在骨折愈合前取出植入物，需要确保骨折稳定

1. 夹板固定。
2. 翻修内固定。
3. 外固定。

I. 如果必须取出内固定并进行骨切除

外固定

（1）放置抗生素骨水泥块，使用 Masquelet 技术。

（2）骨移植。

Ⅶ. 结局

A. 保留内固定——手术清创和使用敏感抗生素治疗术后早期感染的成功率为 68%～90%

骨性愈合后可考虑选择性取出植入物。

B. 取出植入物——骨愈合前成功根治感染的概率高达 92%

1. 必须是在骨折稳定的基础上。

2. 考虑另一种稳定骨折的方法。

C. 增加治疗失败风险的因素

1. 吸烟。
2. 假单胞菌感染。
3. 髓内钉。
4. 胫骨。
5. 需要两次或两次以上清创。

Ⅷ. 并发症

1. 骨成功愈合后感染复发需要取出植入物、清创和抗生素治疗。
2. 感染性不愈合
   （1）取出植入物，积极清创。
   （2）使用敏感抗生素治疗 6 周。
   （3）再次切开复位内固定与外固定。
3. 化脓性关节炎
4. 骨髓炎
5. 截肢

Ⅸ. 特殊考虑因素——儿童患者

1. 关注细菌播散引起的化脓性关节炎。
2. 既往有创伤史且不能行走可能提示感染。

结论

骨折内固定术后感染是常见并发症。感染显著增加了创伤救治的费用和发病率。通过遵循标准化的诊断和治疗方案，可以优化结局。外科医生需要明确感染诊断，尽可能改善宿主因素并利用多学科团队协作以优化治疗。对所有坏死和感染组织进行彻底的手术清创至关重要。外科医生需要决定立即或分阶段翻修保留植入物或移取出植入物。尽可能通过细菌培养来指导抗生素使用，静脉注射或口服均可。充分的软组织覆盖可能需要旋转皮瓣或游离皮瓣。如果没有标准化的流程和多学科团队，患者将面临持续感染和（或）截肢的风险。

推荐阅读

Berkes M, Obremskey WT, Scannell B, Ellington JK, Hymes RA, Bosse M; Southeast Fracture Consortium. Maintenance of hardware after early postoperative infection following fracture internal fixation. J Bone Joint Surg Am 2010;92(4):823–828

Darouiche RO. Treatment of infections associated with surgical implants. N Engl J Med 2004;350(14):1422–1429

Lawrenz JM, Frangiamore SJ, Rane AA, Cantrell WA, Vallier HA. Treatment approach for infection of healed fractures after internal fixation. J Orthop Trauma 2017;31(11):e358–e363

Meehan AM, Osmon DR, Duffy MC, Hanssen AD, Keating MR. Outcome of penicillin-susceptible streptococcal prosthetic joint infection treated with debridement and retention of the prosthesis. Clin Infect Dis 2003;36(7):845–849

Rightmire E, Zurakowski D, Vrahas M. Acute infections after fracture repair: management with hardware in place. Clin Orthop Relat Res 2008;466(2):466–472

Stucken C, Olszewski DC, Creevy WR, Murakami AM, Tornetta P. Preoperative diagnosis of infection in patients with nonunions. J Bone Joint Surg Am 2013;95(15):1409–1412

Trebse R, Pisot V, Trampuz A. Treatment of infected retained implants. J Bone Joint Surg Br 2005;87(2):249–256

Zimmerli W, Widmer AF, Blatter M, Frei R, Ochsner PE; Foreign-Body Infection (FBI) Study Group. Role of rifampin for treatment of orthopedic implant-related staphylococcal infections: a randomized controlled trial. JAMA 1998;279(19):1537–1541

7 骨不愈合和畸形愈合

David B. Weiss，Michael M. Hadeed
陈晓英 译 陈孝均 黄陈翼 校

引言

骨科骨折的治疗目标是在治疗骨折时尽量减少并发症，同时最大限度地恢复功能效果。包括手术治疗和保守治疗。

骨折通常都能愈合，但也有可能失败。一旦出现这种情况，就会导致骨不愈合或畸形愈合。了解骨愈合的自然过程和干预措施的效果至关重要，因为手术指征通常是基于能否降低骨不愈合和畸形愈合的概率。

当患者出现骨不愈合或畸形愈合时，医疗系统和社会将为此付出高昂的代价，因为这通常会导致多次外科手术和延长无法正常活动的时间。胫骨骨折不愈合对健康和幸福的影响类似于被诊断出某些癌症或其他慢性疾病。

要理解骨不愈合或畸形愈合，关键是要对骨折愈合和骨折修复的生物力学有基本了解（详见第 1 章“骨折愈合的生理学”和第 4 章“骨折内固定的生物力学”）。在治疗这些疑难病例时，重要的是采取循序渐进、可重复的方法，通过病史、体格检查、实验室和影像学数据做出诊断。尝试确定致病因素。根据患者的具体情况，制订有合理成功机会的治疗方案。

关键词：骨不愈合，畸形愈合，肥厚，萎缩，骨移植

Ⅰ. 骨不愈合的评估

导致骨不愈合的因素通常可分为两类：生物因素和力学因素。评估对已知导致骨折不愈合的生物学和力学因素进行了数据收集。

A. 病史

1. 常见症状
（1）骨折部位疼痛（负重时加重）。
（2）主观感觉受影响的骨骼不稳定。
（3）感染相关症状（或症状史）：红斑、肿胀、渗液、发热、寒战。
2. 患者特异性风险因素的数据是在采集每个患者的详细病史后获得。
（1）人口统计学 / 患者导向的风险因素
① 吸烟对骨愈合所需的诸多途径有负面影响。
② 尼古丁会减少动脉血流量。
③ 非甾体抗炎药对骨愈合途径有负面影响。
④ 在一些研究中，女性患者和老年患者骨不愈合的发病率较高。
⑤ 营养不良与骨不愈合发病率有关。
（2）相关并发症
① 代谢和内分泌功能障碍会影响骨愈合。
② 对血管有负面影响的疾病，如糖尿病和其他血管疾病，会对骨折愈合产生影响。
3. 骨折的风险因素与患者无关，每位医生都必须充分了解以往有关骨折愈合的文献报道。
（1）某些骨骼的特殊解剖结构与骨不愈合有关，通常是由于这些区域的血供不足。例如：
① 开放性胫骨骨折。
② 髋关节囊内骨折。
③ 距骨颈骨折。
④ 第五跖骨近端干骺端骨折。
（2）开放性骨折和骨缺损会增加骨折不愈合率。开放性骨折分型越高，发生骨折不愈合（和感染）的风险就越大。
4. 与既往治疗相关的风险因素：可以使用既往手术记录和围手术期的原始医疗文件对这些问题进行调查。
（1）软组织破坏会损伤骨折部位的血供
创伤或手术破坏——这可能是由于血管损伤，也可能是由于外伤或不符合生物学原理的手术过程造成软组织过度剥离。
（2）如果骨折部位未切开进行清创，骨折端会

有软组织嵌入。

（3）骨折部位感染史

① 以前未确诊的感染。

② 确定患者在最初治疗后是否有蜂窝组织炎、伤口渗液或其他症状很重要。

（4）固定不当——骨折部位固定应力过大或过小（详见第 4 章“骨折内固定的生物力学”）。

① 医生需要严格评估固定方法，并将其与骨折部位的理想愈合模式联系起来。

② 粉碎性骨折区域内固定过于牢固会导致骨痂形成不足。

③ 固定物过于柔软或固定不充分可能导致过多的软骨痂形成，甚至不会形成硬骨痂。

（5）固定不当——残留骨折间隙，特别是间隙 > 1 cm 时。

B. 体格检查

1. 视诊

（1）骨折部位畸形——观察长度、对位和旋转的改变。注意畸形是在被动活动时发生，还是仅在主动活动或负重时发生。

（2）目前的软组织覆盖对制订治疗方案非常重要。

① 溃疡。

② 开放性伤口。

③ 骨外露。

④ 组织受损。

（3）区域血供减少的证据

① 陈旧性瘢痕。

② 皮肤菲薄或受损。

③ 肌肉萎缩或受损。

（4）血管疾病的证据

① 静脉曲张。

② 肢冷。

③ 头发 / 指甲生长不良。

④ 慢性皮肤红斑。

2. 触诊

（1）骨折部位压痛。

（2）骨折部位异常活动（不应有任何可检测到的活动）。

（3）可触及的远端脉搏表明整体血供可靠。

（4）骨折部位远端感觉减退是神经病变或神经损伤的标志。

（5）评估骨不愈合部位上、下两个关节的活动情况，并对其进行主动和被动活动检查。

3. 步态评估：观察有无肌肉无力的征象。

① 疼痛步态。

② 摇摆步态。

C. 影像学检查

1. X 线片：这些是评估的主要内容。如果患者曾在其他机构接受过治疗，则必须获得既往的影像资料。完善受累骨骼全长的正位和侧位 X 线片。根据不同部位，可能需要额外的斜位或特殊位置 X 线片。

（1）预后：根据前期的固定方法，了解 X 线片上的预期表现是很重要的（详见第 1 章“骨折愈合的生理学”）。

① 一期骨愈合——无骨痂。

② 二期骨愈合——骨痂形成。

（2）骨不愈合的一般表现

① 骨折部位无骨桥 / 骨折线持续存在。特别是连续 X 线片检查提示骨折无好转。

② 骨折部位边缘硬化。

③ 内固定松动或断裂提示不愈合的病理性活动。

④ 骨折端移位。

⑤ 患者通常会感觉疼痛。

（3）骨不愈合的一般分类：掌握骨愈合和骨折修复的生物力学知识非常重要。

① 主要力学问题。

② 主要生物学问题。

③ 力学和生物学因素的结合。

④ 目前已制订了几种分类方案，但是理解作用原理是关键，因为治疗将以解决力学和生物学因素为基础。

⑤ Weber-Cech 分型系统（图 7.1）采用基于 X 线片的最常见的一般描述性分型方法。

- 肥厚性：大量的骨痂通常表明骨折的生物学特性合理，但力学特性不合理。
- 营养不良性：骨吸收后骨折部位未见明显（或仅有少量）骨痂形成。
- 萎缩性：极少 / 没有骨痂，骨折边缘通常会硬化——必须解决生物学问题（见图 7.2 临床病例）。

（4）常见骨折愈合评分——RUST 评分

① 胫骨骨折 X 线愈合评分。

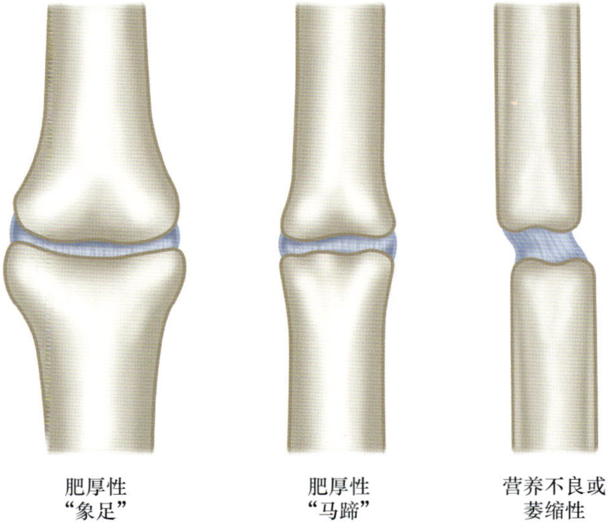

图 7.1 骨不愈合的 Weber-Cech 分型

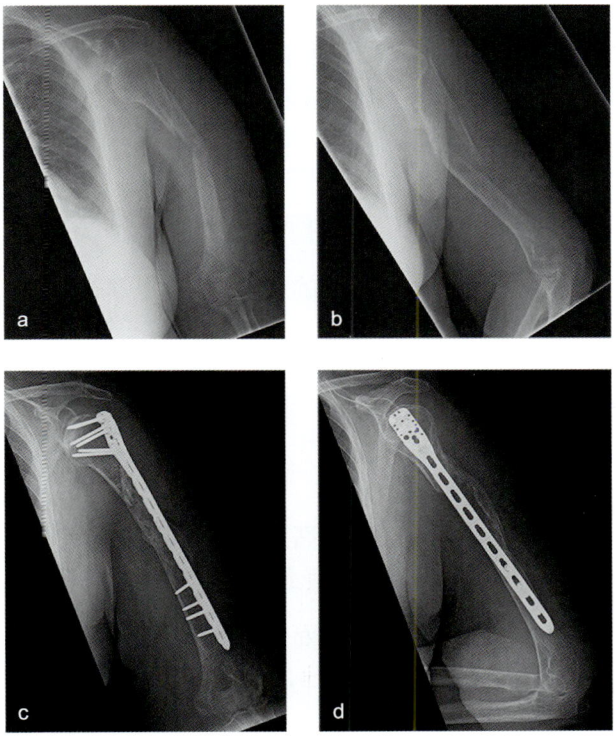

图 7.2 a、**b**. 一位 77 岁女性患者的肱骨正位和侧位 X 线片，患者在骨折支架外固定保守治疗 8 个月后出现萎缩性骨不愈合。骨骼边缘菲薄，无骨痂生长。代谢检查结果为阴性。**c**、**d**. 采用坚强内固定和自体骨移植术修复骨不愈合 7 个月后显示骨愈合

② 在标准的正位和侧位 X 线片上评估 4 个皮质的骨痂。

③ 每个骨皮质得分为 1～3 分，总分为 4～12 分

- 1 分＝无骨痂。
- 2 分＝可见骨折线与骨痂。
- 3 分＝无骨折线伴桥接骨痂。

④ 评分 9 分或更高被认为是骨折影像学愈合（必须符合临床表现）

- 美国食品药品监督管理局对骨不愈合的定义：伤后 9 个月骨折仍未愈合。临床医生通常会将时间定为 6 个月，前提是骨折对位良好且稳定，没有＞ 1 cm 的间隙。连续拍摄 X 线片没有明显的愈合征象也可作为骨折不愈合的标志。

2. 其他影像学检查

（1）计算机断层扫描

① 一项研究显示骨不愈合有显著的假阳性率。

② 有助于评估三维解剖结构，并观察骨痂（如果存在）的位置和体积。

② 对骨密度进行估算，并在计划进行翻修手术时帮助确定将要固定的区域。

④ 图像在一定程度上受内固定物影响，但可以通过单能量技术将这种影响最小化。

（2）超声检查

① 已被证明对胫骨骨折愈合有很好的敏感性和特异性。

② 具有检查者依赖性。

③ 优点是能够通过调整探头来适应内固定物，但需要经验丰富的技师和放射科医生来解读影像。

④ 动态检查的优点是可以观察到不愈合部位的运动情况。

（3）透视

① 在评估异常运动时有益。

② 能够实时调整肢体以获得更准确的斜位或特殊影像。

③ 影像不像标准的 X 线片那样清晰。

（4）骨扫描

① 帮助确定骨折的血供情况和愈合能力。

② 白细胞（或铟）标记扫描的价值有限，且在评估感染是否是骨不愈合原因时成本太高。

（5）磁共振成像

① 对感染病例特别有帮助。

② 容易受内固定物（尤其是不锈钢）影响。

D. 实验室检查

1. 关注感染
（1）在寻找骨不愈合病因时，感染是鉴别诊断的首选。
（2）在选择治疗方案前排除感染非常重要。
（3）实验室检查有助于确定是否存在感染。
（4）常用于术前评估的实验室检查
① 全血细胞计数（CBC）——通常正常，但在急性骨髓炎时可能升高。
② 红细胞沉降率（ESR）——上升和下降速度往往较慢
- 受损（损伤、炎症或感染）后几天内升高。
- 消除损伤后恢复正常需要数周时间。

③ C 反应蛋白（CRP）——快速上升和下降。
- 损伤后 4～6 h 内可观察到升高。
- 在 24～48 h 内达到最大值。
- 在感染被消除后的几天内恢复。

④ ESR 和 CRP 在慢性骨髓炎中可能正常或轻度升高。
⑤ 如果存在急性骨髓炎，ESR 和 CRP 应显著升高。在治疗过程中，绝对值不如正常化趋势重要。
（5）如果骨折部位附近有假关节或积液，可以抽取该部分的积液，并进行细胞学计数、鉴别和革兰氏染色培养。
（6）如果在鉴别中考虑感染，术中组织标本也应做病理检查和培养。如果可能，让患者在术前 5 天左右停用所用抗生素，并等到获得培养结果后再使用术前抗生素。这将提高术中培养的阳性率。

2. 营养、代谢和内分泌
（1）如果存在营养不足、代谢紊乱或内分泌异常的临床问题，实验室检查通常有助于诊断。
（2）如果存在上述临床问题，可以进行内科会诊和转诊到综合内科或内分泌科。
（3）典型的实验室检查包括感染（CBC、ESR、CRP）、维生素 D（最常见的内分泌相关异常）和营养（白蛋白、前白蛋白和总蛋白）。其他需要考虑的罕见实验室检查包括：基础生化，包括钙、镁、磷、碱性磷酸酶、甲状腺功能检测、甲状旁腺激素、铁、生长激素、皮质醇和睾酮。

E. 何时进行手术干预？

1. 这是一个很难回答的问题，主观成分很大，但这是最重要的决定，是所有其他决定的基础。
2. 保守治疗始终是一种选择。
3. 归根结底，每个病例都是独一无二的，必须单独进行审查。
4. 以下几个因素可以帮助决定何时进行干预：
（1）畸形愈合 / 骨不愈合对患者日常生活有多大影响？
（2）手术可以改善患者多少功能？
（3）是否有一种手术方案可以在不给患者带来极大风险的情况下改善其功能？
（4）外科医生是否具备完成手术和处理术中潜在并发症所需的技能和设备，或者是否应该将手术转给专科医生？
（5）了解患者的经济支持能力和治疗动机。

Ⅱ. 骨不愈合的治疗

A. 最终确定治疗方案的关键因素是确定并尝试消除骨不愈合的病因

1. 骨不愈合的修复需要适当的生物学因素和骨折愈合所需要的力学稳定。
2. 骨不愈合的原因可能是多方面的。

B. 为了最大程度地提高成功率，并将并发症的风险降至最低，有必要进行综合治疗。

C. 如果需要，必须咨询其他专科医生，包括传染病科、全科和内分泌科等。

D. 术前计划

1. 充分的影像学检查是制订治疗计划的基础。
2. 根据影像资料和既往记录，确定是否保留了内固定物至关重要。
3. 如果内固定物类型未知，外科医生必须有能力处理所有必须取出的内固定物，以达到手术目的。
4. 鉴于此，如果取出内固定物对手术成功与否并不重要，则必须尽量减少对周围骨骼和软组织的破坏。多数骨不愈合的手术原则包括：

（1）骨折部位暴露和清创（如果是肥厚性可能不需要）。
（2）根据需要补充生物增强剂。自体骨移植，脱钙骨基质，骨髓穿刺液。
（3）坚强内固定——髓内钉、钢板联合螺钉，或多平面外固定架。
（4）保护软组织。
（5）充分处理已知的危险因素，以提供最佳的康复机会。
（6）清楚地认识外科医生的能力和局限性，以免患者承受不必要的风险。
（7）一般而言：
① 肥厚性骨不愈合需要增加力学稳定性，很少需要生物学增强。
② 萎缩性骨不愈合需要生物学增强，通常还需要对力学稳定性进行调整，例如在骨折部位加压以缩短间隙（图 7.2）。

5. 生物增强：有三个基本属性
（1）骨传导——移植物充当骨生长的结构框架。
（2）骨诱导——通过诱导干细胞刺激骨生长。
（3）成骨——包含促进骨愈合的细胞。

骨移植的类别（详见第 8 章“生物制剂”）。

Ⅲ. 畸形愈合

上面讨论的与骨不愈合有关的许多原则也适用于畸形愈合，尤其是评估何时进行干预。考虑手术矫正的畸形愈合必须是造成不可接受的功能障碍或外观畸形。

A. 评估

1. 病史
（1）畸形愈合对患者目前的日常生活、工作和预期活动有多大影响。
（2）确定畸形对患者的心理影响很重要，但治疗应以功能改善为导向。
（3）在先前的受伤或手术过程中，是否有什么问题会影响愈合或可能导致畸形愈合？

2. 体格检查——评估相邻结构和畸形愈合的功能影响至关重要。在评估和决定是否采用手术治疗畸形愈合时，需要考虑以下几点：
（1）肢体长度差异（通常为下肢＞ 2 cm，上肢＞ 3 cm）。
（2）临床相关旋转畸形（通常为＞ 15°～20°）。
（3）畸形肢体成角排列（下肢＞ 10°，上肢更大）。
（4）邻近关节的活动范围，尤其是存在挛缩时。

3. 影像学检查
（1）全身站立位 X 线片（正位和侧位）在下肢畸形矫正的评估和治疗计划阶段非常有用。
（2）计算机断层扫描有助于评估旋转 / 扭转。可能需要在扫描仪中同时显示患肢和对侧肢体，以便与健侧进行比较。

B. 治疗

1. 治疗方案根据部位制订。
2. 根据畸形的位置和范围，必须决定通过急性或渐进性矫正来解决问题。
3. 如果考虑渐进性矫正，特别是使用外固定架，那么对患者的社会环境进行评估至关重要，以避免将患者置于不必要的感染或其他并发症的高风险中。
4. 手术矫正通常需要在畸形最严重的部位或附近进行截骨。
（1）这需要在术前进行仔细的模板设计，以评估所需的矫正程度以及截骨的位置。
（2）治疗方案还必须考虑肢体的长度变化，并可能决定哪些内固定物是可用的和（或）可取的。
（3）通常的选择是钢板、螺钉、髓内钉或外固定。
（4）内固定通常更容易被患者接受，但必须对畸形进行急性矫正。
（5）对于严重的成角、旋转畸形或严重的缩短，外固定下的渐进性矫正是最佳选择（图 7.3）。然而，有一种新型髓内钉可以通过每天使用外部磁铁来增长或缩短，以替代环形外固定架用于延长手术。

总结

1. 骨不愈合和畸形愈合是具有挑战性的问题，因为它们与高并发症发生率以及医疗系统和社会的高成本相关。

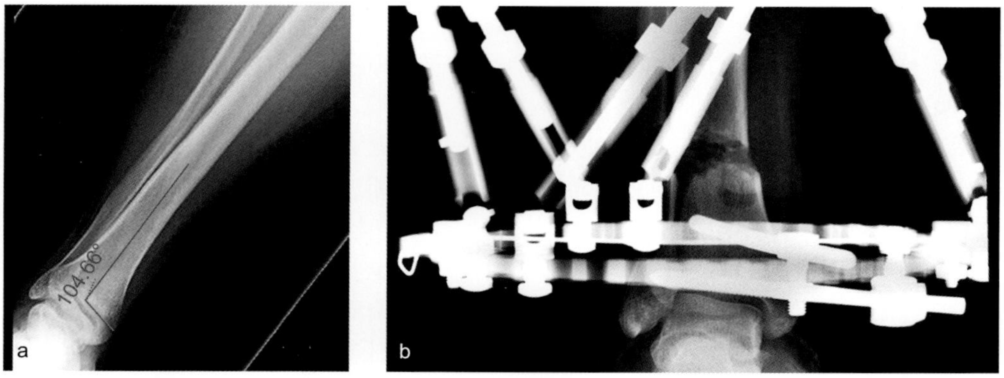

图 7.3 **a.** 29 岁男性，先天性 14°外翻畸形及短缩 2 cm。**b.** 截骨和使用环形固定架逐渐固定长度（通过牵张成骨）和对齐

2. 了解骨不愈合的致病因素对制订成功的治疗方案至关重要。纠正内科或其他相关合并症（如果存在）对外科手术的成功至关重要。
3. 在制订畸形矫正治疗计划时，了解患者因畸形愈合而造成的功能受限，并了解矫正这些功能受限的不同方案非常重要。
4. 无论针对的是畸形愈合还是骨不愈合，决定何时和对谁进行干预都至关重要。保守治疗始终是可能的。
5. 成功的治疗结果依赖医生和患者的共同努力。
6. 了解自己的局限性有助于保持安全和最大限度减少并发症。

推荐阅读

Brinker MR, O'Connor DP, Monla YT, Earthman TP. Metabolic and endocrine abnormalities in patients with nonunions. J Orthop Trauma 2007;21(8):557–570

Bishop JA, Palanca AA, Bellino MJ, Lowenberg DW. Assessment of compromised fracture healing. J Am Acad Orthop Surg 2012;20(5):273–282

Calori GM, Colombo M, Mazza EL, et al. Validation of the non-union scoring system in 300 long bone non-unions. Injury 2014; 45(Suppl 6):S93–S97

Cierny G III, Mader JT, Penninck JJ. A clinical staging system for adult osteomyelitis. Contemp Orthop 1985(10):17–37

Weber BG, Brunner C. The treatment of nonunions without electrical stimulation. Clin Orthop Relat Res 1981(161):24–32Nauth A, Lane J, Watson JT, Giannoudis P. Bone graft substitution and augmentation. J Orthop Trauma 2015;29(Suppl 12):S34–S38

8 生物制剂

J. Tracy Watson
陈晓英 译 陈孝均 黄陈翼 校

引言

本章将回顾骨折愈合的各个阶段以及抑制或促进骨折愈合的治疗方法。临床上可使用多种辅助剂。本章将讨论骨移植替代物的生物学特性和作用机制，并对每一类主要辅助剂进行回顾。

Ⅰ. 骨移植的生物学

骨移植物及其替代物的生物学意义基于对成骨、骨诱导和骨传导等骨形成过程的理解。

A. 成骨：供体移植物中存活下来的细胞成分在受体部位合成新骨的能力。骨髓移植已经证明了它具有存活和形成骨骼的能力。

B. 骨传导：供细胞附着的基底部位具有相称的三维结构，使这些细胞能够增殖。材料就像一个支架，通过它来构建骨骼。这一三维过程涉及血管增殖和毛细血管沿基底开放空间的生长。因此，这些材料的孔隙率至关重要。

C. 骨诱导：支持未分化间充质细胞有丝分裂，最终形成具有产生新骨能力的造骨细胞的过程。因此，任何能诱导这一过程的材料都可被视为骨诱导材料。

1. 所有骨骼组织都是从未分化的间充质干细胞演化而来，并在发育或修复过程的早期对特定的细胞系做出遗传承诺。促使这些未分化的间充质细胞沿着软骨内成骨途径分化的刺激因素被称为诱导因子。
2. 这些细胞受多种因素影响，使它们在提供有效的骨传导基质作为细胞附着点的位置迁移、附着和增殖。
3. 骨诱导性新骨形成是通过从周围组织中积极募集宿主间充质干细胞并分化为成骨细胞来实现的。移植物中存在的“诱导”生长因子促进了这一过程。

Ⅱ. 生长因子和拮抗剂对骨折愈合阶段的影响

A. 炎症期对骨折愈合的进展最为重要。它从损伤开始，在 2～3 周或更早的时间内结束（图 8.1）

1. 巨噬细胞、白细胞和淋巴细胞侵入血肿
    （1）血小板脱粒释放信号分子
        ① 转化生长因子 -β（TGF-β）和血小板衍生生长因子（PDGF）。
        ② 促进迁移到骨折处的细胞的趋化性、血管生成、增殖和分化。
    （2）以新生血管和增生性血管长入为特征。
    （3）细胞附着在细胞外基质和导电基质上。整合素是促进细胞黏附和附着的膜受体。
2. 炎症期的影响因素——花生四烯酸的代谢
    （1）环氧化酶（COX）-1 和 COX-2 将花生四烯酸代谢为前列腺素
        ① COX 抑制剂阻止前列腺素产物的产生并抑制炎症过程的所有阶段。
        ② 重要的是避免在伤后 2～3 周使用这些药物，直到炎症期结束。
    （2）COX 抑制剂属于非甾体抗炎药。对基础研究模型的最大影响出现在骨折前或骨折后的最初几天。
    （3）COX-2 抑制剂以引起炎症和疼痛的 COX-2 为靶点。
    （4）靶向 COX-2 的选择性可降低消化性溃疡的发病率，但仍有非甾体抗炎药的骨折愈合副作用和骨折愈合风险。

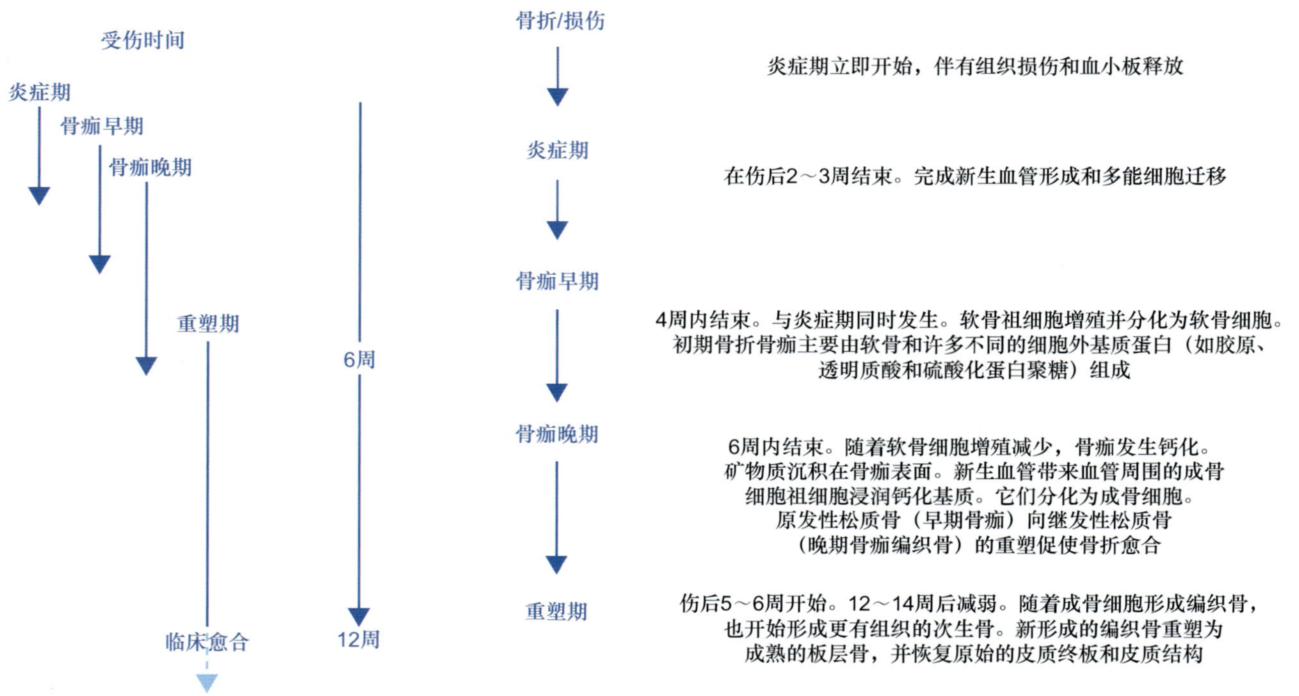

图 8.1 骨折愈合各阶段时间表。这是一个连续的过程，所有阶段依次发生，同时每个阶段相互重叠

3. Wnt 通路（图 8.2）

（1）Wnt 是由蛋白质组成的信号转导通路，将信号从细胞外通过细胞表面受体传递到细胞内。

（2）Wnt 调控未分化间充质干细胞向成骨细胞系的基因转录转化。

（3）Wnt 的诱导促进骨形成，失活导致骨质减少

① 骨细胞产生的硬骨素可抑制 Wnt 信号通路。

② Wnt 通路抑制导致骨形成减少。

4. 抗骨硬化蛋白抗体（罗莫索珠单抗）——促进骨形成和骨痂增大。

B. 愈合的骨痂期包括软骨祖细胞向软骨细胞的迁移、增殖和分化。软骨骨痂可立即提供力学稳定性，并促进细胞附着和新骨形成

1. 骨折愈合的骨痂期的影响因素（图 8.1）

（1）TGF-β 可激活成纤维细胞，诱导胶原蛋

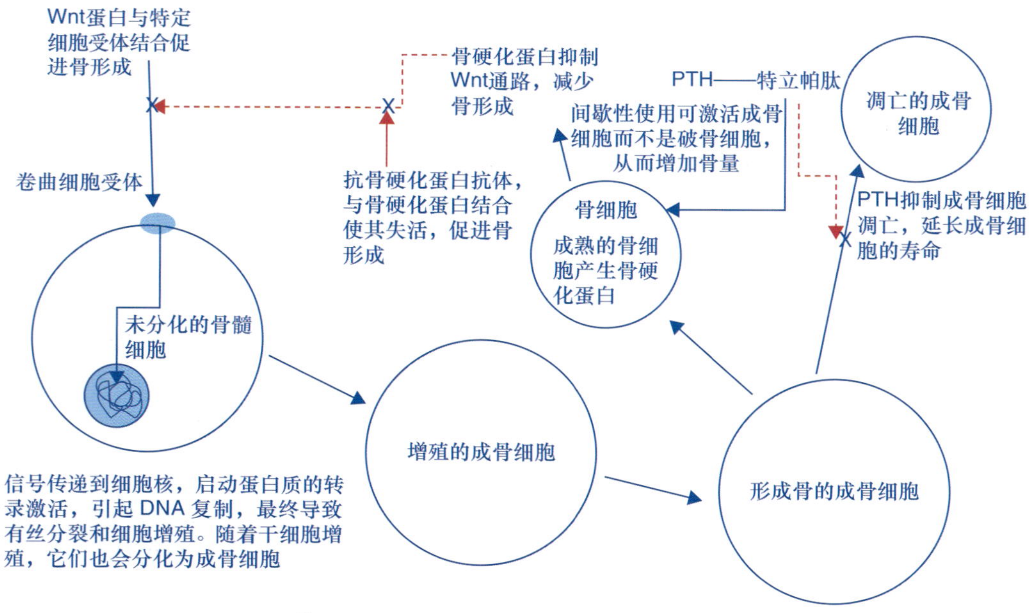

图 8.2 Wnt 信号通路，其拮抗剂与甲状旁腺激素（PTH）的作用

白的形成；激活内皮细胞，促进血管生成；激活软骨祖细胞和间充质细胞。
（2）PDGF 刺激细胞复制（有丝分裂），增加间充质和骨祖细胞的数量。
（3）PDGF 激活巨噬细胞进行进一步清理，并引发巨噬细胞从宿主组织中释放出第二种生长因子。
2. 成熟骨痂期包括软骨骨痂基质的矿化。软骨细胞增殖减少，以肥大软骨细胞增殖为主。破骨细胞清除钙化的软骨，血管周围的间充质干细胞发育成血管，并分化为成骨细胞。
3. 重塑期（图 8.1）
（1）破骨细胞负责骨折骨痂的重塑。
（2）成骨细胞和破骨细胞之间的相互作用实现了重塑。
4. 幼年成骨细胞分泌因子诱导完全分化成骨细胞表达配体，从而调控破骨细胞的活性。
5. 在成骨细胞上发现的核因子 κB 受体活化因子配体（RANKL）激活破骨细胞（图 8.3）
（1）破骨细胞的活性由成骨细胞表面结合的 RANKL 激活破骨细胞表面结合的 RANK 触发。
（2）RANKL 激活 RANK 促进破骨细胞前体成为成熟破骨细胞。
6. 作为 RANKL 抑制剂，地舒单抗通过结合并抑制 RANKL 来阻止破骨细胞成熟。
7. 激素通过抑制破骨细胞内的 RANKL 信号来抑制破骨细胞骨吸收活性的形成和激活。
8. 甲状旁腺激素与成骨细胞结合（破骨细胞没有甲状旁腺激素受体），刺激其促进 RANKL 的表达。
（1）甲状旁腺激素还能抑制成骨细胞表达骨保护素（OPG）。
（2）RANKL 与 RANK 结合会刺激破骨细胞前体融合，形成新的破骨细胞，从而促进骨吸收。
（3）特立帕肽（Forteo）是甲状旁腺激素的重组形式。间歇性使用对成骨组胞的激活作用大于破骨细胞，从而导致骨骼量增加。
（4）特立帕肽用于治疗某些类型的骨质疏松症。
9. 双膦酸盐通过促进破骨细胞凋亡来抑制骨的吸收，从而减慢骨质流失（图 8.3）。
（1）双膦酸盐分为两类：含氮双膦酸盐和不含氮双膦酸盐。
① 不含氮双膦酸盐（二膦酸盐）经代谢后取代三磷酸腺苷（ATP）的末端焦磷酸部分，形成无功能分子。它在细胞能量代谢中与 ATP 竞争。ATP 减少会导致破骨细胞死亡，从而减少骨的破坏。
② 含氮双膦酸盐可抑制破骨细胞的皱褶缘，并导致吸收功能障碍。
（2）长期使用双膦酸盐可导致骨代谢的过度抑制（非典型股骨骨折，图 8.4）。

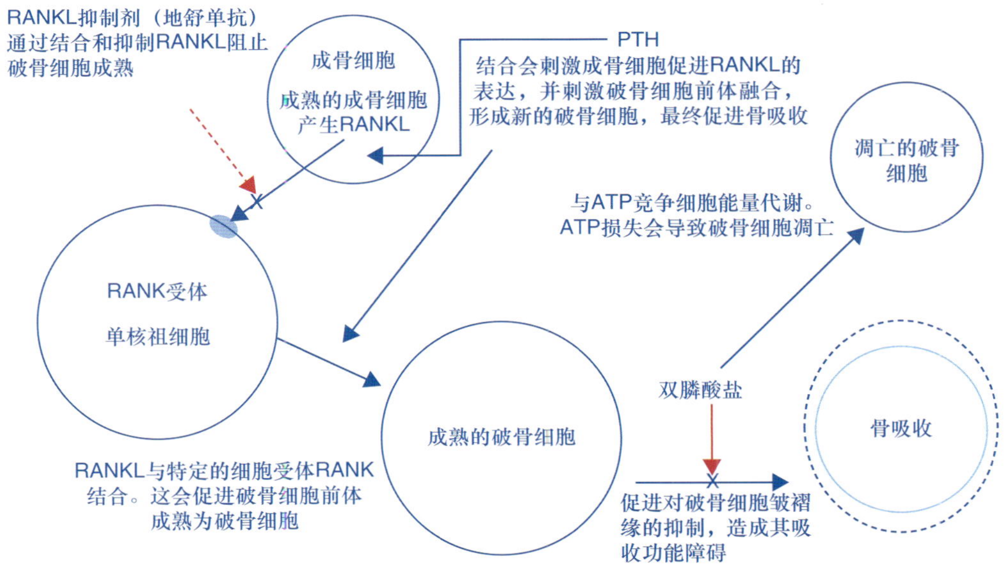

图 8.3　核因子 κB 受体活化因子配体通路和双膦酸盐的作用机制

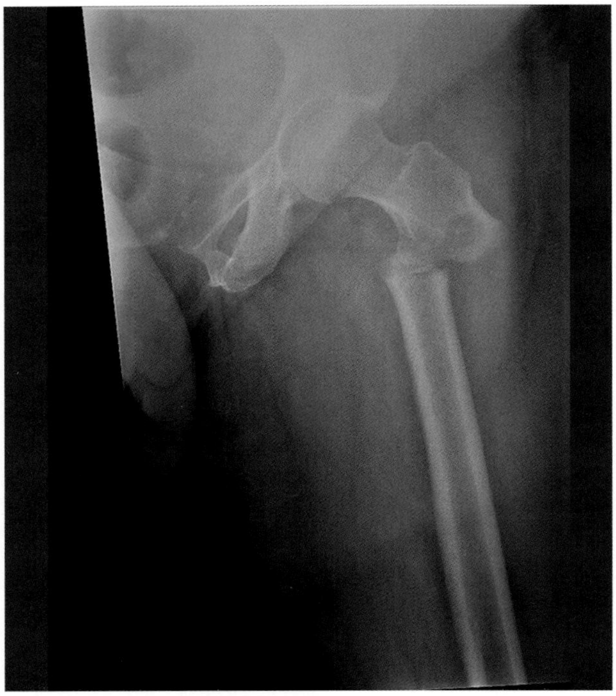

图 8.4 一名不典型完全股骨骨折患者的 X 线片。注意骨折线在外侧皮质和内侧棘突横向走行，且骨皮质广泛增厚

Ⅲ. 可供临床使用的生物辅助剂类别

A. 自体细胞材料（成骨）（表 8.1）

1. 自体髂骨骨移植（autogenous iliac crest bone graft，AICBG；金标准）——其他部位包括髂后上棘、胫骨近端、股骨远端、跟骨和桡骨远端。血供良好的部位血管重建速度快，效果最佳。

表 8.1 可用的骨折愈合辅助剂及其固有属性

	骨传导支架	成骨诱导生长因子	成骨活细胞
储存的脱矿骨基质	•	•	
骨髓浓缩液			•
富血小板浓缩液		促骨间接效应 不直接在细胞内转录 刺激细胞放大其当前功能	
自体移植物	•	•	•
骨形态发生蛋白		直接细胞内转录成骨形成系细胞	
合成钙陶瓷	•		
同种异体移植物	•		

（1）从髂前上棘能采集约 30 ml 的骨移植物。

（2）与采集和有限利用度相关的并发症。

2. 扩髓–灌注–抽吸器（Reamer Irrigator Aspirator，RIA；Synthes，美国宾夕法尼亚州，保利）——使用采集装置对股骨或胫骨的髓腔进行扩髓，并采集 30～90 ml 骨髓用于移植

（1）与 AICBG 相比，这一措施是使用较高含量的骨诱导生长因子、骨祖细胞 / 内皮祖细胞类型。

（2）RIA 和 AICBG 的细胞活力和成骨潜力相同。

3. 骨髓抽吸浓缩液（bone marrow aspirate concentrate，BMAC；图 8.5）

（1）BMAC 具有高浓度的可移植结缔组织祖细胞。

（2）骨形成取决于移植物中可用细胞的数量。

① 技术包括收集和浓缩骨形成细胞的方法。

② 植入的 BMAC 与生物活性支架基质相结合，可分化为成骨细胞系，用于骨修复。

③ 临床上可以使用来自尸体捐赠者的同种异体人未分化间充质“干细胞移植物”。这些干细胞的临床数据有限，因此要谨慎使用。

4. 血小板浓缩液（patelet concentrate，PC）——受伤或手术损伤后的血小板活化。血小板会释放含有 30 多种生物活性蛋白的蛋白质成分（脱颗粒）。主要因子包括 PDGF 和 TGF-β

（1）PDGF

① PDGF 的主要功能是刺激细胞复制（有丝分裂）。

② 它能增加间充质干细胞和骨祖细胞的数量。

③ 它还能激活巨噬细胞，从而对手术或创伤部位进行清理。

（2）TGF-β

① 它能刺激成骨细胞前体细胞和胶原蛋白的增殖。

② 增加成骨细胞系，并上调成骨细胞。

（3）PC 通过多能间充质干细胞、单核细胞和巨噬细胞的入侵刺激血管形成。PC 因子直接对成骨细胞和成骨细胞前体产生趋化和有丝分裂作用。

（4）目前还没有Ⅰ级证据表明单独使用或联合使用 PC 对骨愈合率有实质性影响。

① PC 作为局部植骨的辅助剂可能有积极的作用。

② 软组织效应：已发表的临床试验系列涵盖

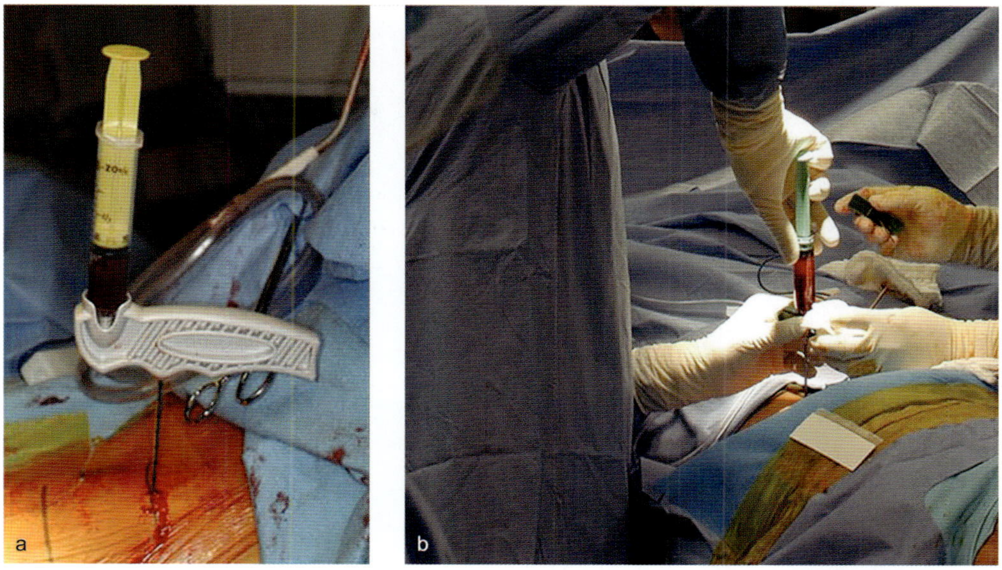

图 8.5 a、b. 抽吸技术十分具有针对性，以最大限度增加每单位有效祖细胞的数量。从任何区域都不得抽吸超过 2 ml，以避免被外周血稀释。然后将该浓缩物装载到导电基体上进行植入（复合移植）

8 种临床病症，如伴随 PC 增多的肩袖、网球肘。支持 PRP 治疗肌肉骨骼软组织损伤的证据不足。

（5）PC 可能对膝关节早期退行性病变有益。

5. 重组 PDGF（rh-PDGF）加磷酸钙基质（rh-PDGF/TCP）是自体骨移植的替代材料（Augment）。Rh-PDGF 可有效治疗糖尿病骨折，并被批准用于足踝适应证的缺损治疗。

B. 具有多孔结构的骨传导基质可模拟松质骨结构

1. 促进间充质干细胞的迁移、附着和增殖。
2. 钙陶瓷是主要的传导材料
  （1）硫酸钙替代物
    ① 硫酸钙是微孔的。
    ② 通过化学过程快速降解，抗压强度降低。
    ③ 目前的最佳用途是作为辅助抗生素的载体。材料的特性有利于向感染的缺损部位输送大剂量抗生素。
  （2）磷酸钙替代物（图 8.6）
    ① 有固体、粉末和水泥等多种输送形式。
    ② 生物降解过程缓慢，抗压强度保持不变。
    ③ 高结晶结构具有不同的孔隙率，骨结合率取决于结晶结构和孔隙大小。
  （3）羟磷灰石
    ① 晶体结构决定骨结合的速度。材料通过细胞介导的反应进行结合，孔隙结构允许细胞附着。
    ② 由于细胞间相互作用较少，骨结合的时间较长。抗压强度高。
    ③ 由于羟磷灰石的力学性质较脆，骨形成速度较慢，目前已不再单独使用羟磷灰石作为传导骨替代物。
  （4）磷酸钙
    ① 由于孔隙率增加，脆性降低，吸收更快。
    ② 也以可注射的形式递送。骨折固定器械的时间取决于材料。
    ③ Ⅰ级研究证明自体移植物在支持胫骨平台骨折和其他关节损伤的软骨下骨缺损方面具有优势。
    ④ 可用复合移植物（如 BMAC）结合磷酸钙的支架特性来刺激细胞增殖和分化。

C. 脱矿骨基质，同种异体骨

1. 通过酸萃取同种异体骨的矿化细胞外基质而形成。
2. 含有Ⅰ型胶原蛋白、非胶原蛋白、骨诱导生长因子（包括骨形态发生蛋白和其他诱导因子）
  （1）自体骨形态发生蛋白在脱矿骨基质（demineralized bone matrix，DBM）中的有效性尚存疑问
    ① 不同产品的生长因子浓度存在差异。
    ② 每种产品中每种可用生长因子的效价各不相同。

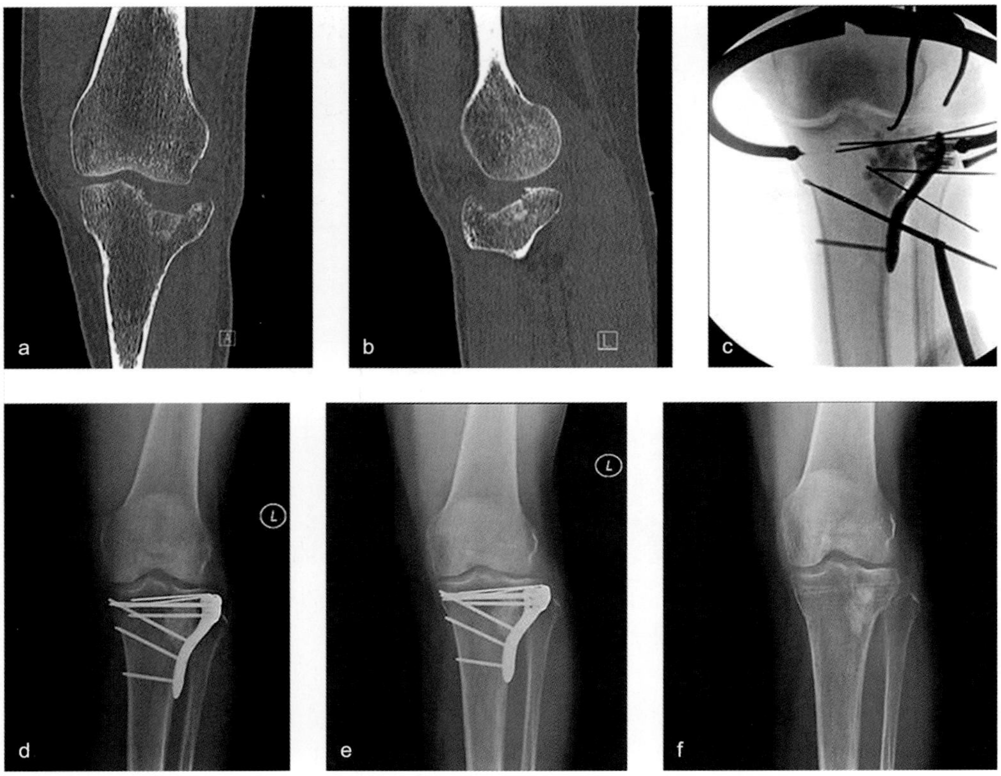

图 8.6 **a**、**b**. 胫骨平台骨折的 CT 扫描显示软骨下骨缺损。**c**. 用颗粒状和可注射的 $CaPO_4$ 导电基材支撑关节面。**d**. 术后 1 个月，材料依然存在并维持复位。**e**. 术后 4 个月，移植替代材料融入，关节面得以维持。**f**. 术后 10 个月，几乎所有的材料均与骨骼结合，关节面保持良好

（2）DBM 可作为冻干粉、颗粒、凝胶、腻子、条状或与同种异体骨片或硫酸钙颗粒结合使用。

（3）无菌处理和载体分子会影响这些材料的效果。

3. DBM 因其颗粒 / 多孔性质 / 表面积增大的特点而具有很强的骨传导性。

4. 临床前数据表明，DBM 可在较小的动物模型中形成新生骨。

5. 人类数据仅限于孤立的病例报告和无管控的回顾性研究。

6. DBM 作为一种独立的移植物，效果并不明显，因此不推荐使用。

7. 最佳证据表明，自体骨联合移植与自体骨单独移植的疗效相当。用 DBM 作为移植物扩展物。

D. 骨形态发生蛋白——真正的“骨诱导因子”。这类因子可刺激循环中未分化的间充质细胞，使其直接转变为骨祖细胞

1. 作用方式

（1）骨形态发生蛋白（bone morphogenic protein，BMP）与特定的细胞表面受体 TGF-β 配体结合。

（2）蛋白质复合物（细胞内信使）的形成触发下游分子信号，并将其传递到细胞核。SMAD 是一种细胞内蛋白，可将细胞外信号从表面配体传递到细胞核。基因转录被激活，从而调节细胞功能。

（3）BMP 可引导细胞转化为骨形成系。

2. Rh-BMP-2 已被批准用于前路腰椎椎间融合术（ALIF）或斜侧椎间融合术（OLIF）中椎间融合器的增强。单一层面参与。Rh-BMP-2 获准在 10 天内用于胫骨开放性骨折的髓内钉治疗。它是在二期延迟闭合时应用于缺损的移植物替代物。

3. 1 级数据显示疗效与自体骨移植相当

（1）使用于腰椎手术后的并发症包括异位骨化、移植物骨溶解、感染增加、蛛网膜炎、神经功能缺损增加、逆行射精等。

（2）颈椎融合术的并发症包括气管水肿和呼吸受限。

（3）异位骨化是创伤相关疾病最常见的并发症。

E. 细胞外基质

1. 组织来源的（牛肠、猪膀胱等）支架含有天然胶原、糖胺聚糖和生长因子。
   （1）细胞外基质具有完整的上皮基底膜层，有微粉和冻干片两种形式。
   （2）这种生物支架为成纤维细胞的附着提供了巨大的表面积，可用于胶原蛋白的沉积和替代。
   （3）细胞外基质降解肽对合适的祖细胞具有化学吸引力，可促进建设性的重塑反应和多层组织的再生。
   （4）细胞外基质已被证明在体外也具有抗菌活性，可改善感染伤口的临床表现。
2. 使用适应证包括处理复杂的全层伤口，包括裸露的肌腱、骨骼和骨科器械。
   （1）尤其适用于不适合使用标准局部或游离皮瓣技术进行常规手术治疗的患者。
   （2）组织再生可覆盖缺损、肌腱以及皮肤移植覆盖持久组织层上的骨科器械。

推荐阅读

Blank A, Riesgo A, Gitelis S, Rapp T. Bone grafts, substitutes, and augments in benign orthopaedic conditions current concepts. Bull Hosp Jt Dis (2013) 2017;75(2):119–127

Hegde V, Jo JE, Andreopoulou P, Lane JM. Effect of osteoporosis medications on fracture healing. Osteoporos Int 2016;27(3):861–871

Kadam A, Millhouse PW, Kepler CK, et al. Bone substitutes and expanders in spine surgery: a review of their fusion efficacies. Int J Spine Surg 2016;10:33

Kim JH, Liu X, Wang J, et al. Wnt signaling in bone formation and its therapeutic potential for bone diseases. Ther Adv Musculoskelet Dis 2013;5(1):13–31

Marcucio RS, Nauth A, Giannoudis PV, et al. Stem cell therapies in orthopaedic trauma. J Orthop Trauma 2015;29(Suppl 12):S24–S27

Zhang D, Potty A, Vyas P, Lane J. The role of recombinant PTH in human fracture healing: a systematic review. J Orthop Trauma 2014;28(1):57–62

9 多发伤

Timothy S. Achor，Krishna Chandra Vemulapalli
祁 冀 译 黄陈翼 李东波 校

引言

骨科医生在治疗多发性骨科损伤患者时面临着诸多挑战。首要的评估侧重于危及生命和肢体的状况。早期发现和适当固定骨盆和肢体损伤（如开放性/闭合性骨折、血管损伤、骨筋膜室综合征）可以改善疼痛，帮助全身复苏，并减少失血。本章将探讨影响骨折治疗的损伤特征和患者生理因素，以期通过外固定与早期确定性治疗来控制损伤。最后，讨论多发伤患者骨折干预时机选择不当和执行不当的潜在并发症。

关键词：多发伤，损伤控制骨科，早期适当护理

Ⅰ. 治疗的优先事项和目标

1. 在美国，创伤是45岁以下患者死亡的主要原因。
2. 对多发伤患者的紧急评估和治疗需要急诊室医生、创伤外科医生和骨科会诊医生的协作。
3. 多发性骨折患者常伴有头部、颈部、胸部和（或）腹部损伤。
4. 血流动力学和全身生理与肌肉骨骼损伤密切相关。
   （1）生命——立即识别并紧急治疗危及生命的损伤。
   （2）肢体——识别和紧急治疗危及肢体的损伤。
   （3）功能——识别和治疗可能导致长期残疾的损伤。

Ⅱ. 评估

A. 高级创伤生命支持（ATLS）和体格检查

60%的创伤患者有肌肉骨骼系统损伤。

B. 首次检查——发现明显的危及生命和肢体的损伤，并开始复苏过程。从患者本人和（或）急救人员处了解简要病史（年龄、机制、脱离时间、现场死亡人数、明显损伤和伤口），以及生命体征和气道、呼吸、循环等情况

1. 气道
   （1）保护气道的能力。
   （2）必要时对患者进行气管插管。
2. 呼吸
   （1）测量呼吸频率、氧饱和度。
   （2）评估呼吸音，必要时使用针头减压或胸腔引流管引流。
3. 循环
   （1）评估血流动力学状态及外部出血部位。
   （2）按压伤口并包扎。
   （3）利用止血带处理不可控的出血或肢体损伤。
   （4）建立静脉通道并开始液体复苏。
4. 残疾
   （1）进行神经系统检查。
   （2）格拉斯哥昏迷量表。
5. 环境暴露
   （1）脱去所有衣服，保持患者体温。
   （2）急救室保暖。
   （3）使用液体加热器和温暖的毯子。
6. 骨折
   （1）明确损伤情况。
   （2）应用夹板或牵引。

C. 二次检查——发现不太明显的损伤，且需要保持警惕并进行从头到足的全身检查。

D. 病史

1. 既往病史：如果可以获得，需确定可能影响早期决策和（或）受益于优化的相关医疗情况。
2. 既往手术史：如果可以获得，需确定既往相关手术史。
3. 过敏史。

E. 体格检查

1. 完整的视诊。
2. 取下所有敷料，解开止血带和衣物。
3. 从头到足检查，包括骨盆和脊柱在内的所有四肢触诊。
4. 检查所有关节并对可疑的韧带损伤进行检查。
5. 血管检查：触诊四肢的脉搏，具备指征时使用多普勒和踝臂指数（ankle-brachial index，ABI）。
6. 对于 ABI < 0.90 的下肢，可通过 CT 血管成像、血管造影或血管专科会诊进行补充检查。
7. 运动和感觉检查并记录。
8. 骨筋膜室综合征——骨筋膜室压力增加导致肢体灌注减少。
   （1）识别有风险的损伤和患者，并保持警惕。
   （2）高能量损伤、胫骨骨折、前臂骨折、多节段脊柱骨折、开放性骨折、严重肿胀均应引起重视。
   （3）诊断
      ① 传统的“5P 征”（被动拉伸疼痛、感觉异常、麻痹、无脉搏和苍白）的准确性受到质疑。详见第 13 章“急性骨筋膜室综合征”。
      ② 典型的检查结果
      - 过度疼痛。
      - 受累骨筋膜室肌肉被动拉伸痛。
      - 感觉异常。
      - 麻木或感觉减退。
      - 肌肉无力或麻痹。
      - 触诊时发现骨筋膜室张力升高。
9. 一旦主要的损伤稳定下来，在 48～72 h 内进行第三次检查。

F. 影像学

1. 通常需紧急拍摄 3 张 X 线片，以协助识别危及生命的损伤：颈椎侧位、胸片、骨盆正位。
2. 许多创伤中心不再拍摄颈椎 X 线片，因为 CT 扫描可以快速且准确成像以识别损伤。
   （1）非紧急的影像学检查：损伤水平以上和以下所有损伤或疑似损伤的骨骼结构的 X 线检查。
   （2）任何压痛、肿胀、捻发音或皮肤破裂均需进一步评估。
   （3）CT——2 mm 层厚的精细扫描和三维重建可提高诊断准确性，并有助于术前规划（图 9.1）。
3. 休克
   （1）低血容量性——由出血和脱水引起。治疗包括控制出血和补充容量。
   （2）心源性——是指由于心脏压塞、主动脉夹层、心肌梗死或心律失常等原因导致心脏不能维持循环的疾病。治疗包括强心剂或体外膜肺氧合（ECMO）。
   （3）神经源性——脊髓损伤或创伤性脑损伤继发的周围血管张力的丧失。治疗包括血管升压药和容量补充。
   （4）过敏反应性——引起循环容积分布性损失的抗原抗体反应。治疗包括肾上腺素和补充容量。
   （5）脓毒性——继发于感染的循环容量的分布性损失（外周血管舒张）和由此产生的炎症反应。治疗包括抗生素和补充容量。

Ⅲ. 治疗 / 干预

初步治疗

1. 面对混乱，医生获得和维持控制权至关重要。
2. 传统的复苏措施正在发生变化。越来越多的创伤中心正在使用包括全血在内的血液制品纠正失血。
3. 血栓弹力图（TEG）在创伤中心更常用于指导

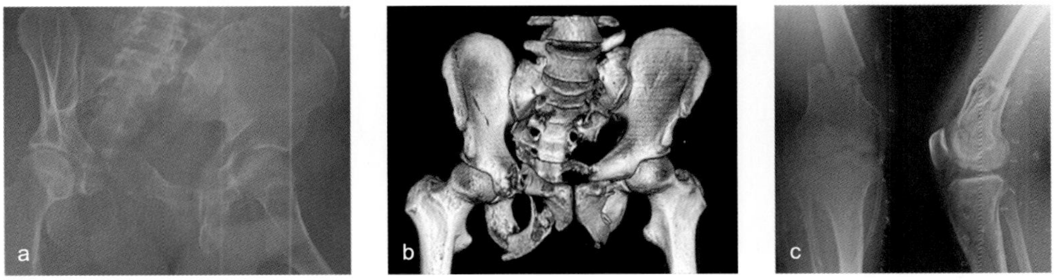

图 9.1　a～c. 典型病例：一名 33 岁男性患者工业性挤压伤后，开放性骨盆环骨折和同侧股骨远端、胫骨平台骨折合并血管损伤的初始成像和三维重建图像

复苏和治疗凝血障碍。

4. 持续血流动力学不稳定及存在腹内或胸内损伤的证据——急诊剖腹探查术。
5. 危及生命的头部外伤和颅内出血——急诊开颅手术。
6. 四肢损伤——急诊手术
   （1）控制出血、伤口清创和临时骨骼固定等挽救潜在的损伤。
   （2）如果肢体损伤过于严重不能挽救，行截肢手术。
7. 快速进展的骨筋膜室综合征——急诊筋膜切开术。
8. 放射引导下的介入栓塞治疗对 CT 提示有活动性外渗的实体器官损伤或骨盆骨折患者可能是合适的。
9. 有时患者会因同时剖腹探查和血管栓塞术而获益。
10. 复苏性主动脉球囊阻断术（REBOA）——它是一项新技术。经股动脉插入导管，导入主动脉。球囊可充气至部分或完全闭塞主动脉，以控制远端出血。从功能上理解，可被视作一种“内部止血带”（图 9.2a，b）。
11. 脱位需要立即复位。难复位的脱位应到手术室切开复位，以减少可能的软组织或神经血管损害。
12. 开放性骨折可以在急诊室紧急临时治疗
    （1）早期适当的抗生素覆盖至关重要。
    （2）在急诊室中可以清除严重污染。
    （3）用无菌生理盐水冲洗，以无菌敷料包扎。
    （4）在制度和区域适用的情况下，可以通过提供照片进行沟通。
    （5）夹板和（或）牵引可以减少额外的软组织损伤。
13. 骨牵引可能适用于股骨骨折、髋臼骨折、垂直不稳定骨盆骨折和髋关节脱位
    （1）股骨远端牵引针与胫骨近端牵引针应结合患者自身因素、损伤情况和医生因素进行选择。
    （2）牵引针的尺寸（5 mm 钢针与绷紧的 2.0 mm 钢丝）存在争议，取决于机构 / 医生。
    （3）如选择胫骨近端，必须确认无膝关节韧带损伤。
    （4）当股骨骨折患者不能立即接受治疗时，可能需要进行骨牵引。
14. 骨盆带或钢板的应用适用于扩张型、不稳定骨盆环损伤
    （1）放置良好的骨盆带会使骨盆体积减小，减少前后压迫型损伤，减轻疼痛，稳定血凝块，限制失血量。
    （2）骨盆带可以一直使用，直到患者接受内固定或外固定稳定了骨盆结构（图 9.2 a）。
    （3）部分外科医生主张在 24 h 内去除骨盆带，以减少软组织坏死的风险。部分医生考虑在骨骼稳定时［外固定和（或）内固定术中］去除骨盆带。

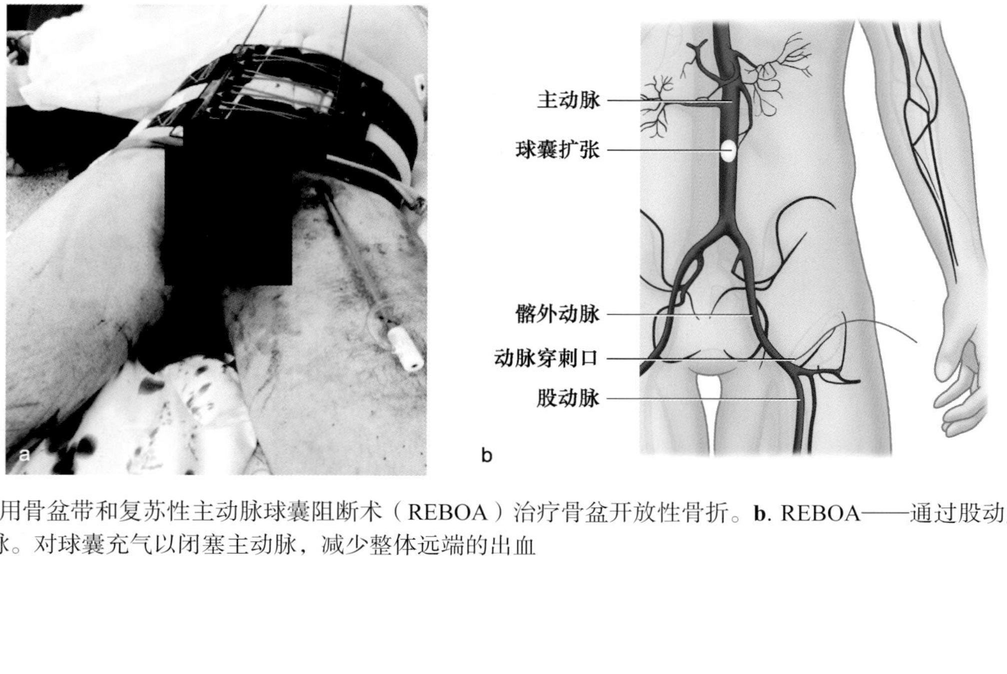

图 9.2 **a.** 应用骨盆带和复苏性主动脉球囊阻断术（REBOA）治疗骨盆开放性骨折。**b.** REBOA——通过股动脉插入导管并导入主动脉。对球囊充气以闭塞主动脉，减少整体远端的出血

Ⅳ. 骨科手术管理

A. 早期适当护理（early appropriate care，EAC）

1. 骨折在 24～48 h 内进行固定。
2. 可能适用于复苏后的、生理情况稳定的创伤患者。
3. 决定继续进行 EAC 是基于多方面的因素，包括患者整体生理状况、骨折的数量和复杂性，以及患者对持续进行的手术的耐受性。
   实验室检查，如全血细胞计数、乳酸、pH、碱剩余和血栓弹力图都可能是衡量患者生理状态的重要指标。例如，pH ≤ 7.25、碱剩余 ≥ −4、乳酸 ≥ 2 均为需要进一步复苏的标志。
4. 具有减少肺部并发症、缩短重症监护病房（ICU）和住院时间、改善活动等优点。
5. 具有可能加重肺部损伤（部分来自长骨的扩髓）和无法满足复苏需求的缺点。

B. 损伤控制骨科（damage control orthopaedics，DCO）

1. 受伤肢体的临时固定。
2. 识别危及生命和肢体的伤害并优先治疗。
3. 从美国海军借用的术语“损伤控制”是一种即使在严重的结构损伤的情况下，保持血管流通和功能的方法。
4. 稳定技术包括临时外固定、临时钢板固定、夹板固定和牵引（图 9.3a，b）。
5. 缺点包括需要额外的手术 / 麻醉，以及与临时外固定有关的风险，包括针道感染。

C. 决策（EAC *vs.* DCO）

1. 不要用长时间的麻醉、手术损害和失血过多来让情况变得更糟。
2. 相反，生理状态稳定的患者，接受早期固定治疗可能会改善短期预后（更少的 ICU 天数、住院天数，更早的康复运动）。
3. 多发伤患者的管理需要多学科的方法，包括所有相关团队的加入（急诊、创伤、骨科、麻醉、重症监护、神经外科、泌尿外科、血管、整形外科等）。
4. 肺部问题包括严重肺挫伤和高参数设置呼吸机难以维持血氧饱和度的患者是 DCO 的候选人。
5. 继发于颅内出血的颅内压增高的患者和伴有肾衰竭的患者不应进行有可能发生大量体液转移和失血的手术。
6. 多肢损伤和长骨损伤的患者如果对复苏反应不佳，可能是 DCO 的候选者。

D. 后遗症和并发症

1. 二次打击现象（图 9.4）
   （1）即不合时机的二次干预（手术、失血过多）可能引起额外的炎症损伤，可能导致多器官功能障碍或急性呼吸窘迫综合征。
   （2）必须适当减少二次干预并做合理解释，以便适当安排手术治疗的时间和顺序，以优化严重创伤患者的预后。
   （3）多项实验室标志物，如血细胞比容、pH、碱剩余和乳酸，可用于监测患者在该时间段内的生理状态，以确定最终手术治疗的

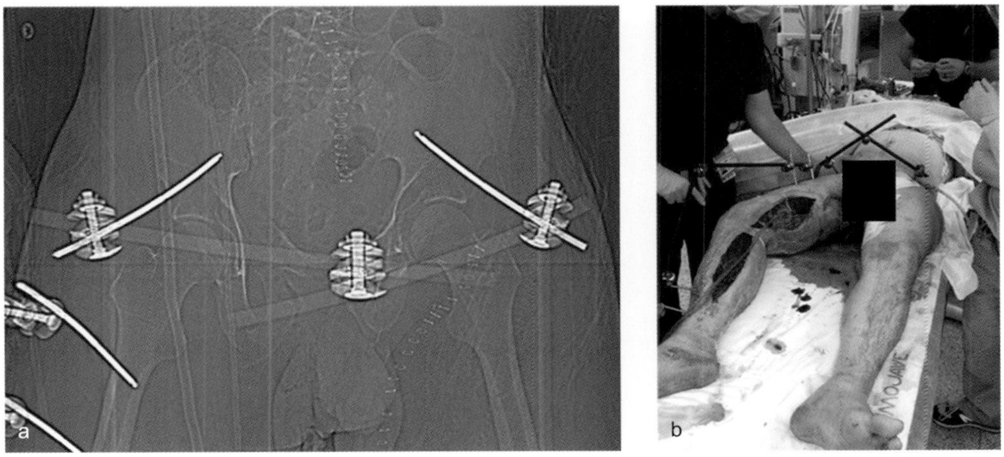

图 9.3 a、b. 紧急冲洗和清创、筋膜切开术、临时外固定应用和血运重建后的示例患者

适当时机。

（4）免疫标志物，如白介素 -6，已被证实在非存活者体内升高。

2. 失代偿的病因

（1）50%～60% 的死亡发生在创伤现场。

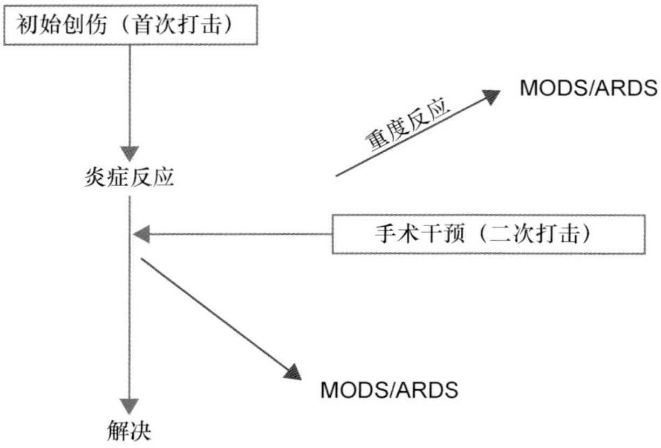

图 9.4　首次打击是刺激性创伤事件，二次打击是确定性手术干预，通常是股骨髓内钉。ARDS，成人呼吸窘迫综合征；MODS，多器官功能障碍综合征

（2）大约 30% 的死亡发生在到达创伤中心后的最初 24 h 内，通常是由于出血或神经损伤。

（3）其余 20% 的死亡发生在住院的 24 h 后，原因是感染、多器官功能障碍综合征、神经损伤或持续出血。随着近 10 年来 24 h 生存率的提高，多器官功能衰竭的发生率上升。

（4）创伤的初始全身炎症反应与机体的抗炎反应之间存在复杂的相互作用，必须保持平衡以优化临床解决方案。

（5）骨科医生的作用对于初始稳定工作至关重要，他们在面对 DCO 和 EAC 之间的决策时，很容易在生存率、发病率和死亡率的影响下摇摆不定。在计划对患者进行手术干预时，仔细考虑患者的总体状态至关重要（图 9.5）。

3. 医院感染

（1）在多发伤患者中发生率高达 30%。

（2）包括肺炎、尿路感染、血液感染、伤口感

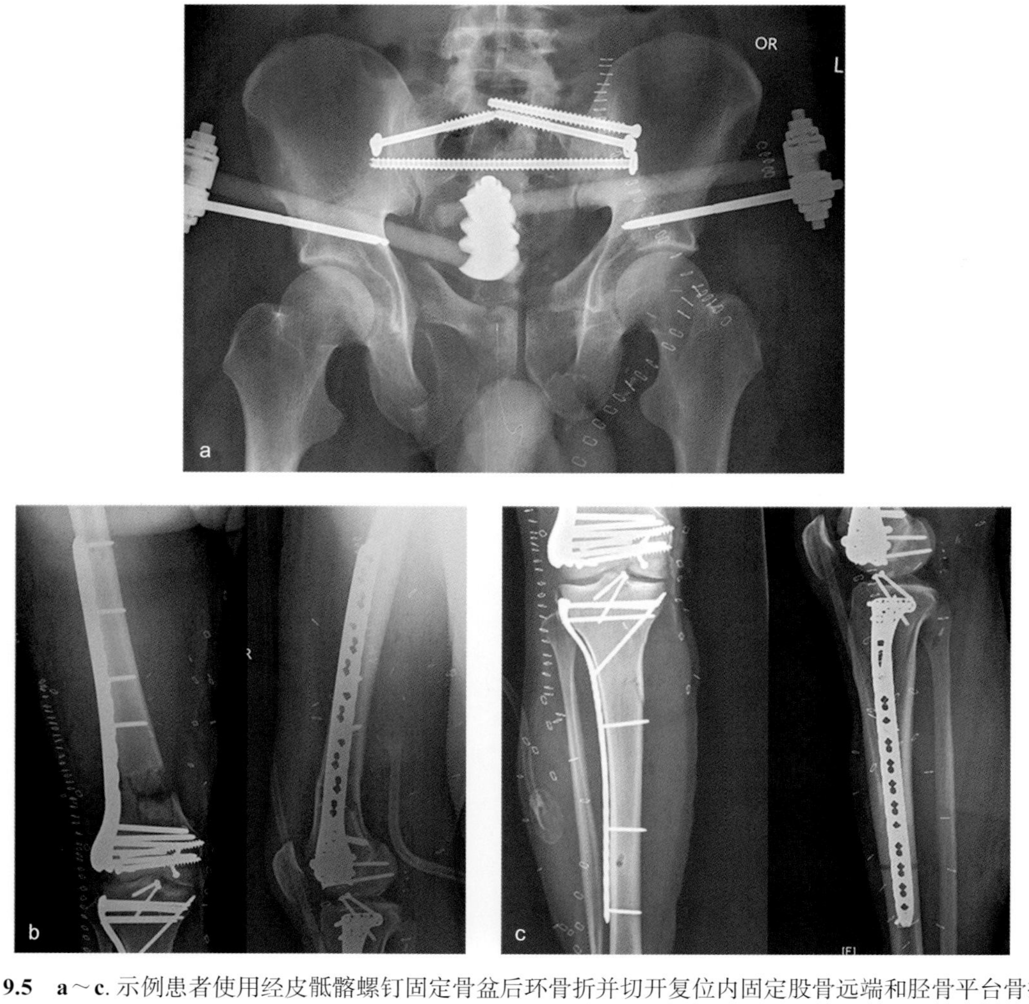

图 9.5　**a～c**. 示例患者使用经皮骶髂螺钉固定骨盆后环骨折并切开复位内固定股骨远端和胫骨平台骨折

染和艰难梭菌感染。

（3）多器官衰竭是初次损伤后存活的多发伤患者的主要死亡原因。

总结

多发伤患者给骨科医生带来了独特挑战。患者可有危及生命和肢体的损伤，及时评估、诊断和治疗至关重要。急诊室医生、创伤外科医生、骨科医生和麻醉师之间的协调工作也至关重要。全面的病史和体格检查是初步评估的关键。首次检查发现明显的、危及生命的损伤，二次检查需要仔细且从头到足完整的检查。“损伤控制骨科”可用于严重损伤患者，这些患者可能无法进行长期、确定性手术的生理状态优化。临时骨骼固定方法有夹板、牵引和外固定，可减少疼痛、失血和局部组织损伤，同时有利于患者活动。对于生理和血流动力学稳定的患者，可进行“早期适当治疗”。生命体征和血清实验室检查值的趋势有助于决定手术干预的时间和类型。

推荐阅读

Bone LB, Giannoudis P. Femoral shaft fracture fixation and chest injury after polytrauma. J Bone Joint Surg Am 2011;93(3):311–317

Childs BR, Nahm NJ, Moore TA, Vallier HA. Multiple procedures in the initial surgical setting: when do the benefits outweigh the risks in patients with multiple system trauma? J Orthop Trauma 2016;30(8):420–425

Giannoudis PV, Giannoudi M, Stavlas P. Damage control orthopaedics: lessons learned. Injury 2009;40(Suppl 4):S47–S52

Nicola R, Total E, Etc C. Early total care versus damage control: current concepts in the orthopedic care of polytrauma patients. ISRN Orthop 2013;2013:329–452

Pape HC, Giannoudis P, Krettek C. The timing of fracture treatment in polytrauma patients: relevance of damage control orthopedic surgery. Am J Surg 2002;183(6):622–629

Roberts CS, Pape HC, Jones AL, Malkani AL, Rodriguez JL, Giannoudis PV. Damage control orthopaedics: evolving concepts in the treatment of patients who have sustained orthopaedic trauma. Instr Course Lect 2005;54(2):447–462

Vallier HA, Wang X, Moore TA, Wilber JH, Como JJ. Timing of orthopaedic surgery in multiple trauma patients: development of a protocol for early appropriate care. J Orthop Trauma 2013;27(10):543–551

10 骨质疏松症

David Donohue，Hassan R. Mir
祁 冀 译 黄陈翼 李东波 校

引言

骨质疏松症是指骨量减少和骨微结构退化，最终导致骨强度降低和脆性骨折风险增加。在美国，大约有4400万50岁以上的女性和男性患有骨质疏松症或出现骨量减少的情况。全球约有2亿人口患有骨质疏松症。髋关节、脊柱、腕关节和骨盆脆性骨折与显著的发病率和死亡率相关，其中髋关节骨折后死亡率为20%。脆性骨折的治疗和康复成本高昂，仅美国在该项上的花销估计为190亿美元。

关键词：骨质疏松症，脆性骨折，双能X线吸收法，双膦酸盐，钙，维生素D

Ⅰ. 骨骼健康

A. 成年早期（20岁左右）达到骨量峰值

1. 骨质疏松最重要的风险因素是峰值骨量偏低。
2. 由遗传、身体活动、营养和激素平衡等因素决定。
3. 由于骨代谢平衡偏向骨吸收，骨量在30岁至40岁期间开始减少。

Ⅱ. 骨生理学

骨骼系统具有两大主要功能：为身体提供机械支撑和维持矿物质稳态。骨形成与骨吸收相结合，使骨结构沿应力线重组（Wolff定律；第1章“骨折愈合的生理学”，图1.5），从而提供最稳固的结构支撑，并能够释放和存储身体的钙储备。

A. 重塑过程取决于三种类型细胞的功能

1. 成骨细胞——形成骨
  （1）分泌Ⅰ型胶原蛋白和非胶原蛋白组成类骨质。Ⅰ型胶原蛋白形成三螺旋结构（包括两个α1链和一个α2链），在分子两端（孔区）和平行间隙（孔隙）中平行排列。骨的矿化（由羟基磷灰石钙组成的无机相）开始于孔区。
  （2）成骨细胞的成熟过程由转录因子$Runx_2$和Osterix诱导。
  （3）分泌核因子κβ受体激活蛋白配体（RANKL）和巨噬细胞集落刺激因子（M-CSF），刺激破骨细胞分化。
2. 破骨细胞——分解骨
  （1）单核细胞谱系，在转录因子PU.1表达后进行分化，使M-CSF受体和RANK进行表达。
  （2）RANKL是一种由成骨细胞分泌的细胞因子，属于TNFα家族，也是破骨细胞从单核细胞前体细胞分化形成过程中最关键和终末的必要因子。
  （3）破骨细胞形成皱褶缘（增加表面积）并与$\alpha_v\beta_3$整合素结合，形成一个密闭的空间，将碳酸（分解矿化骨）和组织蛋白酶K（分解骨的有机基质）泵入其中。
  （4）通过成骨细胞分泌的骨保护素（OPG）来维持平衡。这是RANKL的“诱导受体”。地舒单抗（抗吸收药物）是一种人工合成的OPG。
  （5）骨吸收量取决于成熟破骨细胞的数量、寿命和活动水平。成熟破骨细胞的数量由RANKL与OPG的比例决定，而寿命和活动水平受IL-1、IL-6、M-CSF、TNFα等炎症细胞因子的影响而增加。
  （6）分泌骨形态发生蛋白（BMP）刺激成骨细胞分化。
3. 骨细胞——源自成骨细胞，成骨细胞被包裹在其分泌的骨基质中
  （1）是构成骨的主要细胞（占95%）。
  （2）细胞质突起通过小管延伸到邻近细胞，作为骨的“神经网络”。

（3）通过压电效应促进力学信号转导，并介导重塑过程，促使更多骨沉积在能被检测到更大作用力的区域（Wolff 定律）。

B. 重塑过程中偏向骨吸收的不平衡会导致骨密度和骨小梁微结构的衰减。这会导致骨质量和结构性能的减弱，从而增加了骨折的风险。

Ⅲ. 骨质疏松症的类型

A. 原发性

1. Ⅰ型：绝经后——骨量净形成减少
（1）由于雌激素水平降低（17β 雌二醇水平降低导致循环系统中促炎细胞因子水平升高）。
（2）绝经后，骨质迅速丢失，并随时间推移而逐渐减少（骨小梁结构减少）。
2. Ⅱ型：老年型——与年龄相关的成骨细胞功能下降
（1）通常见于 70 岁以上的患者。
（2）同时影响骨小梁和皮质骨。

B. 继发性（Ⅲ型）——由疾病、药物或生活方式不规律引起（详见下文风险因素）

1. 此列表较广泛，每种情况导致骨质疏松的机制通常具有多因素性和重叠性。
2. 这些疾病及其后遗症要么会对青年时期骨量达到峰值造成障碍，要么增加重塑过程中骨量丢失率。

Ⅳ. 造成骨质疏松的不可避免的危险因素

A. 女性

1. 女性峰值骨量较低，且绝经后雌激素水平降低。
2. 老年男性因为睾酮可以在外周芳香化酶作用下转化为雌激素，所以风险较低。一般而言，男性骨密度更大，骨横截面积更大，皮质更厚。

B. 高龄

1. 90% 的脆性骨折发生于 50 岁以上人群。

C. 体型小 / 瘦

1. 体重和体重指数（BMI）的增加与骨质疏松发生率的降低有关，这很可能是由于机械负荷增加和外周的脂肪组织中雄激素向雌激素的转化。
2. BMI ＜ 20（瘦弱体型）与骨折风险的增加有关。

D. 种族

白种人和亚洲女性由于骨量峰值较低，是高危人群。

E. 脆性骨折家族史。

Ⅴ. 可避免的导致骨质疏松症的因素

A. 雌激素缺乏

绝经后，性腺功能减退，低热量摄入，过度运动。

B. 医学疾病

1. 遗传病：皮肤弹性过度综合征、马方综合征、戈谢病、血色素沉着症、高胱氨酸尿症、低磷酸酶症、囊性纤维化。
2. 炎症：类风湿关节炎。
3. 内分泌疾病：库欣综合征、甲状腺功能亢进、甲状腺功能减退、甲状旁腺功能亢进、性腺功能减退、雄激素不敏感、神经性厌食症、高泌乳素血症、早发性绝经、特纳综合征、运动性闭经、克兰费尔特综合征。
4. 胃肠道疾病：乳糜泻、慢性肝病、吸收不良、维生素 D 缺乏。
5. 肾疾病：慢性肾疾病。
6. 神经系统疾病：癫痫。
7. 恶性肿瘤：多发性骨髓瘤、白血病、淋巴瘤。

C. 药物

肝素、抗癫痫药、免疫抑制剂（环孢素、他克莫司）、化疗药物、糖皮质激素、锂、甲氨蝶呤、甲状腺素、全胃肠外营养。

D. 久坐的生活方式和长时间的躺卧

肌肉牵拉对骨骼的机械负荷比肥胖导致的体重负荷更能促进骨骼的合成代谢。

E. 饮食

缺乏钙、维生素 D 或镁。

F. 过度饮酒

1. 对新骨的形成有直接的抑制作用，减缓骨重塑过程。
2. 导致营养不良。
3. 酒精的直接影响是可逆的（持续 2～3 周）。

G. 吸烟

1. 其机制尚不清楚，但证据表明尼古丁会损害新骨的形成。
2. 也可能与吸烟者体重和 BMI 较低有关，或者促进了炎症状态，使骨重塑平衡倾向于骨吸收。

Ⅵ. 诊断

A. 双能 X 线吸收法（护理标准）

1. 两束不同能量的 X 线束穿过组织。
2. 两个能量峰值分别对应于软组织和骨骼，从而可以计算出没有软组织时骨的吸收率。
3. 测量腰椎（L2～L4 综合评分）、髋关节、桡骨、跟骨和全身情况。
4. 生成三个数据
   （1）骨密度（bone mineral density，BMD）——用体积骨密度（g/cm^3）或面积骨密度（g/cm^2）表示。
   （2）T 值——将测量的骨密度与 30 岁的正常、年轻、同性人群骨密度平均值进行比较（美国使用相同种族，世界卫生组织使用白人女性参考）。
      ① 用于绝经后女性和年龄＞ 50 岁的男性。
      ② 评分报告为整数，表示与年轻值、正常值、对照值的标准偏差数值。
   （3）Z 值——测量的 BMD 与相似年龄患者的比较。
      用于绝经前女性和年龄＜ 50 岁的男性。
5. 缺点
   （1）除白种人外，没有其他种族的标准化数据。
   （2）未按体重进行标准化调整。
   （3）未考虑骨骼结构。
   （4）未测量骨代谢水平。
   （5）可能受到脊柱和髋关节骨关节炎变化的影响，常见于老年人群。
   （6）误差率高达 20%。

B. 定量计算机断层扫描（QCT）

1. 采用常规体模校准的特殊类型 CT 扫描。通过对 BMD（g/cm^3）的体积评估，转换为面积 BMD（g/cm^2），并将皮质骨与骨小梁的数值分别测算出来。使用这种模态生成的 g/cm^2 值已被证明可预测脆性骨折，并已纳入 FRAX 量表中。
2. 这种方式的缺点包括软件使用的局限性以及不同制造商的机器测量差异。

C. 常规 CT 扫描

1. 自动曝光控制，根据通过人体后的信号衰减来调整管电流。无需使用体模校准即可实现信号衰减的均匀测量。
2. 以亨斯菲尔德单位（HU）表示，这是一种衰减系数的度量标准，空气的 HU 值为 1000，水的 HU 值为 0。
3. 目前正在研究将 CT 平扫作为诊断骨质疏松症的机会性筛查工具，因为在美国，每年因与骨质疏松无关的原因而进行了超过 8000 万次 CT 扫描。

D. 世界卫生组织（WHO）骨质疏松症诊断标准

1. 正常：T 值高于－1.0。
2. 骨量减少（低骨量）：T 值介于－1.0 和－2.5 之间。
3. 骨质疏松症：T 值低于－2.5。
4. 严重骨质疏松症：T 值低于－2.5 且伴有脆性骨折病史。
5. 骨质疏松症诊断的附加标准
   （1）X 线片——用于常规检查疑似脆性骨折。X 线片显示骨量明显减少，说明至少损失了 30% 的骨密度。
   （2）MRI 扫描用于评估无移位的股骨颈骨折和骶骨不全性骨折。
   （3）常规实验室检查
      ① 低水平的 25- 羟胆钙化醇 D。
      ② 血钙水平正常或偏低。
   （4）骨吸收的其他标志物
      ① 胶原端肽（胶原降解）。
      ② 抗酒石酸酸性磷酸酶（破骨细胞数量）。
   （5）骨形成的标志物
      ① 碱性磷酸酶（成骨细胞数量）。
      ② 骨钙素（成骨细胞数量）。
      ③ 胶原前肽（Ⅰ型胶原合成）。

Ⅶ. 药物治疗的方法和适应证

A. 有髋关节骨折或脊柱骨折史的绝经后女性和 50 岁以上男性。

B. 严重骨质疏松症——T 值低于－2.5，且有脆性骨折史。

C. T 值＜－2.5——骨质疏松症的诊断标准。

D. 股骨颈或脊柱的 T 值在－1.0 至－2.5 之间，且髋关节骨折的 10 年风险超过 3% 或主要骨质疏松性骨折的 10 年风险超过 20%（通过 FRAX 计算得出）。

1. 调整生活方式：健康、均衡的饮食，戒烟，限制酒精摄入，定期锻炼（提高协调能力以降低跌倒风险，减缓骨吸收，改善心理健康）。
2. 膳食补充：50 岁以上的绝经前女性和男性每天补充 1000 mg 钙，绝经后女性每天补充 1200～1500 mg 钙，50 岁以上每天摄入 800～1000 国际单位（IU）维生素 D。
3. 治疗继发性病因（治疗或稳定病情并调整药物）。

E. 药物制剂

1. 抗骨吸收药物

（1）双膦酸盐（一线用药）

① 对钙亲和力高，并在骨周转率高的区域中与游离的钙结合。

② 破骨细胞活性使药物从骨骼中释放出来，但药物可以在骨骼中保留很长时间（半衰期约 10 年），因此不会出现反弹性骨吸收。

③ 两种作用机制

- 含氮双膦酸盐通过抑制法尼基焦磷酸合成酶来发挥作用（帕米膦酸盐、阿仑膦酸盐、利塞膦酸盐、唑来膦酸盐、伊班膦酸盐）。
- 非含氮双膦酸盐通过产生合成 ATP 类似物破坏 ATP 代谢途径，从而导致破骨细胞凋亡（依替膦酸盐、氯屈膦酸盐、替鲁膦酸盐）。

④ 不良事件

- 胃肠不适、食管炎、食管溃疡。不适用于无法吞咽或给药后 30 min 内无法坐直的患者。
- 下颌骨坏死——罕见，但多见于有牙齿问题的患者。
- 非典型股骨骨折——粗隆下 / 近端股骨干；伴有轻微创伤或无创伤；影像学表现包括横向或短斜位、轻微粉碎性、内侧棘突、外侧皮质增厚。如果长期使用超过 3 年，风险会增加。

（2）地舒单抗

① RANKL 的单克隆抗体。

② 每 6 个月给药一次。

③ 可降低 68% 的脊柱骨折风险、40% 的髋关节骨折风险和 20% 的非脊柱骨折风险。

④ 可能与非典型股骨骨折、颌骨骨坏死和骨转换率反弹性增加相关。

⑤ 适用于有双膦酸盐使用禁忌的患者。

（3）激素替代疗法

① 有效降低所有骨折的风险。

② 长期使用会增加患心血管疾病、静脉血栓和乳腺癌的风险，因此不常用。

（4）雷洛昔芬

① 选择性雌激素受体调节剂。

② 在骨骼中作为雌激素激动剂，在其他组织中作为拮抗剂（不增加恶性肿瘤风险）。

③ 仅降低脊柱骨折风险。

④ 不常使用。

（5）替勃龙

① 雌激素、孕激素和雄激素受体的部分激动剂。

② 可降低 45% 的椎骨骨折风险和 26% 的非椎骨骨折风险。

2. 合成代谢药物：增加骨转换率，导致净骨沉积。

甲状旁腺激素 1-34 和 1-84：

① 部分片段（1-34），特立帕肽，常用于重度骨质疏松症和治疗失败的病例。

② 发现在动物模型中发生骨肉瘤的风险增加，但尚未在人体中发现。

③ 然而，仍禁用于骨转换率增加的患者（如佩吉特病、骨骺未闭合、不明原因的碱性磷酸酶升高、既往外部射线或植入物放射治疗）。

3. 骨折后开始药物治疗

（1）动物研究表明，使用双膦酸盐会导致愈合组织的成熟延迟。

（2）无临床证据表明，在股骨近端和桡骨远端手术的围手术期使用双膦酸盐会延缓骨愈合。

4. 在治疗非典型股骨骨折时，应停用双膦酸盐。

Ⅷ. 预防

A. 降低跌倒风险

使用适当的助行工具，矫正视力不良（白内障手术），房间适当照明，移除行走障碍（清理杂物），穿橡胶底鞋以增强抓地力，在地毯上安装防滑衬垫，使用浴垫，安装浴室扶手，在卧室中准备易取用的手电筒。

B. 膳食补充钙和维生素 D。

C. 脆性骨折

1. 重要的是要认识到 BMD 是用于评估骨折风险的一个关键数据。
2. 相关研究将 BMD 与骨折风险相关联，计算相对风险。
3. 世界卫生组织骨折风险评估工具（Fracture Risk Assessment Tool，FRAX）是一项包含 12 个问题的调查，评估关键风险因素，用于预测未来 10 年内骨质疏松症相关骨折的概率。
4. 脆性骨折风险因素列于表 10.1。
5. 发生脆性骨折（低能量的脊柱骨折、髋关节骨折、桡骨远端骨折、肱骨近端折、骨盆环损伤、骶骨不全骨折）后，应安排以下实验室检查：
   （1）血清钙。
   （2）甲状旁腺激素。
   （3）促甲状腺激素，游离 T4。
   （4）25- 羟基胆钙化醇（维生素 D）。
6. 考虑咨询专门的代谢性骨病诊所，以便在出院后持续管理骨骼健康。

表 10.1 脆性骨折的风险因素

• 年龄超过 65 岁	• 过量饮酒（每天超过 3 个单位）
• 髋关节骨折患者的一级亲属	• 跌倒史
• 吸烟现状	• 糖皮质激素使用
• 45 岁以前绝经	• 甲状腺功能亢进
• 终生低钙摄入量	• 慢性肺部疾病
• 矫正后视力低下	• 子宫内膜异位症
• 最低负重运动	• 恶性肿瘤
• 脆性骨折史	• 慢性肝或肾疾病
• 自我报告健康状况为“一般”或“较差”	• 甲状旁腺功能亢进
• 体重不足 127 磅（约 57.6 kg）	• 维生素 D 缺乏
• 闭经	• 库欣病

7. 预约理疗师进行家庭安全评估，将跌倒的风险降至最低。

总结

未来几年，骨质疏松相关的脆性骨折发病率很可能会增加。重点应转向使用钙剂和补充维生素 D 对该疾病进行预防，并通过双能 X 线吸收法扫描进行常规筛查。根据 FRAX 计算，对于 T 值＜－2.5、有脆性骨折史或 T 值在骨量减少范围内（－1.0～－2.5）且具有高骨折风险的患者，建议使用调节骨代谢药物治疗。有多种类别药物可用于治疗。双膦酸盐类药物被认为是首选治疗药物，并已证明可降低髋关节和脊柱骨折的发生率。骨科医生和初级保健医生应参与协调方法的制订以对患者进行骨质疏松的治疗，并进行适当的随访。

推荐阅读

Dell R, Greene D, Schelkun SR, Williams K. Osteoporosis disease management: the role of the orthopaedic surgeon. J Bone Joint Surg Am 2008;90(Suppl 4):188–194

Kates SL, Ackert-Bicknell CL. How do bisphosphonates affect fracture healing? Injury 2016;47(Suppl 1):S65–S68

Lagari V, Gavcovich T, Levis S. The Good and the Bad About the 2017 American College of Physicians Osteoporosis Guidelines. Clin Ther 2017 (November)

Miki RA, Oetgen ME, Kirk J, Insogna KL, Lindskog DM. Orthopaedic management improves the rate of early osteoporosis treatment after hip fracture. A randomized clinical trial. J Bone Joint Surg Am 2008;90(11):2346–2353

Molvik H, Khan W. Bisphosphonates and their influence on fracture healing: a systematic review. Osteoporos Int 2015;26(4):1251–1260

Tosi LL, Gliklich R, Kannan K, Koval KJ. The American Orthopaedic Association's “own the bone” initiative to prevent secondary fractures. J Bone Joint Surg Am 2008;90(1):163–173

11 病理性骨折

Joel M. Post
陈孝均 译 李东波 王学文 校

引言

病理性骨折的发病率逐渐上升，同时骨转移性疾病患者的寿命较前延长。所有创伤骨科医生应对这类骨折的治疗原则和方法有充分的认识。对病因不明的病变，应从详细的病史、体格检查、实验室检查和影像学检查开始，进行系统完整的治疗。通过最大限度地减少手术并发症早期恢复手术部位的最大功能，这对提高患者的生活质量至关重要。多数手术都是姑息性的，通过与内科、护理、营养科、肿瘤内科、放射肿瘤科和理疗科以共同管理、团队合作的方式，可以最有效地了解患者的表现状态、合并症、疾病分期并确定治疗目标。对肿瘤亚型行为学的认识对于避免无效治疗至关重要。骨结构稳固在患者剩余预期寿命期间必须是持久和可持续的。本章旨在回顾即将发生或实际已发生病理性骨折患者的治疗方法和检查，并为骨科医生提供可以采用的治疗原则，以避免无效治疗，最大限度恢复患者功能，并减少骨转移患者治疗过程中的并发症。

关键词：病理性骨折，骨转移，预防性固定，外科辅助治疗，姑息治疗

Ⅰ. 病史和体格检查

1. 包括个人或家族中恶性肿瘤史、环境暴露史和吸烟史。
2. 全身症状，如发热 / 寒战、疲乏、不适或体重减轻，可能提示某些肿瘤类型。
3. 体格检查应比常规体格检查（淋巴结、腹部、乳房、直肠、皮肤）更聚焦于肌肉骨骼系统的彻底检查。

Ⅱ. 肿瘤分期和活检

A. 理想情况下，在进行手术干预（包括活检）前应进行全面的分期研究

1. 拍摄整个骨骼的正侧位 X 线片，以确保没有其他病变。
2. 局部高级成像，如 MRI 或 CT，有时有助于明确病变特征、骨膜和软组织的侵袭程度。
3. 完善胸部、腹部和骨盆 CT 以评估最常见的骨转移来源（肺、乳腺、甲状腺、肾、前列腺）。
4. 全身核医学扫描对转移性疾病进行全身骨骼评估。
5. 怀疑或明确诊断骨髓瘤时进行骨骼检查。

B. 实验室检查：全血细胞计数、全身代谢检查、血清 / 尿蛋白电泳。

C. 如果发现多发性骨骼病变或原发性肿块（如肺 / 肾），可以在稳定时行手术获取组织进行确诊。

D. 为获取病理组织和诊断信息而等待介入放射科和病理科等专科服务会延误最终治疗，这是病理性骨折治疗中的不足（表 11.1）。

E. 如果骨骼病变是单发的，且分期研究未发现原发病灶，则应谨慎以排除原发性骨肉瘤。

表 11.1 病理性骨折治疗中的不足

手术治疗前影像学 / 分期研究不足	等待各种专科服务（介入放射科、病理科等）而延误治疗
缺少“领导”来指导治疗服务及与专科小组的合作	没有充分了解患者的总体治疗目标
获得用于诊断的组织（血肿、骨痂 / 纤维组织、需脱钙的骨、骨髓、细胞碎片）不足	手术治疗后肿瘤控制或辅助治疗（放疗）不足导致局部病变进展

F. 可在最终固定治疗时获取活检组织，但必须是病变组织

1. 通过对血肿和松质 / 皮质骨行冰冻切片以确诊具有很大的局限性。骨脱钙只能在永久性（福尔马林）标本上进行（图 11.1）。
2. 获取组织时优选使用带角度的刮匙 / 咬骨钳（图 11.1）。
3. 避免挤压或涂抹样本，将其放置在经盐水浸泡后不黏附的 Telfa 敷料上。
4. 如果要求 / 需要行术中冰冻切片，请勿放置在福尔马林中。
5. 髓内扩髓是导致组织细胞破碎和变形的原因。

Ⅲ. 适应证和治疗时机

1. 对于即将发生或已发生病理性骨折的患者来说，正确理解患者的基础状况、合并症和当前疾病状态对于多学科治疗至关重要。
2. 与肿瘤治疗团队积极讨论对了解免疫抑制治疗、细胞毒性药物治疗和确定最佳手术时间十分重要。
3. 与许多手术是为了减轻疼痛一样，姑息治疗和临终关怀有益于手术风险和预期寿命的决策和评估。
4. 手术决定应与患者、家属或护理人员以及治疗团队共同讨论。
5. 目前已有多种评分系统用于预测骨折风险。Mirels 评分是一种广泛应用的评分系统，它可以判断病变的位置、疼痛程度、类型和大小。评分在 8 分或以上的患者通常需要进行预防性固定治疗（表 11.2）。
6. 一般来说，股骨粗隆周围或骨干区域的溶骨性病变，如伴有功能性负重疼痛，且直径大于骨骼直径的一半，发生骨折的风险最高（图 11.2）。
7. 溶骨性病变在 X 线片上呈现“暗色”或透光，因为骨骼在潜在的破坏过程中被破坏 / 丢失。相反，成骨性病变表现为“浅色”、硬化或不透

表 11.2　Mirels 标准

变量	1	2	3
位置	上肢	下肢	粗隆周围
疼痛	轻度	中度	功能性
病变	成骨性	混合性	溶骨性
大小	＜ 1/3	1/3～2/3	＞ 2/3

Source：Mirels H. Metastatic disease in long bones. A proposed scoring system for diagnosing impending pathologic fractures. Clin Orthop Relat Res 1989（249）：256-264

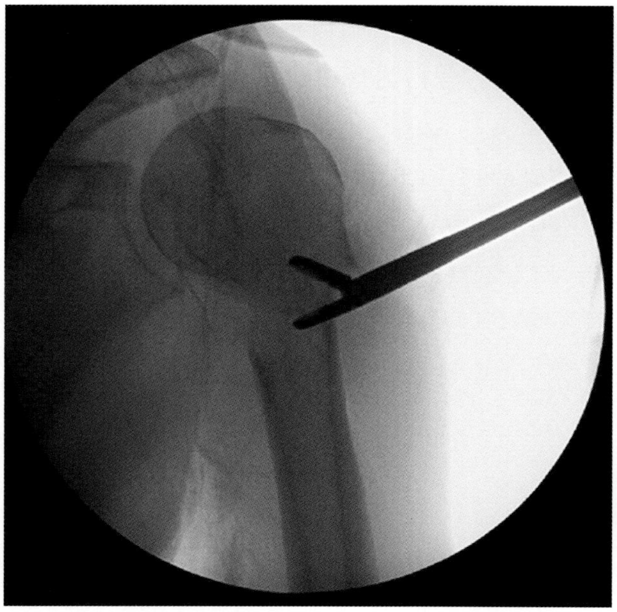

图 11.1　椎板咬骨钳可以很好地获得病变（非骨或血肿）活检组织。应尽量避免挤压或涂抹活检样本

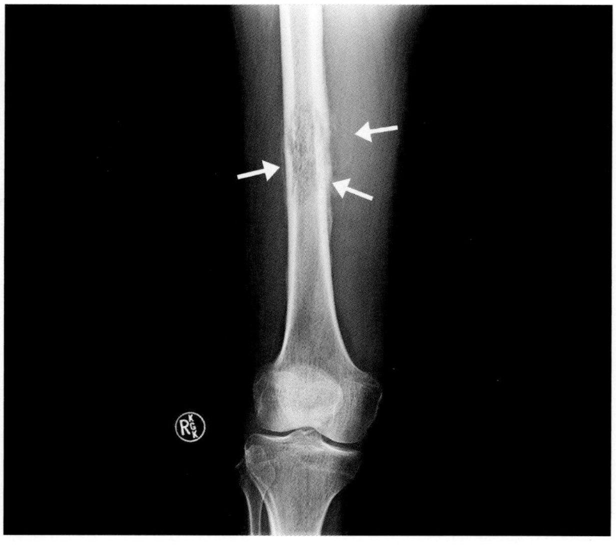

图 11.2　正位 X 线片显示股骨干中段侵袭性、溶解性、破坏性病变，伴有骨膜反应、皮质变薄以及与即将发生的病理性骨折相关的软组织肿块（箭头）（Radiograph courtesy of Drew D. Moore，MD）

光。由于骨骼的弯曲硬度降低，溶骨性病变导致病理性骨折的风险比成骨性病变更高。

8. 放疗和双膦酸盐疗法在治疗中发挥着重要作用，因此放疗和肿瘤医学团队的多学科方法有助于治疗。

Ⅳ. 肿瘤亚型的行为

1. 如果不讨论肿瘤亚型行为，对病理性骨折的回顾将是不完整的。并不是所有的转移性病变都表现相同，许多转移性病变对放疗和化疗等辅助治疗的反应也各不相同。
2. 这些“个性”直接影响肿瘤的治疗方法，不遵循这些差异会影响生存率，导致在治疗中出现缺陷，并影响生活质量。
3. 前列腺癌转移瘤往往是成骨性的，预防性固定治疗对这些病例的作用很小。
4. 肾癌和甲状腺癌转移瘤因其血管丰富而臭名昭著。在治疗这些血管丰富病变的过程中，酌情使用止血带控制，并充分考虑术前栓塞，可显著限制失血，并有助于局部止血（图 11.3）。
5. 浆细胞肿瘤（浆细胞瘤和多发性骨髓瘤）和淋巴瘤对放疗和化疗等辅助治疗反应良好。
6. 巨大的骨外软组织肿块可引起正常解剖结构的显著改变。放疗和化疗可显著缩小这些肿瘤，除非对病理性骨折进行关节置换术，否则积极切除这些肿块的作用不大。
7. 肾细胞癌和黑色素瘤通常对放疗反应较差，因此包括使用手术辅助治疗在内的替代策略有助于降低肿瘤负担及局部疾病进展的风险（表 11.3）。
8. 间充质系肿瘤称为肉瘤，其行为、方式和治疗与癌、骨髓瘤或淋巴瘤有很大差异。
9. 骨和软组织肉瘤的治疗不在本章的讨论范围，但对其表现和治疗的基本了解有助于在治疗病理性骨折时避免并发症
   （1）任何怀疑为骨肉瘤的组织活检都应在适宜最终治疗的机构进行。
   （2）组织活检入路应与未来的保肢入路相一致，并应仔细止血以避免污染。如果临床怀疑为原发性肌肉骨骼恶性肿瘤，活检通常应转诊给肌肉骨骼肿瘤学医师进行。
   （3）应避开神经血管结构和肌间平面。

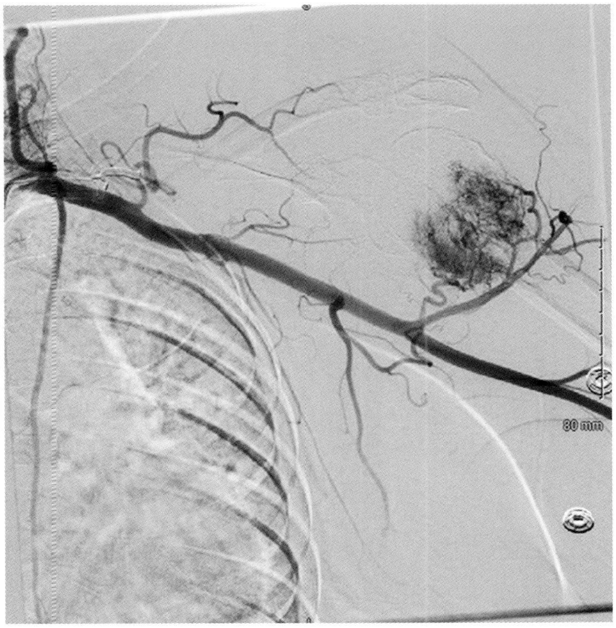

图 11.3 血管造影显示肱骨近端血供丰富的肾转移瘤，手术前已成功栓塞

Ⅴ. 治疗和管理

主要目标是平衡生活质量、功能与疾病管理。限制负重或延长康复在转移性疾病的治疗中作用不大，因为根据肿瘤亚型的不同，中位生存期通常不足 12 个月。对疾病分期、表现状态、患者目标、肿瘤亚型和解剖位置的充分了解对于成功管理这些具有挑战性的情况至关重要。

A. 肱骨

1. 病变骨的位置通常指导治疗选择，当病变累及近端肱骨头或远端肘关节时，最佳的治疗是假体置换。
2. 反向全肩关节置换和同种异体假体复合材料在

表 11.3 手术辅助治疗

机械性	化学性	热
刮除术	苯酚	氩束凝固术
磨除	无菌水 / 蒸馏水	电凝止血
	过氧化氢（H_2O_2）	液氮（冷冻疗法）
		聚甲基丙烯酸甲酯

缓解疼痛和恢复功能的同时，其平衡并发症的能力已受到青睐（图 11.4）。

3. 骨干病变主要采用髓内固定，或者在极少数情况下采用髓间切除和重建（肾细胞癌）。
4. 干骺端病变可根据病变的位置和范围采用钢板 / 螺钉或髓内钉进行内固定。手术辅助治疗（表 11.3）在减轻局部肿瘤负担、限制疾病进展和增加假体稳定性方面发挥着重要作用，从而延长内固定物的存活时间。

B. 髋臼

1. 髋臼是骨肿瘤治疗中最具挑战性的解剖部位之一，因为它具有复杂的局部解剖学特征和相关的手术并发症。
2. 并发症，如骨不稳定、感染和重建失败，必须与肿瘤亚型、疾病负担和预期寿命进行权衡。
3. 非手术辅助治疗（如放疗或双膦酸盐治疗）或微创治疗（如介入性冷冻消融、射频消融或骨水泥成形术），这些可选方案在治疗即将发生的病理性骨折时发挥重要作用。
4. 累及负重穹窿的完全性骨折与衰弱性疼痛和功能受限相关，最好采用复杂的关节置换术。使用骨水泥和 Steinmann 螺钉、多孔金属增强体或大型髋臼杯结合抗内突笼架，可用于重建巨大骨缺损。
5. 肿瘤亚型和疾病程度通常决定手术时机，比如髋臼周围骨髓瘤和淋巴瘤的治疗主要由放疗、双膦酸盐和化疗开始，然后二期手术重建（图 11.5）。

C. 股骨

1. 股骨头和股骨颈病理性骨折的最佳治疗选择是关节置换术。
   （1）应提供各种长度的股骨柄（弯曲的和直的）和近端主体（股骨矩置换，组合式）以供选择。
   （2）骨水泥通常在转移性疾病中被提倡使用，因为固定不依赖于骨组织的长入，许多患者将继续接受辅助放疗。
   （3）由于这项技术已有术中发生心肺事件的报道，应谨慎使用。
   （4）低黏度水泥、放弃管道加压、使用水泥限流器以及高浓度吸氧和（或）远端排气孔（即 2.5 mm 钻头钻孔排气）是降低这种风险的多种策略。
2. 髓外和髓内装置都会产生机械应力和结构失效，因此股骨粗隆周围区域最受关注。
   （1）髓外装置（钢板）失败率较高。
   （2）静态锁定的头髓装置可通过其负荷分担特性立即实现负重。
3. 由于创伤和病理性原因不同，内固定物的力学性能和弹性系数不同，多数病理性骨折无法实

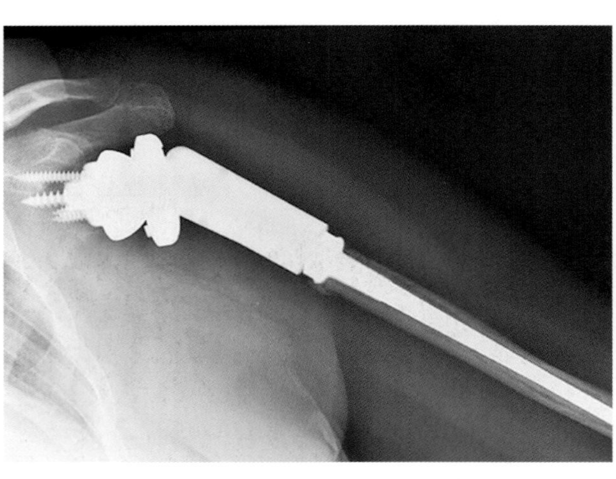

图 11.4 肱骨侧位 X 线片显示，整体切除单发性肱骨近端肾细胞癌病理性骨折后，采用组合式长柄骨水泥肱骨近端反向置换术进行重建

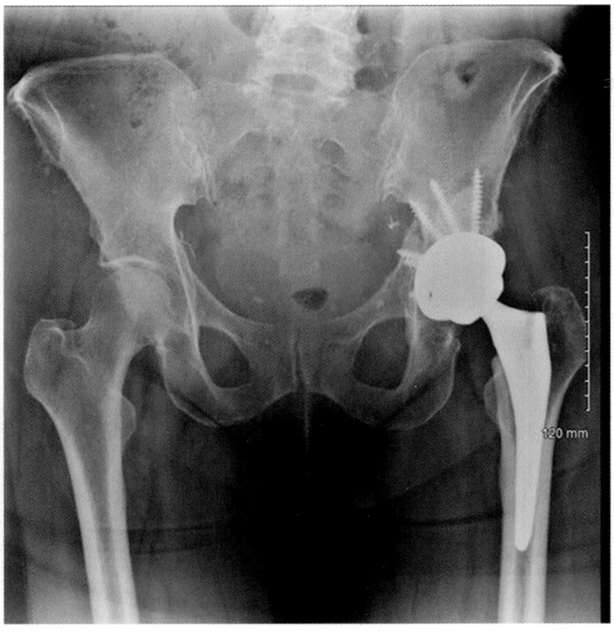

图 11.5 骨盆正位 X 线片显示，在新辅助体外照射和系统性双膦酸盐治疗后，使用多螺钉、骨水泥和钽金属骨小梁翻修髋臼杯重建髋部单发性浆细胞瘤伴病理性骨折

现骨性愈合，因此几个重要的技术因素需要被考虑

（1）近端螺钉直径因制造商而异，使用较大直径（包括近端和远端）的内固定物可增加空心内固定物的弯曲刚度，增加的幅度为半径的三次方。

（2）骨干病变一般推荐使用静态锁定顺行髓内钉（通常有多个远端交锁螺钉）。

（3）应避免使用逆行股骨髓内钉，因为它们不能保护股骨颈，并有关节内感染和疾病进展的风险。

（4）对很远端的骨折进行顺行固定时（即极端打钉），弯曲半径较小（更弯曲）的内固定有助于固定更远端。

（5）动态交锁孔可用于具有内侧和外侧方向交锁螺钉的"锁紧螺钉"。

（6）钢板/螺钉混合固定可提供准确可靠的横向固定，并允许立即承重。

（7）使用阻挡螺钉增加结构稳定性（图 11.6）。

4. 关节置换术通过替换病变和骨折的骨骼，消除了内固定的许多局限性，但必须权衡获益与风险。

5. 伤口愈合、感染和不稳定仍是营养和免疫功能低下患者会面临的挑战。

6. 在决定采用关节置换或内固定时，需仔细考虑疾病分期、功能状况、患者预期和辅助治疗计划（化疗时机）。

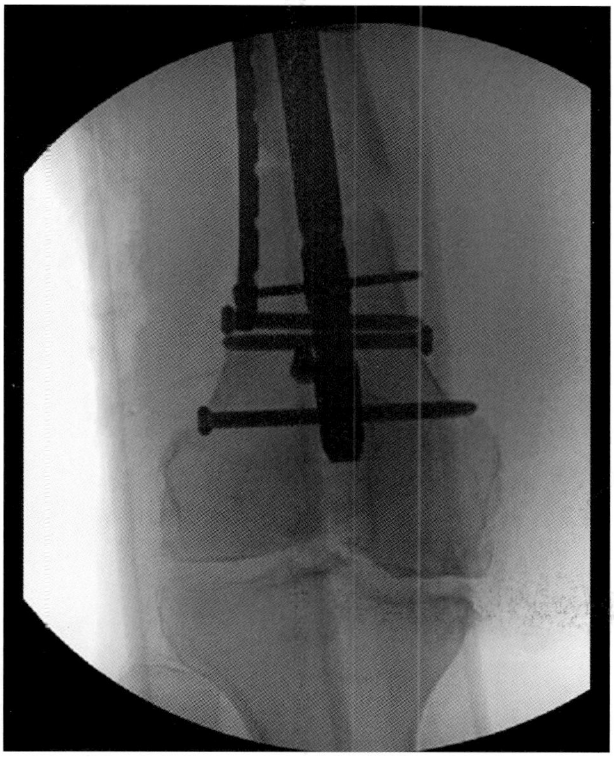

图 11.6 静态锁定长顺行股骨髓内钉的弯曲半径小，允许更多的远端置钉，用于治疗干骺端转移性肺癌引起的病理性骨折。"锁紧螺钉"通过动态交锁孔、阻挡螺钉和钢板加固，以便在固定物长度相对较短的情况下增加结构硬度并允许立即负重

D. 胫骨

1. 病理性胫骨骨折比较少见，但会带来独特的治疗挑战。

2. 整体切除/胫骨近端置换术对伸肌装置功能重建带来挑战。因此，除了坚强固定和聚甲基丙烯酸甲酯（PMMA）外，使用手术辅助技术往往可以提供持久的固定，同时在部分限制条件下实现患者的早期功能恢复（图 11.7）。

3. 股骨髓内钉的原则同样适用于即将发生或已经发生的病理性胫骨骨折

（1）大直径螺钉。

（2）多枚交锁螺钉多平面固定。

（3）辅助阻挡螺钉以增加短固定物的稳定性（图 11.6）。

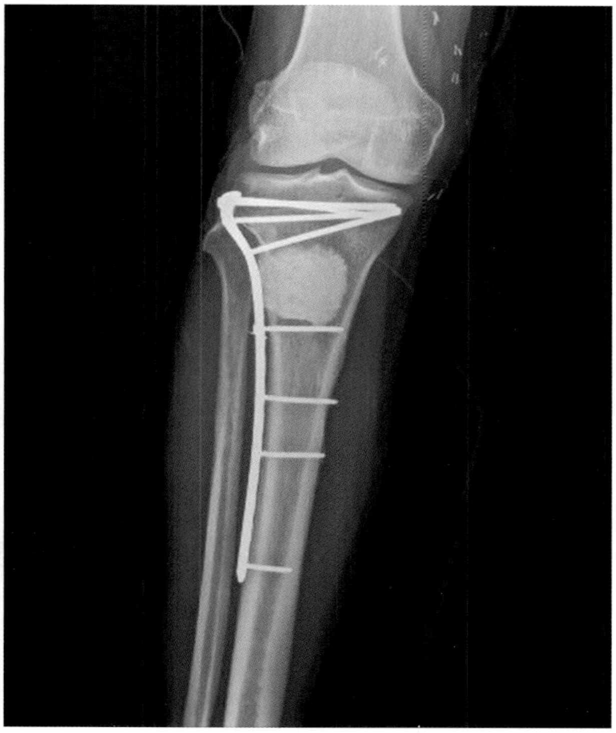

图 11.7 胫骨近端转移性肾细胞癌骨折术后的正位 X 线片，采用血管栓塞、切开刮除、氩束热凝、骨水泥和内固定等辅助治疗，并及时启动全身化疗，使术后限制最小化，同时保留伸膝装置

（4）关节外插入技术。
（5）注意保护软组织。

Ⅵ. 辅助技术

1. 手术辅助技术在很大程度上区分了病理性骨折和创伤性骨折的治疗。有策略和有意地使用它们不仅可以减少肿瘤负担和局部疾病进展或复发的机会，而且可以在安全有效的治疗的同时提供持久和耐用的效果。
2. 手术辅助技术本质上可以是机械的、化学的或热力学的。它们特别适用于高应力、因肿瘤破坏或粉碎性骨折而造成严重骨丢失的干骺端。
   （1）各种有角度的刮匙、咬骨钳和各种直径的骨钻对骨内膜病变的机械辅助治疗非常有帮助。
   （2）氩束热凝固或单极电烧灼在“电灼”模式下可有效提供局部热消融，并且容易获得。
   （3）由于应力模量类似于骨骼，PMMA 可以作为热佐剂，并且可以通过增加弯曲和扭转刚度提供额外的结构稳定性。
3. 转诊给放射科肿瘤专科医师、内科肿瘤专科医师和专门的骨健康护理人员（考虑使用双膦酸盐或合成代谢骨剂）的多学科方法在外科手术技术层面之外的治疗策略中至关重要。

Ⅶ. 并发症和误区

1. 病理性骨折的治疗并非没有并发症。许多患者都处于营养缺乏状态，除预防性固定外，几乎没有其他手术方式可供选择。
2. 全身治疗引起的电解质紊乱、全血细胞减少和免疫抑制需要同时纠正。
3. 并发症
   （1）伤口愈合延迟 / 失败：常见于接受抗血管生成化疗药物的患者。
   （2）感染。
   （3）局部疾病进展。
   （4）机械固定失败。
   （5）不稳定。
4. 大多数病理性骨折将由非骨科肿瘤学专业的骨科医生进行治疗，随着新的靶向药物和免疫疗法延长了预期寿命，病理性骨折的发生率继续增加。不断学习是避免诊疗误区的关键（表 11.1）。

总结

病理性骨折很常见，对治疗原则的正确理解是每个外科医生治疗这些具有挑战性的患者的基础（表 11.4）。治疗方法须不同于传统创伤性骨折固定原则，因为许多这些骨折永远不会发生骨性愈合。对于原发灶不明的溶骨性病变，有必要采用规范系统的治疗，以避免在诊断和治疗中出现误区。一般来说，在活检或外科手术之前，应进行基础血清检查，胸部、腹部和骨盆的 CT，以及全身核素扫描以进行分期。

了解某些肿瘤亚型的基本行为有助于避免诊断误区，因为一些肿瘤亚型对放疗敏感性差、血管丰富，尽管进行了手术治疗，仍然容易发生局部进展。大多数病理性骨折的手术都是姑息性的，但一部分患者会长期存活，因此需要持久的结构稳定性。

关节周围病理性骨折行关节置换术的限制应

表 11.4　病理性骨折的处理和治疗要点

进行彻底和完整的病史采集和体格检查，包括腹部、乳房、直肠、淋巴和皮肤系统	手术前应进行分期研究，包括实验室（CBC，CMP，SPEP/UPEP）和影像学（CT C/A/P 和全身核扫描）
在手术时获取诊断 / 病变组织，以确认诊断并指导术后治疗	为了避免遗漏多灶性病变，必须进行包括全骨的正侧位 X 线检查
肾和甲状腺的亚型通常是多血管的（考虑栓塞），对放疗不敏感，孤立性病变可考虑整体切除	酌情使用手术辅助技术（机械：刮除、骨钻；热力学：氩束凝固、PMMA）
坚固耐用的固定装置（大直径螺钉、锁定螺钉、胶合剂、混合固定等）	关节周围部位行关节置换术的限制较少
目标是立即和不受限制的术后负重	术后放疗用于辅助控制局部病变

CBC，全血细胞计数；CMP，综合代谢检查；CT C/A/P，计算机断层扫描胸、腹、骨盆；PMMA，聚甲基丙烯酸甲酯；SPEP/UPEP，血清 / 尿蛋白电泳

该较少，因为治疗的目标是提供即刻和不受限制的活动。酌情应用化疗栓塞、刮除术、氩束热凝、冷冻治疗、PMMA、放疗等手术辅助手段，以减轻肿瘤负担，减缓局部病变进展。

坚持对病理性骨折采取基于原则的方法，外科医生可以使患者及时恢复最佳的功能，同时提供持久的局部疾病控制和结构稳定性。

推荐阅读

Mankin HJ, Lange TA, Spanier SS. The hazards of biopsy in patients with malignant primary bone and soft-tissue tumors. J Bone Joint Surg Am 1982;64(8):1121–1127

Mirels H. Metastatic disease in long bones. A proposed scoring system for diagnosing impending pathologic fractures. Clin Orthop Relat Res 1989(249):256–264

Nathan SS, Healey JH, Mellano D, et al. Survival in patients operated on for pathologic fracture: implications for end-of-life orthopedic care. J Clin Oncol 2005;23(25):6072–6082

Rougraff BT, Kneisl JS, Simon MA. Skeletal metastases of unknown origin. A prospective study of a diagnostic strategy. J Bone Joint Surg Am 1993;75(9):1276–1281

12 儿童骨折治疗原则

George Gantsoudes
陈孝均 译 李东波 王学文 校

引言

儿童不是小的成人。他们有不同的解剖结构(骨骺、较厚的骨膜等)、不同的生理结构(愈合速度更快),并且有可能重塑成角骨折。本章将讨论儿童肘关节、前臂、膝关节和踝关节骨折的独特治疗方法。Salter-Harris 分型是描述骨骺损伤最常用的分型方法(图 12.1)。

儿童肘关节骨折

Ⅰ. 术前

A. 获取完整病史

1. 这些损伤通常发生在 6 英尺(约 1.8 m)以上的坠落中(通常是从攀爬架上坠落)。
2. 确保没有任何需要进一步检查的头部或颈部创伤或意识障碍。

B. 体格检查

1. 检查四肢是否有其他损伤——记住,最容易漏掉的骨折是"第二处骨折"。
2. 评估肘前窝是否有皱褶或血肿——这表明损伤更严重,应尽早进行手术治疗。

C. 神经系统查体

1. 处于疼痛中的儿童通常会感到害怕,会不配合医生仓促的查体。
2. 稍微努力让患儿感觉舒服会有很大帮助。
3. 有许多简单的检查可以查看桡神经、正中神经、尺神经、骨间前神经和骨间后神经的功能。
(1)尽量减少肘关节和腕关节的活动,这些部

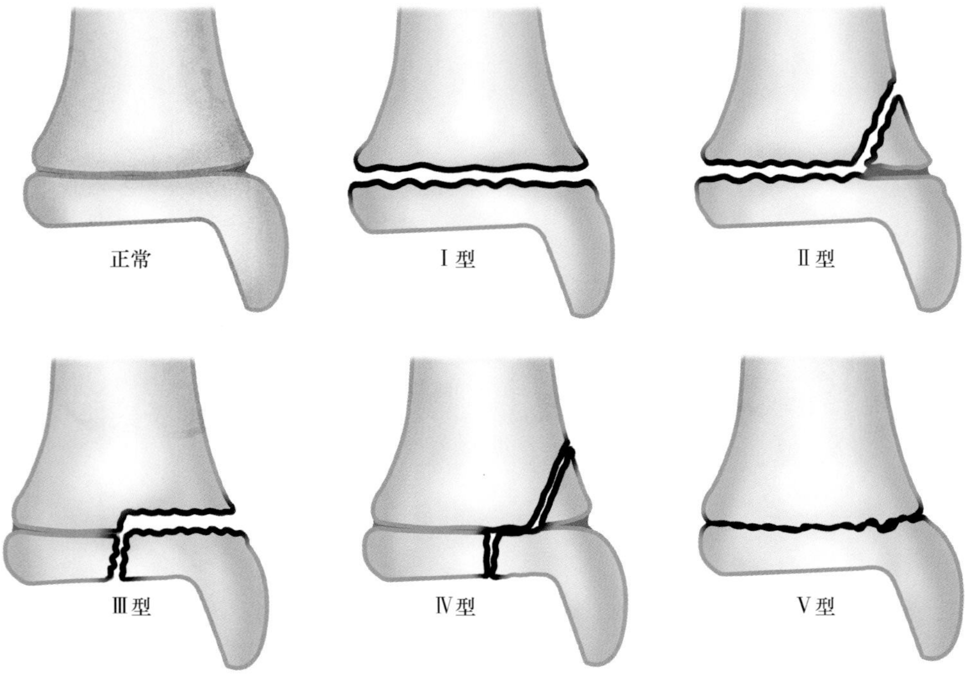

图 12.1 骨骺骨折的 Salter-Harris 分型。以胫骨远端为例进行说明

位经常是最容易受伤的地方。

（2）一种简化的方法是检查：

① 骨间后神经：拇指指间关节背伸，“竖起大拇指”。

② 骨间前神经：拇指指间关节和示指远端指间关节屈曲，“A-OK 征”。

③ 尺神经：骨间肌肉功能，“交叉手指”或“剪刀手”。

④ 正中神经：分离指浅屈肌功能至中指。

4. 轻触感觉检查是可以接受的，但这是一项主观检查

（1）一个受惊吓的孩子可能只会告诉你你想听的话，让你离开。

（2）如果充分怀疑神经可能受损而患儿不能或不愿合作，可以用湿毛巾包裹手指 5 min。手指麻木时不会出现皮肤起皱。

D. 血管检查

1. 检查手腕是否有脉搏。
2. 如果脉搏不能扪及或不能用多普勒听诊，则评估毛细血管再充盈。即使在肱动脉破裂的情况下，也可以有足够的动脉流向手部，因为有充足的侧支供应

（1）粉红色的手：毛细血管充盈与对侧一致。说明血流量充足，不必紧急治疗。

（2）苍白的手：如果没有毛细血管再充盈或毛细血管再充盈严重减少：

① 表示血流量不足，应紧急治疗。

② 如果血流减少后未恢复，请立即咨询血管外科医生。

Ⅱ. 解剖学与影像学

1. 肘关节有六个次级骨化中心，它们在不同的时间骨化和融合。了解这些可以帮助骨科医生区分正常和异常的肘关节 X 线片（图 12.2）。
以下是次级骨化中心出现的平均年龄——男孩往往比女孩晚 1～2 岁

（1）肱骨小头：1～2 岁。

（2）桡骨头：3～5 岁。

（3）肱骨内上髁：5～8 岁。

（4）肱骨滑车：7～10 岁。

（5）尺骨鹰嘴：8～10 岁。

（6）肱骨外上髁：11～13 岁。

2. 侧位 X 线片上可以看到“脂肪垫征”，特别是后方脂肪垫征可以帮助识别急诊 X 线片上不容易看到的“隐匿性”骨折（图 12.3a，b）。
3. 评估正位和侧位 X 线片的角度——如果不确定角度是否合适，获取正常肢体的 X 线片进行比较。
4. 获取斜位像（内斜位）以显示外侧髁骨折的最大位移。

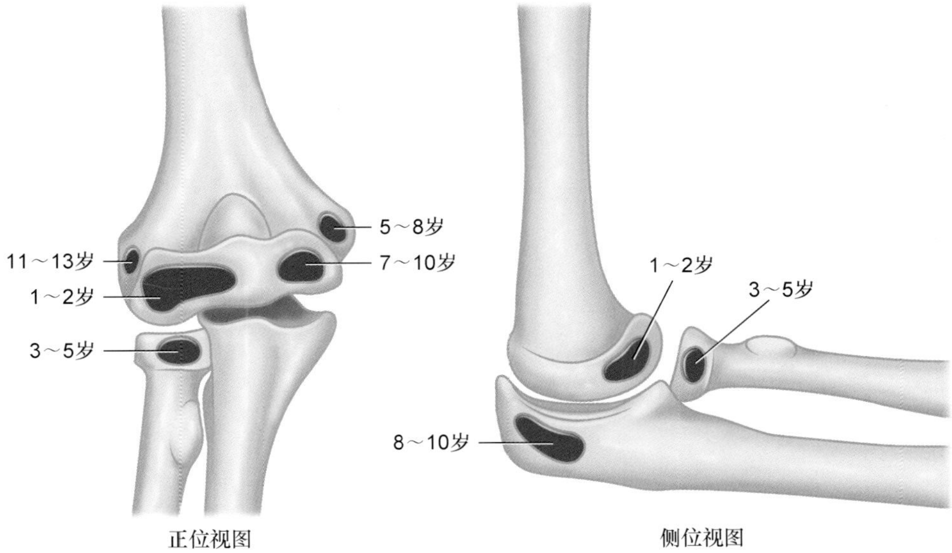

图 12.2 肘部的次级骨化中心及出现的大致年龄

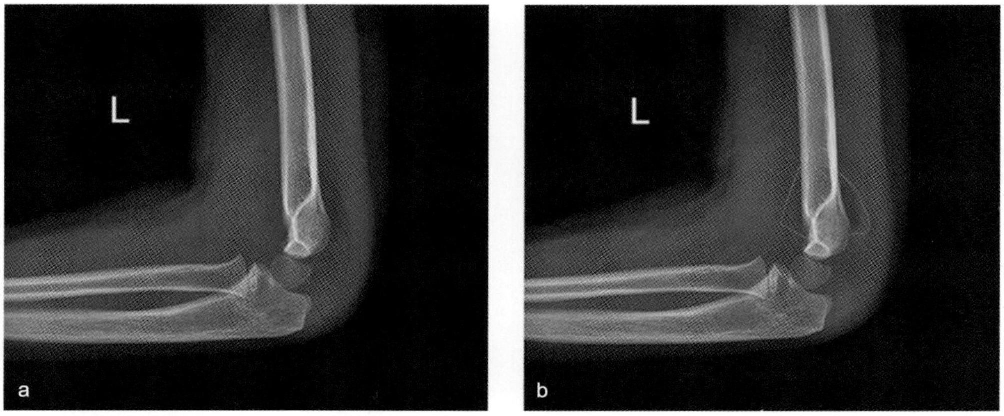

图 12.3 **a.** 肘关节侧位 X 线片，显示Ⅰ型肱骨髁上骨折，可见前后脂肪垫。**b.** 肘关节侧位 X 线片，已勾勒出脂肪垫的轮廓

Ⅲ. 分型

A. 肱骨髁上骨折

Gartland 分型（伸直型占 95%）（图 12.4）

（1）Ⅰ型——骨折无移位。

（2）Ⅱ型——成角移位，但至少有一侧骨皮质完好。

（3）Ⅲ型——骨皮质完全断裂。

（4）Ⅳ型——这是术中评估，是没有完整骨膜连接的Ⅲ型；可由Ⅲ型过度屈曲医源性复位不足造成。

B. 外侧髁骨折

最常用的分型为 Jakob 分型

（1）Ⅰ型——关节软骨铰链完整，无移位。

（2）Ⅱ型——完全性骨折，但轻度移位（2～4 mm）。

（3）Ⅲ型——完全性骨折，关节外旋受限。

Ⅳ. 初步治疗

A. 肱骨髁上骨折

1. Ⅰ型——除非正位 X 线片上有明显的内翻（Ⅰb 型），否则要打石膏治疗 3～4 周。
2. Ⅱ型——在急诊中使用夹板，应进行闭合复位和经皮穿针固定（可选择）。
3. Ⅲ型——采用闭合（也可能是开放）复位和经皮穿针治疗，用支具（夹板）将肢体固定在舒适位置。软组织和神经血管状况将决定是当天还是次日进行。

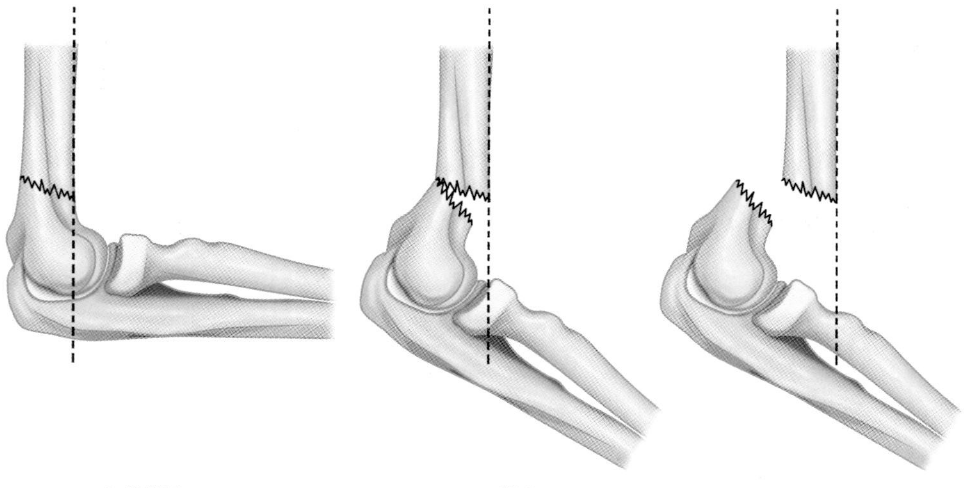

图 12.4 伸直型肱骨远端髁上骨折的 Gartland 分型：Ⅰ～Ⅲ型

4. 经骨骺骨折——可发生在非常年幼的患者（通常小于 3 岁）。
   其中 50% 的患者是因为非意外创伤。

B. 外侧髁骨折

1. Ⅰ型——置入长臂石膏 / 夹板，每 2 周随访一次，检查是否有进一步移位。
2. Ⅱ型——闭合（可能是开放）复位和经皮穿针固定（选择性），通过关节造影评估关节面是否平整。
3. Ⅲ型——将夹板固定在舒适的位置，然后进行切开复位和经皮穿针固定（如果骨折类型允许，也可以使用螺钉）。这应该在有优秀的手术团队时进行，而不是在紧急情况下。

Ⅴ. 最终治疗

A. 肱骨髁上骨折

1. 固定技术几乎总是从外侧进行，除非骨折类型需要内侧针。
2. 钢针分散穿过骨折部位对稳定性至关重要。
3. 一个经验法则是，Ⅱ型需要 2 枚钢针，Ⅲ型需要 3 枚（或更多）钢针（图 12.5）。
4. 内侧针应在外侧（已穿针）获得初步稳定后施行，肘关节略微伸展以保护尺神经——meta 分析显示，内侧针技术损伤尺神经的比例为 3%～4%。
5. 大型 C 形臂定位
   （1）将 C 形臂与患者的长轴平行放置，并在穿针前旋转检查侧位图像。
   （2）这可以防止在旋转手臂时骨折部位发生意外旋转。
6. 在无菌敷料上放置长臂石膏（单片或双片）。
7. 1 周后随访，包扎石膏。
8. 3～4 周后在门诊取出钢针（年龄较大的儿童需要更长时间）
   （1）术后 6～8 周限制活动。
   （2）更长时间的石膏固定很少见。

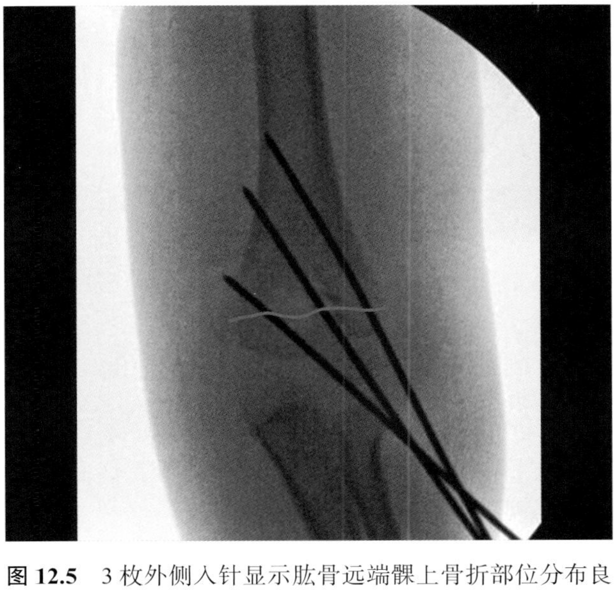

图 12.5 3 枚外侧入针显示肱骨远端髁上骨折部位分布良好，横跨外侧柱、中柱和内侧柱

B. 外侧髁骨折

1. 采用最大程度分散穿过骨折部位的穿针技术。
2. 稳定性是防止骨不愈合（可发生在外侧髁骨折）的关键。
3. 对于切开复位，考虑使用头灯以直视观察。
4. 目标是复位关节面，解剖复位有干骺端异常的关节面通常不会导致不良后果。
5. 放置长臂石膏（单片或双片）。
6. 1 周后随访，包扎石膏。
7. 4 周后拔针，只有在有足够的桥接骨痂的情况下才能拔针。有时需要 6 周的时间。

Ⅵ. 并发症

A. 肱骨髁上骨折

1. 并发症几乎总是与非骨性损伤有关。
2. 神经损伤通常是神经麻痹，可能需要几个月（但通常只有几周）才能解决
   （1）骨间前神经损伤最常见。
   （2）桡神经损伤较少见。
   （3）屈曲型尺神经损伤多见。
3. 骨筋膜室综合征在同侧桡骨 / 尺骨骨折中更为常见。正中神经损伤的病例需要密切观察，因为患者可能没有足够的感觉疼痛加剧提醒医生。
4. 血管损伤需要密切观察
   （1）术前粉红色、无脉搏的手不能恢复脉搏，应在术后至少 24 h 内进行监测。
   （2）闭合复位后血运重建失败的白色无脉搏手

应该开放探查（配备合适的血管医师）。
5. 针道感染。
6. 畸形愈合。

B. 外侧髁骨折

1. 骨不愈合。
2. 缺血性坏死。
3. 僵硬（最常见的并发症）。
4. 畸形愈合。
5. 侧向过度生长。

Ⅶ. 康复

1. 这些骨折的儿童很少需要进行康复治疗。
2. 应该告知家属，活动度可能需要 6 ～ 12 个月才能恢复正常。

Ⅷ. 结局

1. 肱骨髁上骨折——儿童应在受伤后 2 ～ 3 个月内恢复完全活动。
2. 外侧髁骨折
（1）儿童应在受伤后 3 个月内恢复完全活动。
（2）这些骨折可能需要更长的时间才能恢复正常活动度，适当地告知家属。

小儿前臂骨折

Ⅰ. 术前

见上文肘关节部分。

Ⅱ. 影像

1. 为了正确评估儿童前臂骨折，必须对肘关节和腕关节进行充分的成像。可怕的“漏诊孟氏骨折”是一种难以接受的并发症，后期难以治疗（有关孟氏骨折的进一步讨论，请参阅第 25 章“尺骨鹰嘴骨折和孟氏骨折”）。
2. 如果需要，请拍摄专门的肘关节和腕关节 X 线片。

Ⅲ. 分型

1. 小儿前臂骨折通常按位置、骨折类型和定位进行分型。
2. 除了涉及肘关节（即孟氏骨折）或腕关节（即盖氏骨折）的骨折外，前臂骨折没有常规使用的分型系统。
3. OTA/AO 分型主要用于研究目的，并不常用。

Ⅳ. 初步治疗

A. 闭合性前臂骨折一般应在急诊科镇静状态下使用 X 线透视检查尝试闭合复位。

1. 例外
（1）9 岁及以下儿童中段成角＜ 15°，桡骨近端成角＜ 10°可接受。
（2）大多数开放性骨折是在手术室治疗的，然而，Ⅰ型开放性骨折的治疗是有争议的。
（3）即将发生 / 正在发生的骨筋膜室综合征。
2. 损伤涉及的能量越大，年龄越大，骨折越复杂，患者闭合复位失败需要手术治疗的可能性越大。

B. 前臂复位应密切注意骨折类型。

C. 必须有一个专门的助手握住手臂，或使用手指夹挤（增加 / 减少力量）。

1. 青枝骨折
（1）通常是旋转损伤，至少有一根长骨完好。
（2）旋转损伤的复位不应使用“重建”骨折模式的技术。这将使一个基本稳定的骨折类型变得不稳定。
（3）伴有掌侧顶点畸形的骨折可以通过旋前手法复位，伴有背侧顶点畸形的骨折可以通过旋后手法复位（图 12.6a，b）。
2. 完全性骨折：应尽力恢复前臂长度（通过尺骨）和桡骨弓。

D. 作者倾向于将患肢置于单侧长臂石膏中（在间隙中放置衬垫）。石膏应该有良好的骨间模具和笔直的尺侧边界。

E. 应仔细评估复位后正、侧位 X 线片上的对位情况

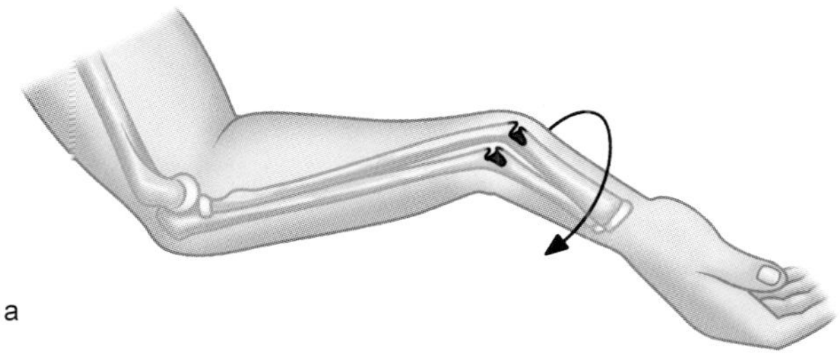

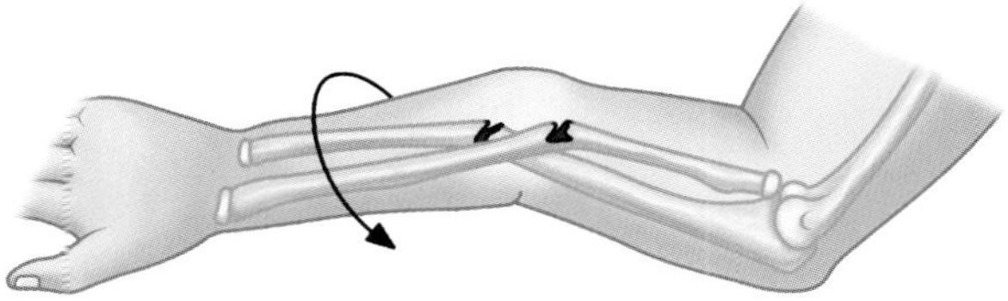

图 12.6 “经验法则”技术可以减少前臂骨折的旋转和角度。a. 旋后过度造成向掌侧成角骨折。使用旋前手法（将拇指朝畸形尖端旋转）可使骨折复位。b. 伴有旋前畸形的背侧成角骨折。旋后手法可以减少这种畸形

1. 可以通过确保桡骨茎突与二头肌结节大约旋后 180°，以及尺骨茎突与冠状突大约旋前 180° 来评估轴向平面。
2. 解剖变异较大，对侧 X 线片可能有帮助。

F. 复位不良（因年龄和骨骼位置而异）可能是需要进入手术室的指征，这通常是选择性的。

G. 如果复位良好，必须在 7～10 天进行随访，以评估对线和石膏覆盖情况——作者选择石膏而不是长臂夹板的原因之一是：如果需要，在临床中可以楔入楔形石膏。

Ⅴ. 最终治疗

A. 石膏治疗对大多数患者来说是最终的。

B. 如果需要手术治疗，选择适合年龄的内固定物。

1. 钢板和螺钉不是幼儿的最佳选择。其不需要刚性固定，钢板的保留和取出与晚期再骨折有关。
2. 由弹性髓内钉（钛或钢）甚至克氏针提供的相对稳定性已被证明是有效的，手术病残率较低。

C. 在选择相对稳定性时，重要的是要理解通常会有轻微的平移或成角，这通常是可以接受的

1. 幼儿有显著的重塑平移能力及较小的重塑成角能力。
2. 记住：“如果在急诊室是可以接受的，那么在手术室也是可以接受的。”还要记住，重塑潜力取决于剩余的生长期，12 岁的孩子可能不如 6 岁孩子的重塑能力。

Ⅵ. 并发症

A. 愈合不良（旋转不良最为常见）

为了防止骨不愈合，必须每周摄片，直到看到桥接骨痂或急诊室复位摄片后骨折没有移位。前臂骨折对位不会自发改善，如果发现复位丢失，应进行干预（重新固定、楔形固定、手术治疗等）。

B. 遗漏同侧损伤。例如盖氏骨折或孟氏骨折（详见第 25 章“尺骨鹰嘴骨折和孟氏骨折”，第 28 章“桡骨远端骨折和盖氏骨折”）。

C. 骨筋膜室综合征

1. 非手术骨折的罕见并发症。
2. 据报道，3 次及以上穿弹性髓内钉失败后发生骨筋膜室综合征的风险增加。

D. 再骨折。

Ⅶ. 康复

很少提及。

Ⅷ. 结局

A. 对于复位良好的骨折，结局极佳。

B. 不良结局主要来自“希望”重塑会发生，尽管有相反的证据

1. 老年患者和旋转畸形患者将无法预测重塑。
2. 骨折离快速生长的桡骨 / 尺骨远端骨骺越远，重塑的可能性越小。

股骨干

Ⅰ. 术前

A. 获得一份良好的病史记录

1. 该病史的意义
  （1）低能量股骨骨折（尤其是近端）不会发生在健康的儿童骨骼中。
  （2）仔细观察病理性骨骼。
2. 详情询问
  （1）区分虐待儿童和意外创伤可能很困难，而且通常超出了骨科医生的执业范围。
  （2）然而，父母回忆（并重复）事件具体细节的能力与非意外创伤呈负相关。
  （3）如果对虐待儿童有任何疑问，请通知医院的相关人员。

B. 体格检查

1. 这些患者经常极度疼痛，做一次简短（但全面）的体格检查。
2. 评估有无其他损伤和远端神经血管功能
  （1）受到惊吓的年幼患者可能甚至不会“活动”足趾，确保不会要求患者做任何痛苦的事情通常会有帮助。
  （2）做一次全面的神经学和血管检查。
  （3）骨筋膜室综合征在大腿罕见。

Ⅱ. 解剖学和影像学

1. 正位和侧位片是急诊室的标准图像。高能损伤也应该有专门的髋关节图像来评估同侧股骨颈损伤。
2. 如果骨折类型很明显，并且计划去手术室，通常可以接受次优垂直成像，而不是让一个疼痛的患儿多次去 X 线室。

Ⅲ. 分型

1. 小儿股骨干骨折一般根据位置、骨折模式和受伤时的体位进行分型。
2. OTA/AO 分型主要用于研究，并不常用。

Ⅳ. 初步和最终治疗

A. 骨折治疗大致可分为四个年龄组

1. 出生至 6 个月——软包扎或 Pavlik 带。
2. 6 个月至 4～6 岁——一般为闭合复位和人字形石膏。
3. 4～6 岁至 8～10 岁——弹性髓内钉与肌下内置钢板。
4. 10 岁以上
  （1）可采用刚性髓内固定（外侧入路）或肌下内置钢板治疗。
  （2）弹性髓内钉不应用于体重＞ 50 kg 的患者。

B. 最年幼的患儿可以在急诊室接受最终治疗，一旦排除了非意外创伤的风险，就可以回家。除非经过足够的培训，否则骨科医生不能担任排查医生。

C. 前往手术室接受最终治疗的患者应舒适地前往手术室。

1. 只有神经血管受损的患者才需要急诊或紧急固定。
2 大多数患者可以舒适地使用后方夹板（年幼者）或 Buck 牵引（年龄较大者）。
3. 牵引针很少使用，但如有必要，应放置在股骨远端干骺端（避免骨骺损伤）。

Ⅴ. 固定类型

A. 人字形石膏

1. 应放在 Spica 桌上。
2. 股骨干骨折可内翻和前方偏移 5°～10°。预防这些偏移的“过度矫正”是治疗计划的一部分。
3. 单腿行走的人字形石膏已被证明是安全有效的，不会影响结果（图 12.7）。父母的满意度明显更高。
4. 人字形石膏的佩戴时间通常由公式（年龄＋3 ＝石膏周数）决定。固定长斜行骨折的石膏一般比短斜行 / 横行骨干骨折更早去除。使用人字形石膏超过 5 周是很少见的。

B. 弹性髓内钉

1. 这种治疗的适应证有一个起始年龄范围（4～6 岁），但一般在 5 岁以后更容易接受。

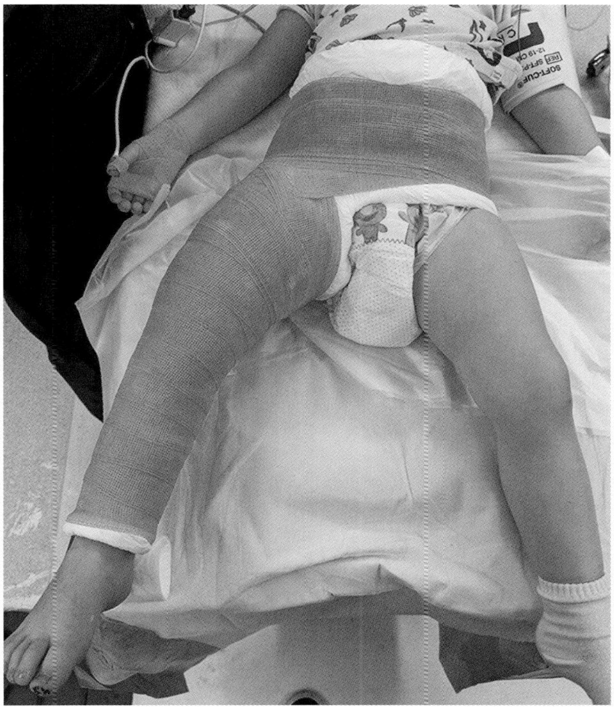

图 12.7 单腿行走的髋关节人字形石膏照片

2. 理想患者为 50 kg 以下，骨折长度稳定。
3. 一般情况下，两根钉子相对凹陷放置，每根钉子的大小可以通过测量髓腔最窄处的大小来估算
   (1) 髓腔填充率为 80% 是目标。
   (2) 每根钉子的直径应为最窄管径的 40% 左右。
4. 直到骨痂形成，足趾才接触负重。
5. 择期计划在手术后约 1 年取出髓内钉。

C. 肌肉下钢板

1. 通常适用于不适合使用弹性或刚性髓内钉的患者。
2. 通常为桥接钢板。
3. 直到骨痂形成，足趾才接触负重。
4. 择期计划在术后约 1 年取出钢板。

D. 刚性髓内钉

1. 适应证是年龄超过 9 岁的不能使用弹性髓内钉的儿童。外侧入路刚性髓内钉在 9 岁以上的儿童中使用已被证明是安全的。
2. 优点
   (1) 技术是所有骨科医生都非常熟悉的。
   (2) 直接负重几乎是完全可能的。
3. 必须使用专为儿科患者设计的侧入式髓内钉，以防止缺血性坏死。
4. 不需要摘除髓内钉，作者倾向于摘除远端交锁钉
   (1) 在生长发育的儿童中，远端交锁会随着发育向近端迁移。
   (2) 曾经是干骺端的交锁将变成骨干，并在内侧变得突出。

Ⅵ. 并发症

A. 畸形愈合

了解每个年龄段允许的骨折成角大小很重要
(1) 在婴儿身上，几乎所有的畸形都会重塑。
(2) 人字形石膏允许冠状面 10°以下、矢状面 15°以下的成角。
(3) 解剖复位是内固定治疗骨折的目标。

B. 感染

股骨骨折手术治疗后感染非常罕见。

C. 症状性内植物

1. 弹性髓内钉——如果入口点位于股骨中线前方，股四头肌经常会出现症状。
2. 肌下钢板——少见。
3. 刚性髓内钉——远端交锁可能会随着生长而出现症状。

Ⅶ. 康复

A. 人字形石膏

治疗很少有指征，但也是一种选择。家庭需要为几周到几个月的“跛行”做好准备，特别是对年幼的孩子。记住，借口和解释的区别在于时机，准备不足的家庭会不必要地担心，并频繁地给医生打电话。

B. 弹性髓内钉和肌下钢板

最初用足趾接触负重，一旦骨痂形成，就过渡到根据耐受度负重训练。

C. 刚性髓内钉

几乎所有的髓内钉都可以从可耐受的负重开始。

Ⅷ. 结局

1. 症状性畸形愈合很少见。
2. 受伤后应对儿童进行至少 1 年的随访，以检查肢体长度是否不均匀。
   即使在解剖复位的情况下，也可以看到同侧自发性的过度生长。

小儿踝关节骨折伴生长板损伤

Ⅰ. 术前

A. 进行全面的神经和血管检查

1. 检查胫神经、腓浅神经、腓深神经、腓肠神经和隐神经的功能。
2. 记录脉搏和毛细血管充盈情况。

B. 检查皮肤张力。

Ⅱ. 解剖和成像

1. 正位、侧位和踝穴位。
2. 胫骨远端骨骺闭合的模式可能会导致青少年的特殊骨折（见下文）。骨骺闭合顺序为中央→前→内侧→后→外侧。
3. 别忘记寻找关节内骨折。复位后（见下文），进一步的计算机断层扫描成像可以确定关节受累的程度。

Ⅲ. 分型

A. 骨骺骨折的 Salter-Harris 分型通常用于描述这些损伤（图 12.1）。

B. 已描述的青少年骨折类型（主要是根据骨骺闭合的类型）

1. Tillaux（Salter-Harris Ⅲ型）骨折：胫骨远端骨骺前外侧部分可通过胫腓前下韧带撕脱。之所以会出现这种情况，是因为胫骨远端骨骺是最后闭合的，因此也是铰链中最薄弱的一环。
2. 三平面（Salter-Harris Ⅳ型）骨折：这种骨折模式既存在于干骺端，也存在于骨骺。然而，在一张图像上识别这种模式并不总是很容易，仔细检查多平面成像是必要的（图 12.8）。

Ⅳ. 初步治疗

1. 未移位的骨折应固定在双片石膏或夹板内，一旦肿胀消退，应放置定型的石膏。
2. 几乎所有移位的骨折都受益于镇静状态下急诊室的闭合复位。
3. 应避免多次不成功的骨骺骨折复位，因为可能会发生骨骺损伤。
4. 骨折处的骨膜可能会卡住三平面和 Salter-Harris Ⅱ型撕脱骨折，阻止骨折复位。

Ⅴ. 最终治疗

A. 不同的骨折类型需要不同的治疗方法。

1. 大多数关节外骨折可以用切开 / 不切开克氏针治疗。
2. 开放性骨折复位几乎总是包括切开包裹的骨膜以帮助复位
   （1）切开复位的适应证是对位不正，而不是预防骨骺生长停滞。
   （2）切开复位不能降低骨骺过早闭合的概率。
   （3）发生的任何生长停滞都被认为是由损伤本身造成的。

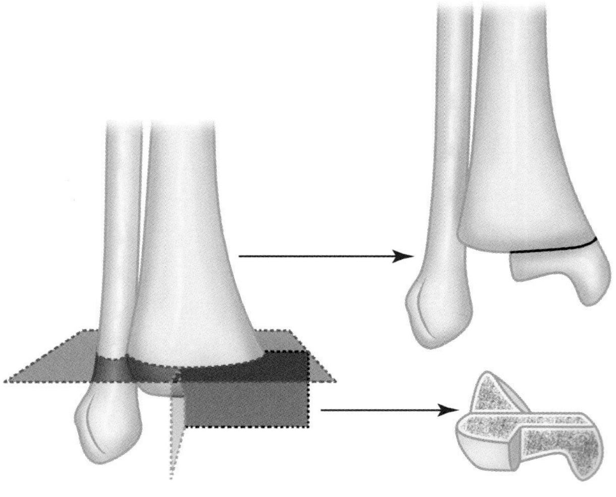

图 12.8 胫骨远端三平面骨折的示例

3. 通常情况下，移位≥ 2 mm 的 Salter-Harris Ⅲ型和Ⅳ型骨折需要切开解剖复位，采用坚强固定
   （1）移位 0～1 mm 的骨折需要密切随访。
   （2）对于仍有生长的患者，避免用螺钉穿过骨骺。

B. 大多数患有双踝骨折的儿童不需要对腓骨进行钢板固定。患有成人型 WeberB 型或 C 型骨折的年龄较大的青少年应采用与成人相似的方法进行评估和治疗。

Ⅵ. 并发症

骨骺生长停滞

1. Salter-Harris Ⅰ型和Ⅱ型的骨骺过早闭合发生率高达 40%，无论是闭合治疗还是开放治疗。
2. Salter-Harris Ⅲ型和Ⅳ型闭合治疗后骨骺生长停滞发生率增加。
3. 由于胫骨远端骨骺生长缓慢（每年 4～5 mm），需要至少 6 个月的随访，以确认是否出现骨骺生长停滞。

Ⅶ. 康复

笔者认为，踝关节骨折的康复患者可以从力量加强和本体感觉的物理治疗计划中受益，以防止再次受伤。

Ⅷ. 结局

1. 只要能够避免骨骺过早闭合，结局通常是好的。
2. 关于是否移除关节周围内固定物存在争议。作者在植入后 6～12 个月取下骨骺内螺钉。

推荐阅读

Badkoobehi H, Choi PD, Bae DS, Skaggs DL. Management of the pulseless pediatric supracondylar humeral fracture. J Bone Joint Surg Am 2015;97(11):937–943

Flynn JM, Garner MR, Jones KJ, et al. The treatment of low-energy femoral shaft fractures: a prospective study comparing the “walking spica” with the traditional spica cast. J Bone Joint Surg Am 2011;93(23):2196–2202

Keeler KA, Dart B, Luhmann SJ, et al. Antegrade intramedullary nailing of pediatric femoral fractures using an interlocking pediatric femoral nail and a lateral trochanteric entry point. J Pediatr Orthop 2009;29(4):345–351

Pennock AT, Charles M, Moor M, Bastrom TP, Newton PO. Potential causes of loss of reduction in supracondylar humerus fractures. J Pediatr Orthop 2014;34(7):691–697

Russo F, Moor MA, Mubarak SJ, Pennock AT. Salter-Harris II fractures of the distal tibia: does surgical management reduce the risk of premature physeal closure? J Pediatr Orthop 2013;33(5):524–529

Wilkins KE. Nonoperative management of pediatric upper extremity fractures or ‘Don’t throw away the cast’. Tech Orthop 2005;20(2):115–141

13 急性骨筋膜室综合征

Christopher Doro
黄陈翼 译 王学文 尹一然 校

引言

急性骨筋膜室综合征（acute compartment syndrome，ACS）一直是骨科创伤实践中的一种临床急症。目前 ACS 仍给骨科医生和其他临床医生带来诊断和治疗方面的挑战。对疑似 ACS 患者的评估必须及时，如果需要，必须及时进行筋膜切开术。

Ⅰ. 术前

A. ACS 的危险因素

1. 胫骨骨折最常与 ACS 相关，其次是软组织损伤，最后是前臂 / 腕关节骨折。
2. 在分析导致 ACS 的所有原因时，运动相关损伤导致的 ACS 病例总数最高（约 25%）。
3. 报道导致 ACS 的原因还有很多，包括出血、烧伤、静脉渗漏、术中定位、敷料或石膏压迫、再灌注损伤、高压注射损伤和药物过量（受累骨筋膜室长期受压）。
4. 伴有特定损伤 ACS 的发生率
   （1）胫骨干骨折：3%～10%。
   （2）胫骨平台骨折 12%。
   （3）双髁平台骨折和内侧髁骨折脱位：高达 30%。
5. 多项研究表明，低龄是一个重要的独立风险因素。年龄 10～30 岁往往是 ACS 的最强预测因素。
6. 据报道，民众因弹道伤导致的 ACS 发生率较低（约 3%）。然而，单纯腓骨和单纯胫骨弹道伤报告的 ACS 发生率约为 11%。近端损伤部位占近 90%。
7. 开放性骨折并不免于 ACS。大多数研究显示，与闭合性骨折相比，开放性骨折的 ACS 发生率增加。

B. 诊断

1. ACS 诊断困难，在同一机构治疗相同损伤的情况下，不同外科医生之间的 ACS 诊断率也不同（外科医生的 ACS 诊断和治疗率从 2% 到 24% 不等）。
2. ACS 检查
   （1）临床检查被认为是诊断的金标准，除非无法进行可靠的检查（昏迷患者、颅脑损伤、术中检查等）。否则不建议采用其他诊断方式。
   （2）5P 征常被错误地应用于 ACS 的检查和诊断（疼痛、苍白、无脉搏、感觉异常和麻痹）。其最初被用于描述动脉供血不足，对于 ACS 来说并不十分准确。绝大多数 ACS 患者脉搏正常。
   （3）典型的检查结果
      ① 疼痛不成比例。
      ② 受累骨筋膜室肌肉被动牵拉痛。
      ③ 感觉异常。
      ④ 麻痹或感觉减退。
      ⑤ 肌肉无力或瘫痪。
      ⑥ 触诊时骨筋膜室张力高——请注意，仅通过骨筋膜室触诊诊断 ACS 的敏感度和特异度较低（分别为 24% 和 55%）。
3. 骨筋膜室内压力测量
   （1）当检查有疑问或不可能时，骨筋膜室内压力（intracompartmental pressure，ICP） 是目前诊断的标准。
   （2）骨折处压力最高，并随着与骨折处距离的增加而降低。
   （3）大多数临床医生建议在骨折处附近测量 ICP。
   （4）通常是采用 ΔP 值＜ 30 mmHg 为诊断标准。
      ① ΔP 通过从麻醉前患者的舒张压中减去 ICP 计算（如果在手术室中进行）。理论上，当这个数值接近 0 时，骨筋膜室中的灌注会减少。
      ② ΔP ＞ 30 mmHg 是一个非常保守的诊断阈值。临床研究表明，这是一个安全的阈值；

然而，它可能会导致过度治疗。

③ 胫骨骨折时假阳性率为 35%（测量了 ICP，但实际上患者并没有 ACS）。

（5）用于压力测量的典型现代设备包括裂隙导管（图 13.1a）、侧孔针（图 13.1b）、固态换能器腔内导管、电子换能器尖端导管和动脉线换能器。

① 这些方法在压力测量方面非常相似（相关系数为 0.83）。然而，约 30% 的情况下，这些器械之间的测量差异可能超过 10 mmHg。

② 在早期文献中，该设备的侵入性部分（裂隙导管、侧孔针、18 号针）的比较显示侧孔针更优越，然而，最近的研究表明，18 号针与其他一样准确。

（6）临床上的压力测量存在着令人担忧的差异性。在一项研究中，60% 临床医生测量的 ICP 与对照组 ICP 差异在 5 mmHg 以内。

（7）持续性压力监测的使用仍在评估中。迄今为止，所有将连续性监测与非连续性 ICP 监测进行比较的临床研究均未显示结果或治疗延迟的差异。

4. 其他诊断方式

（1）近红外线光谱学（near-infrared spectroscopy，NIRS）

① NIRS 基于生物组织对近红外波长光（600～1000 nm）的吸收差异。这种波长的光可以穿透皮肤、软组织和骨骼，但会被血红蛋白吸收，从而确定其氧合状态。

② NIRS 是一种无创且快速的组织氧合评估技术，有广阔的应用前景。

③ 迄今为止，文献对 NIRS 诊断 ACS 的准确性看法不一。

④ 目前正在进行大规模试验，以确定其有效性。

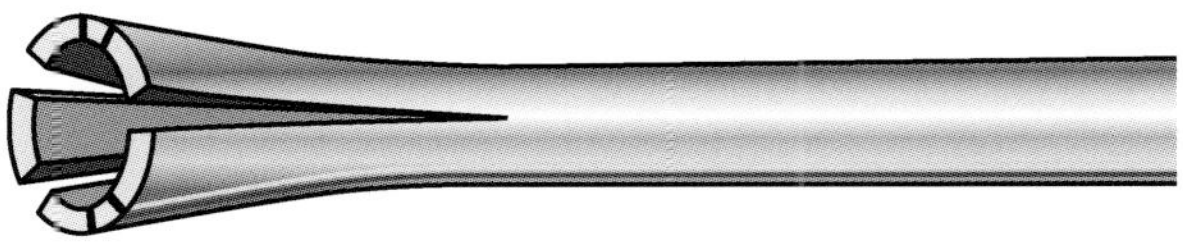

a

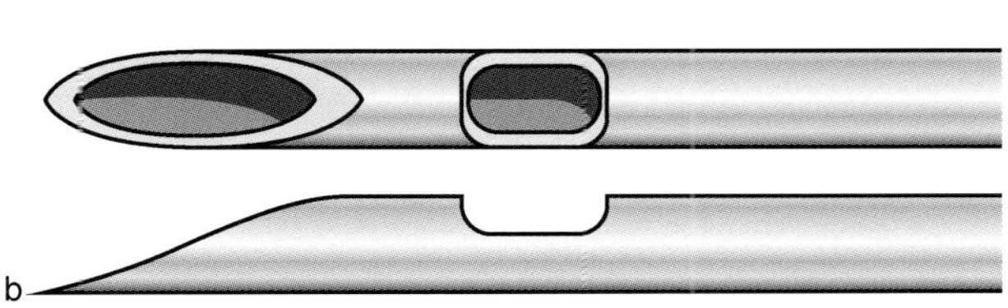

b

图 13.1 骨筋膜室内压力测量装置：**a.** 裂隙导管；**b.** 侧孔针

（2）生物指标

① 血清肌酸激酶（CK）> 4000 U/L、Cl > 104 mg/dl 和血尿素氮（BUN）< 10 mg/dl 已被证明与 ACS 显著相关，然而，其辅助诊断的价值尚不明确。

② 急性血管栓塞患者的乳酸盐水平已被纳入评估，但其与 ACS 的相关性仍有待考究。

③ 骨筋膜室内的葡萄糖浓度和 pH 在实验动物模型中已被证明是重要的标志物。但缺乏临床数据。

（3）超声检查

① 脉冲锁相环超声使用筋膜平面的反射来识别 ACS 中局部动脉搏动发生改变的特征波形。

② 初步研究表明，这在未来可能是有效的。

（4）其他方法

① MRI、放射性核素扫描和激光多普勒血流计是一些用于 ACS 诊断的其他诊断工具。

② 这些方法的缺点包括特异性较低、有效性有限、成本较高以及评估患者所需的时间较长。

③ 到目前为止，它们在 ACS 的诊断中还没有作用。

C. 放射学与 ACS 的相关性

1. 骨折长度与胫骨总长度之比每增加 10%，胫骨骨折发生 ACS 的概率增加 1.7%。
2. 初始股骨位移比（> 8%）（胫骨位移量除以股骨髁宽度）与平台骨折的 ACS 显著相关。
3. 平台骨折后的初始平台增宽（> 5%）与 ACS 有关。

D. 骨筋膜室解剖

1. 小腿——4 个间室（图 13.2）

（1）前面——胫骨前肌、趾长伸肌、跗长伸肌、第三腓骨肌、胫前动脉和腓深神经。

（2）侧面——外侧腓骨短肌、腓骨长肌和腓浅神经。

（3）后面深层——后方深层胫后肌、趾长屈肌、跗长屈肌、胫神经、腓动脉、胫后动脉。

（4）后面浅层——浅层腓肠肌、比目鱼肌、腘肌、足底神经和腓肠神经。

2. 大腿——3 个间室

（1）前面——缝匠肌、股直肌、股外侧肌、股

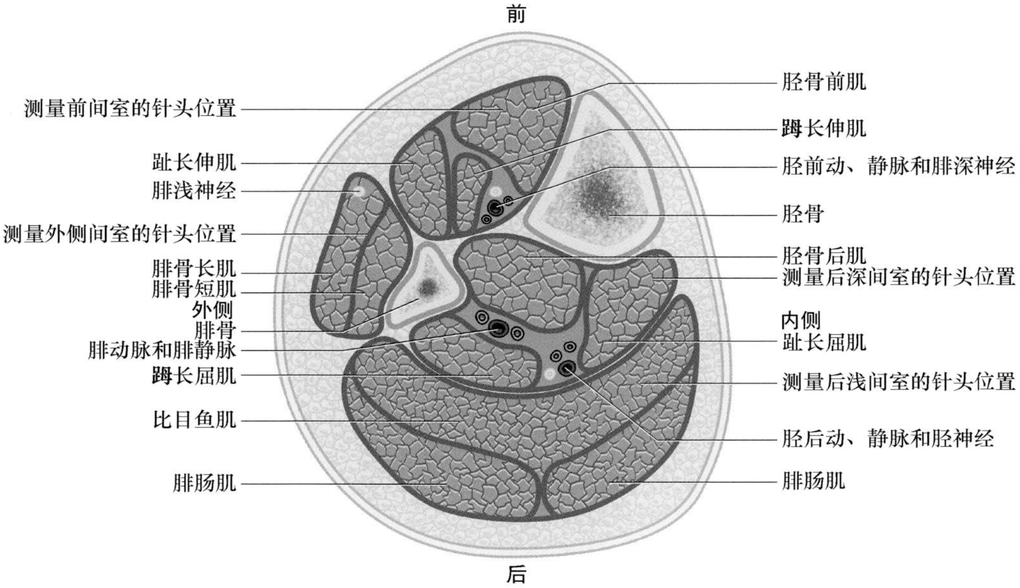

图 13.2 小腿间室，标有测量间室压力的针头放置位置

中间肌和股内侧肌、膝关节肌、股神经及股动脉。

（2）后面——股二头肌、半腱肌、半膜肌、股深动脉和坐骨神经。

（3）内收肌——耻骨肌、闭孔外肌、股薄肌、长收肌、短收肌、小收肌和大收肌。

3. 臀部——通常被认为有 3 个间室:（间室也被认为是这些大肌肉的肌外膜）阔筋膜张肌、臀中肌和臀小肌，以及臀大肌。

4. 足部——传统上被认为有 9 个间室。内侧间室、浅间室和沿足的长轴走行的外侧间室。内收肌室和 4 个骨间室位于前足，跟骨室位于后足。

（1）4 个骨内间室。

（2）内侧间室——踇外展肌和踇短屈肌。

（3）浅（或中央）筋膜室——趾短屈肌、趾长屈肌肌腱和四条蚓状肌。

（4）跟骨——跖方肌。

（5）内收肌——踇收肌。

（6）外侧——小趾短屈肌和小趾展肌。

5. 前臂（图 13.3）

（1）前（掌侧）——桡侧腕屈肌、掌长肌、尺侧腕屈肌、旋前圆肌、指浅屈肌、指深屈肌、拇长屈肌和旋前方肌。

（2）背侧——尺侧腕伸肌、指伸肌、小指伸肌、拇长展肌、拇长伸肌、拇短伸肌、示指伸肌和旋后肌。

（3）前臂伸肌群——肱桡肌、桡侧腕短伸肌和桡侧腕长伸肌。

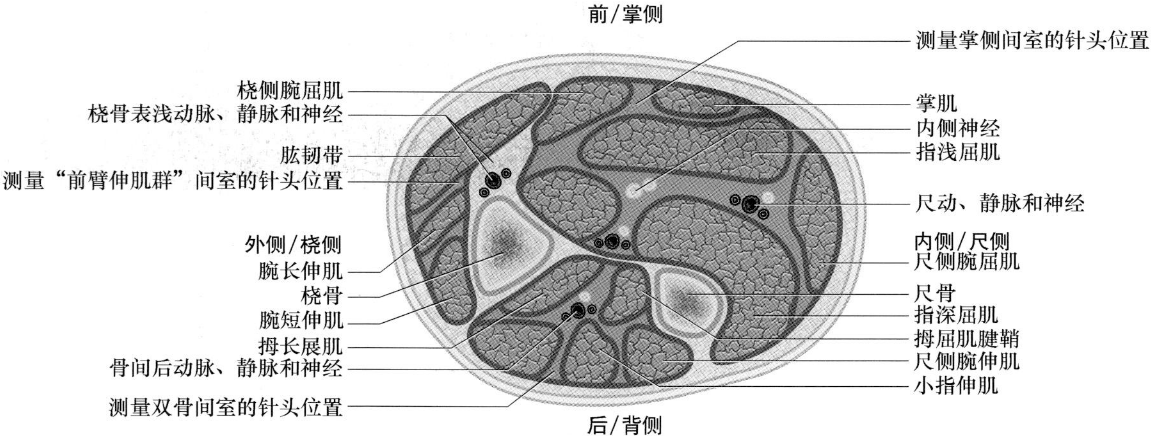

图 13.3 前臂间室，标有测量间室压力的针头放置位置

6. 臂
（1）前侧——喙前肌、肱二头肌、肱肌、肱动脉、尺神经和正中神经。
（2）后侧——后三头肌、肘肌和桡神经。
7. 三角肌。
8. 手（共 10 个）
（1）小鱼际、鱼际、拇收肌、骨间背侧肌（×4）、骨间掌侧肌（×3）。
（2）减压时应包括腕管。

Ⅱ. 治疗

A. 外科手术

1. 肌肉和组织缺血，如果不治疗将导致肢体不可逆的坏死和挛缩。
2. 对患肢进行快速彻底的减压是治疗的标准。
3. 小腿手术采用单切口和双切口均可。
4. 切口应几乎与间室的长度相等。真皮层可导致间室内的压力升高。
5. 小腿筋膜切开术——双切口入路（图 13.4）。
（1）外侧切口位于胫骨嵴和腓骨中间，延伸约 2/3 的小腿。
① 掀起皮瓣，辨认并分离肌间隔膜。
② 显露整个切口的前间室筋膜。
③ 切开外侧间室筋膜。
④ 注意保护腓浅神经，它在腓骨长肌和腓骨短肌之间从深层到浅层，从小腿中 1/3 的外侧间室走行，在外踝尖近端约 12 cm 处穿过深筋膜。然后在前部皮下组织中向远端行进。腓浅神经有较大的变异。它通常沿肌间隔走行，并可在离开深筋膜前进入前间室。
（2）胫骨后缘后 1～2 cm 的内侧切口
① 识别并保护大隐静脉。
② 切开腓肠肌外侧头筋膜和比目鱼肌外侧头筋膜，减压后浅间室。
③ 小心地从胫骨后近端松解比目鱼肌，进入后深间室。将筋膜用骨撬掀起向远端松解，以完全减压后方深层。
6. 前臂筋膜切开术（图 13.5）
（1）前臂掌侧
① 此前已有许多皮肤切口被描述。最实用的切口应从外侧 / 桡侧近端开始，并应在内侧 / 尺侧结束。这使得外科医生可以向近端延伸并穿过肘横纹，必要时显露肱动脉，并穿过腕关节腕横纹。如果减压，这可以使得软组织覆盖在腕管上，并保护正中神经的掌侧皮支。由此形成的切口是一个“S”曲线。
② 确定肱二头肌远端，松开肱二头肌腱膜。如果需要，可以在这里显露动脉。
③ 在指浅屈肌腱和指深屈肌腱平面减压，保护正中神经，松解指浅屈肌纤维弓和指深屈肌上的深筋膜。
④ 如果需要，系统地评估和减压其他所有肌肉的肌腹。
⑤ 如果需要，进行腕管松解。
（2）前臂掌侧备选（尺侧）入路
① 尺侧入路被认为是医源性手术损伤最少的入路。

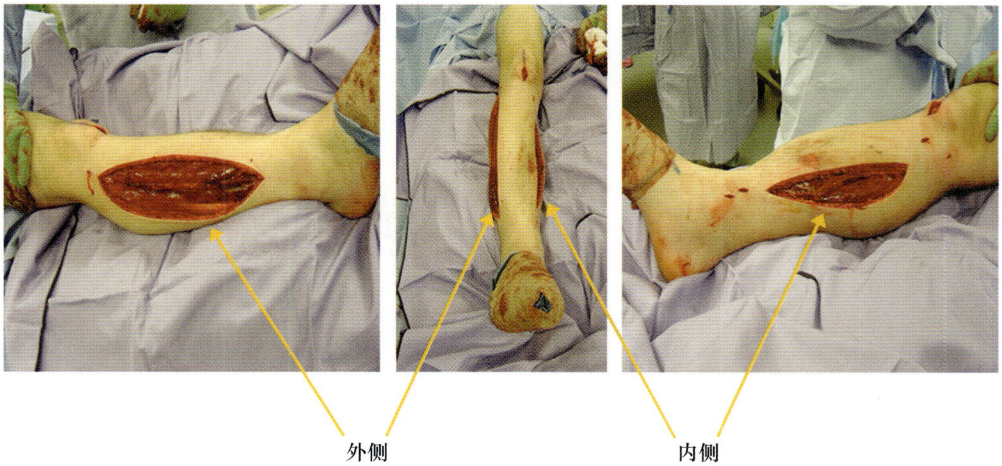

图 13.4 显示双切口小腿筋膜切开术的临床照片

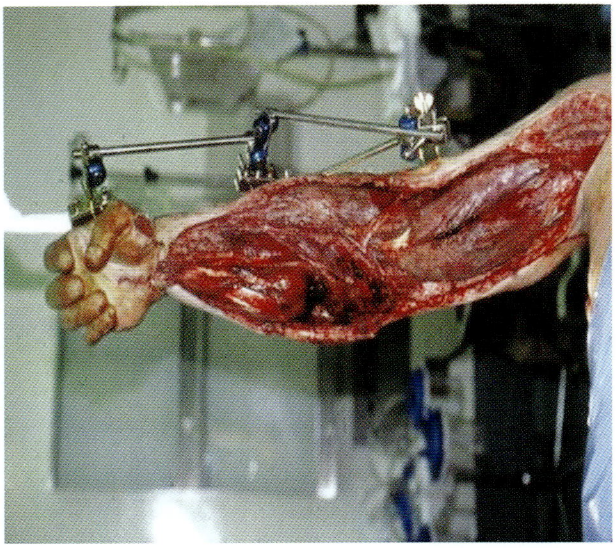

图 13.5 前臂掌侧筋膜切开术合并臂筋膜切开术的临床照片

② 皮肤切口沿尺侧腕屈肌延伸至内侧髁。

③ 减压浅筋膜。

④ 确定尺侧腕屈肌和指浅屈肌之间的间隔。

⑤ 辨认和保护尺神经，并在尺神经和指浅屈肌之间游离出间隙。需分离从尺动脉到指浅屈肌的节段性分支。

⑥ 拉开指浅屈肌以减压深筋膜（旋前方肌、指深屈肌、拇长屈肌）。

（3）前臂背侧

① 如有必要，掌侧减压后继续背侧减压。

② 在指总伸肌和桡侧腕短伸肌之间创建一个中线切口。

③ 松开伸肌上的筋膜 / 外膜。

④ 避免损伤骨间后神经。

⑤ 如有必要，向远端延伸以包括拇长展肌和拇长伸肌，并向深部延伸至旋后肌。

（4）前臂伸肌群（外侧间室）

① 如有必要，在掌侧松开和（或）背侧松解后，进行前臂伸肌群松解。

② 通常肱桡肌、桡侧腕长伸肌和桡侧腕短伸肌上的筋膜可通过背侧或掌侧切口进入。如果这些切口不适用，直接在前臂伸肌群上做额外的切口。

③ 根据需要松解前臂伸肌群和单个肌肉上的筋膜。

B. 内科治疗

1. 患者必须充分复苏。监测肾功能和肌红蛋白尿。

① 利尿是肌红蛋白尿治疗的关键。

② 将尿液的 pH 值提高到 6.5 或更高，可以最大限度地减少肌红蛋白的分解和有毒代谢物的形成。目前还不清楚这种治疗是否优于积极的补液和利尿。

2. 抗炎治疗正在动物模型评估，在减轻肌肉损伤方面可能显示出一些希望。

C. 其他治疗方法

超滤是已被阐述的 ACS 的另一种建议治疗方法。该技术需要将导管插入相关间室并排出多余的液体。这在一些动物模型中被证明是有效的。然而，在提出任何建议之前，需要更可靠的临床数据。

D. 结局

1. 漏诊 ACS 可能是毁灭性的，会造成严重的肢体功能丧失和挛缩。
2. 筋膜切开术的后遗症包括感觉改变、肿胀、肌力可能减弱、肌疝、瘢痕和美容问题。
3. 在 ACS 患者中，特别是胫骨平台或胫骨干骨折的患者，已发表的研究报告了感染率以及骨折不愈合 / 延迟愈合的比例增加。
4. ACS 将住院时间和费用增加了 1 倍多。

Ⅲ. 特殊考虑

A. 儿科患者

1. 引起 ACS 的创伤性病例最常发生在 14 岁以上的儿童中。
2. 在年龄较小（< 10 岁）的儿童中，血管损伤和感染是更为常见的病因。
3. 儿科患者的检查可能很困难。
4. 儿童出现 3A 症状（焦虑感增加、愈发激动以及镇痛需求增加）要考虑 ACS。
5. 治疗与成人一致。

B. 足部 ACS 的治疗

1. 传统上，足部 ACS 采用急诊筋膜切开术治疗。
2. 最近，一些作者建议延迟治疗足部 ACS（例如，爪形趾）可能比处理筋膜切开术伤口（特别是在需要固定的骨折的情况下）更容易。
3. 其他人建议背部真皮筋膜切开术（“拉花技术”）

代替筋膜切开术作为一种可能的方法。该技术的优点是最大限度地减少二次软组织手术的需要。然而，目前还不清楚这种技术是否能充分减压足部的所有间室。

4. 很少有文献可以指导外科医生关于延迟治疗与筋膜切开术的结局。然而，有文献表明，足部ACS的并发症发生率随着筋膜切开术时间的增加而增加。许多作者认为延迟治疗的并发症仍然大于筋膜切开术。

推荐阅读

McQueen MM, Court-Brown CM. Compartment monitoring in tibial fractures. The pressure threshold for decompression. J Bone Joint Surg Br 1996;78(1):99–104

McQueen MM, Duckworth AD, Aitken SA, Court-Brown CM. The estimated sensitivity and specificity of compartment pressure monitoring for acute compartment syndrome. J Bone Joint Surg Am 2013;95(8):673–677

McQueen MM, Duckworth AD, Aitken SA, Sharma RA, Court-Brown CM. Predictors of compartment syndrome after tibial fracture. J Orthop Trauma 2015;29(10):451–455

Mubarak SJ, Owen CA. Double-incision fasciotomy of the leg for decompression in compartment syndromes. J Bone Joint Surg Am 1977;59(2):184–187

Shadgan B, Pereira G, Menon M, Jafari S, Darlene Reid W, O'Brien PJ. Risk factors for acute compartment syndrome of the leg associated with tibial diaphyseal fractures in adults. J Orthop Traumatol 2015;16(3):185–192

Whitesides TE, Haney TC, Morimoto K, Harada H. Tissue pressure measurements as a determinant for the need of fasciotomy. Clin Orthop Relat Res 1975(113):43–51

14 截肢

Kevin Tetsworth，Vaida Glatt
黄陈翼 译 王学文 尹一然 校

引言

创伤后保肢和截肢的相关问题仍然存在争议（图 14.1）。艰难的选择反映了损伤的严重程度、患者的期望和要求、外科医生的培训和经验，以及特定机构的能力和局限性。许多肢体可以通过努力和巨大的花费（时间和金钱）来保住，在某些情况下，早期截肢是患者较好的选择。截肢是一个很好的重建选择，永远不应该被认为是“治疗失败”。截肢的决定涉及很多因素，它是在患者、患者的家人、义肢医生、康复医生和外科医生之间进行彻底讨论后做出的。最常见的情况是，最终决定需要两名或更多资深外科医生就适应证、治疗方案和患者的具体考虑进行会诊。

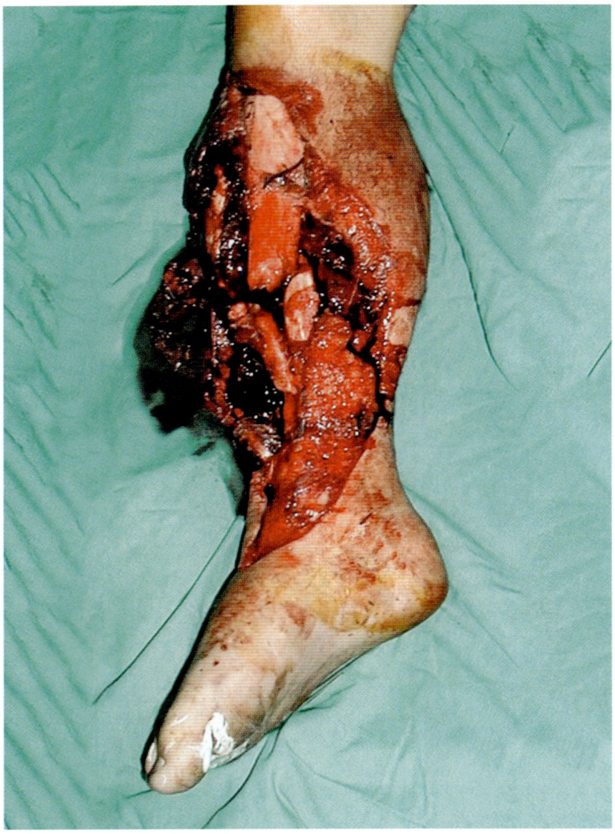

图 14.1 严重毁损伤，3B 型胫骨开放性骨折，伴有明显的骨干骨和软组织缺损。在决定是进行早期截肢还是进行保肢和重建时，需要做出非常复杂和困难的决定

Ⅰ. 术前评估

A. 病史和体格检查

1. 考虑与患者有关的所有方面：职业、教育水平、精神问题 / 人格障碍、依从性、患者期望值以及他们的社会关系网。
2. 跟外科医师采取的措施相比，这些因素与结果更密切相关。
3. 受伤史。
4. 系统因素
   （1）合并症——失明、帕金森病、肥胖症、痴呆症、卒中——考虑四肢残端。
   （2）吸烟。
5. 局部因素——血管分布、瘢痕形成和骨性隆起。
6. 多个肢体受累——引入了另一个层次的复杂性。
7. 疼痛——局限性压痛（神经瘤、滑囊炎或感染），感觉障碍或神经瘤特有的神经源性疼痛，怀疑慢性区域性疼痛综合征。
8. 用药——阿片类依赖性药物和违禁药物。
9. 膝关节、髋关节、肘关节的活动度——髋关节屈曲和膝关节屈曲挛缩的评估。
10. 局部肌肉的力量——膝关节屈曲 / 伸展，髋关节屈曲 / 伸展，髋关节外展 / 内收。
11. 对功能性步态最重要的肌肉是髋关节伸肌。

B. 影像学

1. 常规的 X 线片通常是必要的。
2. 对于血管病变，多普勒检查和踝肱指数（ABI）可以用来评估血供和伤口愈合不良的风险。
3. 计算机断层扫描和磁共振成像在评估肿瘤和慢性感染时都是有用的。

4. 核扫描通常帮助不大。
5. 如果存在骨融合，使用双能 X 吸收法来评估骨密度是非常有用的。

C. 分型

1. 急性损伤——存在许多分型系统，但总体上看各个观察对象间的一致性较差，对预后没有帮助。无论使用哪种分型系统，软组织损伤或丢失的程度都可被较好地预测出来。
2. 截肢——通常根据预期的解剖水平进行分型
   （1）上肢（图 14.2）——经肩胛带截肢、经肩关节截肢、经肱骨截肢（肘关节以上）、经肘关节截肢、经桡骨截肢（肘关节以下）、经腕关节截肢。
   （2）下肢（图 14.3 和图 14.4）经髋关节截肢、经股骨截肢（膝关节以上）、经膝关节截肢（经膝关节分离）、经胫骨截肢（膝关节以下），Syme 截肢、Boyd 或 Pirogoff 截肢（保留部分跟骨和附着的脂肪垫，将该复合体融合到胫骨远端）、Chopart 截肢（通过距舟关节和跟骰关节）、Lisfranc 截肢（通过跗跖关节）、经跖骨截肢、经跖趾关节截肢（图 14.5）。

Ⅱ. 初步治疗

A. 初步治疗步骤

1. 多发伤患者应遵循高级创伤生命支持（ATLS）原则（ATLS 方案详见第 9 章“多发伤”）。
2. 在手术室彻底清创和冲洗：评估损伤的严重程度，止血，清除所有异物或失活组织，扩大伤口边缘以开阔手术视野，切除完全从软组织剥

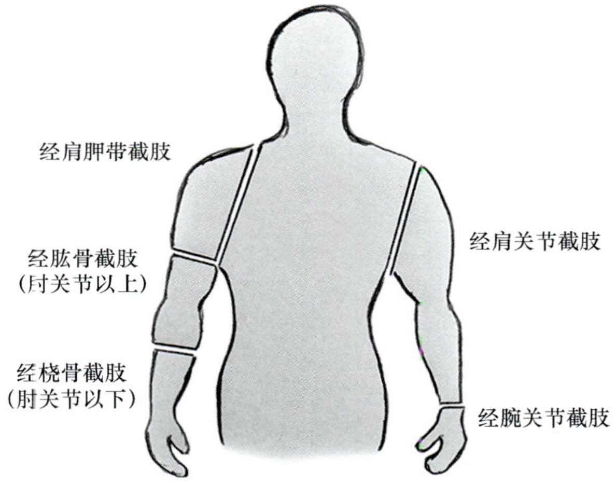

图 14.2　上肢截肢的选择

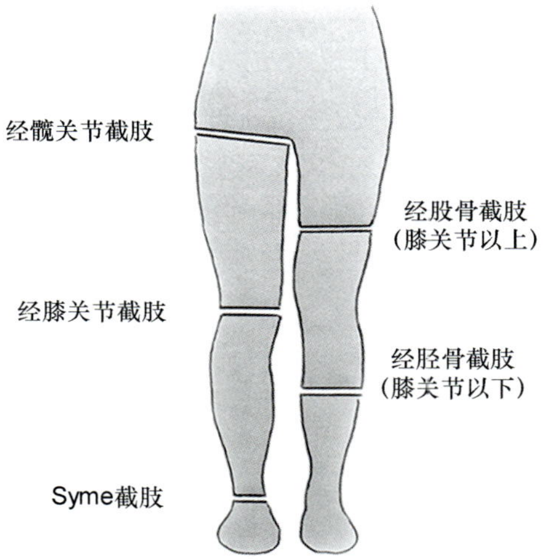

图 14.3　下肢截肢的选择

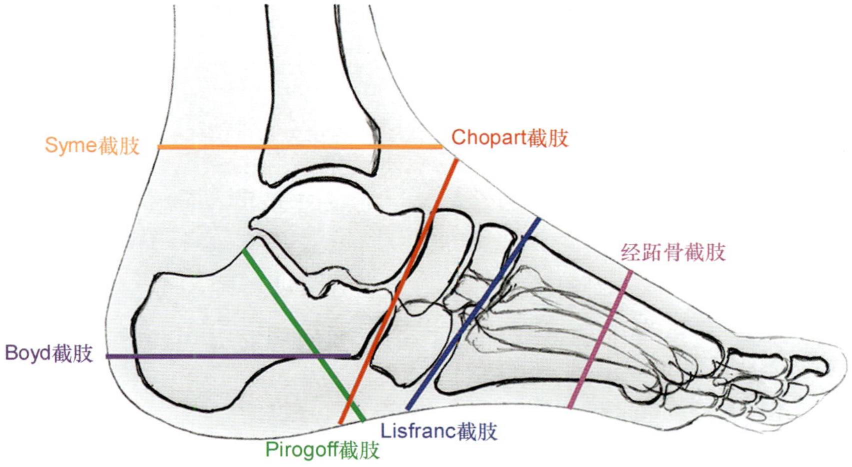

图 14.4　足部的截肢选择

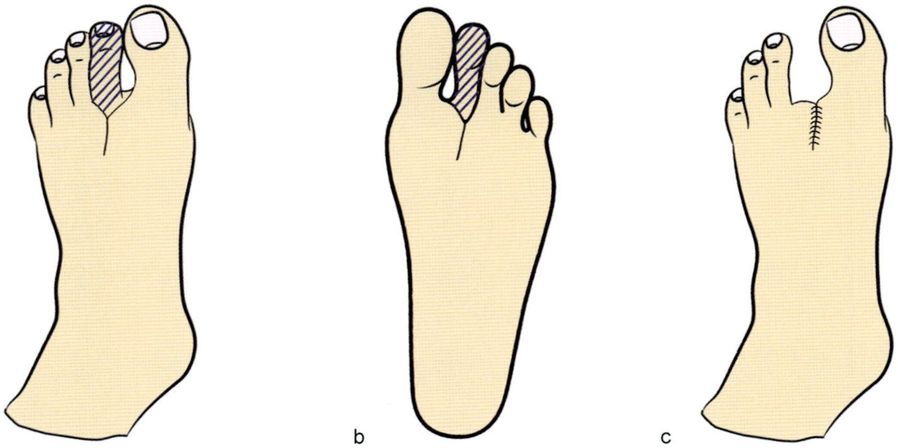

图 14.5　a～c. 球拍样切口用于足趾截肢（跖趾水平）

离的骨块。
3. 评估潜在的骨筋膜室综合征。
4. 改善复位，采取跨越式外固定和使用无菌敷料。
5. 考虑整形外科、血管科和创伤科会诊。

B. 保肢或早期截肢

1. 受伤前的状况（教育、收入、社会支持）比伤情或治疗更重要。
2. 保肢和早期截肢的预后比较。
3. 患者可以在期望获得相似效果的情况下，自主选择他们更能接受的方案。
4. 延迟截肢仍可获得良好的结果，有条件可初步尝试保肢。

Ⅲ. 最终治疗

A. 立即截肢的指征

1. 几乎所有创伤性肢体离断或接近离断。
2. 严重的肢体损伤超出了可以重建的范围——具有主观性，“严重程度”与相关外科医生的临床敏锐度和经验有关。
3. 四肢完全无血供，血管不可修复。
4. 肢体出血不可控制。
5. 肢体出现了危及生命的感染。

B. 早期截肢的相对指征

1. 足踝部有严重的开放性损伤。
2. 足部软组织脱套性损伤伴足部脂肪垫丧失（图 14.6）。
3. 预期结果将不可避免地导致僵硬、疼痛和足或手功能丧失。
4. 广泛的软组织和（或）骨骼缺失。

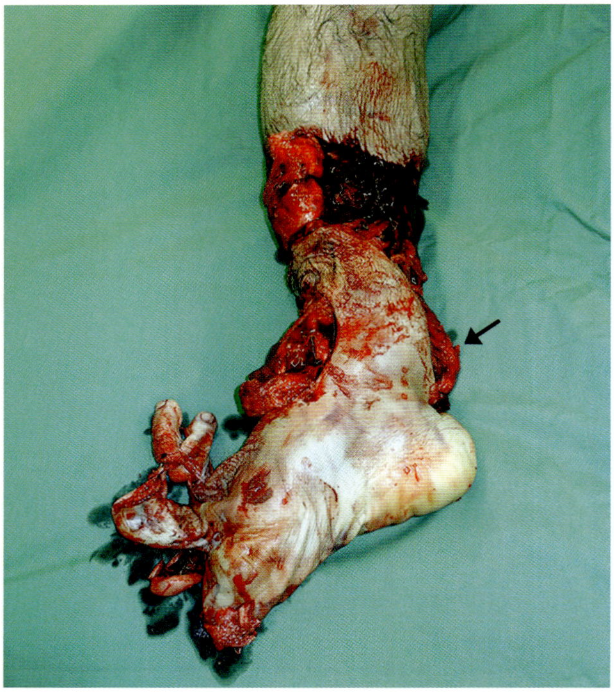

图 14.6　脱套伤，全足皮肤脱套（箭头表示外露的跟骨）

C. 由于长期前瞻性研究表明感觉可能恢复，足底表面麻木不再被认为是一个相对的手术指征，因为其似乎不会显著影响功能。

D. 创伤后肢体重建术后截肢的指征

1. 顽固的骨折不愈合。
2. 慢性 / 反复感染。
3. 血管功能异常。

4. 失能性神经源性疼痛。
5. 严重的神经缺失影响患者的功能。
6. 足或手僵硬 / 疼痛 / 变形。

Ⅳ. 手术原则

A. 截肢后步态的代谢需求

1. 以能量消耗或氧气消耗来衡量代谢需求。
2. 取决于截肢水平——与残肢的长度成反比。
3. 通常是尝试尽可能多地保留长度。
4. 相对于基线（完整下肢）增加的能量消耗
   （1）Syme 截肢：15%。
   （2）膝关节以下截肢（below knee amputation，BKA；经胫骨截肢）：血管性 40%，创伤性 25%（残肢较短 40%，残肢较长 10%～15%）。
   （3）膝关节以上截肢（above knee amputation，AKA；经股骨截肢）：血管性 100%，创伤性 70%。
   （4）双侧
      ① BKA＋BKA ＝ 40%。
      ② BKA＋AKA ＝ 120%。
      ③ AKA＋AKA ＞ 200%。
5. 几乎 90% 的双侧膝关节以上截肢者在 2 年内需要坐轮椅。
6. 不幸的是，残肢长度通常由软组织和血供分布来决定。

B. 理想的残肢

1. 短的残肢缺乏获得步态所需的机械性优势，可能会滑出义肢受腔。
2. 长的残肢也更难以安装义肢——因为需要足够的空间来容纳所有必要的组件。
3. 最优长度（图 14.7）
   （1）对于 AKA，膝关节线以上 15 cm。
   （2）对于膝关节下截肢，胫骨结节下 10 cm 或膝关节线下 15 cm
      ① 较长的残肢具有机械增益优势，应尽可能更多地保留残肢的长度。
      ② 在较长的残肢中腓骨更易活动，同时也更可能出现症状（创伤后）
         - 考虑实施标准的胫腓关节融合术（Ertl 手术）。
         - 更困难，技术要求更高。

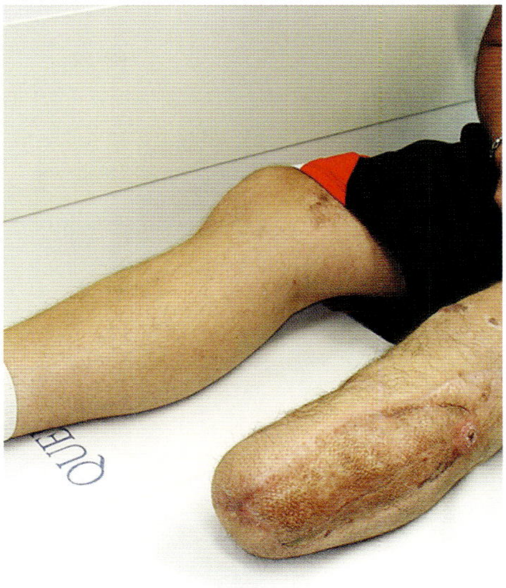

图 14.7 损伤 15 个月后，创伤后膝关节以下截肢残肢的典型临床表现。广泛的瘢痕和皮肤移植使安装义肢变得困难

         - 在军事外伤中，它已经被证实不会影响并发症高发生率的结果。
      ③ 安装足 / 踝义肢部件至少需要 25 cm 间隙，在高个子患者中较长的残肢更容易实现，而当患者较矮时则很难实现。
4. 光滑、稳定、圆形或圆锥形的残端最适合安装义肢。
5. 最小化的瘢痕或突起的骨骼。
6. 在骨端处缝合相对应的肌肉群（肌肉固定术）。
7. 软组织覆盖骨端，可为局部创伤提供有效的缓冲。
8. 软组织覆盖区血供良好；稳定，不活动。
9. 对于下肢，瘢痕应远离残端。
10. 对于上肢截肢，瘢痕可以位于残肢末端。
11. 神经横行切断并回缩，应远离残肢末端，并埋在肌肉中。

C. 创伤后经胫骨（膝关节以下）截肢

1. 这里描述的手术技术包括截肢手术的主要原则，并且通常可以根据需要应用于大多数其他部位和不同的节段。
2. 切口
   （1）截断——用于控制出血或感染的紧急情况；一般来说，要尽可能保留良好的软组织以备后期截肢。
   （2）鱼嘴样切口——最简单、技术要求最低的切口。

（3）后侧延伸皮瓣——最适用于膝关节下截肢（图 14.8）。

（4）球拍样切口——用于足趾截肢（图 14.5）。

3. 特别适用于经胫骨（膝关节以下）截肢（后侧延伸皮瓣）

（1）采取仰卧位，神经阻滞，可控制围手术期疼痛。

（2）止血带 250～275 Torr（mmHg）。

（3）传统的截肢部位在胫骨结节下掌宽处

① 现在更常见的是胫骨中段截肢。

② 义肢从地面到残肢底部需要 25 cm 的间隙。

③ 中段 1/3 平衡更好——力学性能更好和支撑力更强。

4. 随着腓骨残端变长，它会“切割”得更多，并可能有症状，特别是当胫骨和腓骨之间原本存在分离时（如移位的 pilon 骨折）。

5. 虽然有争议，但年轻的创伤患者可能是“骨桥”（Ertl）手术的最佳人选。

6. 根据软组织及其他问题，选择截肢平面：从侧面检查肢体，用尺子评估肢体宽度（如 16 cm）；后方软组织瓣远端后缘应位于距远端 n＋1 cm 处（即 17 cm）。

7. 膝关节以下截肢的手术入路

（1）切口：在计划截骨水平前方横行——向远端后内侧 / 外侧延伸至正中线——切开皮肤、皮下、筋膜。

（2）后方远端——在截骨水平横行——切开皮肤、皮下、筋膜。

（3）分离内侧的隐静脉和神经。

（4）牵引神经和锐性切断——隐静脉的处理问题最小（详见第 13 章“急性骨筋膜室综合征”图 13.2）。

（5）不要在义肢放置的同一平面切断神经——需要在近端 1～2 cm 处。

（6）在外侧寻找骨间膜。

（7）在其下滑动血管钳，然后用手术刀横行切断前外侧结构。

（8）使肌肉远端回缩，显露胫前血管神经束——结扎胫前血管，然后找出腓深神经——牵拉神经，切断并使其近端缩回。

（9）在盐水冲洗下用电锯切断胫骨，腓骨比胫骨切短 1～2 cm。

（10）使用骨钩控制胫骨，并在后表面使用截肢刀。

（11）直接在胫骨和腓骨后侧完全截肢，移除足部和胫骨远端。

（12）在后方结构的深层和浅层之间进行解剖，这在中间部位很容易实施。

（13）神经血管束与深筋膜相连——完全剥离。

（14）在远端纵向切开鞘管——取出整条神经，不要损伤静脉。

（15）牵拉神经，在独立于血管的位置锐性横断——向近端回缩 8～10 cm。

（16）横切神经血管束，分离动脉和两条静脉——缝线结扎腓血管。

（17）用 0 号缝合丝线双重结扎所有知名的血管——缝扎远端，游离结扎近端。

（18）不要单独使用活结，因为搏动会使缝线松动。

（19）如果患者截肢后出现“搏动性疼痛”，可能是结扎前方血管结构的同时结扎了腓神经造成的，应将其分开，单独切断神经。

（20）在后方中线部位确认腓肠神经——向后拉出 15 cm，然后在张力状态下横断。

（21）结扎邻近腓肠神经的小隐静脉——通常血管较大，易于出血。

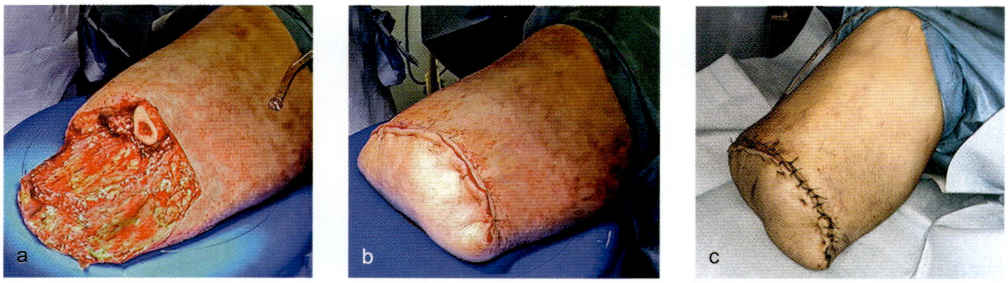

图 14.8 后侧延伸皮瓣：（**a**）术中关闭切口前完成经胫骨截肢的照片；（**b**）修剪皮瓣多余组织，可吸收缝线暂时缝合皮下；（**c**）尼龙缝线完全关闭切口后术后照片

（22）根据需要切除比目鱼肌以便于关闭切口，但需要保留厚的筋膜皮瓣。

（23）用摆锯将露出的骨骼末端修整成斜面，然后将两个角锯成斜面，修锉边缘。

（24）松止血带，止血——比目鱼肌的许多静脉出血——缝扎止血有效。

（25）用较粗的缝线缝合后方的筋膜与前方的骨膜以完成肌肉固定术；肌肉固定术可以通过胫骨前方的骨皮质钻孔来完成，以获得更安全的修复。

（26）使用 2-0 可吸收缝线关闭皮下，使用 2-0 不可吸收缝线缝合皮肤，使用 Steri-Strips 条带增加缝线之间的闭合性；然后覆盖无菌敷料，加用 / 免用可拆卸的石膏。

D. 经股骨（膝关节以上）截肢

1. 鱼嘴样切口。
2. 用上述原则横切前方肌肉（股四头肌）和外侧肌肉。
3. 识别并分离股动脉和股静脉，按上述方法缝合结扎。
4. 牵拉股神经，切断并允许其近端回缩。
5. 牵拉并直接横断隐神经，使它向近侧回缩。
6. 在计划的股骨切口远端 5～10 cm 处横行切断内侧肌肉（内收肌、缝匠肌、股薄肌），以进行后期内收肌固定术。
7. 距膝关节近端约 15 cm 截断股骨。
8. 横行切断后方剩余的肌肉（腘绳肌）。
9. 分离坐骨神经，单缝线结扎；应用牵引技术并锐性切断坐骨神经，任其近端回缩。
10. 通过股骨远端钻孔用较粗的缝线完成内收肌固定术；将后方的腘绳肌筋膜与前方的股四头肌筋膜缝合，以增加残肢软组织覆盖。

Ⅴ. 术后护理

A. 有些外科医生倾向于放置引流管数天。

B. 除血管异常外，应抬高患肢以减轻水肿。

C. 早期活动。

D. 多种敷料可供选择

1. 刚性敷料——刚性的可移动的煅石膏（plaster of Paris，POP）固定 4～6 周；减少水肿和术后疼痛，保护残端免受创伤，可立即活动，将残端塑造成圆锥形，以加速义肢安装，并防止屈曲挛缩。
2. 软性敷料——用弹性绷带包裹的大块纱布。这些敷料减少水肿并使残肢形成圆锥形，以加速义肢安装。
3. 弹性纱布——价格便宜，重量轻，容易获得。必须小心使用，否则可能会产生止血带效应，同时也可以多次频繁地重复使用。

E. 在 3～4 周时拆除缝线，因为伤口通常愈合缓慢（特别是血供不足和糖尿病患者）。

Ⅵ. 并发症

A. 早期并发症

1. 伤口血肿。
2. 感染和伤口裂开。
3. 软组织坏死。
4. 贫血。
5. 深静脉血栓形成。
6. 肺栓塞。
7. 幻肢痛在早期常见，并且约 30% 发展为长期疼痛。

B. 晚期并发症

1. 疼痛。
2. 粘连性瘢痕。
3. 异位骨化。
4. 溃疡、蜂窝组织炎、感染。
5. 挛缩和关节活动受限。

C. 疼痛可能有几种不同的来源，必须确定病因：神经瘤、复杂性局部疼痛综合征、幻肢痛。

D. 症状性神经瘤

1. 很常见，切断的神经不可避免地会形成神经瘤。
2. 在张力下横行切断神经，神经残端向近端回缩。
3. 通过轻微触击定位，进行局部注射。
4. 可以尝试可的松注射，但这通常导致标准神经切断术后的翻修手术。

E. 复杂性局部疼痛综合征

1. 神经瘤可以是局部的，但复杂性局部疼痛综合征有全身反应。
2. 极难治疗。
3. 幻肢感觉（感觉缺失的肢体仍然存在）。
4. 幻肢痛（感觉缺失的肢体仍然疼痛）。

F. 潜在的病因——残留的神经继续产生信号；在没有预期的感觉输入的情况下，脊髓开始兴奋性地自发放电，改变躯体感觉皮层内的信号传递 / 调节 / 反应。

Ⅶ. 康复

A. 康复步骤

1. **目标**——残肢收缩，残肢脱敏，保持关节活动度，增强残肢力量，最大限度地自主训练，重新融入劳动 / 社会。
2. **住房改造**——外部坡道，电梯 / 楼梯栏杆，为轮椅通过扩宽房门，降低厨房工作台面和水槽，带水平入口的淋浴，淋浴座，可能的浴缸升降机，改装家具 / 镜子。
3. **汽车改装**——改装踏板 / 座椅，辅助升降进出，考虑手动控制。
4. 鼓励社会化，职业培训，回归就业。
5. 教育患者设定未来的目标和如何选择义肢。

B. 安装义肢

1. POP 石膏固定——制作义肢的初始模具。
2. 制作一个定制的热塑性义肢接口，以最佳地适应每个个体的独特残肢。
3. 目标是实现义肢接口和残肢之间的密切接触。
4. 旨在最大限度减少皮肤与关节窝界面的活动。
5. 残肢必须符合要求——术后水肿完全消退，无骨性突起，无感染，瘢痕软化；挛缩解除；强度和关节活动度恢复到最大程度；疼痛、过敏或神经瘤已被解决；“残肢包裹”形成了一个圆锥形。
6. 套筒式义肢（图 14.9）——皮肤与义肢之间的接口是关键；接口传递来自义肢的巨大力量，必须与残肢进行细致的固定，否则会对皮肤或皮下组织造成潜在的刺激或损伤；软衬垫通常位于义肢接口的内部，患者也可以穿一层或多层义肢袜，以达到贴合的固定效果。
7. 悬挂系统——吊带，如皮带、腰带或袖带，用于连接义肢，目前常用于上肢截肢

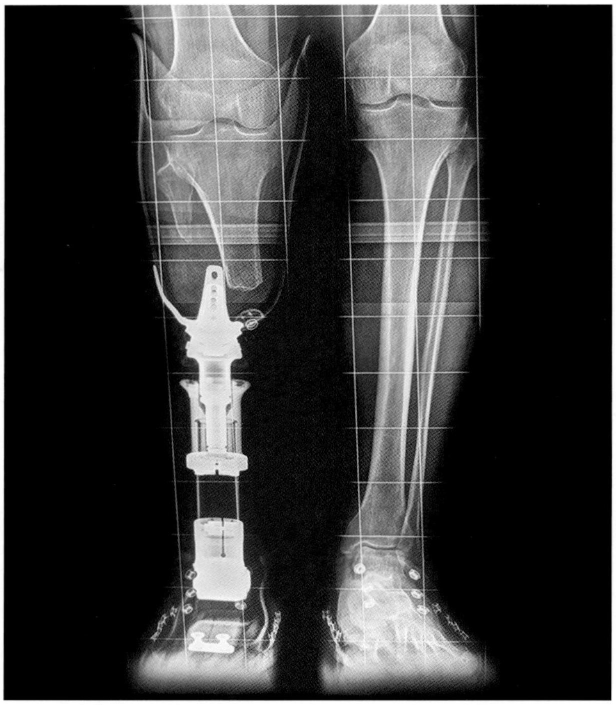

图 14.9 膝关节以下截肢者在标准的固定义肢接口上的 X 线片。值得注意的是，人工肢体外翻，胫骨残端位于内侧，肢体不等长为 2 cm

（1）在高位经股骨截肢后，有时仍需要短时间使用吊带。
（2）对于某些类型的截肢，义肢能够通过适应残肢的形状而保持贴合。
（3）最受欢迎的一种悬挂方式的机制依赖于吸力——义肢紧贴在残肢上，并用密封装置将其固定在原位。
（4）在准备好一个初步的义肢接口后，经常需要多次修整以达到满意的贴合。
（5）这个过程很大程度上是经验性的，义肢医师根据患者需要进行调整，以满足患者。

C. 直接骨附着——骨结合（图 14.10 a～c）

1. 非常有前景的义肢附着的替代方法。
2. 多孔钛植入物直接与骨骼残体完全结合，在患者和义肢之间提供坚实、紧密的连接。
3. 主要适用于由于残肢过于短小、瘢痕粘连皮肤、骨性隆起、复发性溃疡和感染而不能使用套筒式义肢的截肢患者。
4. 经皮植入物通过皮肤突出，并与适配器连接。
5. 考虑感染的风险——当使用现代植入物和改进

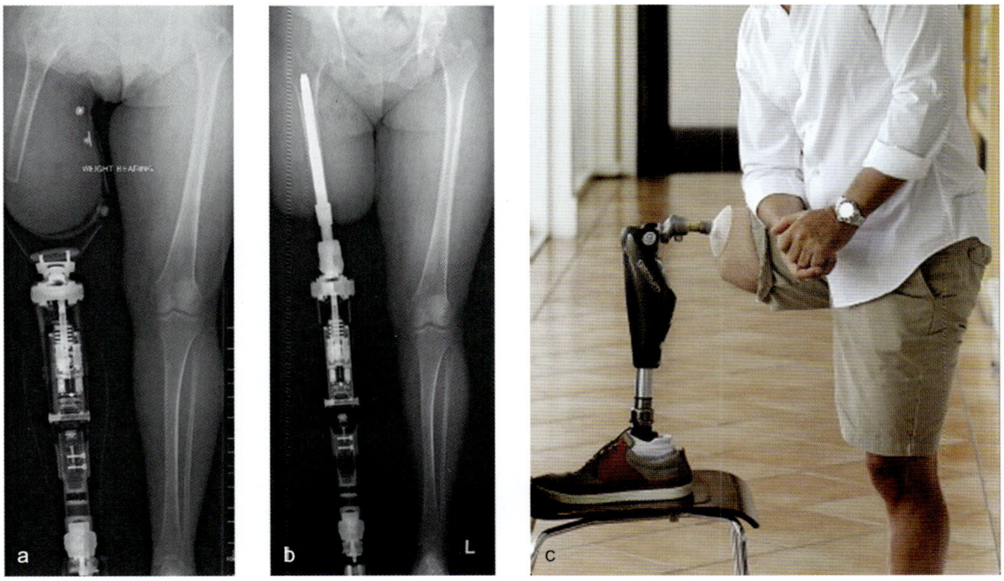

图 14.10 **a**. 经股骨截肢者的股骨通常在传统的义肢受腔中明显外展；**b**. 骨结合义肢的 X 线片显示股骨义肢的解剖结构；**c**. 戴有骨结合义肢的患者的临床照片

的技术时，感染的问题比预期要少得多。

6. 目前在美国没有食品和药品管理局批准的植入物可供使用，但在国际上使用广泛。
7. 最适合用于经股骨截肢的患者（膝关节以上）：研究证实，功能［TUG（计时起立行走测试）和 6 MWT（6 min 步行试验）］和主观结果测量［SF-36，Q-TFA（经股骨截肢者问卷）］显著改善。
8. 经肱骨截肢者：结合靶向肌肉神经再支配和使用最先进的肌电假体，早期结果理想。
9. 如果患者不能接受套筒式义肢，可能适合选用膝关节以下截肢。

Ⅷ. 截肢者的预后评估

A. Q-TFA（2004 年）——目前尚无经胫骨截肢患者的有效结果评估表。

B. 健康调查量表（SF-36 和 SF-12）。

C. TUG 试验和 6MWT。

D. 截肢者活动预测指标（AMP-Pro 或 AMP-noPro）。

E. 医疗保险功能分级——“K 分级”

1. K0——不能使用义肢，需要轮椅或拐杖。
2. K1——可使用义肢在平地上移动或行走，居家步行。
3. K2——只能通过低障碍环境，有限的社区步行。
4. K3——能够以可变的步频穿过大多数环境障碍物、道路或楼梯——不受限的社区行走。
5. K4——需求较高的患者，几乎没有任何限制，包括跑步、跳跃、运动（典型的儿童）、活跃的成年人、运动员。

Ⅸ. 儿童、老年和危急患者的特殊注意事项

1. 儿童患者——膝关节以下截肢不太适合生长发育中的儿童，其有过度生长倾向，经常需要再次手术；Syme 远端或经膝关节截肢最适合；允许残端本身立即承受全部重量，对于婴幼儿和学步期的儿童（尤其是双侧患者）特别有帮助。

2. 老年患者——帕金森病、阿尔茨海默病、痴呆症、失明都会出现问题；难以或不能使用义肢，跌倒风险高，可能骨折，如果截肢，他们可能需要一直坐在轮椅上；考虑残肢末端承重（可考虑 Boyd/Pirogoff 截肢）。

3. 病态肥胖患者——如果体重＞150 kg，不太可能使用套筒式义肢，难以安装义肢接口，考虑残肢末端承重（通过膝关节、Boyd 或 Pirigoff 截肢）。

推荐阅读

Al Muderis M, Tetsworth K, et al. The Osseointegration Group of Australia Accelerated Protocol (OGAAP-1) for two-stage osseointegrated reconstruction of amputees. Bone Joint J 2016;98B:952–960

Bosse MJ, MacKenzie EJ, Kellam JF, et al. An analysis of outcomes of reconstruction or amputation after leg-threatening injuries. N Engl J Med 2002;347(24):1924–1931

MacKenzie EJ, Bosse MJ, Castillo RC, et al. Functional outcomes following trauma-related lower-extremity amputation. J Bone Joint Surg Am 2004;86(8):1636–1645

Taylor BC, Poka A. Osteomyoplastic transtibial amputation: the Ertl technique. J Am Acad Orthop Surg 2016;24(4):259–265

Tintle SM, LeBrun C, Ficke JR, Potter BK. What is new in trauma-related amputations. J Orthop Trauma 2016;30(Suppl 3):S16–S20

15 肋骨骨折

Aaron Nauth
王学文 译 尹一然 吴晓明 校

引言

肋骨骨折常见于多发伤患者，往往合并骨科损伤。肋骨骨折可能会遇到各种各样的损伤，从单一 / 无移位的肋骨骨折到多处骨折 / 移位的肋骨，再到伴有胸壁机械不稳定的连枷胸损伤。肋骨损伤的严重程度与发病率和死亡率的增加明显相关。传统处理这些损伤（包括严重损伤，如连枷胸）的方法主要是非手术治疗，包括止痛、必要的呼吸功能支持护理，以及用于处理相关气胸 / 血胸的导管放置。近年来，人们对更严重的肋骨骨折和胸部损伤（如多发性移位肋骨骨折或连枷胸损伤）的外科治疗越来越感兴趣。

Ⅰ. 术前

A. 病史和体格检查

1. 严重的肋骨损伤通常是高能量钝器损伤的结果［通常是机动车碰撞，从 10 英尺（约 3 m）或更高的高空坠落，行人被车辆撞倒等］。
2. 患者评估应遵循高级创伤生命支持（ATLS）方案，因为这些患者经常遭受多处损伤，并可能出现危及生命的紧急损伤。
3. 胸部的详细体格检查应包括评估心血管功能（心率、血压、心脏监测）、呼吸功能（气管偏移、血氧饱和度、气道畅通、叩诊呈浊音或过清音、不对称或反常的胸部运动），以及胸部外伤的体格检查结果（瘀斑、安全带综合征、开放性损伤、捻发音、皮下气肿）。
4. 常见的骨科损伤包括锁骨和肩胛骨骨折。
5. 常见的非骨科损伤包括头部损伤和腹部损伤，如脾或肝破裂。

B. 解剖学

除了胸腔的解剖及其对呼吸功能的作用外，认识到被肋骨包绕的胸腔内和上腹部内的解剖结构，以及这些结构可能发生的相关损伤很重要。

1. 纵隔结构包括心脏（心脏填塞、心脏挫伤、破裂）、大血管（血管损伤）、气管（气管支气管损伤）和食管（食管破裂）。
2. 胸膜间隙（张力性气胸、吸入性胸部创伤、气胸和血胸）。
3. 肺（肺挫伤、撕裂伤）。
4. 膈肌、肝和脾由低位肋骨（10～12 肋）包绕，这些结构的损伤（膈肌破裂、脾或肝破裂）可能与肋骨骨折有关。
5. 肋骨和胸腔（肋骨损伤的严重程度增加会加重呼吸功能的损害，因为吸气 / 呼气疼痛和呼吸肌受损）。
6. 肋间血管和神经（神经血管损伤）。

C. 影像学

1. 前后位胸部 X 线片
   （1）根据 ATLS 方案，所有疑似胸部创伤的患者都应接受前后位胸部 X 线快速成像。
   （2）这项初步筛查对于早期发现对生命构成直接威胁的损伤至关重要，如张力性气胸（图 15.1a，b）、大量血胸或纵隔损伤。
   （3）作为识别肋骨骨折、气胸 / 血胸和膈肌破裂的初始筛查措施。
2. 胸部和腹部增强 CT
   （1）根据损伤机制、体格检查或初始影像学检查，所有怀疑有这些损伤的患者均需进行胸部和腹部 CT 静脉造影。
   （2）CT 扫描是识别和描述肋骨和胸骨骨折的首选成像方式。

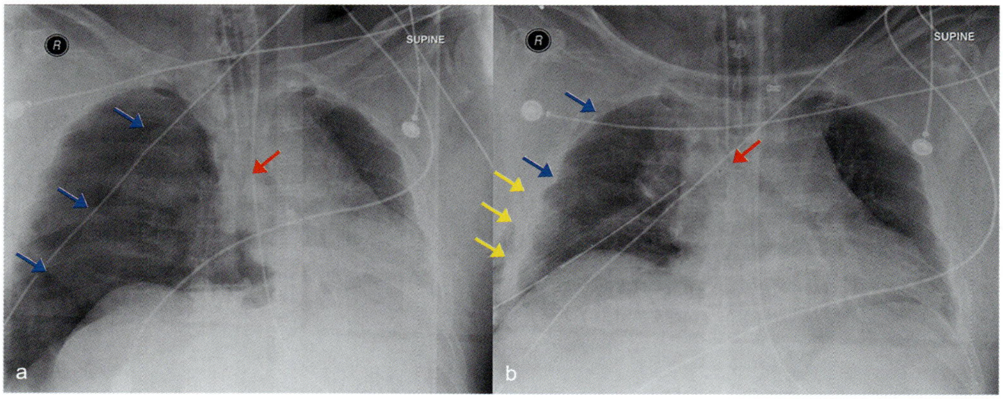

图 15.1 **a**. 一名 46 岁男性因机动车事故胸部受到钝性创伤的前后位胸片。在插管后，患者因疑似右侧多处肋骨骨折被转移到我们的一级创伤中心。表现为缺氧、心动过速和低血压。胸部 X 线片显示大片气胸（蓝色箭头）和气管偏移（红色箭头），与张力性气胸一致。**b**. 紧急针头减压和放置胸引管后的前后位胸片，显示气胸消退（蓝色箭头），气管和纵隔结构恢复到中线（红色箭头）。右侧多处肋骨骨折也很明显（黄色箭头）。放置胸引管后，患者的病情迅速稳定

（3）三维重建有助于进一步呈现骨折形式和移位程度，尤其是在考虑外科治疗的情况下（图 15.2b）。此外，CT 扫描是识别上述相关损伤的首选方式。

D. 分型

1. 虽然没有公认的肋骨骨折或胸廓损伤分型系统，但我们必须意识到这些损伤存在广泛的病理差异。
2. 受伤情况
   （1）单根和无移位肋骨骨折。
   （2）多根和移位肋骨骨折。
   （3）连枷胸（一整段胸壁自由浮动）。
3. 文献清楚地表明，随着这些损伤的严重程度增加，发病率和死亡率都大幅增加。
4. 连枷胸损伤发生在多根肋骨出现节段性骨折时，此时形成一个“连枷节段”，该节段与反常呼吸（吸气时向内，呼气时向外）有关。连枷胸伤的描述如下：
   （1）三根或三根以上单侧节段性肋骨骨折。
   （2）三根或三根以上双侧肋骨骨折。
   （3）三根或三根以上单侧肋骨骨折合并胸骨骨折或分离。

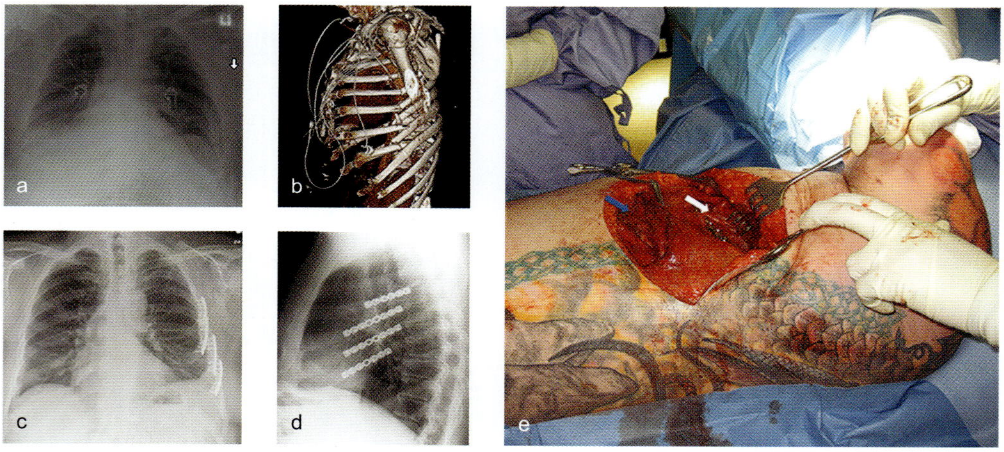

图 15.2 **a**. 正侧位胸部 X 线片显示一名 48 岁男性，因钝性创伤导致左侧扁平胸和多根移位 / 粉碎性前外侧肋骨骨折。**b**. 同一名患者的 CT 三维重建显示左侧多根肋骨骨折，合并大部分移位 / 粉碎性前外侧肋骨骨折。**c**、**d**. 同一患者的术后和侧位胸片显示通过前外侧入路固定左侧多根前外侧肋骨骨折。**e**. 术中照片显示该患者采用前外侧入路固定前外侧肋骨骨折。前锯肌（白色箭头）和腹外斜肌（蓝色箭头）中的肌肉间隔用于肋骨骨折入路（Reproduced with permission from Nauth A. Surgical approaches for rib fracture fixation. In：McKee MD and Schemitsch EH，eds. Injuries to the Chest Wall：Diagnosis and Management. New York，NY：Springer；2015：81-88.）

Ⅱ. 治疗

A. 初步治疗

1. 初步治疗应遵循 ATLS 方案，以便快速检测和治疗与肋骨骨折相关的危及生命的损伤（图 15.1）。
2. 初步治疗通常是针对相关损伤的治疗和通气支持，以维持血氧饱和度和控制出血。
3. 根据相关损伤，这可能需要：
  （1）气道支持。
  （2）放置胸引管。
  （3）机械通气。
  （4）液体复苏和（或）血液制品输注。
4. 严重肋骨损伤患者的初步和最终治疗通常需要多学科评估和治疗，包括骨科、普外科或胸外科以及重症监护专家。

B. 最终治疗

1. 非手术治疗
  （1）肋骨骨折（包括连枷胸损伤）的传统治疗主要是非手术治疗，包括镇痛、支持性通气、重症监护病房（ICU）监护以及放置胸引管治疗相关气胸或血胸。
  （2）在严重的肋骨损伤类型中，如连枷胸损伤，胸壁机械性不稳定致呼吸机制受损，并伴随呼吸产生明显疼痛，大量患者（＞ 50%）需要机械通气，大多数（＞ 80%）需要入住 ICU。
  （3）非手术治疗连枷胸损伤的患者经常需要延长机械通气时间（平均 12 天），并且容易出现并发症，如呼吸机相关肺炎、败血症和需要气管切开术。
  （4）文献中非手术治疗的死亡率各不相同，但差异很大（范围为 5%～46%）。
  （5）此外，人们对非手术治疗的长期并发症，包括畸形愈合、骨不连和持续性肺功能损害存在担忧。
2. 手术治疗
  （1）非手术治疗的不良结果，以及这些损伤的高发病率和死亡率，促使人们对严重损伤（如连枷胸）中肋骨骨折的切开复位内固定手术治疗产生了浓厚的兴趣。
  （2）手术的目标与其他骨科手术相同，包括恢复胸廓解剖结构和稳定肋骨骨折以恢复胸壁稳定性，从而减少呼吸时的疼痛并改善呼吸力学。
  （3）文献中的几个比较系列研究，包括小规模随机试验，显示了手术的巨大益处，包括降低死亡率、显著减少需要机械通气的天数以及降低肺炎和气管切开的发生率。
  （4）手术治疗率大幅上升，从 2010 年前的＜ 1% 上升到近几年的约 10%，尽管手术干预的总体比例仍然很低。
  （5）肋骨骨折的固定没有绝对手术适应征。
  （6）相对手术适应证存在争议，包括：
    ① 开放性损伤。
    ② 连枷胸损伤，无法脱离机械通气。
    ③ 连枷胸损伤的非插管患者出现呼吸损害。
    ④ 胸廓严重畸形（例如，半侧胸腔容积损失＞ 25% 或胸部塌陷）。
    ⑤ 合并其他需要手术干预的损伤（例如，开胸治疗大量血胸、心血管损伤、气管支气管损伤、膈肌损伤、肺裂伤）的肋骨骨折。
    ⑥ 多处移位肋骨骨折伴顽固性疼痛。
  （7）尽管存在争议，但手术适应证仅限于多节段和（或）严重移位的肋骨骨折导致胸壁机械不稳定的严重损伤模式。一根或多根无移位或轻微移位的肋骨骨折不需要手术。

C. 手术入路

1. 手术入路的选择是根据需要固定的肋骨骨折的位置和移位，目的是恢复胸壁的稳定性。
2. 手术计划基于胸部 CT 的三维重建。
3. 基于上述情况，使用三种主要手术方法之一：
  （1）侧位开胸术（前或后）
    ① 此方法用于前外侧（图 15.2 和图 15.3）或后外侧骨折。
    ② 患者侧卧位。
    ③ 采用以骨折移位的肋骨为中心的开胸式切口。
    ④ 在背阔肌（前外侧）之前或在背阔肌、斜方肌和肩胛下角（后外侧）之间进行解剖分离。
    ⑤ 深层分离前锯肌以显露骨折的肋骨。
  （2）后旁正中入路（图 15.4）
    ① 这种方法适用于邻近脊柱的后部骨折。
    ② 患者侧卧位。
    ③ 直接在骨折肋骨上方切开一个平行于棘突

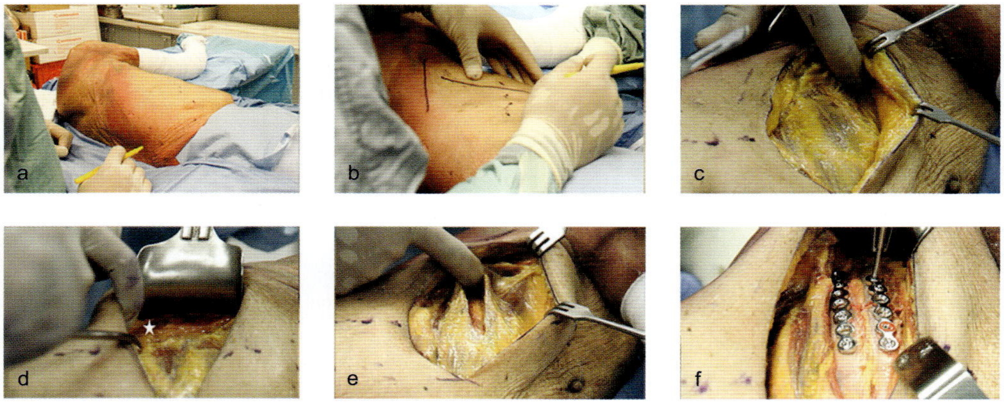

图 15.3 前外侧入路的尸体图片。**a.** 患者侧卧位，手臂自然悬垂在加铺垫的 mayo 支架上。**b.** 肩胛骨外侧缘前方的前外侧切口。**c.** 前外侧切口显露前锯肌。**d.** 背阔肌向后牵拉，显露前锯外侧缘的胸长神经（白色星形）。**e.** 在前锯肌前侧钝性分离形成肌肉间隙，以显露前外侧骨折的肋骨。**f.** 多处多根肋骨骨折经前锯肌分离显露行钢板固定术（Reproduced with permission from Nauth A. Surgical approaches for rib fracture fixation. In：McKee MD and Schemitsch EH，eds. Injuries to the Chest Wall：Diagnosis and Management. New York，NY：Springer；2015：81-88.）

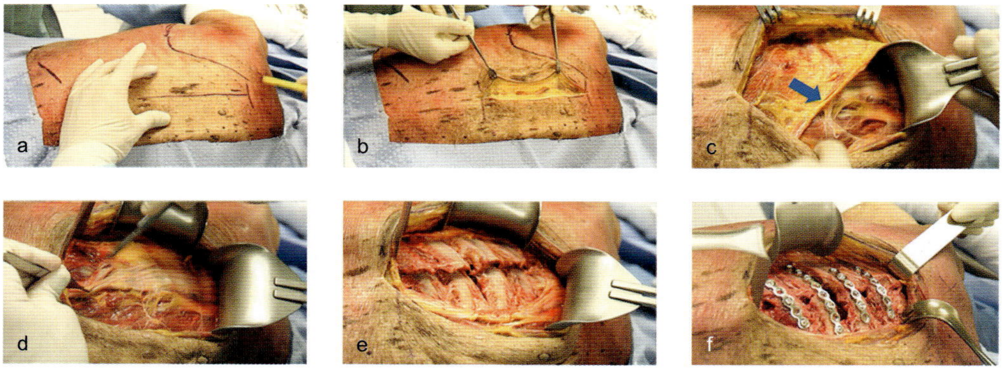

图 15.4 后旁正中入路的尸体图片。**a.** 患者侧卧位，手臂自然悬垂在加铺垫的 mayo 支架上。平行于棘突并在棘突的外侧标出后旁正中切口。**b.** 后旁正中切口。**c.** 听诊三角。斜方肌向上牵拉，肩胛骨下缘正好位于牵开器外侧，背阔肌位于下方（蓝色箭头）。**d**、**e.** 下面的竖脊肌向侧面牵拉，以显露后段肋骨骨折。**f.** 显露后段肋骨骨折行钢板固定（Reproduced with permission from Nauth A. Surgical approaches for rib fracture fixation. In：McKee MD and Schemitsch EH，eds. Injuries to the Chest Wall：Diagnosis and Management. New York，NY：Springer；2015：81-88.）

的垂直切口。

④ 在背阔肌、斜方肌和肩胛下角之间深层解剖分离。

⑤ 向中线牵拉竖脊肌以接近骨折的肋骨。

（3）乳房下入路（图 15.5）

① 这种入路用于前部骨折和肋软骨脱位。

② 患者仰卧位。

③ 在胸大肌下方沿着乳房下缘做水平切口。

④ 在胸肌和（或）乳房组织下方进行深层解剖。

⑤ 掀起胸小肌和（或）分离前锯肌纤维以显露骨折肋骨。

D. 固定技术

1. 各种外科固定技术已有描述，大多数现代系列研究描述了使用骨盆重建钢板（锁定或非锁定，2.7 mm 或 3.5 mm）或肋骨专用的钢板固定系统（通常是预塑形的锁定钢板或专门设计的髓内夹板）进行钢板和螺钉固定。
2. 植入物之间缺乏比较文献，目前的治疗标准可能涉及这两种策略中的任一种。

E. 并发症

1. 有关肋骨骨折手术固定的文献相对较新，手术治疗后并发症的报道也不一致。
2. 死亡、脓毒症、气管切开和肺炎等一般并发症的发生率低于非手术治疗。
3. 在现有文献中，手术特定并发症的报告率非常低，并且可能被低估。

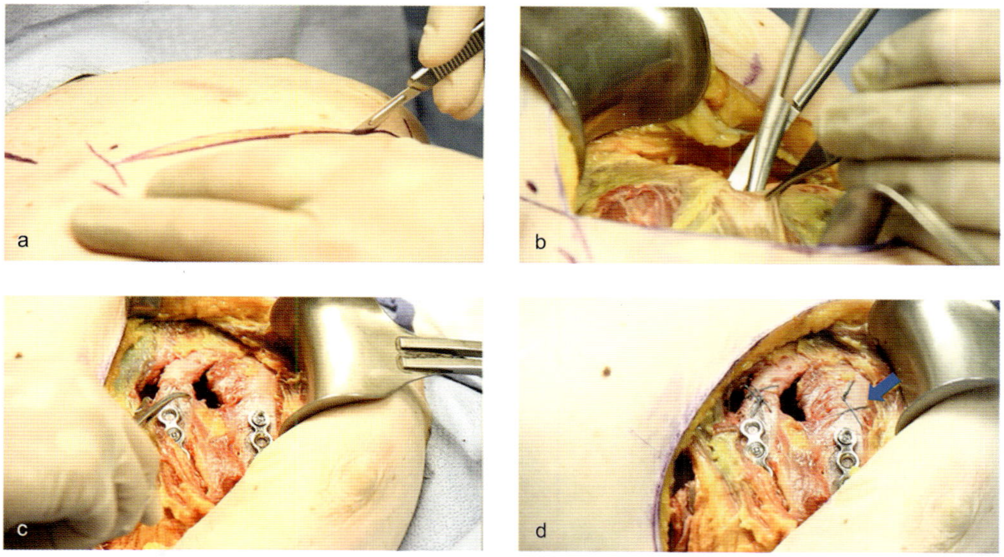

图 15.5 乳房下入路的尸体图片。**a.** 乳房下入路位于乳房下缘的胸大肌下方。**b.** 掀起胸大肌和乳房组织，显露前锯肌和胸小肌。经前锯肌暴露前外侧肋骨骨折端和脱位肋软骨。**c**、**d.** 显露的前外侧肋骨骨折用钢板固定，肋软骨脱位用经骨缝线固定（蓝色箭头）(Reproduced with permission from Nauth A. Surgical approaches for rib fracture fixation. In：McKee MD and Schemitsch EH，eds. Injuries to the Chest Wall：Diagnosis and Management. New York，NY：Springer；2015：81-88.)

4. 报告的手术特有并发症包括伤口感染（3%）、植入物症状（2%）、植入物松动（1%）、骨不连（1%）、胸壁麻木（0.6%）、脓胸（0.1%）、血胸（0.1%）和复发性血胸（0.1%）。

F. 康复

1. 急性期的术后治疗包括 ICU 的支持治疗。
2. 肋骨固定后，所有患者都需要放置胸引管。
3. 鼓励患者在拔管后立即活动，并接受胸部物理治疗和激励性肺活量测定。

G. 结局

1. 最近已经发表的 meta 分析比较了手术和非手术治疗连枷胸损伤的处理。
2. 这些综述一致显示了手术治疗的显著好处，包括：
   （1）死亡率下降。
   （2）机械通气天数、ICU 治疗天数、住院天数减少。
   （3）肺炎 / 脓毒症 / 气管切开术数量减少。
3. 重要的是要认识到，这些报道汇集了来自小型、单中心研究的数据，这些数据采用了不同的肋骨骨折固定方法，并且具有明显局限性。
4. 在这一领域需要进一步的研究来确认手术的益处和更好地确定手术适应证。

总结

肋骨骨折常见于多发伤患者。单根肋骨骨折可采取保守治疗，但多发性肋骨骨折的适应证正在发生变化。越来越多的证据表明，连枷胸损伤采取手术可改善预后并减少并发症。

推荐阅读

Coughlin TA, Ng JW, Rollins KE, Forward DP, Ollivere BJ. Management of rib fractures in traumatic flail chest: a meta-analysis of randomised controlled trials. Bone Joint J 2016;98-B(8):1119–1125

Dehghan N, Mah JM, Schemitsch EH, Nauth A, Vicente M, McKee MD. Operative stabilization of flail chest injuries reduces mortality to that of stable chest wall injuries. J Orthop Trauma 2018;32(1):15–21

Fowler TT, Taylor BC, Bellino MJ, Althausen PL. Surgical treatment of flail chest and rib fractures. J Am Acad Orthop Surg 2014;22(12):751–760

Lafferty PM, Anavian J, Will RE, Cole PA. Operative treatment of chest wall injuries: indications, technique, and outcomes. J Bone Joint Surg Am 2011;93(1):97–110

Slobogean GP, MacPherson CA, Sun T, Pelletier ME, Hameed SM. Surgical fixation vs nonoperative management of flail chest: a meta-analysis. J Am Coll Surg 2013;216(2):302–11.e1

16 创伤骨科的影像学检查

Kyle M. Schweser，Brett D. Crist
尹一然 译 吴晓明 饶志涛 校

引言

本章将回顾基本影像学概念，包括何时需要选择特定的影像学检查方法、电离辐射安全性基本知识和根据不同解剖学部位采取的特定成像方法。目的是为不同解剖部位检查提供快速参考。骨科创伤常规选择普通平片以初步评估骨折是否发生和骨折形态。CT 通常用于关节周围骨折和骨盆或髋臼骨折。当临床高度怀疑软组织损伤，可以进一步进行 MRI 以评估软组织损伤或明确是否存在隐匿性应力性骨折。

关键词：影像学，X 线，CT，MRI，特定成像方法，电离辐射安全性

Ⅰ. 影像学选择

影响选择影像学检查方法的因素

1. 患者——根据当前身体状况，患者可能无法接受 CT 或 MRI 检查。
2. 需要接受检查的部位。
3. 电离辐射风险——妊娠期不适合接受 CT 检查。
4. 影像学检查费用。
5. 影像学检查方式的可行性。
6. 患者体内植入物——例如，心脏起搏器、体内金属异物（弹片）、骨科植入物、植入式静脉输液泵。

Ⅱ. 成像方式

A. 常规 X 线检查

1. X 线检查的原理
（1）X 线是可以穿过物体的短波电磁辐射。
（2）X 线源对准信号接收器，受检物体的密度和化学成分与信号衰减程度有关。
（3）骨骼密度大，由钙组成，容易在检查过程中吸收 X 线。物体密度越大，吸收电离辐射越多。致密的物体在成像时显示为白色。
（4）现代数字化 X 线成像技术通过多种媒体平台，可以即时传输采集的电子图像并保存。
2. 适应证和特点
（1）创伤骨科的首选检查方法。
（2）成本相对较低。
（3）检查过程中接受电离辐射剂量低。
（4）与其他方法相比，具有高特异性和低敏感性。
（5）二维平面图像。
3. 应始终获得垂直（通常为前后位和侧位）视图
（1）根据受伤部位或临床需要，可选择特殊体位摄片。
（2）应注意成像质量，拍摄规范的前后位和侧位图像以避免误诊。
（3）便携式 X 线检查在获取位置合适的图像方面偶尔会受到限制。
（4）由于以下原因，可能无法获得充分的成像
① 生命体征不平稳（患者运输过程不安全）。
② 由于疼痛导致受伤肢体活动困难，无法配合常规影像学检查。
4. 建议骨骼全长摄片
（1）长骨骨折——包括邻近关节以避免遗漏其他部位损伤。
① 5%～10% 的股骨干骨折伴有同侧股骨颈骨折。据报道，同侧股骨颈骨折初诊漏诊率高达 20%～50%。
② 漏诊的原因与缺乏规范的影像学检查有关。
（2）关节周围损伤 X 线片应包括所涉及的骨骼全长
① 踝关节骨折——胫骨 / 腓骨全长和踝关节 X 线片。
② 桡骨头骨折——肘关节和前臂全长 X 线片。

B. CT

1. 成像原理

（1）利用 X 线获得相关检查部位多个横断面图像。

（2）重建横断面图像（“切片”），以根据需要创建以下不同解剖断面图像

① 轴向。

② 矢状面。

③ 冠状面。

④ 三维立体。

（3）对检查结构组织分辨率远高于传统 X 线摄影，特别是增强了软组织的分辨率。

（4）基于受检组织类型的物理密度的灰度阶梯值以 Hounsfield（HU）单位表示。

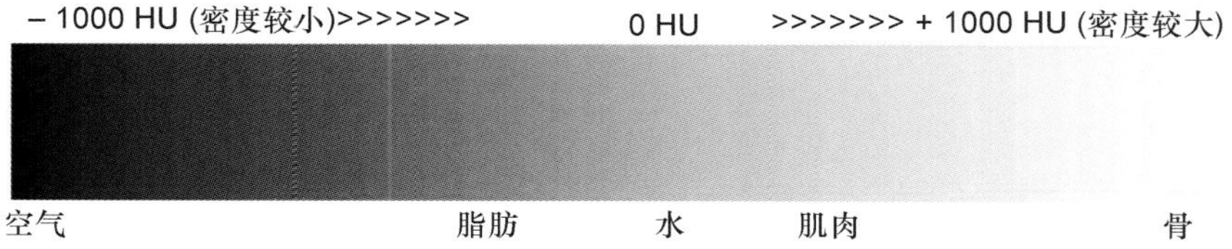

2. 适应证和特点

（1）精确显示特定骨折形态和特点，有助于术前规划制订。

① 关节周围骨折。

② 骨盆环损伤。

③ 骨折对线研究。

④ 骨折部位三维 CT 重建可以进一步提高医生对创伤模式的认识。

（2）对多发伤患者的多部位或全身 CT 检查（头部、颈部、胸部、腹部和骨盆 ± 四肢）主要用于诊断危及生命的损伤。

① 方便中轴骨骨折诊断。

② 有助于制订骨折治疗方案和完善术前计划。

（3）接受 CT 检查的辐射剂量比 X 线高。

（4）检查费用高于 X 线，但是低于 MRI。

（5）对骨骼损伤有高敏感性和高特异性。

（6）评估软组织损伤（虽然还有更佳的检查方法）

① 计算机断层扫描血管造影（CTA）。

② 注入血管造影剂有助于血管 / 软组织显影，但存在继发性肾损伤的风险。

3. 局限性

（1）过于肥胖的患者可能无法进入 CT 扫描器。

（2）患者体内或体外的金属会产生“伪影”干扰，影响成像质量。

（3）由于存在辐射风险，孕妇是接受 CT 检查的相对禁忌。但是在发生严重创伤时，孕妇仍可接受全身 CT 扫描，以便明确诊断，及时治疗以挽救生命。

C. MRI

1. 成像原理

（1）结合使用强磁场和射频技术获取检查部位图像。

（2）氢质子（存在于水中，因此几乎存在于所有人体组织中）在磁场作用下对齐并从磁场中吸收能量（类似于磁铁吸引指南针的方式）。

（3）施以射频脉冲破坏氢质子排列。当射频关闭时，氢质子在不同的组织中以不同的速率重新排列，并在此过程中发出特定的信号。

（4）探测器接受并测量氢质子在重新排列过程中释放的能量，随后生成图像。

（5）射频脉冲频率可通过以下方式控制：

① 重复时间（repetition time，TR）——射频脉冲之间的时间。

② 回波时间（time to echo，TE）——射频脉冲发送和接收信号之间的时间。

（6）成像序列

① T1 相—短 TE 和 TR（图 16.1）

- 适合许多解剖结构评估。
- 脂肪和骨髓是高信号；软骨、肌腱和韧带是低信号，相对较暗。
- 对组织水肿或水分含量显示较差。

② T2 相——长 TE 和 TR（图 16.2）

- 更好地评估液体（高信号），如软组织肿胀和骨水肿。
- 周围其他解剖结构较暗。
- 记住：T2 和组织含水量关系密切。

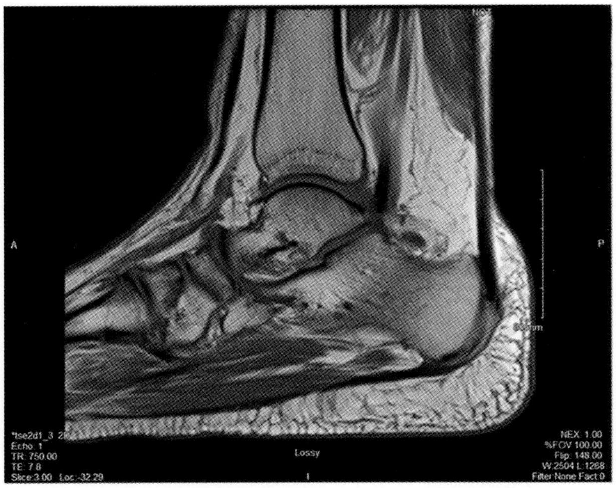

图 16.1 踝关节 MRI 矢状位 T1 相。注意脂肪在 T1 成像上是“较亮”结构

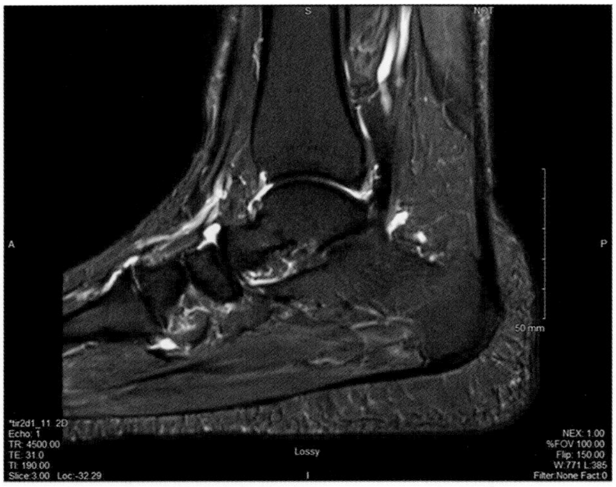

图 16.2 踝关节 MRI 矢状位 T2 相。注意在 T2 成像上，液体是“较亮”或“较明”的结构

③ 液体抑制反转恢复（FLAIR）序列：非常长的 TE 和 TR。可以区分脑脊液（暗）和病理性炎症（亮）。

④ 短反转时间反转恢复（STIR）序列——脂肪抑制。

2. 适应证和特点

（1）软组织损伤、感染和肿瘤的诊断和形态描述。应用于创伤的具体情况包括：

① 病理性骨折和肿瘤严重程度和范围（详见第 11 章“病理性骨折”）。

② 韧带和肌腱损伤。

③ 关节软骨损伤。

④ 骨髓炎。

（2）对骨骼损伤的诊断价值较小，不是骨折诊断首选的影像学检查方法。实例包括：

① 隐匿性骨折（髋关节）。

② 应力性骨折（胫骨、足部）。

（3）没有电离辐射风险。

（4）对软组织损伤敏感性和特异性高——可能过于敏感，应谨慎解读软组织损伤检查结论。

3. 磁共振增强技术——使用含钆的造影增强剂，更清楚地显示与液体相关的结构和组织。有助于肿瘤、炎症、脓肿和血管损伤的诊断。

4. 局限性

（1）对于某些患者，如既往植入了除颤器、起搏器、人工心脏瓣膜、动脉瘤夹、耳蜗植入物、体内金属异物存留（如弹片）或其他带有磁性的金属植入物，无法接受磁共振检查。因为这些带磁性的植入物在强磁场作用下，可能导致患者损伤。在接受磁共振检查之前详细询问相关病史，以避免并发症发生。

（2）大多数骨科金属植入物可以接受磁共振检查（“MRI safe”），但会因为金属干扰，导致信号伪影和图像模糊，影响成像质量和进一步诊断。

D. 超声

可有效评估多种软组织损伤。

1. 肌腱病变，如肩袖撕裂和跟腱断裂。
2. 关节和软组织内积液。
3. 超声引导下关节内和滑囊内注射。
4. 利用双功能超声技术诊断深静脉血栓形成。

E. 双能 X 线吸收法扫描

1. 测量骨密度。
2. 用于诊断骨质疏松症和评判骨质疏松治疗效果。
3. 骨质疏松评判指标：T 值（代表平均 35 岁健康女性）和 Z 值（年龄匹配）。

T 值

（1）＜－2.5 ＝骨质疏松症。

（2）－2.5～0 ＝骨质减少。

（3）＞ 0 ＝正常值。

Ⅲ. 辐射安全

A. 骨科医生经常暴露于电离辐射中，应采取以下预防措施以尽可能减少电离辐射损伤。

B. 基本预防措施

1. 在接受电离辐射时，佩戴铅衣
  （1）特别注意保护甲状腺和生殖器官。骨科医生常见的和电离辐射相关肿瘤：甲状腺癌。
  （2）孕妇应穿戴包裹式铅衣，并在照射过程中也应考虑辅以双层铅衣防护。
  （3）铅衣应每年检查一次。
  （4）眼睛是对电离辐射最敏感的器官。角膜暴露于电离辐射的主要危害是白内障，含铅保护眼镜可以减少 90% 的辐射剂量。
  （5）外科医生或助手的手通常受到最高程度的辐射。
2. 应尽可能减少直接暴露在电离辐射环境中
  （1）手和身体其他部位远离辐射区域。
  （2）非必要情况下，应离开辐射区域。
  （3）X 线的散射与距离 X 线源的距离平方的倒数（$1/d^2$）成正比。因此，距离 X 线源的距离增加 1 倍，接受电离辐射剂量减少 4 倍。

C. C 臂功能、定位和安全

1. 图 16.3 展示了患者接受电离辐射剂量和 C 臂距离之间的关系。
2. C 臂和外科医生之间的相对距离对于减少辐射暴露非常重要。
3. 最高的辐射和散射发生在 X 线源和患者之间
  （1）外科医生应避免站在放射源旁边。X 线源应位于手术台的另一侧，或患者下方。这将最大限度地减少外科医生受到的散射辐射。
  （2）影像增强器也应尽可能靠近患者接受检查区域。这不仅可以提供最佳的影像学视野，还可以最大限度地减少散射辐射剂量。
4. 应谨慎使用实时动态透视和控制射线强度；在条件允许的情况下对射线剂量进行校准，并尽可能降低射线强度，应用低剂量透视。
5. 患者肥胖或 X 线检查区域软组织覆盖较厚，应加大辐射剂量以获得清晰透视。外科医生应该充分认识电离辐射的危害，做好个人防护措施，远离辐射源。

Ⅳ. 创伤患者的影像学检查

1. 基本创伤成像系列包括前后位胸片和骨盆 X 线片。最近，一些创伤中心建议对特殊的患者可以跳过骨盆平片步骤，直接进行 CT 扫描。目前骨盆 X 线检查仍被视为急性创伤患者的金标准。
2. 头部、颈椎、胸部、腹部和骨盆的 CT 扫描都是创伤患者的基本影像学检查内容，检查应在患者全身情况稳定后立即进行。既往，创伤患者的脊柱摄片包括颈椎侧位片。然而，由于难以获得患者配合拍摄规范颈椎侧位片，清楚显

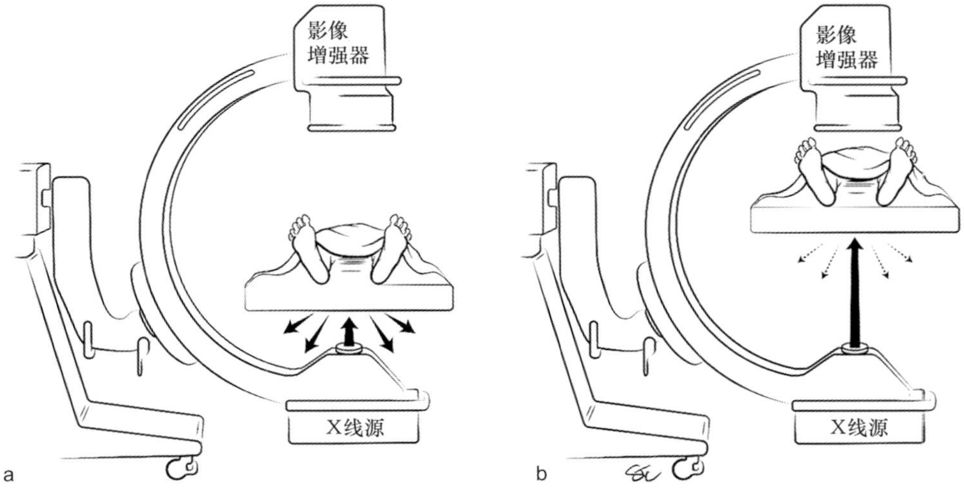

图 16.3 **a**、**b**. C 臂的工作原理示意图。电离辐射剂量的强度由箭头的宽度表示，箭头的方向表示 X 线束散射的方向

示 C7/T1 节段的解剖结构，目前急性脊柱损伤患者的平片检查基本上被 CT 所代替。

3. MRI 在创伤患者中的作用通常只适用于存在脊髓损伤的患者。
   （1）颈椎骨折 / 脱位患者在神志清醒和配合治疗的情况下，可以在进行 MRI 检查之前，尝试对脊柱骨折脱位进行复位。然而，明确存在颈椎骨折 / 脱位，患者神志模糊迟钝或无法配合治疗，应在尝试复位或手术治疗之前接受 MRI 检查。
   （2）脊柱损伤和神经功能缺损（尤其是进行性神经功能缺损）的患者通常在手术前进行 MRI 检查。
4. 创伤患者的 CTA 检查仅适用于高度怀疑存在血管损伤或持续血流动力学不稳定的患者。

Ⅴ. 特定影像学检查方法

A. 所有长骨损伤均应接受标准前后位和侧位拍片。

B. 下一节将介绍特定解剖区域损伤的特殊拍片方法。后续章节将介绍 X 线摄影参数。

C. 颈椎

1. 前后位和侧位 X 线片——规范的侧位片范围应包括枕骨至 T1。
   张口齿突 X 线片——光束对准患者张口的前后位 X 线片。评估：
   ① C2 损伤，如齿突骨折。
   ② C1 损伤，如爆裂性骨折、横韧带损伤和颅底凹陷。
2. 屈伸位 X 线片——患者弯曲和伸展颈部时，拍摄侧位脊柱 X 线片。
   （1）评估韧带损伤和慢性颈椎不稳 / 疾病。
   （2）所有类风湿关节炎患者术前都应拍摄颈椎正侧位片。

D. 胸锁关节

1. 前后位胸片。
2. Serendipity 位 X 线片——球管向头侧倾斜 40°。如果受伤锁骨位于未受伤锁骨胸锁关节端的上方 / 下方，则分别为胸锁关节前 / 后脱位。

E. 锁骨

1. 直立 / 站立前后位——在重力作用下，测量锁骨骨折后移位程度。
2. 双侧锁骨前后位——胸部 X 线片或包括双侧肩锁关节非负重位正位片，和健侧锁骨长度进行比较，以准确了解锁骨骨折的移位程度。
3. Zanca 位——X 线球管向头侧倾斜 15°
   （1）测量真实锁骨位移程度。
   （2）还可以评估肩锁关节脱位。

F. 肩关节

1. 标准 X 线片：前后位、肩胛骨 Y 位和腋位。
2. 腋位 X 线片是唯一能够真正评估盂肱关节对位关系的拍片方法图像。
   有多种拍片方法：
   （1）Stryker Notch 位——患侧手臂置于头部，患者转向患侧转动 25°，以腋窝为中心，球管向头侧倾 10°。比如诊断 Hill Sachs 损伤和喙突骨折。
   （2）西点位——患者俯卧位，以腋窝为中心，球管向尾侧倾斜 25°，与内侧夹角为 25°。比如诊断骨性 Bankart 损伤。
   （3）Velpeau 位——肩内收 / 内旋，患者向后倾斜，X 线投照方向从上到下。用于无法进行腋位摄片的患者的盂肱关节评估。
   （4）外伤性腋窝片——肩关节屈曲，X 线投照方向从远端到近端对准肩部。用于评估无法进行腋位摄片患者的盂肱关节。

G. 肱骨远端和肘关节

1. 推荐——前后位，侧位（图 16.4）。
2. 规范肘关节侧位片很重要。
3. 关节内骨折的牵引下摄片——纵向牵引以拍摄肘关节应力位片，以评估伴韧带断裂的关节内骨折。
4. 斜位片有助于确定肱骨髁骨折的移位程度和方向。

H. 桡骨头 / 肱骨小头

1. Greenspan 位——肘关节侧位，X 线投照方向以 45°朝向关节。
2. 桡骨近端骨折应同时进行腕部影像学检查，排除 Essex-Lopresti 损伤（远端尺桡关节损伤）。

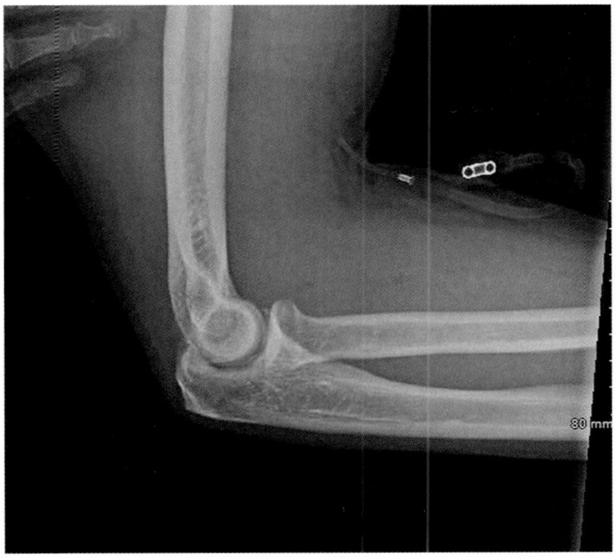

图 16.4 肘关节侧位片。注意肱骨远端内外侧髁的重叠，限制了“双泡”征形成，内外侧髁表现为两个同心圆

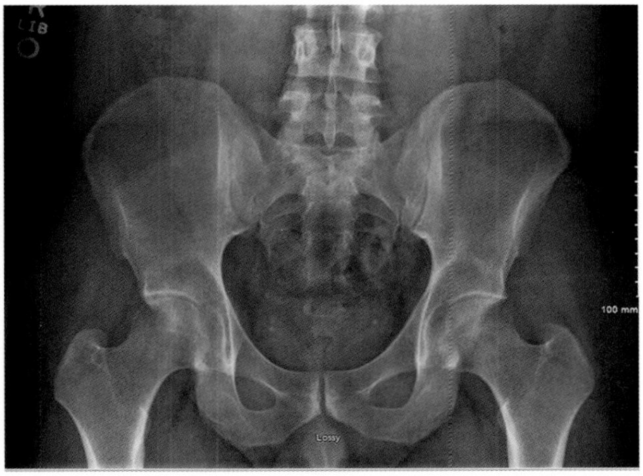

图 16.5 骨盆前后位片。标准骨盆前后位：对称的双侧闭孔、髂骨翼以及耻骨联合与骶骨中线成连续的弧线

I. 手 / 腕关节

1. 标准视图
   （1）后前位、侧位和斜位 X 线片。
   （2）手部拍片应包括远端指骨到腕骨。
2. 握拳位（clenched fist view）——握紧拳头进行双侧腕部后前位摄片。有助于识别舟-月骨分离。
3. 腕关节尺偏位 X 线片
   （1）在极度尺偏时，腕关节的后前位。
   （2）确认——舟骨骨折。
4. 舟骨位
   （1）腕关节尺偏，部分旋前后前位 X 线片。
   （2）确认——舟骨骨折。

J. 骨盆

1. 前后位（图 16.5）。
2. 入口 / 出口位——患者仰卧，X 光线向头侧 / 尾侧倾斜 20°～40°，评估骨盆环损伤。
3. 髂骨和闭孔斜位“Judet”位——患者仰卧位，X 线以患侧髋部为投照中心，患侧髋部向前倾斜 45°，有助于评估髋臼损伤。

K. 髋关节 / 股骨近端

1. 推荐髋关节和骨盆前后位、侧位和标准的髋关节前后位。标准股骨近端前后位：髋关节内旋 15°。
2. 股骨近端骨折牵引下拍片，以便更好地显示股骨近端粉碎性骨折，从而指导治疗。
3. 髋关节侧位——患者仰卧，健侧髋 / 膝弯曲 80°，患侧肢体内旋 15°，射线头照方向与患者平行，并向尾部倾斜 45°。
4. 蛙式位——患者仰卧，患侧髋关节外展 45°，膝盖弯曲，因此足跟可以靠在对侧膝关节上，X 线投照中心点位于髂前上棘和耻骨联合连线的中心点。

L. 膝关节

1. 评估髌腱断裂的膝关节侧位 X 线片：膝关节必须弯曲 30°（图 16.6）。
2. 日出位——膝关节屈曲 45°，球管投照方向以膝关节为中心，向头部倾斜 45°。
   （1）用于髌骨脱位诊断。
   （2）禁忌证：存在横断或粉碎性髌骨骨折时。
3. 胫骨平台位——膝关节前后位，球管投照方向向尾端倾斜 15°。它可以进一步评估胫骨平台骨折。

M. 踝关节

1. 前后位、侧位和踝穴位（图 16.7，图 16.8，图 16.9）。
   （1）踝穴位——球管投照方向以踝关节为中心，踝关节内旋 15°。
2. 在患者病情允许的情况下，踝关节 X 线片应该

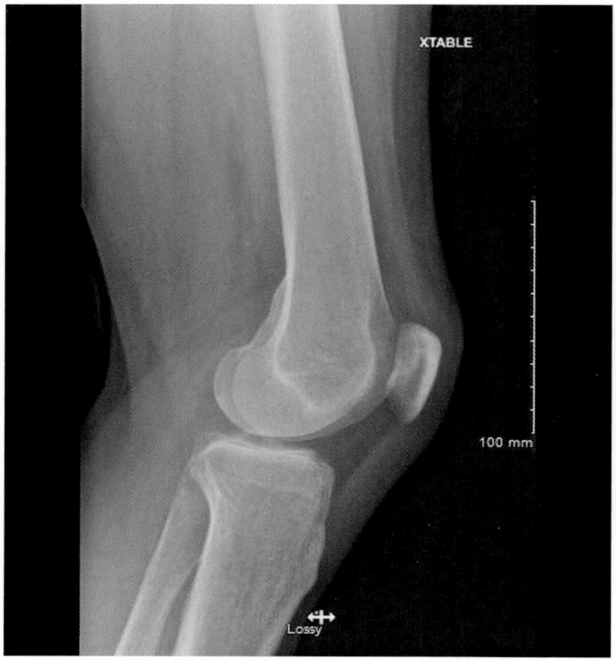

图 16.6 膝关节侧位片。膝关节的标准侧位片：股骨内外侧髁应对齐

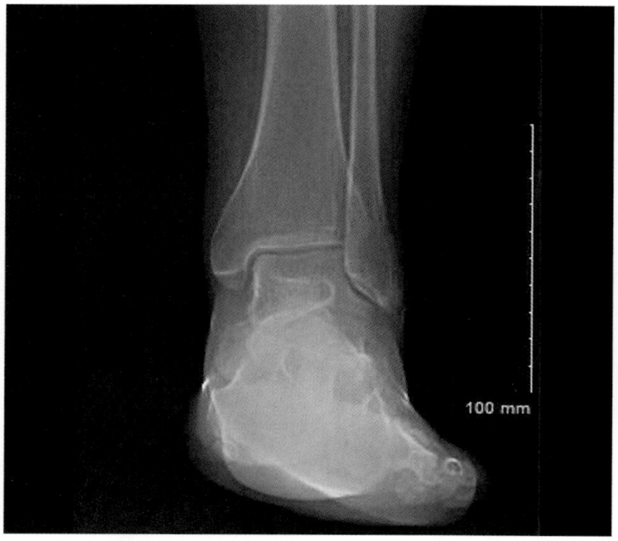

图 16.7 踝关节前后位片。在标准前后位上，胫骨远端和腓骨互相重叠，外侧沟通常不显示

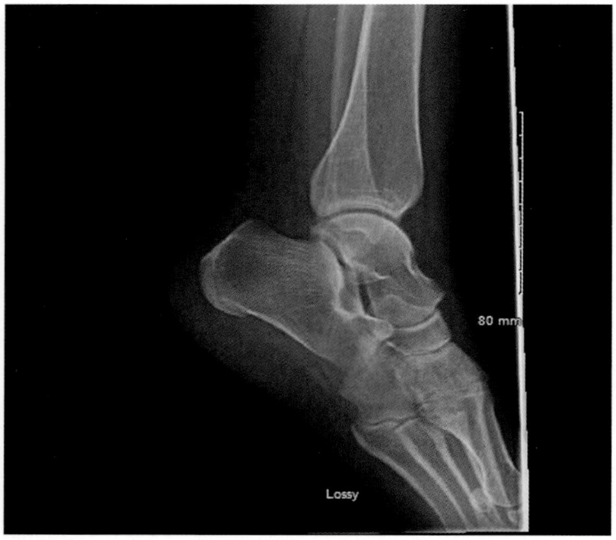

图 16.8 踝关节侧位片。标准的踝关节侧位在距骨穹顶呈一条平滑弧线。不应该有“双泡”征

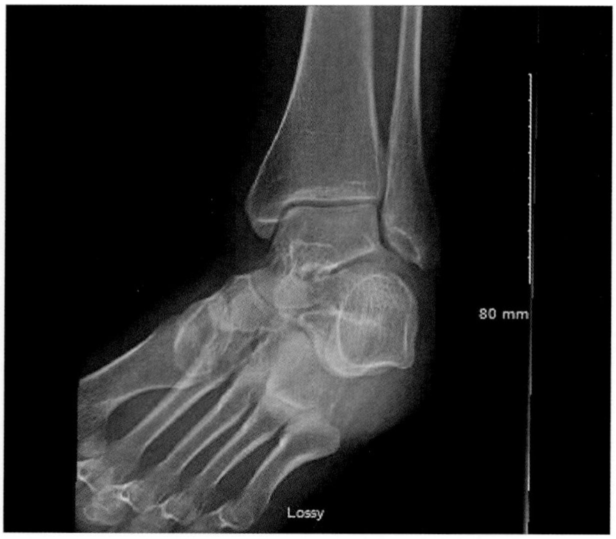

图 16.9 踝关节踝穴位片。标准的踝穴位将显示整个踝关节骨性结构（内侧沟、胫距关节和外侧沟），胫骨和腓骨之间没有互相重叠

在负重状态下进行。

3. 踝关节的应力位拍片

（1）动态应力位——踝关节内旋 15°，足被动外旋，同时胫骨保持静止状态。

（2）重力应力位——患者侧卧，患侧下肢朝下。拍摄踝穴位，可以让踝关节在床边自然下垂。

（3）Cotton 应力位——术中拍片。先拍摄标准踝穴位，然后通过骨钩 / 骨夹对腓骨施加向外侧的牵引力。

（4）上述应力位拍片主要用于评估下胫腓联合韧带和（或）三角韧带损伤。对于孤立的孤立性外踝骨折（骨折线位于踝穴平面，Weber B 型）或更近端（Weber C 型）的骨折，如果考虑采取非手术治疗，建议拍摄上述应力位片以排除韧带损伤导致的踝关节不稳定。

N. 足部

1. 前后位、侧位和斜位的负重位影像学检查，可以根据临床需要，借助应力位分离试验以评估韧带损伤程度，例如，Lisfranc 损伤。
2. 距骨：Canale 位——足部旋后 15°，球管投照方向从水平位向头侧倾斜 75°，主要用于评估是否存在距骨骨折。目前这种较为繁琐的拍片方法已经被 CT 检查取代，目前主要用于在术中评估距骨骨折复位情况。
3. 距下关节：Broden 位——足 / 踝关节内旋 45°，球管投照方向指向外侧沟的中心，然后调整球管投照角度，分别获得向头侧倾斜 10°、20°、30°和 40°的连续摄片。
4. 跟骨：Harris 足跟位——球管投照方向从后向前，向头侧倾斜 45°，投照中心位于跟骨。

总结

选择有针对性的影像学检查方法是创伤骨科治疗成功的关键步骤之一。创伤诊疗过程中发生漏诊的原因通常与缺乏针对性影像学检查有关。目前影像学检查方法众多，选择有针对性的检查方法至关重要。X 线检查应始终是首选影像学检查方法，选择特定成像方法有助于明确诊断。当临床检查高度怀疑存在某些损伤，而普通平片无法协助有效诊断时，应进一步选择其他影像学检查方法。选择不同影像学检查方法应注意权衡检查成本、电离辐射剂量和进一步检查的必要性。CT 检查有助于了解骨骼病变和骨折形态，而 MRI 更擅长软组织损伤的诊断。认识到检查过程中电离辐射的危害对骨科医生也至关重要，电离辐射可以导致癌症、白内障和其他病变。在检查过程中注意相关人员的保护，以降低电离辐射危害。

推荐阅读

Clohisy JC, Carlisle JC, Beaulé PE, et al. A systematic approach to the plain radiographic evaluation of the young adult hip. J Bone Joint Surg Am 2008;90(Suppl 4):47–66

Kaplan DJ, Patel JN, Liporace FA, Yoon RS. Intraoperative radiation safety in orthopaedics: a review of the ALARA (As low as reasonably achievable) principle. Patient Saf Surg 2016;10:27

Pfeifer R, Pape HC. Missed injuries in trauma patients: A literature review. Patient Saf Surg 2008;2:20

Ricci WM, Gallagher B, Haidukewych GJ. Intramedullary nailing of femoral shaft fractures: current concepts. J Am Acad Orthop Surg 2009;17(5):296–305

Wolfe S, Pederson W, Kozin SH, Cohen M. Green's Operative Hand Surgery 2011; 18(1):643

第二部分
上肢创伤

17 胸锁关节和肩锁关节脱位

Raymond Pensy
吴晓明 译 饶志涛 余游 校

引言

胸锁关节脱位

胸锁关节脱位是一种罕见的损伤，可导致严重的并发症。胸锁关节脱位机制复杂，可以发生在所有年龄患者。根据脱位的方向，胸锁关节脱位可以分为胸锁关节前脱位和胸锁关节后脱位。胸锁关节后脱位往往危及生命，可能需要急诊切开复位。急性胸锁关节前脱位风险较低，如果发生复发性胸锁关节前脱位不稳定，可以导致严重的功能损害。胸锁关节脱位初诊漏诊率高，需要保持警惕。

肩锁关节脱位

肩锁关节脱位是骨科最常见的损伤之一。大多数肩锁关节脱位可以保守治疗。如果肩锁关节脱位移位明显或锁骨远端粉碎性骨折，则需要手术治疗，以降低骨不愈合、症状性畸形愈合的发生率，或稳定罕见的肩胛-胸壁联合脱位。

Ⅰ. 胸锁关节脱位的术前步骤

A. 病史

1. 这些损伤通常是因受到侧向挤压力导致：①进行曲棍球、摔跤、足球等身体对抗性运动时，沿锁骨长轴传导的由外侧至内侧的侧向挤压力会迫使胸锁关节关节向前移位，导致胸锁关节前脱位；②由前向后直接作用在锁骨内侧端的暴力会导致胸锁关节后脱位。
2. 同样，T形机动车碰撞（motor vehicle collision，MVC）或翻车事故等高能量损伤，胸部侧面受压可导致胸锁关节脱位发生。
3. 致伤力的严重程度和大小与胸锁关节脱位原始位移的程度有关，胸锁关节脱位可伴随软组织损伤与剥离，表现为程度不一的肿胀、瘀斑和畸形。

B. 体格检查

1. 胸的前部、上部和中部肿胀和畸形。
2. 患侧肩活动困难和疼痛。
3. 胸锁关节损伤可累及胸锁乳突肌胸骨头和锁骨头的止点，此时颈椎的活动范围变小。
4. 严重移位的后脱位可导致吞咽或发音困难。
5. 神经系统受压和静脉回流后，患侧出现罕见的神经受损或肿胀。
6. 继发于侧方挤压的胸壁压痛和挫伤。
7. 患侧胸锁关节有明显压痛。

C. 解剖学

1. 在轴向平面上，胸锁关节面向后倾斜，因此在压缩力作用下，锁骨容易发生后脱位（图 17.1）。
2. 胸锁关节为马鞍状滑膜关节，有关节内椎间盘。关节面相对平坦，关节面之间对合关系较差，属于非限制性关节，关节囊和胸锁关节韧带较为薄弱，关节结构自身稳定性较差。
3. 在锁骨发育过程中．锁骨内侧骨骺最后闭合，

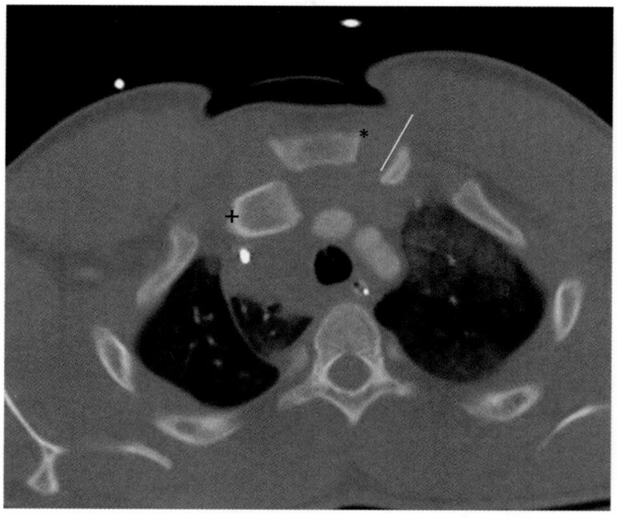

图 17.1 “*”显示正常的左侧胸锁关节，胸锁关节面向后侧倾斜。“＋”显示右侧胸锁关节后脱位

一般在 20 多岁。因此，锁骨内侧端骨骺骨折在年轻人中很常见。

4. 胸锁关节紧贴头臂静脉，穿过锁骨内侧端后方，转至第一肋骨前方（图 17.2）。
5. 相关的肌肉解剖包括胸大肌、胸锁乳突肌和锁骨下肌。
6. 胸锁关节韧带由关节外韧带和关节内韧带组成。胸锁关节外韧带包括肋锁韧带和锁骨间韧带，而胸锁关节内韧带参与胸锁关节囊的构成，胸锁关节后韧带是维持胸锁关节后方关节稳定性最坚固和最主要的结构。
7. 在肩部旋转的整个弧度中，锁骨可沿轴向旋转 40°。

D. 影像学

1. 胸部 X 线片诊断胸锁关节脱位的敏感性不足，但可以发现双侧胸锁关节不对称，为诊断提供线索。
2. 虽然已有专门的 Serendipity 位或 Henig 位，但如果对胸锁关节有任何程度的怀疑，都应进行 CT 确诊。Serendipity 位——患者仰卧，X 线球管向头侧倾斜 40°，以获得锁骨内侧端的正位（图 17.3）。
3. CT 扫描应作为胸锁关节脱位的首选影像学检查方法，可以确定脱位的方向，以及胸骨后方结构的损伤程度。
4. 在大多数情况下，轴位 CT 图像可以清楚显示胸锁关节脱位的方向（前或后）。
5. 静脉造影有助于了解胸骨后方血管结构完整性，特别是头臂静脉的损伤程度（图 17.2）。
6. CT 三维成像还可以了解垂直方向上的移位（图 17.4）。

E. 分型

根据损伤时间：急性、亚急性或陈旧性。慢性

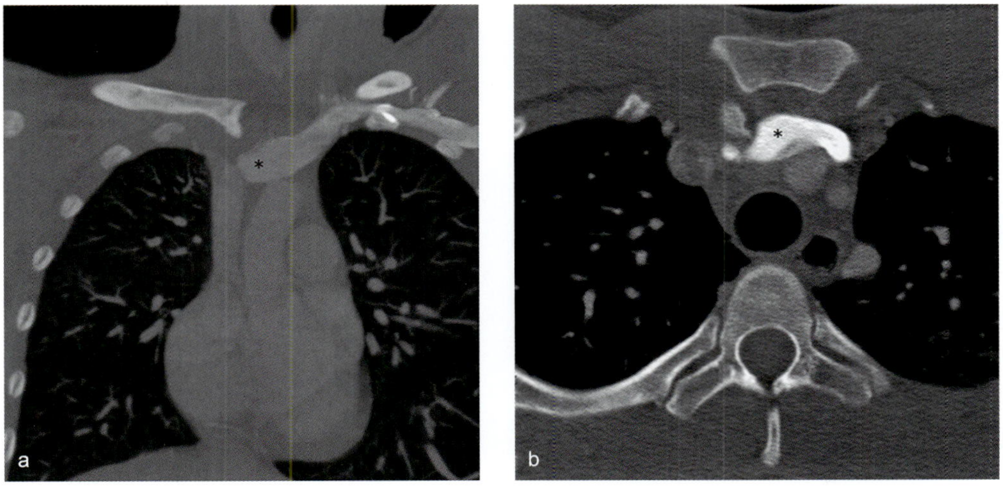

图 17.2 a、b. 右胸锁关节后脱位导致头臂静脉受压，显示不清

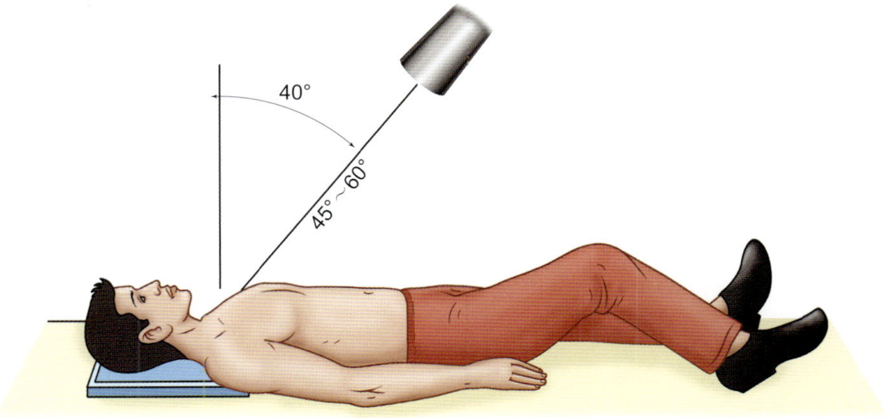

图 17.3 Serendipity 位

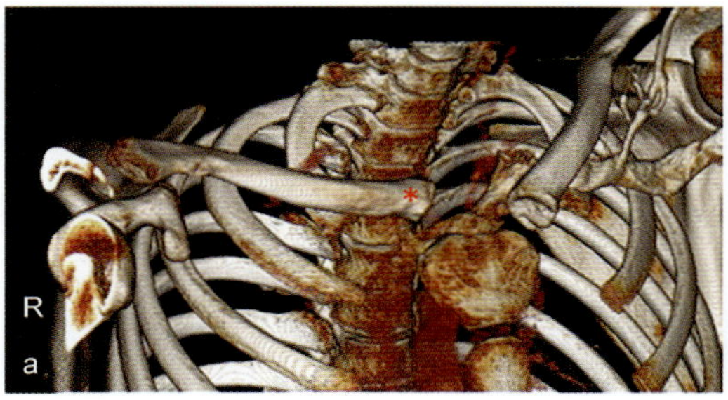

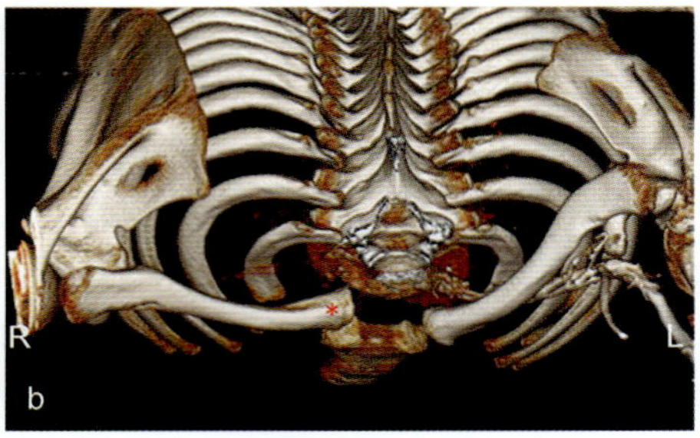

图 17.4　a、b. 右胸锁关节后脱位的 CT 三维重建

胸锁关节脱位可以进一步细化为：

（1）完全的、不可复位的脱位。

（2）在某些情况下，复发性胸锁关节不稳定可以进一步分为随意或非随意脱位，原因与肌肉剧烈收缩或肩关节超过正常活动范围等有关。

（3）建议根据 CT 扫描结果判断胸锁关节后脱位是否复位成功，复位后再次发生胸锁关节后脱位会导致严重的并发症。

（4）建议在三级创伤中心对胸锁关节后脱位进行复位，以增加治疗的成功率并及时处理相关的血管、气道损伤等严重并发症。但是其前提是患者没有气道损伤的并发症，并且能够耐受转运。如果出现胸骨后静脉、动脉等心血管系统并发症，必须请心血管外科医生一起参与患者的救治。

Ⅱ. 胸锁关节脱位的治疗

A. 初步治疗和最终治疗

1. 对身受 MVC 或其他高能量机制损伤的患者应根据高级创伤生命支持（Advanced Trauma Life Support，ATLS）指南进行评估（见第 9 章“多发性创伤”）。
2. CT 扫描有助于判断是否伴有常见的胸部损伤，如血气胸、气胸、肋骨骨折和胸骨后结构损伤。CT 血管造影有助于确定后部血管损伤和邻近器官结构完整性。
3. 胸锁关节前脱位
   （1）胸锁关节前脱位通常在清醒状态经镇静麻醉或全身麻醉进行闭合复位治疗。
   （2）复位方法：可以直接对锁骨内侧施加牵引力或向后推压锁骨近端。
   （3）胸锁关节前脱位复位后，手臂置于吊带中制动，并允许逐渐恢复活动，但建议在 3 个月内避免接触性对抗运动。
4. 胸锁关节后脱位
   （1）如果不对患者进行及时治疗，约多达 30% 的胸锁关节后脱位病例会发生气管、食管或神经血管等重要器官损伤。据报道，急性胸锁关节后脱位死亡率高达 4%。
   （2）开放式治疗和闭合式治疗是一个有争议的话题。建议在复位前咨询心胸外科医生。一些人主张在麻醉下进行闭合复位，另一些人则主张切开复位。

B. 手术入路和固定技术

1. 胸锁关节前脱位——告知患者很可能会出现复发性脱位，且少部分患者会出现症状性复发性不稳定，需要手术治疗。
2. 胸锁关节后脱位
   （1）作者倾向于对急性胸锁关节后脱位采取手术治疗，以确认和维持复位。患者仰卧位，头枕为马蹄形 Mayfield 头枕，方便外科医生和助手显露前胸和颈部。
   （2）推荐术中建立大静脉输液通道，需进行血型鉴定和交叉配血准备。
   （3）横行直切口，切开范围包括胸骨柄和患侧胸锁关节。
   （4）如果胸锁乳突肌和胸大肌完整（未因移位造成损伤），在胸锁关节前方游离胸锁乳突肌和胸大肌。
   （5）在胸锁关节后脱位时，胸锁乳突肌和胸大肌后份通常已经发生断裂。
   （6）在胸骨柄后放置一个可延展牵开器，用 3.2 mm 或 4.5 mm 钻头在胸骨体外侧钻两个孔，以便于穿过缝线或同种异体肌腱（Spencer 等，Petri 等）。
   （7）用骨折复位钳（“crab/lion”jaw）夹持锁骨，

胸锁关节脱位复位后，在锁骨内侧端对应部位进行钻孔。

（8）将一根 24 号不锈钢丝作为牵引缝线，引导同种异体肌腱穿过相应后方骨隧道，并以 8 字形缝合方式，在胸锁关节前方收紧和固定。用 Pulvertaft 编织方法进一步加强固定。

（9）关闭伤口，引流管封闭皮肤，术中 X 线检查，以确认无气胸或其他并发症发生。

（10）绝对禁止使用克氏针固定（包括带螺纹克氏针）胸锁关节脱位，克氏针固定容易发生断裂或继发性移位，一旦移位的克氏针穿入心脏，容易发生致命性心脏压塞。

（11）对于急性胸锁关节后脱位发作（＜7 天），无纵隔受压征象等情况，可考虑闭合复位治疗。

① 胸锁关节脱位闭合复位应在全身麻醉下进行，并明确有无后部血管结构损伤。

② 做好一旦闭合复位失败，立刻进行切开复位的准备。

③ 一些作者建议使用经皮抓钩钳夹锁骨近端进行复位。根据作者的经验，急性胸锁关节后脱位患者，局部软组织肿胀严重，很难准确定位，错误的夹钳可能损伤邻近重要结构（如头臂静脉）。

3. 必须通过 CT 成像确认胸锁关节脱位复位成功。现有文献报告了复位成功后，再脱位率较高。

C. 并发症

1. 如上所述的复位成功后再次移位和（或）不稳定。
2. 胸锁关节后脱位伴血管损伤可能是致命的，应采取如上所述的预防措施。
3. 气胸和（或）气道损伤。

Ⅲ. 肩锁关节脱位的术前步骤

A. 病史

通常情况下，肩锁关节损伤是由于受到直接外力撞击，据报道最常见于体育赛事、跌倒、摩托车车祸或弹射 MVC 中。

B. 查体

1. 肩关节外侧明显肿胀和疼痛。
2. 肩关节活动时疼痛。
3. 在高能量的损伤时，常合并神经血管损伤。
4. 亚急性和慢性肩锁关节脱位，锁骨远端会形成明显的骨性突起，托起患肢，锁骨远端骨性突起程度可以减轻。锁骨远端向上和（或）向后畸形愈合容易压迫皮肤和皮下软组织，造成软组织刺激症状。

C. 解剖学

1. 肩锁关节由关节固有的肩锁韧带（前、后、上、下）维持稳定。
2. 肩锁关节还由连接喙突和锁骨外侧 1/3 的喙锁韧带维持（第 18 章“锁骨骨折”，图 18.1）。
3. 内侧的锥状韧带。
4. 外侧的斜方韧带。
5. 肩锁关节是微动的滑膜关节，通常具有关节盘。
6. 肩锁关节周围的肌肉包括三角肌、斜方肌和胸大肌。

D. 影像学

1. 标准胸部 X 线片可以显示肩锁关节明显移位。X 线球管向头侧倾斜 15°的 Zanca 位是肩锁关节正位片，对于了解肩锁关节轻微移位非常重要（图 17.5）。

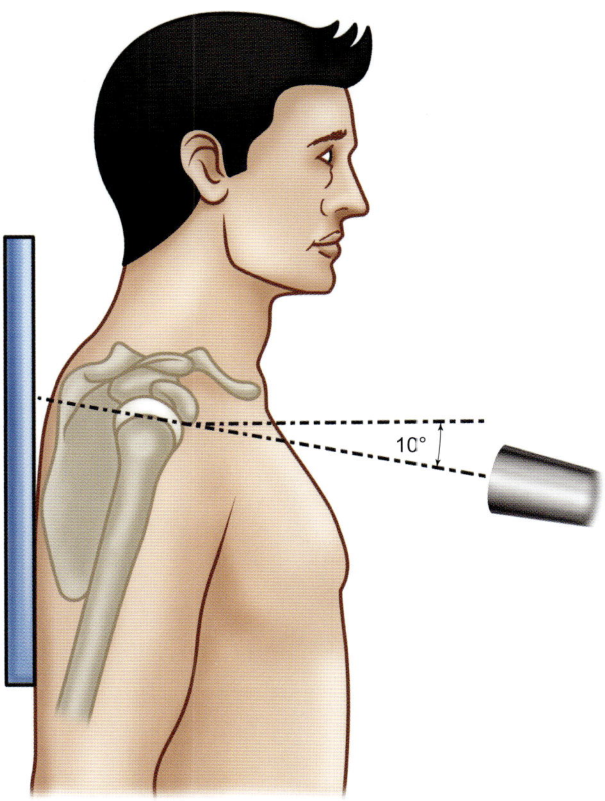

图 17.5 Zanca 位

2. 与检查其他肩部损伤相似，建议使用与盂肱关节面垂直的 Grashey 位和与肩胛骨垂直的腋位片。
3. CT 和 MRI 诊断急性肩锁关节脱位作用有限，但有助于了解锁骨向后方移位程度和伴随的软组织损伤。
4. 在分类方面，垂直移位在不同观察者之间表现出一致性，而水平移位则表现出明显的可变性。
5. 除了标准的 X 线检查外，对肩锁关节损伤的成像不存在金标准。

E. 损伤（肩锁关节脱位）分型（Rockwood）（图 17.6）

1. Ⅰ型——喙肩韧带扭伤，锁骨远端无移位。
2. Ⅱ型——喙肩韧带断裂，喙锁韧带完整，锁骨远端轻微移位。
3. Ⅲ型——喙肩韧带和喙锁韧带断裂，锁骨远端完全移位。
4. Ⅳ型——喙肩韧带和喙锁韧带完全断裂，锁骨远端穿过斜方肌向后方移位。
5. Ⅴ型——肩锁关节完全脱位，斜方肌和三角肌从其锁骨远端和肩峰止点处剥离。
6. Ⅵ型—罕见，锁骨远端移位至肩峰或喙突下方。

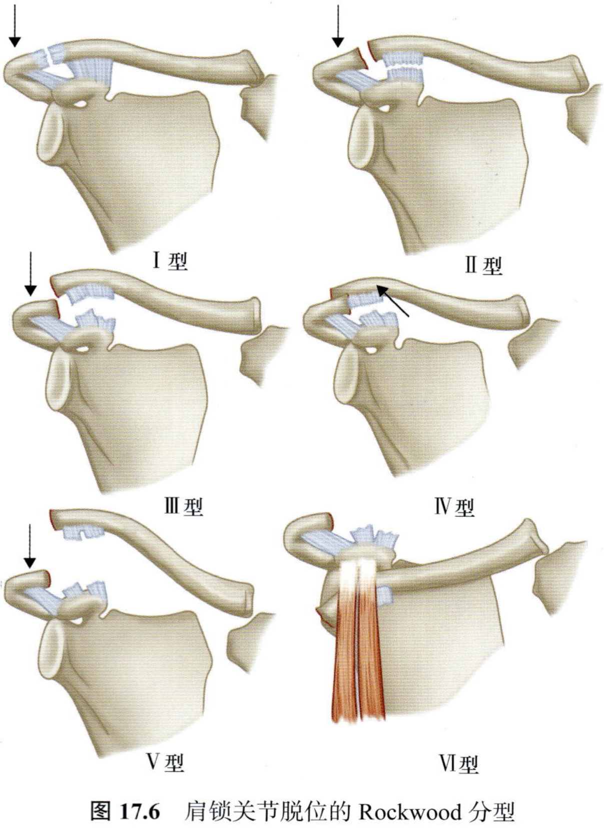

图 17.6　肩锁关节脱位的 Rockwood 分型

F. 损伤（锁骨远端骨折）的 Neer 分型（图 17.7）

锁骨远端骨折伴喙锁韧带断裂并有明显移位，其临床表现类似于严重肩锁关节脱位，容易发生骨不愈合（图 17.8 a～d）。

Ⅳ. 肩锁关节脱位的治疗

A. 初步治疗和最终治疗

1. Ⅰ型和Ⅱ型损伤
 （1）保守治疗：可以立即开始负重及肩关节活动度训练。
 （2）使用吊带并佩戴支具以缓解疼痛。
 （3）开始肩关节早期活动的前提是通过仔细的临床检查和规范的影像学检查以除外其他肩部病变。
2. Ⅲ型、Ⅳ型和Ⅴ型损伤存在争议
 （1）采用手术钢板固定治疗和保守治疗的疗效相当。
 （2）缺乏证据支持对急性Ⅲ型肩锁关节脱位进行早期手术治疗。一般认为如果保守治疗无效，建议手术治疗。
 （3）对于严重肩锁关节脱位（Ⅲ～Ⅴ型），手术和保守治疗的疗效类似。

B. 手术入路和固定技术

作者推荐：患者仰卧位、半卧状沙滩椅位，头部放在 Mayfield 头枕上，让手术医生和助手有足够的手术操作空间。
（1）在急性肩锁关节脱位损伤病例中，可通过上方入路直接显露肩锁关节和锁骨远端。必要时，要小心地将胸肌和三角肌从锁骨外侧和肩峰处抬起，以便对这些肌肉进行精确修复。
（2）复位肩锁关节并使用克氏针穿过肩锁关节进行临时固定，然后进行最终固定。不要尝试在急性病例中修复或重建撕裂的喙锁韧带。
（3）在慢性病例中，经前侧入路使用同种异体半腱膜重建喙锁韧带，这有利于在三角肌近端暴露喙突。
（4）如果使用锁骨钩钢板固定肩锁关节脱位，建议在术后 6 个月取出锁骨钩钢板，锁骨

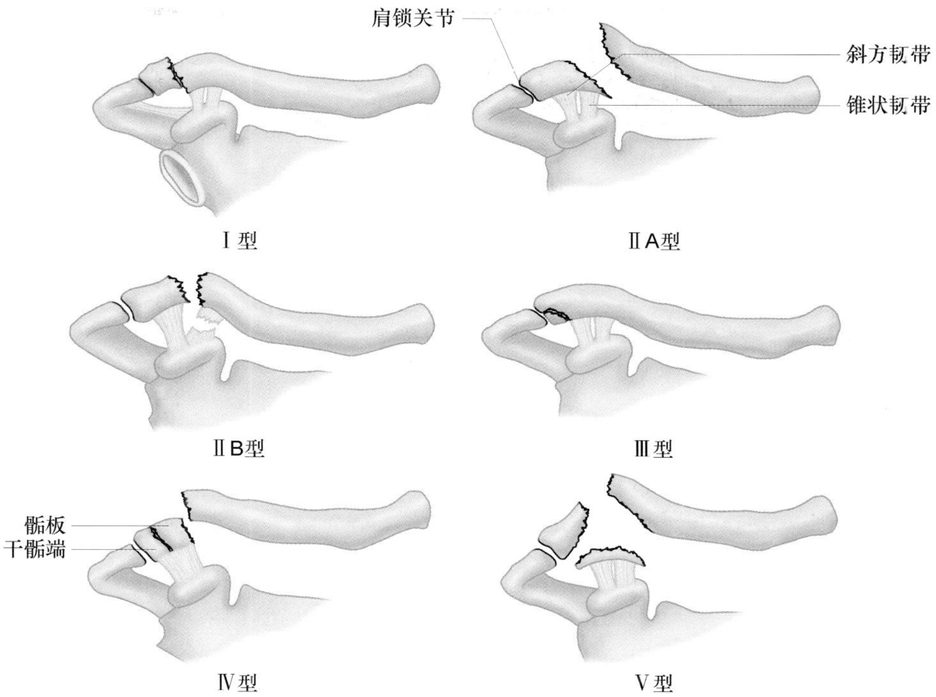

图 17.7　锁骨远端骨折 Neer 分型

钩钢板的常见并发症包括肩峰磨损和肩关节疼痛（图 17.8c，d）。

C. 并发症

1. 多达 1/5 手术治疗的病例术后会发生锁骨远端再次向上方移位。
2. 韧带重建后锁骨远端可能出现疼痛和骨质溶解。
3. 内固定物周围可能会发生骨折。

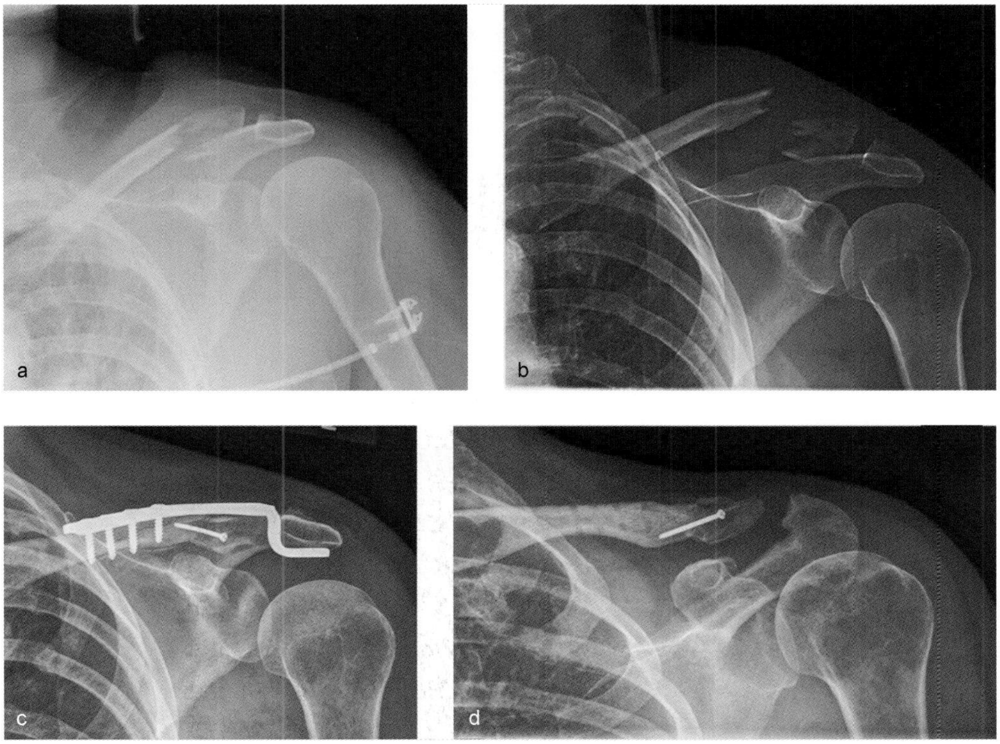

图 17.8　**a～d**. 锁骨远端无移位性骨折

结论

胸锁关节损伤的诊断尤其困难，如不及时治疗，可能会导致严重的后遗症。手术治疗应在有丰富解剖经验的外科医生和心胸外科医生的急诊室进行。近期的证据表明，保守治疗是大多数肩锁关节损伤类型的首选。肩锁关节损伤合并锁骨远端骨折可能需要接受手术治疗，内固定物最终需要取出。

推荐阅读

胸锁关节脱位

Lee JT, Campbell KJ, Michalski MP, et al. Surgical anatomy of the sternoclavicular joint: a qualitative and quantitative anatomical study. J Bone Joint Surg Am 2014;96(19):e166

Nettles JL, Linscheid RL. Sternoclavicular dislocations. J Trauma 1968;8(2):158–164

Petri M, Greenspoon JA, Horan MP, Martetschläger F, Warth RJ, Millett PJ. Clinical outcomes after autograft reconstruction for sternoclavicular joint instability. J Shoulder Elbow Surg 2016;25(3):435–441

Spencer EE Jr, Kuhn JE. Biomechanical analysis of reconstructions for sternoclavicular joint instability. J Bone Joint Surg Am 2004;86(1):98–105

Spencer EE, Kuhn JE, Huston LJ, Carpenter JE, Hughes RE. Ligamentous restraints to anterior and posterior translation of the sternoclavicular joint. J Shoulder Elbow Surg 2002;11(1):43–47

van Tongel A, MacDonald P, Leiter J, Pouliart N, Peeler J. A cadaveric study of the structural anatomy of the sternoclavicular joint. Clin Anat 2012;25(7):903–910

肩锁关节脱位

Canadian Orthopaedic Trauma Society. Multicenter randomized clinical trial of nonoperative versus operative treatment of acute acromio-clavicular joint dislocation. J Orthop Trauma 2015;29(11):479–487

Chang N, Furey A, Kurdin A. Operative versus nonoperative management of acute high-grade acromioclavicular dislocations: a systematic review and meta-analysis. J Orthop Trauma 2018;32(1):1–9

Longo UG, Ciuffreda M, Rizzello G, Mannering N, Maffulli N, Denaro V. Surgical versus conservative management of Type III acromioclavicular dislocation: a systematic review. Br Med Bull 2017;122(1):31–49

Rockwood CA. Acromioclavicular joint injuries Rockwood classification. In: Rockwood CA, ed. Fractures in Adults. Philadelphia, PA: Lippincott-Raven; 1996

Rockwood CA Jr, Williams GR, Young D. Disorders of the acromioclavicular joint. In: Rockwood CA Jr, Matsen F, eds. The Shoulder. Philadelphia, PA: Saunders; 1998;483–553

18 锁骨骨折

Robert Andrew Ravinsky，David H. Campbell，Michael D. McKee
吴晓明　译　饶志涛　余游　校

引言

锁骨骨折是最常见的骨折之一，据统计锁骨骨折发生率约占全身所有骨折的 5%。越来越多的证据表明，成人的中 1/3 段锁骨骨折可通过手术治疗获益。锁骨内侧 1/3 和外侧 1/3 骨折与锁骨中段骨折的临床表现和治疗方法不同。

Ⅰ. 术前

A. 病史和体格检查

1. 锁骨骨折最常见的原因是摔倒致肩部外侧直接着地，其次是自行车、机动车和摩托车事故直接撞击锁骨。
2. 锁骨骨折的分布符合“双峰分布”特点
   （1）年轻人（主要是男性）锁骨骨折和高能量损伤有关。
   （2）在 70 岁以上的老年患者锁骨骨折和低能量损伤。
3. 对于由高能量创伤所致的锁骨骨折患者
   （1）使用高级创伤生命支持（Advanced Trauma Life Support，ATLS）推荐的方案对患者进行系统评估，以排除相关的隐匿性和潜在性危及生命的损伤。
   （2）合并肩胛骨骨折或者肋骨骨折提示存在气胸或肺挫伤可能性。在这种情况下，需要拍完善直立位胸部 X 线片以明确诊断。
   （3）评估神经和（或）血管损伤。
   （4）肩胛胸壁分离
      ① 通常表现为锁骨骨折端分离移位，而不是短缩移位。
      ② 神经和血管损伤率高。
4. 体格检查
   （1）检查肩部可能会发现软组织损伤，如表皮擦伤、皮下瘀斑、肿胀、皮肤隆起或开放性骨折。
   （2）开放性骨折少见。
   （3）皮肤受骨折断端挤压变形很常见，但骨折端移位导致皮肤破损的情况很少见。因骨折移位而面临坏死风险的皮肤可能需要更迅速的处理。
   （4）触诊肩胛带可能会诱发局部压痛，锁骨骨折断端触诊（轻柔）可以发现有明显的骨擦音。
   （5）进行全面细致的神经系统和血管检查。

B. 解剖学

1. 骨骼
   （1）它是体内最晚完成骨骺闭合的骨骼，锁骨内侧端骨骺在 20～25 岁闭合。
   （2）锁骨是“S”形管状骨，圆而粗壮的锁骨内侧末端通过胸锁关节（滑膜关节）与胸骨相连。
   （3）锁骨的外侧端平而宽，通过肩锁关节（滑膜关节）与肩胛骨的肩峰端相连。
   （4）锁骨内侧为前弓，在中点附近弯曲，在外侧形成后弓。
   （5）锁骨的中间管状部分是一个解剖外形过渡区域，力学强度薄弱，容易发生骨折。因此，大多数锁骨骨折位于锁骨骨干中段。
   （6）锁骨髓腔起于距胸锁关节 7 mm 处，终止于距肩锁关节 20 mm 处。
2. 韧带解剖（图 18.1）
   （1）有些重要的韧带结构附着在锁骨上以维持肩关节的功能。
   （2）喙锁韧带由内侧的锥状韧带和外侧的斜方韧带组成，起到悬吊肩胛骨和对抗上肢重量向下牵引的作用。
   （3）在内侧，胸锁韧带和肋锁韧带将上肢与躯干骨相连接。

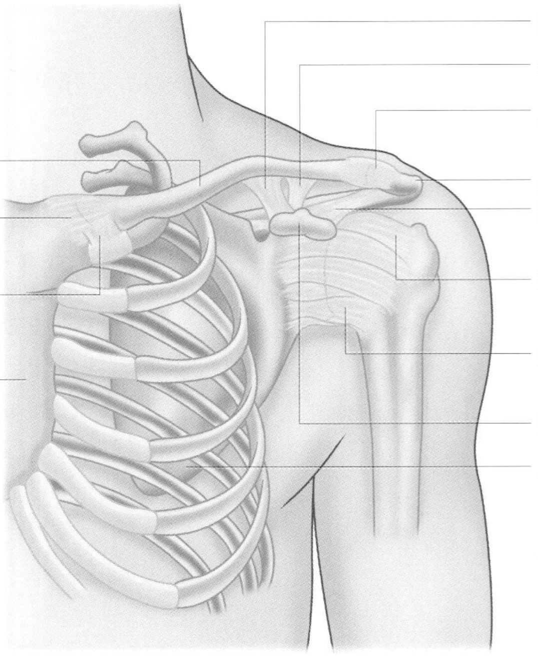

图 18.1 锁骨韧带解剖

（4）在外侧，位于后上方的肩锁关节韧带最为强壮，阻止锁骨远端在前后方向上向后方移位。

3. 附着于锁骨的肌肉结构（图 18.2）

（1）了解锁骨的肌肉附着对理解锁骨骨折的变形力量和随后形成的移位模式至关重要。

（2）与锁骨相连的肌肉包括胸锁乳突肌、斜方肌、三角肌、胸大肌、胸骨舌骨肌、颈阔肌和锁骨下肌。

（3）混合暴力

① 锁骨内侧断端向上移位。

② 锁骨内侧骨折端短缩移位，外侧骨折块向前下方旋转移位。

4. 相关的邻近结构

（1）锁骨下血管——位于锁骨内侧端的后面，并在锁骨中 1/3 下方走行。锁骨下动脉位于锁骨下静脉的后方和上方。

（2）臂丛——前、后分支（上、中、下干的延续）穿过锁骨的中 1/3。

（3）肺——锁骨内侧端的下方。

（4）临床报道这些毗邻结构在锁骨骨折、切开复位内固定手术操作中都存在损伤可能。

5. 锁骨的功能：锁骨对上肢起到支撑和悬吊作用

（1）支撑功能——由于锁骨的存在，肩胛带和胸部的肌肉组织维持在最佳的力臂，从而发挥其力学功能。

（2）悬吊功能——通过斜方肌的向上牵拉，锁骨实现动态悬吊功能，通过胸锁韧带、肩锁韧带和喙锁韧带实现静态悬吊功能。

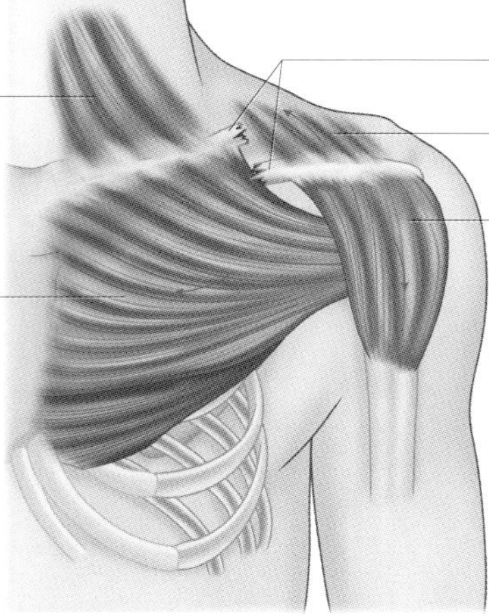

图 18.2 影响锁骨骨折的变形力量

C. 影像学

1. 通常可以通过标准的胸片来诊断锁骨骨折，但是急诊诊断锁骨骨折应该包括锁骨正位片和斜位片。锁骨斜位片要求 X 线球管向头侧倾斜 25°，以便减小锁骨和肩胛冈之间的重叠影。
2. 对于锁骨近侧端及远侧端骨折偶尔需要特殊体位摄片方法。
 （1）Serendipity 位：X 线片上可以最佳地观察胸锁关节的损伤和锁骨近端骨折前后方向移位（位于轴向平面），拍片方法：X 线以胸锁关节为中心，患者仰卧时球管倾斜与头侧成 40°角。
 （2）Zanca 位（球管方向向头侧倾斜 20°）：X 线片上观察锁骨远端骨折和肩锁关节的损伤。
3. CT 的横断面成像有助于了解骨折类型，特别是复杂的粉碎性锁骨骨折。CT 扫描是锁骨近端骨折诊断的首选影像学检查方法。

D. 分型

1. 锁骨骨折 Allman 分型是最常用的分型。它根据骨折累及的解剖区域对锁骨骨折进行分型
 （1）Ⅰ型：中 1/3 骨折。
 （2）Ⅱ型：远 1/3 骨折。
 （3）Ⅲ型：近 1/3 骨折。
2. Neer 根据骨折线与喙锁韧带的关系进一步对 Allman Ⅱ型（锁骨外侧端）进行分型。Rockwood 对 Neer 锁骨远端骨折分型进行改良，沿用至今。
3. AO/OTA 分型，该分型首先确认锁骨骨折位置，然后根据骨折特征和形态对锁骨骨折进行分型。

Ⅱ. 治疗

A. 初步治疗

1. 在完成对患者的临床评估后，急性锁骨骨折的初步治疗包括使用悬吊带固定以缓解疼痛和制动。
2. 在高能量损伤或多发性创伤的情况下，建议患者接受完整的创伤评估，包括 ATLS 方案。

B. 最终治疗

1. 对于大多数轻微移位的锁骨骨折，建议采用保守治疗
 （1）使用悬吊带固定 2 ～ 4 周，疼痛缓解后开始逐步恢复肩关节活动。
 （2）8 字绷带固定往往导致患者不适和局部皮肤损伤，与悬吊带固定相比并不能有效改善锁骨骨折复位。
 （3）骨折愈合后开始加强肩关节相关肌肉力量训练和抗阻力练习。
2. 手术绝对适应证
 （1）开放性骨折。
 （2）骨折移位明显，导致皮肤受压，有潜在的开放性损伤分型。
 （3）锁骨近端骨折向后移位导致纵隔结构受压。
3. 手术相对适应证
 （1）浮肩（锁骨伴肩胛冈颈部骨折）。
 （2）锁骨骨折合并臂丛神经损伤。
 （3）症状性骨不愈合。
 （4）保守治疗失败的症状性锁骨骨折畸形愈合。
 （5）锁骨中 1/3 骨折，短缩 2 cm 或＞ 100% 移位（图 18.3a）。
 （6）多发伤患者的锁骨骨折（尤其是需要上肢负重时）。
 （7）多发性同侧肋骨骨折。
 （8）合并多处上肢骨折。
 （9）双侧锁骨骨折。

C. 体位和手术入路

1. 应将患者置于沙滩椅位（半坐位），或仰卧位，同时患侧上肢自然下垂。术区消毒范围包括对侧胸部和颈部。
2. 手术切口的选择取决于锁骨骨折内固定方法：上方入路用于上方钢板内固定，直接前方入路用于前下方钢板内固定。
3. 上方入路
 （1）皮肤沿锁骨长轴切开，分离皮下组织。
 （2）切开颈阔肌和锁胸筋膜。
 （3）三角肌斜方肌之间肌间隙向外侧延伸，胸大肌和胸锁乳突肌之间肌间隙向内侧延伸。
 （4）术中注意保护行经术区的锁骨上神经的分支。
  ① 避免胸部麻木和感觉障碍。
  ② 术前应告知患者存在手术切口周围麻木的可能性。
 （5）锁骨近端骨折：根据需要，在胸大肌前方

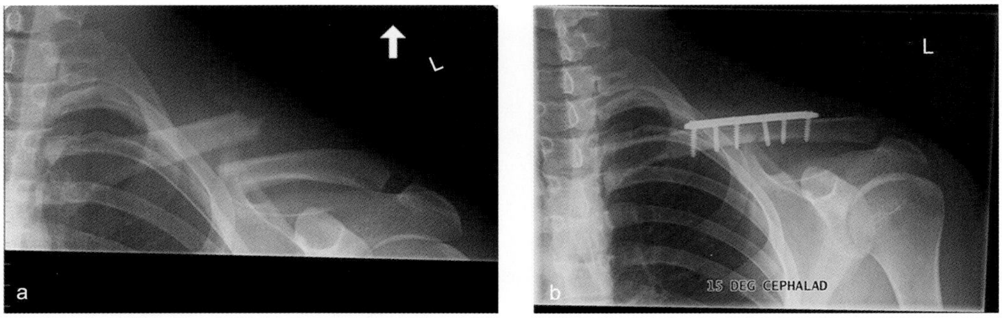

图 18.3 **a**. 简单、完全移位的锁骨中段骨折。骨折临床表现为明显畸形。**b**. 解剖复位钢板内固定术后快速恢复活动，6 周骨愈合

进行骨膜下剥离，以显露并固定骨折断端。

（6）锁骨远端骨折：根据需要，对前方三角肌和后方斜方肌进行骨膜下剥离，以显露骨折断端，复位骨折块，并进行固定。

（7）应注意保存锁骨附着软组织，尽可能保留锁骨骨折的血供以促进骨折愈合。

4. 直接前方入路

（1）浅层和深层手术方法类似于上方入路。

（2）切口并非位于锁骨的中心，而是位于锁骨的前缘。

（3）前方手术入路有助于暴露锁骨前表面，以便进行前方钢板内固定。

D. 固定技术

1. 髓内固定

（1）空心螺钉。

（2）预弯交锁髓内钉。

（3）钛制弹性髓内钉。

2. 钢板和螺钉固定

（1）对于简单锁骨骨折的手术固定，推荐使用在骨折端近端和远端各带 3 个钉孔的预塑形钢板（图 18.3a，b）。虽然 3.5 mm 骨盆重建钢板的使用效果也不错，但单独使用时，其机械故障率高于加压钢板和预塑形钢板，尤其是对于体型较大的（北美）患者（图 18.4）。

（2）对于锁骨粉碎性骨折，建议采用结构相对稳定的桥接钢板技术，尽可能少地剥离骨折附着的软组织，以保护骨折部位的血供。桥接钢板技术成功的关键是精确地恢复长度和纠正旋转。

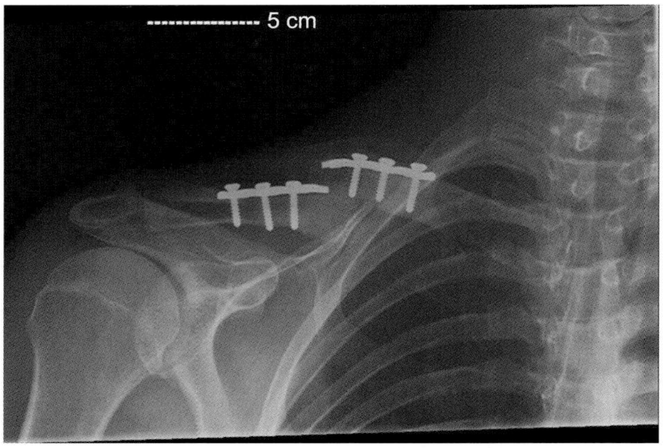

图 18.4 使用 3.5 mm 骨盆重建钢板的体重超过 220 磅（约 99.8 kg）的男性活跃患者在术后早期发生内固定失效。3.5 mm 骨盆重建钢板的强度弱于预塑形钢板或加压钢板，较重、较活跃或依从性较差的患者可能会在骨折愈合前发生钢板断裂

（3）上方钢板和前下方钢板均用于锁骨骨折内固定。

① 两种内固定技术在愈合率、不愈合率、畸形愈合率、钢板失败率和功能结果评分方面的结果相近。

② 生物力学研究发现，更长的钢板与更高的负重后失效有关。

③ 与前下方放置钢板相比，上方放置钢板的植入物刺激症状发生率更高，取出植入物的再次手术率也更高。

④ 虽然缺乏充分有力的临床证据表明锁定钢板治疗锁骨骨折的疗效优于非锁定钢板，但是目前通常使用预塑形锁定钢板结合普通非锁定螺钉。

E. 并发症

1. 保守治疗

（1）骨不愈合：文献中讨论了导致骨不愈合的几个危险因素，包括骨折移位程度、吸烟、粉碎性骨折、高龄、女性患者和锁骨骨折短缩。

（2）畸形愈合：骨折位移程度是锁骨中段骨折后疼痛和功能障碍预测因素。

2. 手术治疗

（1）有内固定钢板的刺激症状或钢板突出：钢板刺激皮肤是锁骨内固定术后最常见的后遗症。在接受锁骨切开复位内固定的患者中，多达 1/4 的患者接受再次手术以取出钢板。和锁骨外形匹配的预塑形钢板可以有效降低钢板刺激发生率（图 18.5a，b），在术后 2 年拆除钢板。

（2）感染：导致锁骨骨折切开复位内固定术后感染的危险因素包括糖尿病、静脉药物使用、翻修手术 / 既往肩部手术。当临床怀疑感染时，建议至少 10 天连续细菌培养，以识别难以培养的微生物，如痤疮杆菌。

（3）神经血管损伤：神经血管损伤是锁骨切开复位内固定罕见而严重的并发症。通过避免钻头、攻丝和螺钉穿透锁骨下间隙可以降低这种并发症发生率。

（4）气胸：气胸是锁骨切开复位内固定的另一种罕见并发症。这是显露锁骨或锁骨内固定钻孔过深损伤肺部胸膜的结果。它可以发生在体形瘦小的、锁骨和胸膜之间的间隙较窄的女性患者中。

（5）骨不愈合：如果锁骨骨折钢板或螺钉固定失败，应怀疑存在潜在感染，尤其是痤疮杆菌。

（6）畸形愈合：这种并发症非常罕见。可能需要截骨矫形术和翻修固定。

（7）内固定失效：可能是由于骨折部位的过度运动造成钢板 / 螺钉断裂，也可能表现为发生在螺钉–骨界面的螺钉松动。

（8）粘连性关节囊炎：锁骨骨折切开复位内固定术后发生粘连性关节囊炎的可能性较小，上肢长期固定和近期手术干预都是粘连性关节囊炎发生的危险因素。

F. 康复

1. 保守治疗后

（1）许多外科医生会允许患者早期进行可耐受负重（WBAT）和关节活动度（ROM）训练，但有些外科医生可能会采取更保守的方法，伤后 2～4 周再进行负重和 ROM。

（2）伤后 6 周，如果患者无疼痛症状，且影像学检查显示骨折逐渐愈合，患者可开始力量训练。

（3）术后 3 个月恢复完全、无限制的活动；但患者必须无疼痛，有充分的力量和充分的 ROM。

2. 手术治疗后

（1）多数外科医生会允许立即进行 WBAT 和

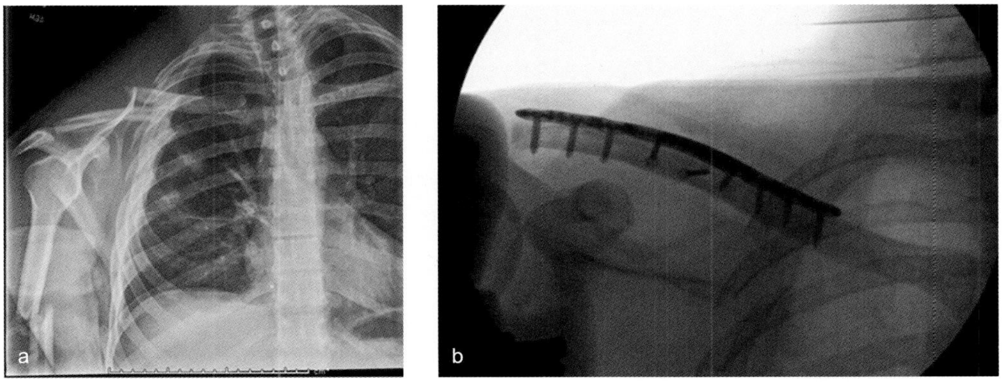

图 18.5 **a.** 被汽车撞到的患者 X 线片。除锁骨骨折外，还有同侧肋骨、肱骨和桡骨骨折。这是一个固定的良好适应证。**b.** 预塑形钢板切开复位内固定后的术中透视影像。患者还接受了肱骨干和桡骨骨折的切开复位内固定。尽管伤情严重，但最终仍获得良好的治疗效果

ROM，但部分外科医生会采取更为保守的方法，术后固定 7～10 天。

（2）术后 6 周，如果患者无疼痛症状，并且有影像学检查显示骨折逐渐愈合，患者可开始力量训练。

（3）通常在术后 3 个月内，当患者无疼痛、完全恢复力量和 ROM 时，就可以恢复全面、不受限制的活动。

G. 结局

1. 对于移位的锁骨中段骨折，大量文献表明手术治疗的效果优于保守治疗。
2. 包括疼痛方面视觉模拟量表（VAS）评分的改善，手臂、肩部和手部功能障碍（DASH）评分的改善，以及不愈合和症状性愈合率的降低。
3. 尽管研究显示功能结果有所改善，但部分学者认为这些改善的临床意义不大。
4. 多数外科医生会根据患者的具体情况制订手术方案，健康、运动能力强的患者通常会选择手术治疗；而运动能力弱或有合并症的患者通常会选择保守治疗。
5. 有数据表明，早期固定能使患者更快地恢复功能和运动能力，这种治疗方法已成为多数职业体育运动员的常规治疗方法，因为恢复运动的时间至关重要。

Ⅲ. 特殊注意事项

A. 开放性骨折

1. 开放性锁骨骨折需要早期静脉注射抗生素，首选的抗生素是第三代头孢菌素。如果未预防破伤风或预防情况不详，则需要预防破伤风。
2. 在对患者进行评估和初步固定后，待全身情况稳定，应该进行紧急清创术，并对骨折进行切开复位内固定。

B. 老年人锁骨骨折

1. 近年来，对 65 岁以上锁骨骨折患者进行切开复位内固定治疗的比例有所增加，但是并非所有老年性移位锁骨骨折患者都需要接受手术固定。
2. 高龄患者，尤其是体弱或对伤后功能恢复要求低的患者，在没有绝对手术指征的情况下采取保守治疗。

C. 青少年锁骨骨折

1. 传统上，儿童和青少年锁骨骨折采用保守治疗，锁骨骨折愈合率高。
2. 然而，并非所有青少年患者对保守治疗效果感到满意，保守治疗存在骨不愈合和症状性畸形愈合风险。
3. 对该年龄组患者采取切开复位钢板固定成功率较高。尽管对手术适应证存在争议，但对于急性严重移位青少年锁骨骨折患者，可以采取切开复位内固定手术。

D. 病理性骨折

病理性锁骨骨折的手术治疗有助于明确病变组织的病理诊断。无论病变是良性、肿瘤性还是感染性的，都将有助于进一步制订治疗方案。此外，病理性骨折不具备不经手术治疗而愈合的生物学能力或机械稳定性，因此，需要切开复位内固定以稳定病理性骨折。

总结

锁骨中段骨折是常见的骨科损伤。随着移位性骨折保守治疗的显著发病率以及对相关损伤模式越来越多的理解，手术固定的适应证也在不断变化。对于体重较大的患者，预塑形钢板植入方便且具有更好的柔韧性。内固定治疗对青少年和老年锁骨骨折患者的疗效仍存在争议。在这类患者中，持续的研究对于确定手术治疗的理想患者和预测良好术后功能结局的危险因素至关重要。

推荐阅读

Hill JM, McGuire MH, Crosby LA. Closed treatment of displaced middle-third fractures of the clavicle gives poor results. J Bone Joint Surg Br 1997;79(4):537–539

Lenza M, Buchbinder R, Johnston RV. Surgical Versus Conservative Interventions for Treating Fractures of The Middle Third of The

Clavicle. The Cochrane. Database of Systematic Reviews. 6th ed. Hoboken, NJ: Wiley; 2013

McKee RC, Whelan DB, Schemitsch EH, McKee MD. Operative versus nonoperative care of displaced midshaft clavicular fractures: a meta-analysis of randomized clinical trials. J Bone Joint Surg Am 2012;94(8):675–684

McKee MD, Wild LM, Schemitsch EH. Midshaft malunions of the clavicle. J Bone Joint Surg Am 2003;85(5):790–797

Nordqvist A, Petersson CJ, Redlund-Johnell I. Mid-clavicle fractures in adults: end result study after conservative treatment. J Orthop Trauma 1998;12(8):572–576

Canadian Orthopaedic Trauma Society. Nonoperative treatment compared with plate fixation of displaced midshaft clavicular fractures. A multicenter, randomized clinical trial. J Bone Joint Surg Am 2007;89(1):1–10

Robinson CM. Fractures of the clavicle in the adult. Epidemiology and classification. J Bone Joint Surg Br 1998;80(3):476–484

Simpson NS, Jupiter JB. Clavicular Nonunion and Malunion: Evaluation and Surgical Management. J Am Acad Orthop Surg 1996;4(1):1–8

19 肩胛骨骨折

Brian Buck
饶志涛 译 余 游 夏 江 校

引言

肩胛骨骨折约占全身骨折的1%，占上肢骨折的3%～5%。90%的肩胛骨骨折伴胸部损伤，其中包括气胸、血胸、肺挫伤、心脏挫伤、主动脉损伤、肋骨骨折、连枷胸、锁骨骨折和脊柱骨折。它们通常是由肩胛带受到高能量的侧向撞击和（或）手臂受到牵拉损伤所致。多达15%的肩胛骨骨折因为检查不完善或优先治疗危及生命的损伤而被延迟诊断。绝大多数肩胛骨骨折采用保守治疗，本章将探讨该类骨折的手术适应证。

Ⅰ. 术前

A. 病史和体格检查

1. 损伤机制——胸壁和肩胛带高能量损伤。
2. 疼痛部位
   （1）患者主诉肩部 / 肩胛后缘疼痛。
   （2）区分胸壁创伤和肩胛骨 / 肩胛带疼痛。
3. 复合损伤
   （1）胸廓胸壁损伤。
   （2）同侧锁骨 / 上肢骨折。
   （3）神经与血管损伤。
4. 检查
   （1）与对侧肩胛带相比不对称。
   （2）肩胛骨后缘软组织肿胀 / 瘀斑。
   （3）锁骨 / 肩胛带上软组织肿胀复合创伤。
   （4）记录皮肤擦伤的位置、深度和感染程度。
   （5）标记复合性创伤伤口和放置胸腔管 / 静脉注射管的位置。
5. 触诊
   （1）肩胛带后方和肩胛骨边缘处有捻发感。
   （2）骨折部位触诊有压痛。
   （3）晚期发现损伤并漏诊骨折的情况并不少见，这强调了将检查结果与影像学分析相联系的重要性。
6. 运动功能
   （1）很难根据损伤形式和相关的危及生命的损伤来全面评估运动功能。
   （2）患者通常表现出明显的肩部功能受限。
   （3）正确诊断神经功能缺损需要仔细评估臂丛神经并充分了解肩胛骨周围肌肉神经支配。
   （4）相关的肢体损伤或缺陷应提醒医生注意更广泛的损伤。
7. 感觉功能
   （1）评估和记录皮肤感觉功能。
   （2）臂丛神经评估。
8. 血管状态
   （1）识别脉搏。
   （2）记录毛细血管再充盈时间。
   （3）近端血管听诊可听到杂音或闻及震颤。

B. 解剖学（图19.1）

1. 冈上窝
   （1）冈上肌的起源。
   （2）肩胛上动脉和神经在肩胛上切迹上缘穿过。
2. 冈下窝：冈下肌的起点和大、小圆肌在下外侧缘的起点。
3. 肩胛下窝：肩胛下肌的起点。
4. 关节盂：由关节囊和盂唇包裹的肩胛骨关节部分。
5. 肩峰
   （1）肩胛冈的终止点。
   （2）共同形成肩锁关节复合体。
   （3）与锁骨远端形成关节。
6. 喙突
   （1）肩胛骨前方的骨性突出，其基底部外侧和头部与肩胛骨外侧缘相连。
   （2）肱二头肌短头和喙肱肌的附着点。
   （3）喙肩韧带和喙锁韧带复合体的附着点。

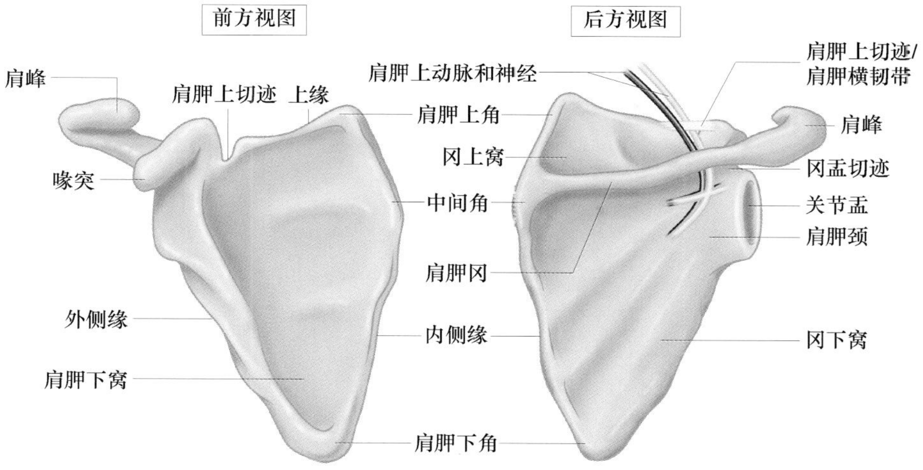

图 19.1 肩胛骨骨骼学

7. 肩胛冈
  (1) 始于内侧缘，止于肩峰弓和肩峰。
  (2) 肩胛上动脉和神经进入冈下窝，肩胛冈成为肩峰弓。
8. 外侧缘
  (1) 三角肌后束浅层。
  (2) 肩胛盂和盂肱关节中部和上部，外侧和下部为四边形和三角形间隙。
    ① 上部为小圆肌，内侧为肱三头肌长头，外侧为肱骨和肱三头肌外侧头，下方为大圆肌。
    ② 四边形间隙内容物为腋神经、旋肱后动脉。
    ③ 三角形间隙上方由小圆肌包绕，下部由大圆肌包绕，侧面由肱三头肌长头包绕。
    ④ 三角形间隙内容物为旋肩胛动脉。
9. 内侧缘
  (1) 斜方肌浅层。
  (2) 肩胛提肌深层，中央和下方为菱形肌。

C. 影像学

1. 胸部 X 线片。
2. 肩关节正位 / 侧位 / 腋位 X 线片。
3. 需要时应完善锁骨 X 线片。
4. 肩胛骨 / 肩胛带 CT 三维重建。

D. 分型

1. 分型主要用于研究的目的和指导制订手术计划。
2. 采用 Goss 改良的 Ideberg 分型描述了累及肩胛骨体部的肩胛盂骨折类型。
3. AO/OTA 分型区分了单独的关节盂、体部和喙突骨折类型。
4. 解剖
  (1) 解剖描述可用于描述肩胛骨喙突、肩峰和肩胛冈的骨折。
  (2) 位置描述可用于识别累及冈上窝（体部上方）或冈下窝（体部下方）的肩胛骨体部骨折。
  (3) 关节外骨折累及体部或肩胛颈，但不累及肩胛盂。
    ① 肩胛骨外缘较肩胛窝厚，肩胛窝薄且与粉碎相关。
    ② 确定内侧缘受累程度很重要，这通常在 CT 三维重建中得到最好的说明或评估。
  (4) 关节内（关节盂）骨折
    ① 后方关节盂骨折可与后方骨折脱位相关。
    ② 前方关节盂骨折可与前方骨折脱位相关。
  (5) 肩部上方悬吊复合体（superior shoulder suspensory complex，SSSC）损伤
    ① 骨韧带环形结构有助于肩部的稳定。
    ② 骨性组成：锁骨、喙突、肩峰和肩胛骨。
    ③ 软组织组成：喙锁韧带、喙肩韧带和肩锁韧带。
    ④ 其中两个结构的破坏称为“双重破坏”。
  (6) 肩胛胸廓分离
    ① 由于受伤罕见，发表的数据有限。
    ② 上肢高能量牵拉损伤的结果。
    ③ 可表现为连枷胸、麻木和上肢无脉。
    ④ 内部脱套伤伴闭合性肩胛带离断。
    ⑤ 骨性损伤
      - 肩胛骨外侧移位。

- 胸锁关节半脱位 / 脱位。
- 肩锁关节脱位。
- 锁骨粉碎性骨折。

⑥ 血管损伤
- 锁骨下 / 腋下动脉损伤。
- 侧支血管网丰富，很少导致缺血。
- 在严重出血和血流动力学不稳定的情况下可能需要紧急结扎。
- 有需要时采用大隐静脉移植术进行血管重建。

⑦ 神经损伤
- 倾向于近神经根和脊髓损伤。
- 导致完全或部分臂丛损伤。
- 尽管尝试了神经移植，但完全性臂丛损伤的预后不佳。
- 任务特异性肌张力障碍的预后取决于神经损伤的程度。
- 建议在完全性臂丛损伤时进行肘部以上的急诊截肢。

Ⅱ. 治疗

A. 初步治疗

1. 高级创伤生命支持（ATLS）。
2. 悬吊 / 固定。
3. 处理软组织损伤和清理污染严重的皮肤擦伤。
4. 患肢避免负重。
5. 识别和临时处理相关损伤。

B. 最终治疗

1. 保守治疗

（1）绝大多数关节外肩胛骨骨折符合保守治疗标准。

（2）没有基于证据的手术治疗指南。

（3）用悬吊或固定器控制疼痛。

（4）通过摆动练习和主动辅助 / 被动关节活动度（ROM）恢复早期活动范围。

（5）随着疼痛消退，渐进性 ROM 方案增加肩关节和肩胛胸壁关节的活动。

（6）大多数情况下，3～6 个月内加强并完全恢复活动。

2. 手术治疗

（1）手术固定适应证是相对的，取决于骨折类型。

（2）关节外骨折

① 超过 40°～45°成角畸形。

② 短缩＞ 2.5 cm。

③ 肩胛外侧缘向内侧移位＞ 2.5 cm。

④ 盂极角＜ 20°。

（3）关节内骨折（图 19.2a～c）

① 传统上，关节位移＞ 5 mm，然而，最近的几项研究考虑将范围缩小到 2～4 mm。

② 累及 25% 的肩胛盂，导致肱骨头半脱位。

③ 肩胛盂骨折伴持续性或复发性肩关节半脱位 / 脱位。

（4）SSSC“浮肩”双重损伤（图 19.3 a～c）：每一重损伤指的是不稳定和（或）移位＞ 1 cm。

（5）喙突、肩峰和肩胛冈骨折

① 当伴有同侧肩胛骨骨折或 SSSC 断裂时，考虑手术固定。

② 相对适应证为移位＞ 1 cm。

③ 疼痛性骨不愈合的体征 / 症状。

C. 手术入路

1. 前方入路

（1）三角肌入路治疗单纯喙突骨折（第 21 章，

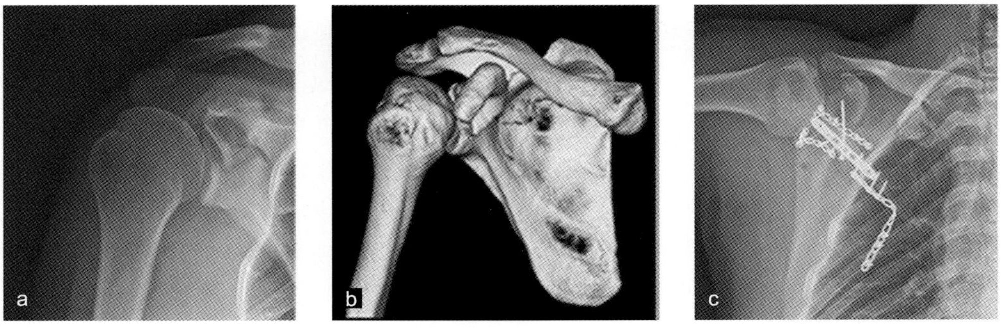

图 19.2 **a.** 肩关节正位 X 线片显示关节盂移位性骨折。**b.** 三维重建显示肩胛骨骨折，累及肩胛盂、喙突，上方体部骨折延伸至内侧缘。**c.** 肩胛骨手术固定后正位 X 线片

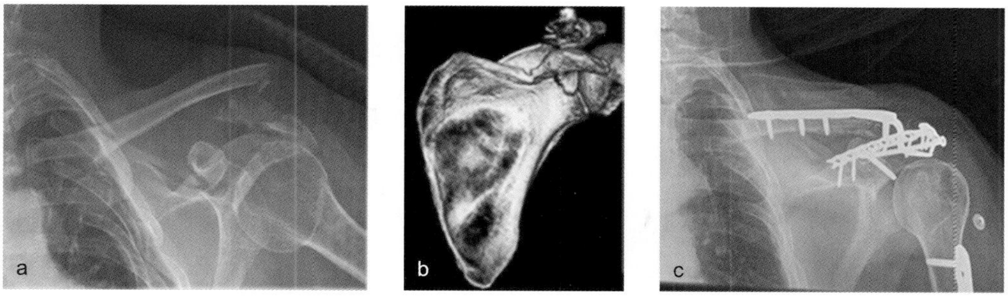

图 19.3 **a.** 左肩肩部上方悬吊复合体（SSSC）损伤伴有锁骨远端移位，喙突、肩峰、肩胛冈和肱骨骨折。**b.** 不稳定性 SSSC 损伤的三维重建。**c.** SSSC 稳定性重建术后肩关节正位 X 线片

肱骨近端骨折，图 21.3 a～c）。

（2）关节盂前方骨折入路。

（3）当合并 SSSC 损伤时可用于同侧锁骨固定 / 肩锁关节损伤 / 同侧上肢骨折固定。

2. 后方入路

（1）直接后方入路（图 19.4 a，b）

① 为后关节盂和（或）肩胛盂颈部骨折提供入路。

② 与盂肱关节一致的后方皮肤直切口。

③ 解剖三角肌的后 1/3 和 1/3，与纤维走行保持一致。或者，将三角肌后 1/3 与肩胛骨分离。

④ 深部间隙位于冈下肌（肩胛上神经）和小圆肌（腋神经）之间。

⑤ 如有需要，可进行后关节囊切开。

（2）Judet 入路 / 改良 Judet 入路

① 更传统的延伸入路。

② 允许显露肩峰、肩胛冈、内侧缘和外侧缘、肩胛颈和肩胛盂。

③ 关节盂和肩胛颈的显露可能受到血管蒂软组织的张力限制。

④ 垂直于肢体从肩峰端 1 cm 处平行于肩胛冈，并向内侧延伸至肩胛骨上内侧角。

⑤ 垂直肢体位于肩胛骨内侧缘的外侧，向下延伸，与肩胛骨内侧缘平行。

⑥ 全层掀起，以显露后方肩胛带肌肉上的筋膜。

⑦ 三角肌后束从冈下肌、肩胛骨外上方和肩胛冈回拉 / 掀开。

⑧ 冈下肌和三角肌后束从冈下窝内侧向外侧斜向上走行，肩胛冈位于冈下肌 / 小圆肌之间的神经血管束之间（改良 Judet 入路）。

（3）微创入路

① 需要经验和结合骨折特点的术前计划。

② 策略性切口显露骨折特点，为骨折显露提供窗口，同时为安全固定骨折提供空间。

（4）联合入路

① 前后入路治疗 SSSC 双重损伤。

② 肩胛骨骨折合并肩峰或喙突骨折。

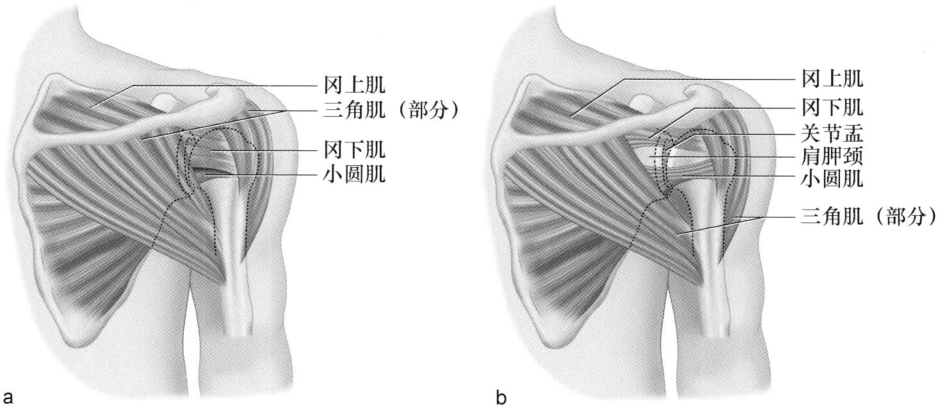

图 19.4 肩胛盂和肩胛颈的垂直后方入路：浅层解剖（a）和深层解剖（b）

D. 固定技术

1. 根据骨折特点确定固定策略、固定原则和手术重建目标。
2. 肩胛骨有骨性轮廓通道来实现复位和固定。
3. 肩胛骨外侧缘、内侧缘、肩胛冈和肩胛颈底部不仅是固定的最佳部位，而且是评估复位情况的重要部位。
4. 肩胛盂关节内骨折需要解剖复位。
5. 根据骨折的特点，在不尝试重建肩胛窝和肩胛骨体部粉碎性骨折的情况下，可以选择重建内侧缘 / 外侧缘。
6. 固定通常由 2.0～2.7 mm 和（或）2.7～3.5 mm 钢板 / 螺钉组成。为每块钢板提供更多的螺丝孔，以增加固定机会。
7. 预塑形钢板也适用于某些骨折类型，并且受外科医生青睐。
8. 锁定钢板可改善肩胛骨薄弱部位的固定效果。

E. 并发症

1. 保守治疗
  （1）进行性畸形——与多根肋骨骨折和 SSSC 双重 / 三重断裂相关的不稳定类型。
  （2）肩部运动障碍。
  （3）疼痛。
  （4）症状性骨不愈合 / 畸形愈合。
2. 手术治疗
  （1）感染——根据大宗文献的系统综述，切开复位内固定术后感染率为 4%。
  （2）神经麻痹
    ① 系统综述统计有 2% 的发生率。
    ② Judet 入路 / 改良入路导致冈下肌向上剥离或向头侧过度牵拉导致肩胛上神经麻痹。
    ③ 三角肌后束 / 小圆肌上外侧牵拉或异位骨化造成的腋神经麻痹罕见。
    ④ 由于术前检查有限，鉴别神经损伤的原因是原发性损伤还是手术并发症造成的继发性损伤可能存在困难。
  （3）血肿 / 血清肿——2% 的系统回顾提及。
  （4）内固定物症状——最常见的并发症，在 7% 的系统回顾中提及，需要被移除。
  （5）伤口裂开。
  （6）肌肉萎缩。

F. 康复

1. 保守治疗
  （1）吊带固定 2～4 周。
  （2）初期主动辅助和被动渐进性 ROM。
  （3）损伤后 2～4 周全范围 ROM。
  （4）损伤后 6～10 周开始加强力量训练和肩胛骨稳定训练。
2. 手术治疗
  （1）吊带固定。
  （2）内固定术后立即进行术后主动和被动 ROM。
  （3）术后 5～6 周加强。
  （4）术后 8～9 周进行抗阻力训练和专项运动训练。

G. 结局

1. 对于大多数经非手术和手术治疗的肩胛骨骨折，预期效果良好。
2. 肩胛骨体部和颈部骨折的手术与保守治疗对比分析
  （1）两组骨折愈合率、恢复至重返工作、疼痛缓解无差异。
  （2）多发伤是功能和结果的主要决定因素。
  （3）对轻微移位的肩胛骨骨折没有手术治疗建议。
3. 肩胛胸壁分离后的功能结局
  （1）神经损伤程度最能预测预后
    ① 所有完全臂丛撕脱导致连枷臂或需要截肢。
    ② 臂丛部分损伤改善具有不确定性。
    ③ 手术修复后功能改善甚微。
  （2）死亡率＞10% 与整体创伤相关。
  （3）经肱骨截肢高达 25%。

Ⅲ. 儿科患者的特殊考虑

1. 绝大多数儿童肩胛骨骨折采用保守治疗。
2. 与成人患者手术治疗的适应证相似。

推荐阅读

Ada JR, Miller ME. Scapular fractures. Analysis of 113 cases. Clin Orthop Relat Res 1991;(269): 174–180
Goss TP. Double disruptions of the superior shoulder suspensory complex. J Orthop Trauma 1993;7(2):99–106
G. Zlowodski M. Bhandari M, Zelle B, Kregor P, Cole P. Treatment of scapular fractures: systematic review of 520 fractures in 22 case series. J Orthop Trauma 2006;20:230–233
Jones CB, Sietsema DL. Analysis of operative versus nonoperative treatment of displaced scapular fractures. Clin Orthop Relat Res 2011;469(12):3379–3389
Judet R. Surgical treatment of scapular fractures. Acta Orthop Belg 1964;30:673–678
Lantry JM, Roberts CS, Giannoudis PV. Operative treatment of scapular fractures: a systematic review. Injury 2008;39(3):271–283
Lantry JM, Roberts CS, Giannoudis PV. Operative treatment of scapular fractures: a systematic review. Injury 2008;39(3):271–283
Zelle B, Pape HC, Gerich T, et al. Functional outcome following scapulothoracic dissociation. J Bone Joint Surg Am 2004;86(A):2–8

20 肩关节脱位

Scott R. Bassuener
饶志涛 译 余 游 夏 江 校

引言

肩部盂肱关节有最小的解剖限制和高度活动性。肩关节脱位是最常见的大关节脱位，损伤形式包括高能量和低能量机制。

Ⅰ. 术前

A. 病史

1. 高能量损伤或低能量损伤创伤机制。
2. 疼痛，无法主动活动肩关节。

B. 体格检查

1. 上臂位置
  （1）前脱位：疼痛，手臂轻度外展、外旋，无法将手触及对侧肩部。
  （2）后脱位：上臂外展、内旋，上肢无法主动外旋。
  （3）下脱位（Luxatio Erecta）：肩关节在强迫性、创伤性过度牵拉后，以屈曲或外展的姿势固定。
2. 神经血管检查：上臂外侧的腋神经感觉通常降低，并且在复位前后难以评估运动功能。

C. 解剖学

凸出的肱骨头与凹陷的肩胛盂相连接——静态软组织约束（见第 18 章“锁骨骨折”）
  （1）盂肱上韧带：肩关节处于中立位置时，盂肱上韧带可阻挡肱骨头的前移 / 脱位。
  （2）盂肱中韧带：当肩关节外旋、外展约 45°时，盂肱中韧带主要限制前脱位。
  （3）前下盂肱韧带：肩关节外展 90°时限制前移。
  （4）后下盂肱韧带：后脱位的主要静态约束。
  （5）纤维软骨盂唇：增加了盂肱关节面的接触面积。关节囊和盂肱韧带的附着面。
  （6）肩袖：在肩部主动活动中，肩袖在肱骨上施加稳定的反作用力，以保持肩关节对位。

D. 影像学

1. X 线片检查
  （1）Grashey 或 Neer 前后位 X 线片
    ① 在肩胛骨冠状面上拍摄。
    ② 肱骨头和肩胛盂之间无重叠。
  （2）肩关节外侧 Y 位 X 线片
    ① 可显示肱骨头前方或后方移位。
    ② 由于结构重叠，可能难以评估。
  （3）腋侧位（图 20.1b）或 Velpeau 位 X 线片
    ① 可消除重叠结构。
    ② 改善盂肱关节外侧视图。
    ③ 在 Velpeau 位 X 线片中，患者肩部疼痛更容易定位。
2. 急性脱位治疗不需要进行高级别影像学检查
  （1）CT 扫描：评估骨折脱位中骨的完整性。
  （2）MRI：评估重建或稳定时软组织损伤情况。由于相关韧带或盂唇损伤的发生率较高，创伤性脱位后的急性使用率增加。

E. 分型

1. 解剖学——肱骨头脱位的方向
  （1）前脱位，后脱位，下脱位。
  （2）95% 的脱位是前脱位。
2. 盂肱关节前脱位的分型
  （1）TUBS 损伤
    ① T（Traumatic）：创伤机制。
    ② U（Unidirectional）：单向不稳。
    ③ B（Bankart）：Bankart 损伤——导致盂唇撕裂。
    ④ S（Surgical）：手术治疗——对于处理这种脱位相关的严重损伤通常是必要的。

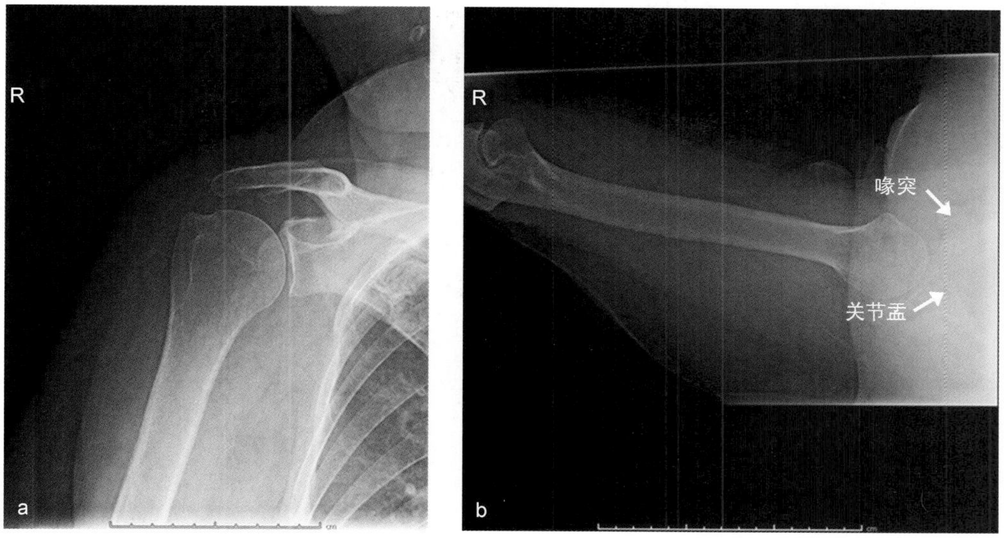

图 20.1 **a**、**b**. Grashey 正位和腋位 X 线片显示肩关节复位良好

（2）AMBRI 损伤模式

① A（Atraumatic）：非创伤性。

② M（Multidirectional）：肩关节多向不稳。

③ B（Bilateral）：双侧肩关节不稳定的问题常见。

④ R（Rehabilitation）：康复——预期对动态稳定物理治疗方案有良好反应。

⑤ I（Inferior）：下关节囊移位术——在用尽所有治疗方案后，可采用这种肩关节稳定术治疗多向不稳定。

3. 肩关节后脱位

（1）发生肩关节内收、内旋：与癫痫和电击有关。体格检查时无法外旋肩关节。

（2）占所有肩关节脱位的不足 5%。

（3）X 线表现不明显（图 20.2 a，b）：初次检查时，漏诊率达 50%。

4. 肩关节下脱位（直立性脱位）

（1）肩部固定在明显的屈曲位或外展位。

（2）相关骨折和神经损伤发生率最高。

F. 合并损伤

通过 MRI 关节内对比最能鉴别。

1. Bankart 损伤

（1）前下盂肱韧带和盂唇分离。

（2）可能是盂唇缘撕脱骨折。

（3）约 90% 表现为创伤性肩关节前脱位。

2. 后 Bankart 损伤

（1）后盂唇关节囊复合体和盂肱下韧带后缘分离。

（2）常见于肩关节后脱位。

3. 盂肱韧带肱骨止点撕脱损伤——不稳定复发率高于肩胛盂 Bankart 损伤。

4. 前盂唇韧带骨膜袖套样撕脱伤

（1）前方静态稳定结构的内侧破坏。

（2）组织沿关节盂颈部异常愈合。

5. Hill-Sachs 损伤

（1）肱骨头因接触关节盂缘而发生压缩性骨折。

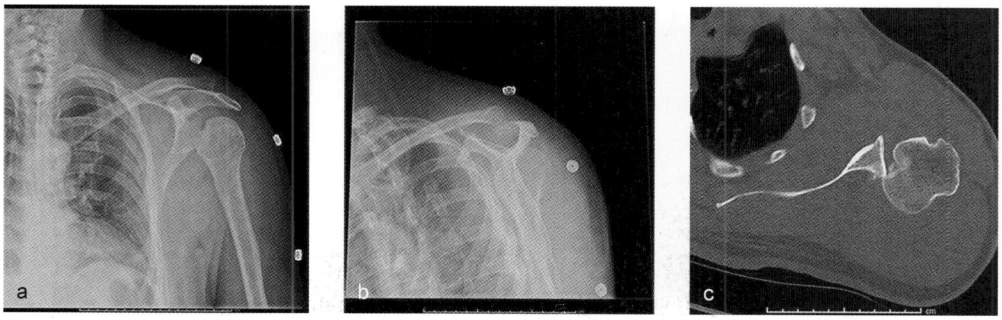

图 20.2 肩关节后脱位的影像学表现：**a.** 正位 X 线片；**b.** 肩胛骨 Y 位 X 线片；**c.** 肩关节后脱位伴 Hill-Sachs 撞击损伤，累及盂唇后缘

（2）约 80% 的前脱位存在后方压缩骨折。肱骨头前部缺损——肩关节后脱位（图 20.2c）。

6. 肩袖撕裂

（1）最常见的是冈上肌撕裂或肩胛下肌损伤。

（2）受伤时，发病率随着患者年龄的增加而增加

① 年龄＜30 岁，很少发生肩袖撕裂。

② 年龄＞40 岁，约 30% 的患者会出现肩袖撕裂。

③ 年龄＞60 岁，约 80% 的患者会出现肩袖撕裂。

7. 肱骨近端骨折

（1）急性肩关节脱位时发病率高达 25%。

（1）单纯大结节骨折（图 20.3）——最常见。

（2）小结节骨折——伴后脱位。

（3）肱骨颈骨折——通常需要开放性手术进行关节复位。

Ⅱ. 治疗

A. 初步治疗

1. 盂肱前脱位闭合复位

（1）全身麻醉下肌肉放松

① 最容易实现复位，肌肉骨骼损伤风险最小。

② 增加了患者的成本、时间消耗和生理风险。

③ 适用于特定的高危病例：肱骨颈骨折伴脱位，Hills-Sachs 损伤，亚急性或慢性被忽视的脱位。

（2）镇静或关节内麻醉成功率报告范围为 70%～96%。

（3）Milch 肩关节复位技术

① 可触及肱骨头和轻微肌肉痉挛的患者。

② 仰卧位，患者手臂靠近体侧。

③ 被动外旋、外展，并将手臂举过头部。

④ 检查者用拇指推动肱骨头；施加前外侧压力，使其高于肩胛盂边缘。

（4）Spaso 技术

① 患者身体和手臂操作类似于 Milch 技术。

② 当手臂高于头顶时，增加了对手臂的牵引力。

（5）牵引技术

① 仰卧位，手臂轻度外展，通过包裹在患者侧胸壁上的折叠床单进行手动纵向牵引和反牵引。需要多个助手，通常用于床旁操作。

② Eskimo 技术需要患者侧卧位。

③ Stimson 技术，俯卧位，患者手臂悬吊重物。

（6）肩胛骨操作技术——患者直立，对患臂进行手动前-下纵向牵引，内侧固定肩胛骨下方。

（7）传统技术——因医源性损伤风险升高而弃用

① Kocher 旋转杠杆，Hippocratic 手动牵引。

② 骨折、肌腱撕裂和神经血管损伤。

2. 后脱位闭合复位术：牵引技术——患者处于仰卧位，在手臂上进行手动牵引，在肱骨头上施加前后方向的力，并轻微旋转手臂。

3. 复位后 X 线片（图 20.4 a，b）

（1）确认关节复位。

（2）评估漏诊或医源性骨折。

4. 吊带固定

（1）标准位和外展位吊带固定——改善外展和外旋悬吊固定时盂唇的位置。

（2）临床获益无法确定。

5. 保守治疗

（1）在复位后 1～2 周内反复临床评估。

（2）增强肌肉稳定的物理治疗方案。

（3）避免刺激性不稳定姿势，时间为 3～6 周。

（4）固定间隔越短，复发性不稳定率越高。

B. 最终治疗

1. 绝对手术适应证

（1）用闭合方式无法复位。

（2）血管破裂。

（3）开放性损伤伴创伤性关节破裂。

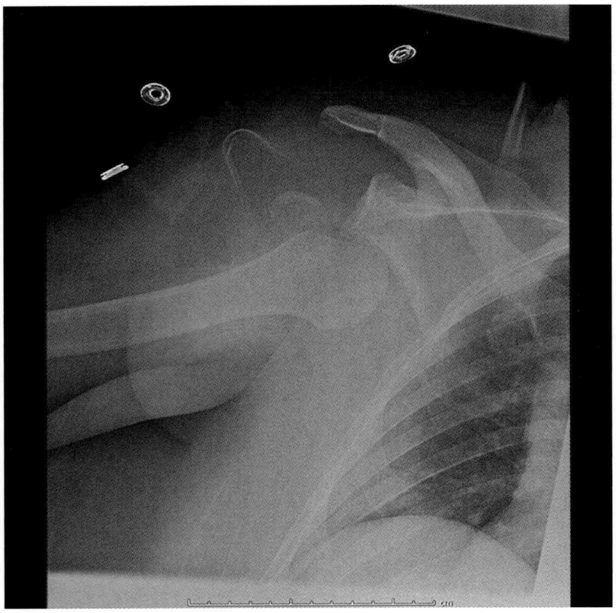

图 20.3　肩关节前-下脱位伴大结节骨折，肱骨颈完整

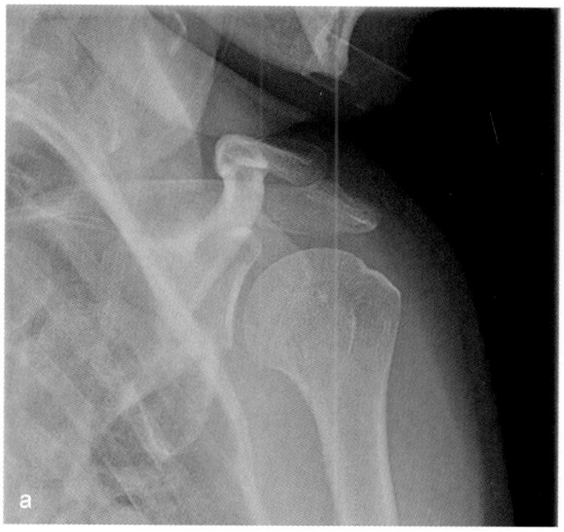

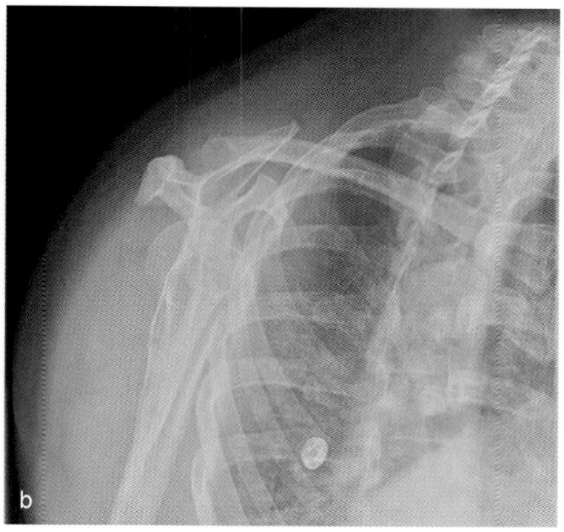

图 20.4 **a**、**b**. Grashey 正位和肩胛骨侧位 X 线片证实肩关节后脱位复位（图 20.2a～c）

2. 相对手术适应证
（1）伴移位性骨折。
（2）不稳定复发包括复发性脱位。
（3）在年轻运动患者中，存在不稳定复发的高风险合并损伤。
3. Bankart 损伤修复和关节囊修补术（关节镜或开放手术）
（1）盂唇和韧带重新附着于肩胛盂。
（2）建议至少使用三个缝合锚钉来固定修复。
4. 下方关节囊移位或关节囊紧缩——主要处理多向关节松弛问题。
5. 骨性 Bankart 损伤 / 关节盂缺损重建
（1）通常为开放式手术，较小骨性撕脱可选择关节镜手术。
（2）> 20% 盂唇缺损：关键病变需要骨性重建手术
① Latarjet/Bristow 手术：部分喙突转移至关节盂。
② 同种异体骨移植或自体三皮质髂骨移植治疗肩胛盂骨缺损：用于喙突转移失败后的挽救术式。
6. Hill-Sachs 肱骨损伤治疗
（1）约 25% 的肱骨头损伤可导致不稳定。
（2）残余缝合——缝合冈下肌腱和后关节囊至损伤处。
（3）骨移植，或旋转截骨术，以重新排列或填充肱骨头缺损。
7. 肩关节脱位后遗症的重建
（1）肩袖修复术、全肩关节置换术和反式肩关节置换术。
（2）很少用于急性不稳定情况。

C. 并发症

1. 复发性不稳定
（1）青少年至 20 岁时，首次前脱位的复发风险为 80%～90%。
（2）25～40 岁患者脱位复发风险为 40%。
（3）40 岁后首次脱位患者的风险为 15%。
2. 神经功能缺损
（1）在肩部尝试复位前后完成神经评估。
（2）约 45% 的肩关节脱位患者可通过肌电图识别神经功能障碍。
（3）神经麻痹是腋神经最常见的临床表现。
（4）肩外侧麻木和肩外展无力。

D. 结局

1. 接近正常的肩关节功能结果可以实现最小的肩关节外旋功能丢失。
2. 预防复发性不稳定发生对良好结果至关重要
（1）复发性不稳定——外科重建手术。
（2）如果需要手术稳定，预期功能结局评分较低。
3. 治疗的主要目标冲突
（1）早期功能恢复活动与预防长期不稳定。
① 脱位的急性手术治疗越来越频繁。
② 快速康复方案，减少固定时间。
（2）支持普遍治疗方案的证据仍然不足：患者的治疗目标必须优先考虑。

总结

肩关节脱位的诊断是通过标准 X 线片——前后位、Grayshey 位和肩胛骨侧位 X 线片进行的。在影像学分析过程中须严谨，以避免遗漏肩关节后脱位的常见陷阱。绝大多数肩关节脱位都可以在急诊室通过清醒镇静 / 放松进行闭合复位。腋位或 Velpeau 位 X 线片有助于确认盂肱关节复位。手术治疗的适应证包括：不可复位性脱位、相关血管损伤和开放性骨折。对于伴有肱骨近端移位或关节盂骨折以及复发性不稳定的患者，也应考虑手术治疗。

推荐阅读

Dala-Ali B, Penna M, McConnell J, Vanhegan I, Cobiella C. Management of acute anterior shoulder dislocation. Br J Sports Med 2014;48(16):1209–1215

Federer AE, Taylor DC, Mather RC. Using evidence-based algorithms to improve clinical decision making: the case of a first-time anterior shoulder dislocation. Br J Sports Med 2014;48(16):1209–1215

Handoll HH, Almaiyah MA, Rangan A. Surgical versus non-surgical treatment for acute anterior shoulder dislocation. Cochrane Database Syst Rev 2004(1):CD004325

Robinson CM, Howes J, Murdoch H, Will E, Graham C. Functional outcome and risk of recurrent instability after primary traumatic anterior shoulder dislocation in young patients. J Bone Joint Surg Am 2006;88(11):2326–2336

Thomas SC, Matsen FA III. An approach to the repair of avulsion of the glenohumeral ligaments in the management of traumatic anterior glenohumeral instability. J Bone Joint Surg Am 1989;71(4):506–513

21 肱骨近端骨折

Laurence B. Kempton
余　游　译　夏　江　王关杰　校

引言

肱骨近端骨折是一种常见损伤，其结果主要取决于初始损伤的严重程度。结局从完全恢复到肩关节功能的显著丧失。文献包括许多回顾性系列研究和少数前瞻性研究（许多研究的患者数量少），结果显示不同治疗方法之间的临床结果相似，但手术治疗的并发症发生率较高。因此，外科医生不得不根据有限的证据、个案报道和专家意见来制订治疗建议。

Ⅰ. 术前

A. 病史及体格检查

1. 年龄、活动水平和合并病：有助于确定患者的康复目标，并影响治疗计划。
2. 损伤机制：低能量损伤、高能量损伤及联合损伤。
3. 由于骨质疏松症和跌倒，老年女性的发病率增加。
4. 肱骨近端开放性骨折不常见
（1）软组织脱套伤需要高度撕裂能量。
（2）通常是由穿透性创伤引起的。
5. 神经血管检查
（1）腋动脉损伤罕见。
（2）腋神经
① 由于疼痛，难以评估运动功能（大圆肌和三角肌）。
② 可以检查肩外侧皮肤的感觉功能。
6. 相关损伤
（1）其他脆性骨折（例如，桡骨远端和股骨颈）。
（2）盂肱关节脱位伴或不伴关节盂骨折（“骨性Bankart”损伤）。

B. 解剖学（图 21.1a～d）

1. 骨骼
（1）肱骨头
① 大部分血液供应来自旋肱前、后动脉的分支。
② 相对于肱骨髁上轴后倾 25°～35°。
（2）大结节——冈上肌、冈下肌和小圆肌肌腱的附着处，这些肌腱可使结节向上和向后移位。
（3）小结节——肩胛下肌肌腱的附着处，该肌腱使结节向内侧移位。
（4）肱骨干——肱骨近端骨折向远端延伸至肱骨干在高能量骨折中很常见。
（5）解剖颈
① 由肱骨近端关节面的远端 / 外侧边缘定义的平面，将肱骨头与结节分开。
② 此处的骨折增加了肱骨头缺血性坏死的风险。
（6）外科颈——将肱骨头和结节与肱骨干分离的平面。
（7）肱二头肌结节间沟
① 区分结节——小结节位于内侧，大结节位于外侧。
② 有助于判断肱骨干轴向平面旋转——肱二头肌肌腱的长头穿过胸大肌肌腱深面，肱二头肌结节间沟位于这个标志的近端。
2. 肌腱
（1）肩袖
① 肱骨近端骨折通常不伴肩袖急性损伤，但应在术中进行评估。
② 由于结节骨块的骨质量通常较差，术中通过肌腱的缝合对结节的操作和固定是很有用的。
（2）肱二头肌长头腱
① 有助于判断上述旋转复位。
② 由于大结节骨折导致肱二头肌长头腱从结节间沟中脱位，并卡在肱骨头后面。
③ 可能是长期疼痛的原因，因此，根据术中所见，可选择肌腱固定术或肌腱切除术。
（3）肩关节囊——通常在肱骨头从关节盂脱位时撕裂，可能导致盂肱关节复位困难。
（4）胸大肌和三角肌
① 胸大肌可导致内侧移位，三角肌可导致外

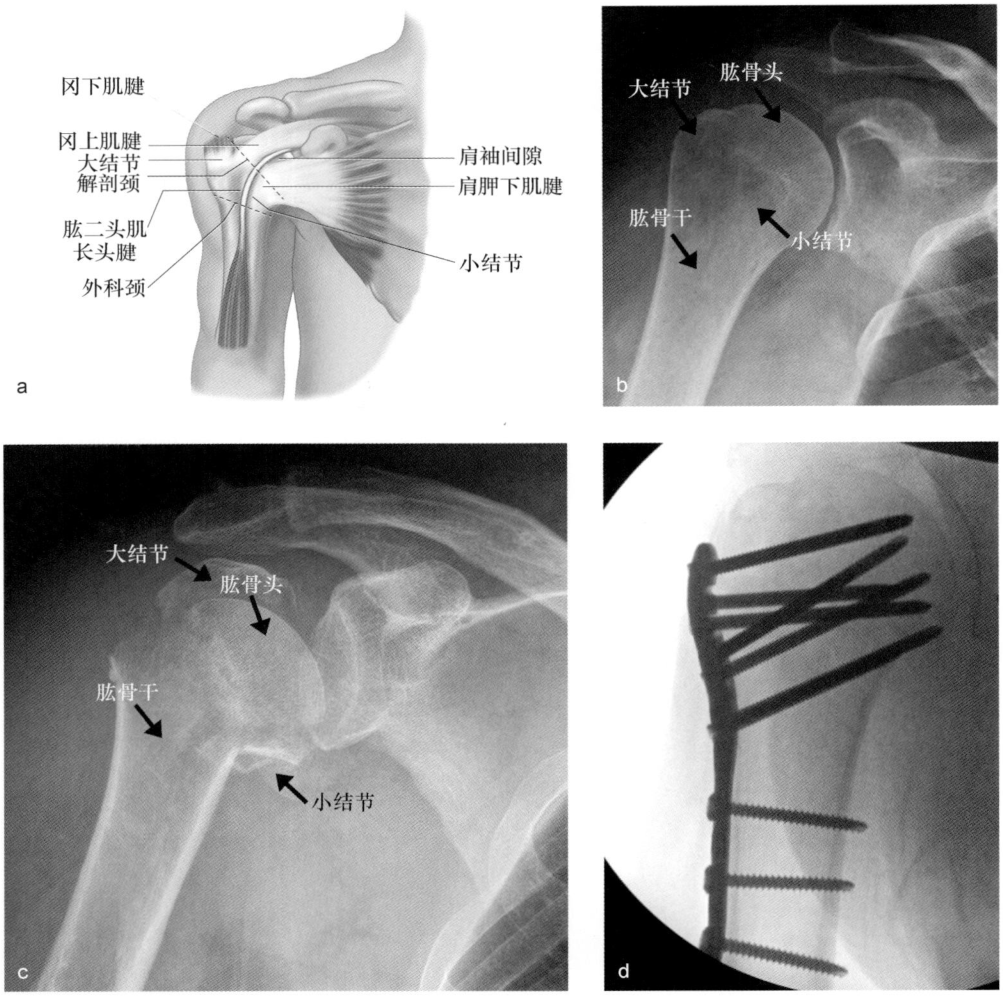

图 21.1 肱骨近端解剖。图 **a** 描述肱骨近端的正常解剖关系和导致变形外力的来源，图 **b** 为正常肩关节 Grashey 位 X 线片（进行比较），图 **c** 为和典型的肱骨近端 4 部分骨折。图 **d** 展示了用锁定钢板重建的骨折。注意肱骨头下方钢板螺钉位置

展移位。

② 在高能损伤中，胸大肌肌腱可能从肱骨上撕脱。

C. 影像学

1.X 线片

（1）骨折评估和盂肱关节检查需要正位、肩胛骨 Y 位和腋位 X 线。

（2）如果患者因疼痛不能耐受外展，Velpeau 位可替代腋位

① 患者在水平 X 射线暗盒上向后倾斜（髋部 / 背部伸展）。

② X 线源位于肩关节上方，并直接向下投射。

（3）Grashey 位

① 肩胛骨的“标准正位”，X 线光束与关节盂表面相切。

② 患者在轴向平面上旋转 40°，患侧远离 X 线源。

③ 由于大结节、肱骨头和关节盂的重叠较少，通常比正位更适合评估骨折形态。

④ 肱骨头和关节盂没有重叠可以证实肱骨头未脱位，然而，不能排除前后半脱位。

2. CT

（1）并非总是必要的——对于更复杂的骨折或 X 线片不能提供足够的评估时有用。

（2）与单独使用 X 线片相比，可能会影响术前计划。

（3）当患者无法进行腋位或 Velpeau 位透视时，可用来评估盂肱关节。

（4）在复杂的骨折中，可以比 X 线片更好地确定骨折块的大小和位置。

（5）在接受手术治疗的患者中，较小的肱骨头骨

折块尺寸和（或）较低的骨密度可能会影响手术决策，更倾向于关节置换术而不是切开复位内固定。

3. 表现

（1）首选治疗和术前计划的影像学考虑因素包括骨折块位置、大小、移位、盂肱关节和骨质量。

（2）假性半脱位

① 肱骨头位于关节盂下方，但在 Grashey 位未叠加在肩胛盂上。

② 被认为是继发于关节积血，导致关节间隙增大和肱骨头相对于关节盂移位。

③ 与脱位不同的是，肱骨头骨折块不会穿过关节囊移位或与关节盂边缘发生撞击。

D. 分型

1. Neer 分型（图 21.2）

（1）四部分：肱骨头、大结节、小结节、肱骨干。

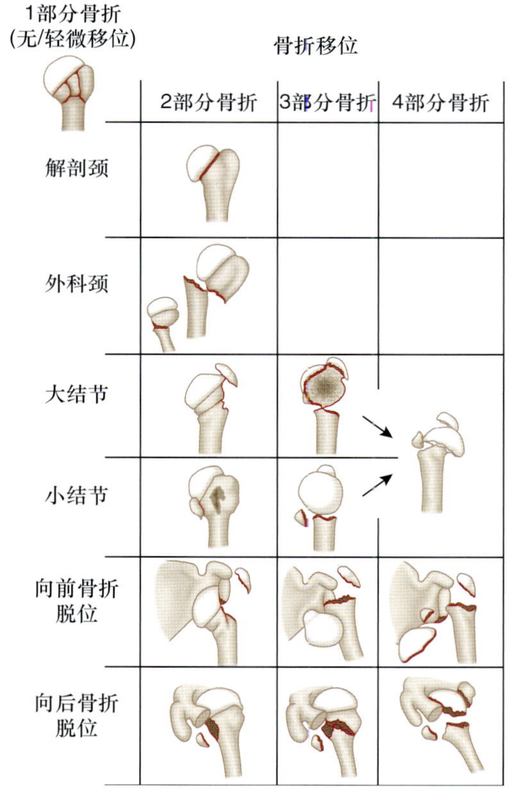

图 21.2　肱骨近端骨折的 Neer 分型。Neer 分型是基于骨折移位后形成的“部分”（骨折块）数量来进行分类的。这些部分包括肱骨头、大结节、小结节和肱骨干。有限位移定义为 1 部分骨折。对于一个骨折块要划分为一个“部分”，必须满足移位 ≥ 1 cm 或成角 > 45°。这些都是由 Neer 分型定义的任意值

（2）部位数量的区分标准是一个部位相对于另一个部位的移位至少为 1 cm 或超过 45° 的成角。

2. 骨科创伤协会（OTA）分型——例如，11-C3.3

（1）位置（骨骼和节段）——第一位数字“1”表示肱骨，第二位数字“1”表示近端。

（2）分型

① A 型：关节外，1 个结节（例如，2 部分骨折）。

② B 型：关节外，2 个结节（例如，3 部分骨折）。

③ C 型：关节内骨折或 4 部分骨折。

（3）组和亚组——每位数字（最后两位）为 1～3。

① 描述考虑了骨折的位置和形态、移位方向（嵌插与分离）和粉碎程度。

② 根据分型的不同而有所不同。

Ⅱ. 治疗

A. 初步治疗

1. 肩部固定装置或悬吊带和束带以提供舒适感。
2. 闭合复位对于骨折块的复位通常效果不佳。

B. 最终治疗

1. 保守治疗

（1）移位程度可接受的骨折（有争议，取决于患者年龄和活动水平）。

（2）在 6 周内限制负重和禁止过顶运动（没有研究支持这种常见做法）。

（3）在几天内开始 Codman（钟摆）练习，并在最初几周内逐步进行被动关节活动度（ROM）训练。

（4）伴肩关节脱位的大结节骨折，通常会在盂肱关节复位后恢复到可接受的位置。

2. 手术治疗

（1）适应证有争议，不一定有文献支持，因为许多研究表明存在高并发症发生率且保守治疗的功能结局相似，尤其是在老年、低需求患者中。

① 传统公认的手术适应证包括骨折位移 > 1 cm 或大结节位移大于 5 mm，但不被文献支持。

② 切开复位内固定（ORIF）

- 开放性骨折。
- 神经或血管损伤。
- 盂肱关节脱位无法闭合复位。

- 肱骨头劈裂骨折（老年患者通常采用关节置换术治疗）。
- 位移程度达到外科医生认为复位能够改善最终预后的程度。

③ 半肩关节置换术：外科医生认为上述适应证都需要手术治疗，但复位或固定是不够充分的；最常见的是头部劈裂骨折和4部分骨折伴脱位。

④ 反式肩关节置换术：老年患者（根据外科医生和患者合并症有所差异，但通常＞60～70岁），外科医生认为手术治疗是必要的，单纯的复位或固定将无法达到预期效果，且患者的最终功能将比半肩关节置换术更可预测和（或）更好。

（2）目标：ORIF（图21.1c，d）

① 恢复骨折块的解剖学关系

- 避免肱骨头-干内翻畸形：可能会增加肩峰下撞击的风险和内固定失效风险。
- 大小结节-肱骨头的关系：恢复肩袖长度以达到最佳功能，并减少肩峰下撞击的风险。

② 坚强固定

- 肱骨距固定：螺钉沿肱骨头下方和头干连接处植入，可提供最佳支撑防止失效。
- 用肩袖肌腱上的缝线（或在髓内钉交锁处使用软组织垫片）固定大小结节：大小结节骨质条件一般较差，单独使用螺钉固定可能无法预防失效。
- 对于骨质疏松患者，采用同种异体骨移植支撑肱骨头是一种选择，可以降低螺钉脱出的风险。

（3）目标：半肩关节置换术

① 恢复肱骨头高度：在没有其他复位标志的情况下，肱骨头顶部应在胸大肌肌腱近端上方约5.6 cm处。

② 大小结节的固定和植骨术

- 最重要的是在大小结节和假体周围环绕缝合，压紧大小结节并固定到位。
- 同时，还要将大小结节固定到肱骨干上、彼此之间和假体上。

（4）目标：反式肩关节置换术

① 紧缩软组织以保持肩关节稳定。

② 像半关节置换术一样复位和固定大小结节。

- 大小结节固定对于肩关节稳定性是非必须的。
- 大小结节固定和成功愈合可以改善肩关节功能，可能是由于肩袖功能改善，特别是外旋功能。

C. 手术入路

1. 三角肌胸大肌间隙入路（图21.3a～c）

（1）适用于ORIF、半肩关节置换术和反式肩关节置换术。

（2）和经三角肌入路相比，可以更好地显露小结节。

（3）入路描述

① 前方切口从喙突开始向远端延伸。

② 识别头静脉，它是三角肌（向外侧牵开）和胸大肌（向内侧牵开）肌间隙的标志。可以向内侧或外侧游离头静脉。

③ 切开三角肌胸大肌间隙筋膜，继续在三角肌、胸大肌间隙分离，直到充分显露位于肱骨近端大小结节间沟的肱二头肌长头腱。

④ 可能需要更深入的解剖（例如，扩大肩峰下间隙来避免大结节撞击，或在联合肌腱外侧切开锁胸筋膜，以显露小结节）。

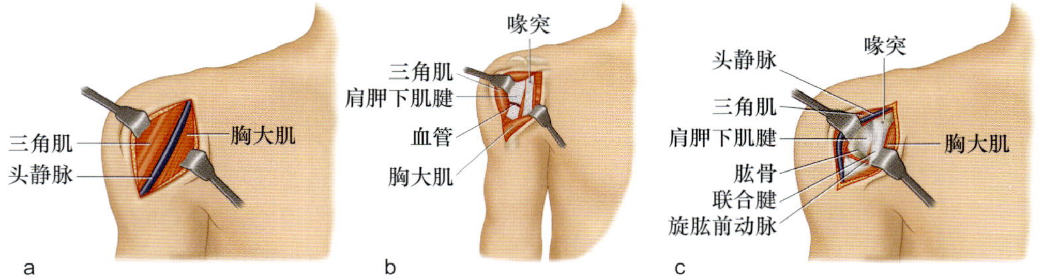

图 21.3 胸大肌三角肌间隙入路。**a.** 显示初始切口并显露头静脉；**b.** 牵拉头静脉至一侧，显示更深层解剖；**c.** 深层显露肩关节前方

2. 经三角肌入路
（1）对 ORIF 很有用，特别是当小结节不是单独骨折块时。
（2）通常首选用于孤立性大结节性骨折。
（3）这种入路可进行反式肩关节置换术，但结节固定非常困难。
（4）入路描述
① 从肩峰远端外侧向远端延伸约 5 cm 切口。
② 沿三角肌纤维间隙分离进入。
③ 必须保护腋神经，腋神经从后向前穿过，位于三角肌深面，距离肩峰外侧边缘约 4～5 cm 处。

D. 固定技术

1. 闭合复位经皮穿针。
2. 钢板和螺钉固定
（1）预塑形锁定接骨板通常用于将肱骨头“悬吊”在相对于肱骨干的适当位置。
（2）肱骨近端骨折钢板固定的现代研究一般使用锁定钢板。
3. 髓内钉固定。
4. 目前文献不支持肱骨近端骨折的手术治疗与保守治疗的具体适应证，也不支持各种类型的手术固定的具体适应证。
5. 手术治疗与保守治疗——最高质量的研究发现在临床结果上没有显著差异，特别是在老年、功能需求低的患者中。目前尚不清楚这是否表明肱骨近端骨折应不采用手术治疗，或者很难预测哪些患者会从手术中获益。
6. 半肩关节置换术与保守治疗（50 例 4 部分骨折患者的随机对照试验）——临床结果相似，但保守治疗组外展力量更强。
7. 反式肩关节置换术与保守治疗—文献有限，无法证实何者更佳。
8. ORIF 与关节置换术——也没有很好的文献来支持任一方。
9. 半肩关节置换术与反式关节置换术——有限的数据证明反式关节置换术后前屈和外展功能更好，但若结节愈合，半肩关节置换术可达到相似的临床结果。

E. 并发症

1. 螺钉置入关节内——肱骨关节面是凸出的，因此，透视或 X 线片显示肱骨头内的螺钉仍可能穿出关节面。
2. 内固定失效——可能导致肱骨头内翻塌陷（内下方肱骨头向外侧移位）和螺钉穿出肱骨头关节面。
3. 肱骨头缺血性坏死——骨折越严重，坏死概率越大；通常无症状，但可能导致盂肱关节炎症状。
4. 保守治疗常见畸形愈合，但在老年、功能需求低的患者中通常无症状（或至少耐受性良好）。最常见有症状的畸形愈合是大结节移位。患者的满意度取决于期望值。
5. 肱骨近端骨折中不愈合较为少见。
6. 手术或保守治疗都会发生关节僵硬。
7. 半肩关节置换术后大小结节的吸收或内固定失效，导致临床结果明显恶化。
8. 反肩关节置换术——术后脱位，通常发生在肩关节内收和外展的位置（例如，撑奇子站起来）。

F. 康复

1. 前 6 周禁止负重，然后逐渐增加负重。
2. 术后 2 周内开始早期关节活动度锻炼，包括 Codman 训练。
3. 小结节固定后，限制主动内旋活动和被动外旋活动，特别是肩关节置换术后。

G. 结局

1. 最重要的因素是损伤的严重程度。
2. 肩关节 ROM（取决于严重程度）、力量的丧失在手术和保守治疗中都很常见，但手术治疗恢复解剖并允许早期 ROM 可能改善最终 ROM（取决于患者和骨折的具体情况）。

Ⅲ. 特殊注意事项

儿科患者

1. 绝大多数为 Salter-Harris Ⅰ型或Ⅱ型骨折。
2. 治疗取决于骨折的移位情况和患者的年龄（骨重塑能力），但通常采用闭合治疗，如使用吊带或石膏悬吊固定，因为患者有显著的重塑潜力。
3. 如果进行了复位（通常不建议），通常闭合复位结合或不结合经皮穿针固定，效果良好；然而，开放性骨折、神经或血管损伤或软组织嵌顿（肱二头肌肌腱或骨膜）可能需要切开复位。

总结

肱骨近端骨折的治疗通常包括保守治疗、切开复位内固定、半肩关节置换术或反式全肩关节置换术，这取决于患者因素、骨折形态和移位情况，以及外科医生的意见。目前的文献有许多局限性，并且经常显示各种治疗类型之间的结果相似。

推荐阅读

Bernstein J, Adler LM, Blank JE, Dalsey RM, Williams GR, Iannotti JP. Evaluation of the Neer system of classification of proximal humeral fractures with computerized tomographic scans and plain radiographs. J Bone Joint Surg Am 1996;78(9):1371–1375

Gupta AK, Harris JD, Erickson BJ, et al. Surgical management of complex proximal humerus fractures—a systematic review of 92 studies including 4500 patients. J Orthop Trauma 2015;29(1):54–59

Iyengar JJ, Devcic Z, Sproul RC, Feeley BT. Nonoperative treatment of proximal humerus fractures: a systematic review. J Orthop Trauma 2011;25(10):612–617

Neer CS II. Displaced proximal humeral fractures I. Classification and evaluation. J Bone Joint Surg Am 1970;52(6):1077–1089

Neer CS II. Displaced proximal humeral fractures II. Treatment of three-part and four-part displacement. J Bone Joint Surg Am 1970;52(6):1090–1103

Rangan A, Handoll H, Brealey S, et al; PROFHER Trial Collaborators. Surgical vs nonsurgical treatment of adults with displaced fractures of the proximal humerus: the PROFHER randomized clinical trial. JAMA 2015;313(10):1037–1047

22 肱骨干骨折

Lisa K. Cannada，Ugochi Okoroafor
余 游 译 夏 江 王关杰 校

引言

肱骨干骨折约占四肢骨折的 3% 和肱骨骨折的 20%。本章将探讨肱骨骨折保守治疗与手术治疗的适应证，详细描述几种手术方法，讨论不同固定方式（最常用的是钢板和髓内钉）的利弊。

Ⅰ. 术前

A. 病史和体格检查

1. 受伤机制
  （1）站立位跌倒最常见于老年人。
  （2）高能量创伤更常见于年轻患者。
2. 体格检查
  （1）对感觉、运动和血管进行彻底的检查，以明确所有损伤。
  （2）疼痛、肿胀、畸形。
3. 桡神经麻痹最常见
  Holstein Lewis 骨折——肱骨远端 1/3 螺旋形骨折。常导致桡神经麻痹。

B. 解剖

1. 导致畸形的力——三角肌、胸大肌、肱肌、喙肱肌、肱桡肌、肱二头肌和肱三头肌（图 22.1 a～c）
  （1）胸大肌止点近端骨折——肩袖导致骨折近端外旋和外展。胸大肌和三角肌使得骨折远端内收。
  （2）胸大肌、三角肌之间的骨折——胸大肌、大圆肌、背阔肌内旋内收骨折近端，三角肌将骨折远端外展。
  （3）三角肌止点远端骨折——三角肌外展、屈曲骨折近端，肱三头肌、肱二头肌和喙肱肌牵引引起骨折远端短缩。
2. 神经病学（图 22.2）
  （1）桡神经——沿着螺旋沟走行，在内上髁近端约 20 cm 处由内侧跨过肱骨至外侧。
  （2）尺神经走行于内上髁的后方。
  （3）腋神经从内侧到外侧环绕肱骨近端。

C. 影像学

1. X 线片——肱骨正位和侧位。
2. 始终需要上下方关节的 X 线片——肩关节和肘关节的正位和侧位。
3. CT 在肱骨干骨折中未明确需要。
4. 通常不需要 MRI，除非怀疑病理骨折并需要识别病变。

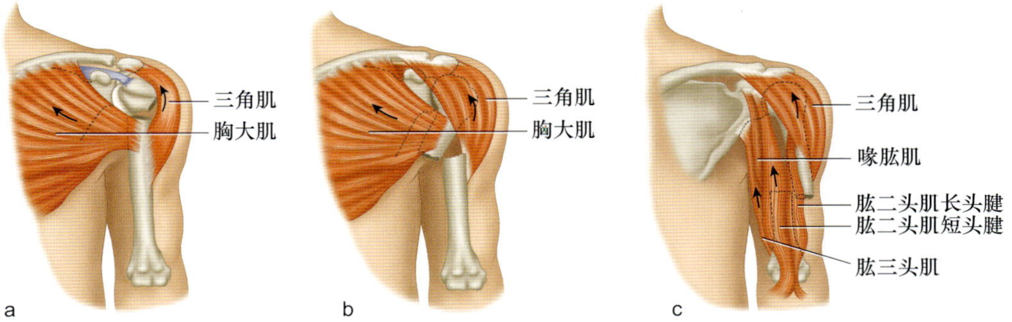

图 22.1 与肱骨近端骨折相关的导致畸形的力。**a**. 胸大肌止点近端；**b**. 三角肌与胸大肌止点之间；**c**. 三角肌止点远端

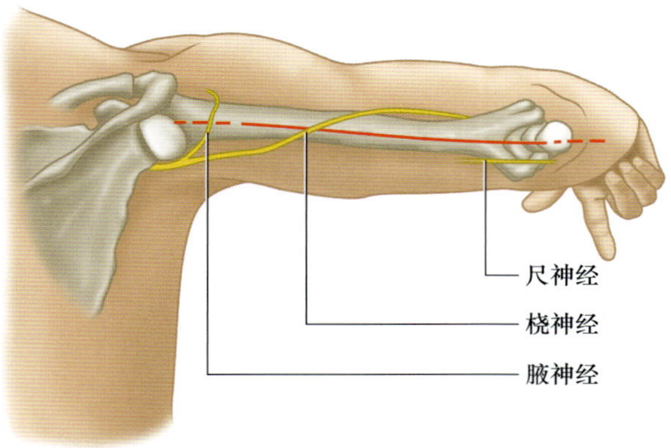

图 22.2　与肱骨后路入路（红线）相关的危险结构

D. 分型

肱骨干骨折没有常用的“命名”骨折分型。

内固定研究协会 / 骨科创伤协会（AO/OTA）分型

（1）12A 型——简单骨折

① A1——简单螺旋骨折。

② A2——简单斜行骨折。

③ A3——简单横行骨折。

（2）12B 型——楔形骨折

① B2——完整性楔形骨折。

② B3——粉碎性楔形骨折。

（3）12C 型——粉碎性骨折

① C2——完整的节段性骨折。

② C3——粉碎性节段性骨折。

Ⅱ. 治疗

A. 初步治疗

1. 初步治疗使用夹板固定——U 形夹板从腋窝固定延伸至颈部外侧，配合吊带悬吊。
2. 由于小型回顾性研究的限制，可接受的复位标准未与以下经过验证的功能结果评分相对应：前后位（矢状面）成角＜ 20°，内外翻角度＜ 30°，短缩＜ 3 cm。

B. 最终治疗

保守治疗：Sarmiento 功能支具——通常在伤后约 1 周，疼痛和肿胀减轻后将夹板更换为支具固定。

① 通过软组织压迫影响复位。

② 骨折通过 2 期愈合过程愈合。

③ 适应证——大多数闭合性骨干骨折。患者须能够在初步治疗阶段保持半直立的姿势。

④ 支具固定的禁忌证——骨折块之间存在分离移位，开放性骨折伴严重的软组织损伤，双侧肱骨骨折，骨折伴相关血管损伤、同侧臂丛损伤和非活动性多发性创伤患者。

⑤ 桡神经麻痹不是支具固定的禁忌证。

⑥ 导致保守治疗失败的风险——简单横行骨折，远端 1/3 骨折，近端 1/3 骨折（证据冲突），骨折部位分离，臂丛损伤，体型过大，乳房下垂，无法使用夹板的手臂。

⑦ 中段骨折、螺旋形骨折和斜行骨折效果最好。

⑧ 需要密切随访，影像学随访应该包括直立位 X 线片。

⑨ 对患者的指导必须明确——每日调紧支具，一些外科医师建议初期保持坐立睡姿直到骨折开始愈合，并进行物理治疗以恢复肩部、肘部、腕部和手部的 ROM。

2. 绝对手术指征

（1）血管损伤。

（2）漂浮肘。

（3）保守治疗失败。

（4）开放性骨折。

3. 相对手术指征

（1）多发伤患者——提供承受体重的能力。

（2）多段骨折。

（3）骨折向关节内延伸。

（4）病理性骨折。

（5）臂丛神经损伤。

（6）双侧肱骨干骨折。

（7）肥胖患者。

（8）乳房丰满患者。

（9）软组织嵌顿。

4. 存在桡神经麻痹时的桡神经探查指征

（1）开放性骨折。

（2）穿透性损伤。

（3）高能量枪击伤（步枪或近距离霰弹枪）。

（4）血管损伤。

（5）闭合复位后神经损伤，尽管这一点存在争议。

C. 手术入路

1. 前入路

（1）近端，在三角肌（腋神经）外侧和胸大肌

（内侧和外侧胸神经）之间进行分离。

（2）在骨干中段和远端，向内侧牵拉肱二头肌（肌皮神经）。

（3）经肱肌继续深层分离以暴露肱骨。肱肌有双重神经支配，使其能够安全地沿中心向下分离（内侧肌皮神经和外侧桡神经）。

2. 前外侧入路（图 22.3 a～c）

（1）首选用于近端 1/3 骨折，也可以用于中段 1/3 骨折。

（2）肱二头肌 / 肱肌内侧（肌皮神经）与肱桡肌外侧（桡神经）之间的间隙。

（3）优点：仰卧位，可以通过三角肌胸大肌入路向近端延伸，不直接暴露神经，有利于多发伤患者的体位调整。

（4）缺点：桡神经直接显露少，不适用于肱骨远端骨折。

3. 后入路——经三角肌或保护三角肌（图 22.4 a～c）

（1）无神经间隙。

（2）适用于中段 1/3 和远端 1/3 骨折。

（3）优点：直接暴露桡神经，可以在肱骨远端的平面上应用宽大钢板，以适应远端骨折的固定。

（4）缺点：不适用于近端骨折，需仰卧位或侧卧体位，为了钢板固定需要桡神经移位（图 22.5 a，b）。

4. 外侧入路

（1）用于远端 1/3 骨折。其也作为翻修手术的替代性入路。

（2）肱三头肌和肱桡肌之间的间隙。

（3）优点：允许显露桡神经，可以作为延伸入路，仰卧位。

（4）缺点：不常用，存在前臂后方皮神经损伤风险。

D. 固定技术

1. 外固定

（1）适应证：烧伤，广泛的软组织损伤，严重

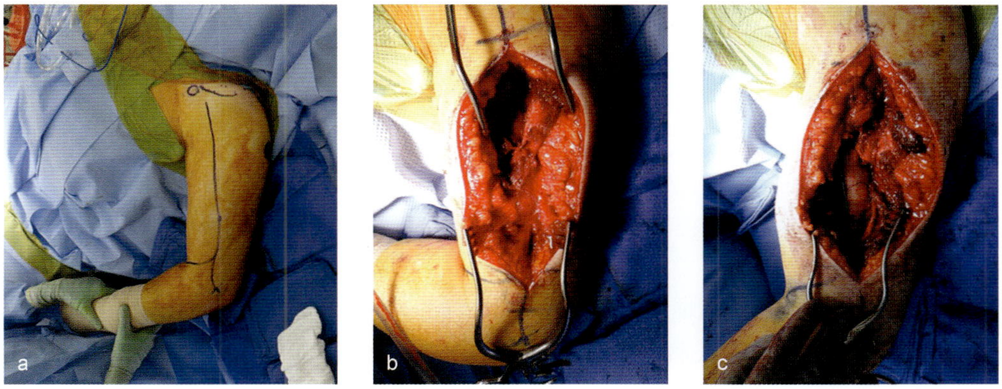

图 22.3　肱骨前外侧入路。**a.** 皮肤切口设计；**b.** 浅表分离；**c.** 在肱二头肌和肱肌内侧之间以及肱桡肌外侧之间进行深层解剖，以暴露肱骨

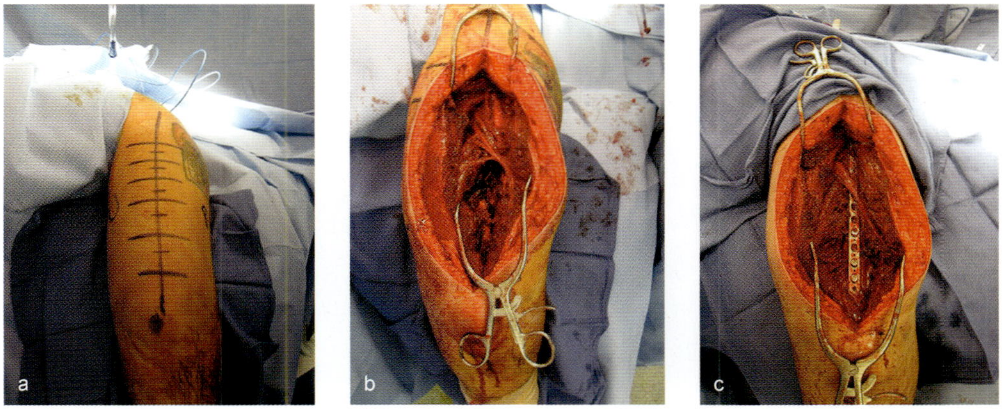

图 22.4　肱骨后侧入路。**a.** 皮肤切口设计；**b.** 深层解剖，肱三头肌牵开，使桡神经显露清晰；**c.** 钢板固定肱骨骨折，桡神经位于内植物后方

污染的开放性骨折，合并神经血管损伤以及感染性骨不愈合。

（2）优点：适用于软组织损伤严重的患者，在创伤控制骨科中可缩短手术时间。

（3）缺点：非解剖复位。

2. 切开复位内固定

（1）在大多数情况下，推荐使用非锁定的大型骨折（4.5 mm）窄加压钢板。

（2）还描述了小型骨折（3.5 mm）固定的垂直双钢板固定。这为肱骨狭窄的小体型患者提供了一种替代方案。

（3）微型骨折钢板协助复位。

（4）优点：直接显示骨折复位和桡神经，避免顺行髓内钉引起的肩痛或逆行髓内钉引起的肘痛，允许在需要时进行神经探查，更可预测的愈合，解剖复位，文献支持使用钢板固定的多发性创伤患者进行负重。

（5）缺点：切口较长，与髓内钉相比，医源性神经损伤的可能性更大，内固定承受应力更大，感染风险更高。

3. 髓内钉

（1）相对指征：节段性骨折，骨质疏松，病理性骨折，延伸至外科颈的骨折，粉碎性骨折。

（2）顺行髓内钉：近端 1/3 或中段肱骨干骨折。

① 进针点：穿过肩袖在肱骨大结节的内侧，通常位于关节面外侧。

② 根据以往经验，肩部疼痛和撞击的发病率高于 ORIF。将髓内钉深埋入肩袖内，以避免撞击。

③ 最近的研究表明，髓内钉和钢板在肩和肘关节的功能、骨折愈合率以及并发症方面具有相同的效果。

（3）逆行髓内钉：远端 1/3 和中段肱骨干骨折

① 技术上困难，尤其是商用锁定髓内钉。

② 进针点位于鹰嘴窝近端。

③ 相对于 ORIF，肘关节疼痛发生率较高，并且进针点医源性骨折的发生率更高。

（4）优点：切口较小，术后立刻可以负重，不需要直接暴露骨折，与接骨板相比弯曲载荷较小，并且具有载荷分担作用。

（5）缺点：并发症发生率较高，再手术风险较高，远端由外向内置螺钉有桡神经损伤风险，远端前后向螺钉有损伤肌皮神经风险，肩关节或肘关节疼痛发生率较高。

E. 并发症

1. 骨折不愈合

（1）历史报告显示，闭合复位和支具固定后的不愈合率为 2%～7%，然而，最近的文献报道，不愈合率高达 20%。

（2）开放性骨折的骨折不愈合发生率高于闭合性骨折。

（3）据报道，手术治疗的骨折不愈合发生率为 5%。

（4）危险因素：横行骨折、老年人、骨质疏松症、内分泌紊乱、放疗和类固醇的使用。

2. 畸形愈合

（1）横行骨折最常见。

（2）更常与保守治疗相关：关于保守治疗肱骨近端 1/3 骨折时是否有更高的不愈合发生率，存在相互矛盾的证据。

3. 桡神经麻痹

（1）据报道发生率为 1%～34%（平均 12%）。

（2）远 1/3 螺旋形骨折（Holstein-Lewis 骨折）

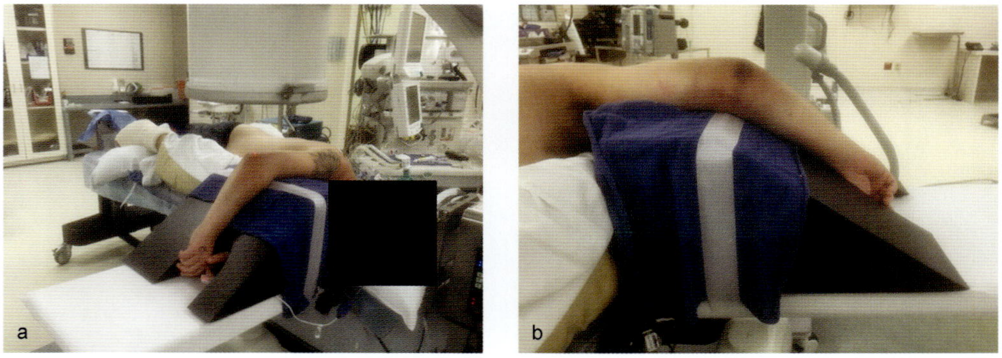

图 22.5 侧卧位肱骨后入路术前准备。**a.** X 线机位于床头定位；**b.** 定位辅助装置可以有助于骨折复位和影像检查

中观察到桡神经撕裂或受压的发生率增加。

（3）中 1/3 横行骨折中神经麻痹的发生率增加。

（4）随着损伤能量的增加，发生率增加。

（5）总体恢复率为 88%。

（6）99% 使用 Sarmiento 支具治疗的患者自发恢复。

（7）考虑 6 周后进行基线神经肌电图 / 神经传导速度（EMG/NCV）检查，但神经恢复的平均时间为 3～6 个月。

4. 手术固定后的感染：ORIF（3%）感染率高于髓内钉（1.5%）。

5. 肩关节活动度丢失：顺行肱骨髓内钉固定后的发生率为 6%～36%。

F. 康复

1. 保守治疗方案

（1）早期急诊夹板固定。

（2）在 1～2 周内更换为 Sarmiento 功能支具。

（3）可建议初期睡觉时保持直立姿势（可睡在椅子上或抬高床头）。

（4）早期的摆动训练和主动肘关节运动。

（5）主动肩关节锻炼延迟到骨折稳定。

2. CRIF 术后治疗措施

（1）术后使用干燥敷料或 Sarmiento 支具。

（2）防水肿手套。

（3）术后立即进行肩肘关节活动度锻炼。

（4）术后 4 周避免肩关节外展＞ 90°。

（5）每个外科医生的负重方案偏好根据骨折类型和使用的钢板而定，通常对于关节外骨折固定良好的意识清楚患者，允许根据耐受度的负重训练（WBAT）。

3. 髓内钉术后治疗方案

（1）术后干燥敷料覆盖。

（2）防水肿手套。

（3）术后立即进行肩肘关节活动度锻炼。

（4）术后立即进行 WBAT。

G. 结局

1. 大约 90% 病例的保守治疗取得成功，特别是孤立性骨折。

2. 横行和短斜行肱骨干骨折保守治疗很可能导致失败。

3. 没有随机对照试验的证据来确定是否手术治疗比保守治疗预后更好。

总结

由于桡神经沿着肱骨后侧走行，肱骨干骨折可能导致桡神经损伤。多达 90% 的桡神经麻痹最终会恢复。大多数肱骨骨折可以通过最初的夹板固定和随后的功能性支具固定的保守治疗成功治愈。手术的绝对指征包括开放性骨折、血管损伤、飘浮肘和保守治疗失败。钢板和髓内钉对大多数肱骨干骨折均是有效治疗方法。

推荐阅读

Carroll EA, Schweppe M, Langfitt M, Miller AN, Halvorson JJ. Management of humeral shaft fractures. J Am Acad Orthop Surg 2012;20(7):423–433

Chapman JR, Henley MB, Agel J, Benca PJ. Randomized prospective study of humeral shaft fracture fixation: intramedullary nails versus plates. J Orthop Trauma 2000;14(3):162–166

Denard A Jr, Richards JE, Obremskey WT, Tucker MC, Floyd M, Herzog GA. Outcome of nonoperative vs operative treatment of humeral shaft fractures: a retrospective study of 213 patients. Orthopedics 2010;33(8)

Ekholm R, Adami J, Tidermark J, Hansson K, Törnkvist H, Ponzer S. Fractures of the shaft of the humerus. An epidemiological study of 401 fractures. J Bone Joint Surg Br 2006;88(11):1469–1473

Koch PP, Gross DFL, Gerber C. The results of functional (Sarmiento) bracing of humeral shaft fractures. J Shoulder Elbow Surg 2002;11(2):143–150

McCormack RG, Brien D, Buckley RE, McKee MD, Powell J, Schemitsch EH. Fixation of fractures of the shaft of the humerus by dynamic compression plate or intramedullary nail. A prospective, randomised trial. J Bone Joint Surg Br 2000;82(3):336–339

Sarmiento A, Zagorski JB, Zych GA, Latta LL, Capps CA. Functional bracing for the treatment of fractures of the humeral diaphysis. J Bone Joint Surg Am 2000;82(4):478–486

23 肱骨远端骨折

John Michael Yingling，Richard S. Yoon，Frank A. Liporace
夏　江　译　王关杰　常　非　校

引言

肱骨远端骨折占所有骨折的 7%，占所有肘关节骨折的 30%。因肱骨远端位于皮下，约 7% 的肱骨远端骨折为开放性骨折。此类骨折呈双峰分布，发生在易发生意外的年轻患者和患有骨质减少症的老年患者中。观察发现，在 60 岁以上的老年女性中发病率最高。

关键词：肱骨远端骨折，肘关节骨折，肘关节脱位

Ⅰ. 术前

A. 病史和体格检查

1. 损伤机制
  （1）低能量跌倒（常见于老年人）。
  （2）高能量创伤伴有广泛的粉碎性骨折和关节内损伤。如枪伤、车祸，以及从高处坠落。
  （3）通常由轴向负荷引起。
2. 临床评估
  （1）出现肘关节疼痛、肿胀，以及在尝试肘关节活动时出现摩擦感或明显不稳。
  （2）进行仔细的神经血管检查，尤其是桡神经、尺神经和远端动脉血流。
  （3）评估骨筋膜室综合征，可能需要进行连续筋膜室检查以避免由此产生的 Volkmann 挛缩。

B. 解剖

1. 肘部是一个由两个关节组成的受限制的铰链关节
  （1）肱尺关节：前臂屈伸。
  （2）肱桡关节：前臂旋前旋后。
2. 两柱：相对于骨干的方向（图 23.1）
  （1）内侧柱：冠状面 45°。

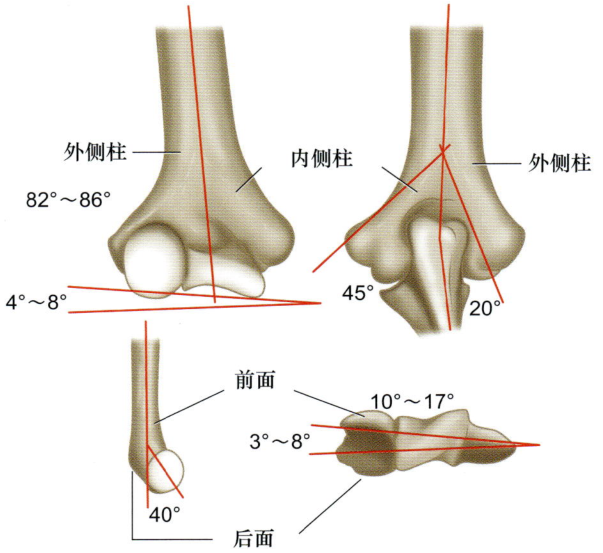

图 23.1　在冠状面上，外侧柱与骨干成角约 20°，内侧柱与骨干成角近 45°，肘部的净提携角约为 15°。由于肱骨小头关节面的影响，前臂在冠状面内旋 3°～8°，在矢状面前倾 40°（Adapted from Rockwood and Green's Fractures in Adults，Eighth Edition，Volume 1，Section 2，Ch. 35 pg. 1239 Figure 35-8.）

  （2）外侧柱：冠状面 20°，矢状面 35°～40°。
  （3）外翻 4°～8°。
  （4）内旋 3°～8°。
  （5）在完全伸直时，提携角为 10°～17°。

C. 影像学

1. X 线片
  （1）肱骨和肘关节的前后位和侧位。
  （2）存在并发损伤时，拍摄前臂和腕部 X 线片。
  （3）斜位：有助于诊断髁突骨折和移位程度。
  （4）牵引位 X 线片：更好地显示骨折碎片的轮廓，有助于术前规划。
2. CT：尤其适用于粉碎性关节内骨折的术前评估。CT 三维重建提高了观察者间和观察者内部分型的可靠性。

D. 分型

1. 解剖：基于涉及的柱数、骨折位置和旋转移位
  （1）髁上：关节外和关节囊外（图 23.2a）。
  （2）髁间：关节外和关节囊内。
  （3）髁柱：关节内、外侧或内侧髁骨折和肱骨小头 / 滑车骨折（图 23.2b，c）。
  （4）髁间：关节内（图 23.2 d）。
2. 骨科创伤协会（OTA）分型：13-x
  （1）13-A（关节外）。
  （2）13-B（部分关节内）。
  （3）13-C（完全关节内）。
3. 关节内骨折的特殊类型
  （1）肱骨髁骨折：累及单柱（图 23.2 b）
    ① Milch Ⅰ型骨折：滑车外侧壁附着于肱骨干，前臂与肱骨保持对齐，因此更稳定。
    ② Milch Ⅱ型骨折：滑车外侧壁附着于移位的骨折块，前臂随骨折块移动，因此稳定性较差。
  （2）肱骨小头骨折：冠状面剪切（图 23.2 c）
    ① Ⅰ型（Hahn-Steinthal）：涉及大部分肱骨小头，可能包括部分肱骨滑车。
    ② Ⅱ型（Kocher-Lorenz）：关节软骨分离，极少附着软骨下骨。
    ③ Ⅲ型：严重粉碎性多骨折碎片骨折。
    ④ Ⅳ型：Mckee 改良分型——骨折明显延伸至滑车。

Ⅱ. 治疗

A. 初步治疗

1. 双柱骨折：通常在舒适的位置使用夹板，一般指导原则是：后侧夹板，肘关节屈曲 45°～90°，手腕背伸 30°，前臂位于旋转中立位，允许掌指关节完全关节活动范围（ROM）。
2. 单独外侧柱骨折：前臂旋后位夹板固定。
3. 单独内侧柱骨折：前臂旋前位夹板固定。

B. 最终治疗

1. 保守治疗的适应证
  （1）非移位或轻微移位骨折。
  （2）老年人、低需求患者和（或）有广泛合并症患者的移位骨折
    ① 开始 ROM 练习前用夹板固定 1～2 周。
    ② 如果有逐渐愈合征象，6 周后逐渐去除可拆卸夹板。
    ③ 可接受肱骨髁与肱骨轴成角丢失 20°。
  （3）“皮包骨”的老年人粉碎性骨质疏松性骨折

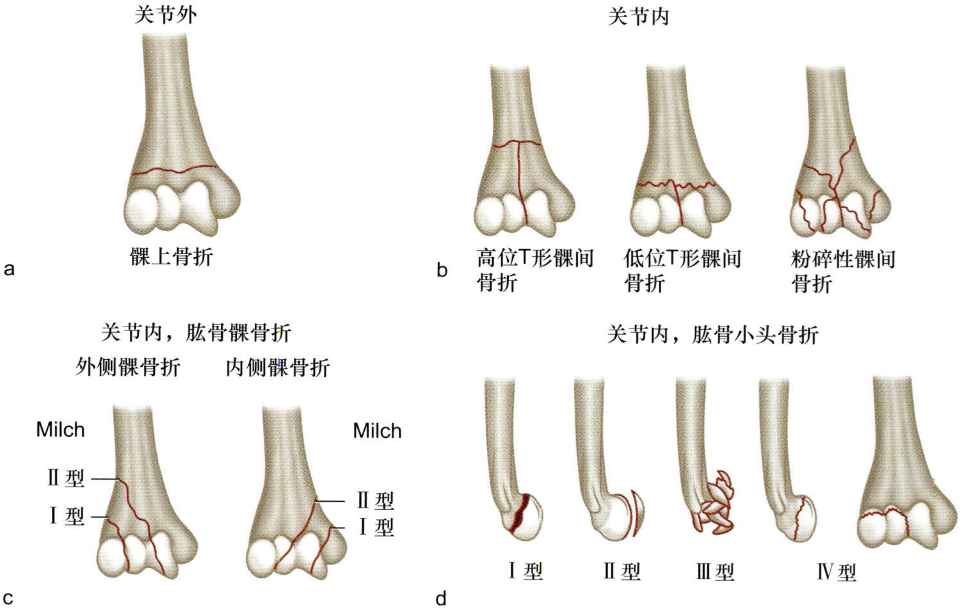

图 23.2 肱骨远端骨折的解剖和 Milch 分类：**a**. 关节外、髁上骨折；**b**. 关节内骨折，包括高位 T 形髁间骨折、低位 T 形髁间骨折和粉碎性髁间骨折；**c**. 外侧和内侧髁间骨折的 Milch 分型；**d**. Ⅰ～Ⅳ型肱骨小头骨折（Adapted from Milch H. Fractures and fracture-classifications of the humeral condyles. J Trauma. 1964；4：592-607.）

① 屈肘 90°固定 2 周。

② 2 周后，开始轻柔的 ROM 康复。

③ 最终目标是实现疼痛最小的功能性假关节。

2. 手术固定

（1）适应证：移位性骨折以及与开放性或血管损伤相关的骨折。

（2）髁上骨折，OTA A 型

切开复位内固定（ORIF）：内、外侧柱放置钢板和螺钉（图 23.3 a，b）。

- 90°钢板固定（内侧和后外侧相垂直）。
- 平行钢板固定（内侧和外侧平行）。

（3）髁间骨折：考虑全肘关节置换术（TEA）治疗伴有远端粉碎性骨折和骨质量差的老年患者（图 23.4 a，b）。

（4）髁突骨折，部分关节内；OTA B 型：ORIF，拉力螺钉结合单侧钢板固定。

（5）肱骨小头骨折

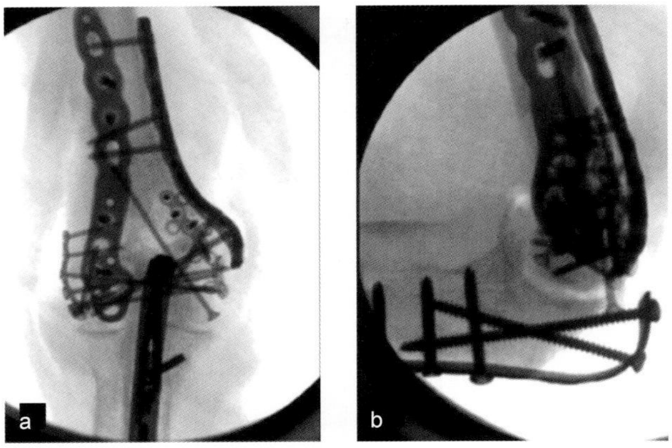

图 23.3 通过鹰嘴截骨术，显示内外侧钢板相互垂直 90°，并辅以双柱小骨折碎片钢板和螺钉固定。**a.** 术中透视后前位；**b.** 术中透视侧位。

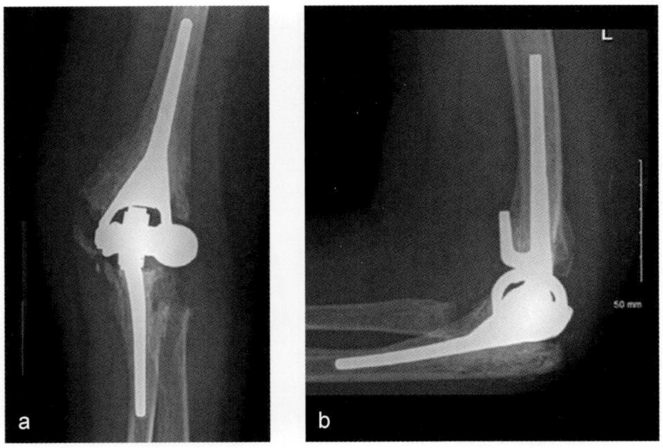

图 23.4 全肘关节置换术。**a.** 前后位；**b.** 术后侧位 X 线片

① ORIF

- 从后到前的小骨折块螺钉固定。
- 从前到后的小骨折块埋头螺钉固定。
- 无头螺钉。
- 微型碎片钢板固定补充。

② Ⅱ型和Ⅲ型骨折的不可重建部分，切除术可作为最后手段。

③ 在老年人中应考虑置换的方式。

（6）滑车骨折：用于移位骨折，常使用微型碎片或无头螺钉结构进行 ORIF，类似于肱骨小头骨折的固定策略。

（7）髁上骨折

① 如果明显移位或有关节活动显示肘关节不稳定证据，采取 ORIF。用小螺钉或微型碎片螺钉修复。

② 晚期表现为疼痛的骨不愈合和无法重建的骨碎片，可以通过切除来治疗。

（8）髁上突骨折

① 一种先天性变异，髁上突是肱骨远端前内侧表面的骨突出。

② 如发现动脉损伤或神经压迫，则予以切除。

（9）髁间骨折，OTA C 型骨折

① ORIF 治疗移位骨折：细小骨碎片和小骨片关节固定结合双柱钢板（垂直与平行）（图 23.3 a，b）。

② TEA 用于患有严重粉碎性骨折和（或）骨质量差的不可重建骨折的老年患者（图 23.4 a，b）。

C. 手术入路

1. 大多数肱骨远端髁上和髁间骨折可通过几种已描述的后侧入路之一进行治疗。深层间隙根据骨折类型和外科医生偏好而有所不同。

2. 对于下面描述的各种深层间隙显露方法，浅层解剖是相同的（图 23.5）

（1）后侧皮肤切口。

（2）形成内侧和外侧皮下皮瓣。

（3）当尺神经出现于 Osbourne 韧带下的肌间隔间、内上髁近端约 2 cm 或位于第一运动神经分支起点的尺侧腕屈肌两头远端之间时，识别尺神经。向前牵拉。

（4）关于尺神经前皮下转位与原位减压并将神经返回其正常解剖位置的做法，存在证据冲突。

（5）通过相同的后侧皮肤切口，为单柱骨折、小头骨折或滑车骨折建立更靠前的肌间隙。

3. 深层解剖

（1）肱三头肌旁入路（Alonso-Llames）（图 23.5 b，c）

① 指征：关节外骨折或简单部分关节内骨折。

② 在肌间隔和肱三头肌之间建立内侧和外侧显露窗口。

③ 识别并保护尺神经和桡神经。

④ 优点：不破坏伸肌装置，可转换为鹰嘴截骨入路。

⑤ 缺点：无法显露整个关节面。

（2）肱三头肌翻转入路（Bryan-Morrey 入路）

① 从内侧间隙翻转伸肌装置。

② 骨膜下剥离鹰嘴的伸肌装置并获取一个与前臂伸肌相连续的皮瓣。

③ 优点：更具扩展性，显露更加充分。

④ 缺点：破坏伸肌装置。

（3）肱三头肌肘肌翻转入路

① 将整个肱三头肌沿着肘肌从鹰嘴剥离作为一个皮瓣。

② 优点：改善关节显露。

③ 缺点：延伸性较低，破坏伸肌装置。

（4）经肱三头肌入路

① 锐性分离肱三头肌长头和外侧头之间的间隙。

② 识别桡神经，可在以下位置找到：

- 在距鹰嘴窝近端平均 11 cm 处穿过肱骨后外侧缘（范围 8～14 cm）。
- 在距鹰嘴窝近端平均 15 cm 处穿过肱骨后内侧缘（范围 10～20 cm）。
- 或者，沿肱骨外侧皮神经向近端追踪，直到其在外侧肌间隔附近的三角肌附着水平找到其从桡神经主干上的发出位置。

③ 在远端，它可以延伸到到尺骨止点并从鹰嘴剥离但需保持筋膜的连续性。

④ 优点：不会破坏伸肌装置。

⑤ 缺点：前方的显露受限。

（5）鹰嘴截骨术：

① 适应证：关节广泛受累。

② 禁忌证：计划做 TEA。

③ 在距离鹰嘴近侧尖端下方约 2～2.5 cm 处的鹰嘴裸区，做一个 V 形截骨。

- 部分外科医生更喜欢在截骨鹰嘴之前，在尺骨近端钻孔并攻丝，以插入髓内螺钉或钢板，以方便后续固定。
- 在计划截骨术的远端顶点钻一个 2.0 mm 的小孔，以防止不必要的医源性骨折延伸。
- 使用摆动锯进行初步切割，然后用骨刀完成截骨，以防止锯片的锯齿损伤关节软骨，从而导致最终固定后台阶形成。
- 向近端翻转整个伸肌装置，以实现整个肱骨远端的显露。
- 修复截骨术
  - 克氏针和张力带结构。

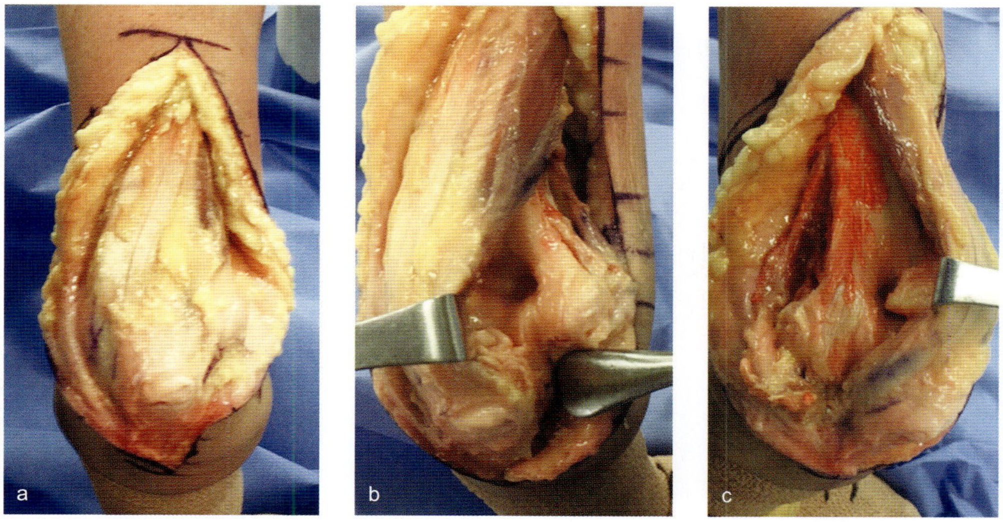

图 23.5　直接后入路。a. 中线切口，形成大的全层内侧和外侧皮瓣。b. 确定尺神经并向前牵拉后暴露内侧柱。c. 确定并保护桡神经在近端暴露范围内后，暴露外侧柱

- 使用张力带联合进行长、粗的髓内螺钉固定。
- 钢板固定。
- 两枚小的拉力螺钉。

● 优点：关节面可获得最佳显露。

● 缺点：截骨骨不愈合和内固定物突出的风险。

4. 外侧髁和小头骨折的外侧入路

（1）浅表解剖：直接外侧或后方皮肤切口。

（2）深层间隙

① 最常见的桡侧腕短伸肌和指总伸肌之间的 Kaplan 间隙。

② 很少使用：肘肌和尺侧腕伸肌之间的 Kocher 间隙。

5. 内侧髁突、滑车、冠突骨折的内侧入路——经尺侧腕屈肌入路

① 识别尺侧腕屈肌两个头之间的尺神经。保护神经并使其向后牵拉。

② 从内上髁向远端高耸结节切开屈肌-旋前肌群，并将尺侧腕屈肌的前头从前内侧冠状突和近端尺骨剥离。

③ 注意不要破坏下方的内侧副韧带。

④ 如有必要，将屈肌旋前肌群的前部从内上髁嵴剥离。

D. 固定技术

1. 关节面解剖复位

（1）使用克氏针和复位钳。

（2）避免减小滑车的尺寸。

2. 关节面稳定内固定：微骨折块和小骨折块固定。

3. 恢复轴向力线。

4. 将关节段固定于干骺端和骨干上

（1）垂直钢板与平行钢板（图 23.6）。

（2）锁定钢板通常推荐用于骨质疏松性骨折和（或）广泛的关节面粉碎性骨折。

（3）避免板尾端处于同一水平面，以防止应力集中。

5. 肘关节早期 ROM。

E. 并发症

1. 固定失败。

2. 畸形愈合和不愈合。

3. 感染（0～6%）：最常见于 3 型开放性骨折。

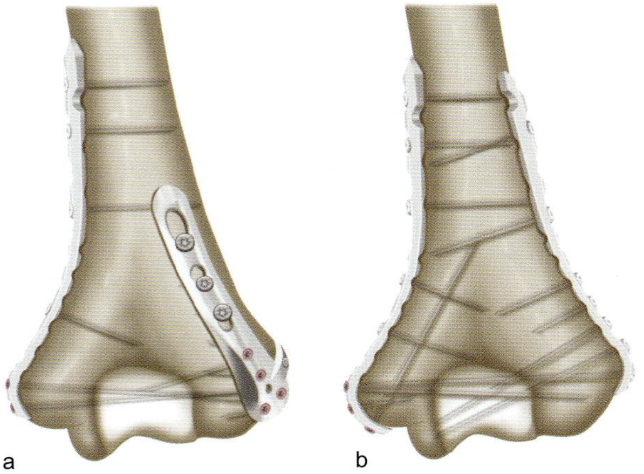

图 23.6 **a.** 垂直钢板，钢板结构彼此成 90°，内侧板位于冠状面内，外侧板位于矢状面后部。**b.** 平行钢板，两块钢板在冠状面上相互成 180°

4. 尺神经麻痹 / 神经炎：10%～30%。

5. 创伤性关节炎。

F. 康复

1. 切开复位内固定术

（1）术后避免负重，肘关节屈曲 90°固定。

（2）术后 3～7 天开始肘关节运动。如果不能实现稳定的固定或患者依从性不高，考虑延迟 2～4 周活动。

（3）术后 2 周：如果伤口已经愈合，允许进展到完全主动、主动辅助和被动肘关节活动度训练。

（4）术后 6～12 周：如果有临床和影像学愈合的证据，则允许逐渐根据耐受度负重训练（WBAT）。

2. TEA

（1）术后用前方夹板固定在肘关节近乎完全伸直位以保护伤口。

（2）皮肤愈合后开始肘关节活动度训练。

G. 结局

1. ORIF

（1）治疗的目标是肘关节活动度达到 30°～130°，前臂旋前旋后活动度达到 150°～160°。

（2）愈合率大于 90%。

（3）屈伸力量的 75%。

2. TEA

（1）术后肘关节运动的平均范围为 25°～130°，功能预后良好。

（2）很好的缓解疼痛。

（3）必须能够遵守终身的负重限制。

总结

肱骨远端关节内骨折通常需要手术治疗，才能获得一致的结果和足够的功能。本章概述了肱骨远端骨折的典型表现、如何诊断、分类和治疗，以及传统的手术方法和治疗结果。

推荐阅读

Caravaggi P, Laratta JL, Yoon RS, et al. Internal fixation of the distal humerus: a comprehensive biomechanical study evaluating current fixation techniques. J Orthop Trauma 2014;28(4):222–226

Doornberg J, Lindenhovius A, Kloen P, et al. Two and three-dimensional computed tomography for the classification and management of distal humeral fractures. Evaluation of Reliability and Diagnostic Accuracy. J Bone Joint Surg Am 2006;88(8):1795–801

Ek ET, Goldwasser M, Bonomo AL. Functional outcome of complex intercondylar fractures of the distal humerus treated through a triceps-sparing approach. J Shoulder Elbow Surg 2008;17(3):441–446

Erpelding JM, Mailander A, High R, Mormino MA, Fehringer EV. Outcomes following distal humeral fracture fixation with an extensor mechanism-on approach. J Bone Joint Surg Am 2012;94(6):548–553

McKee MD, Wilson TL, Winston L, Schemitsch EH, Richards RR. Functional outcome following surgical treatment of intra-articular distal humeral fractures through a posterior approach. J Bone Joint Surg Am 2000;82(12):1701–1707

Milch H. Fractures and fracture-classifications of the humeral condyles. J Trauma 1964;4:592–607

Sanchez-Sotelo J, Torchia ME, O'Driscoll SW. Complex distal humeral fractures: internal fixation with a principle-based parallel-platetechnique. J Bone Joint Surg Am 2007;89(5):961–969

Seigerman DA, Choung EW, Yoon RS, et al. Identification of the radial nerve during the posterior approach to the humerus: a cadaveric study. J Orthop Trauma 2012;26(4):226–228

Schildhauer TA, Nork SE, Mills WJ, Henley MB. Extensor mechanism-sparing paratricipital posterior approach to the distal humerus. J Orthop Trauma 2003;17(5):374–378

24 肘关节脱位

Jodi Siegel
夏 江 译 王关杰 常 非 校

引言

单纯肘关节脱位包括肱尺关节和肱桡关节脱位，无相关骨折。闭合复位后肘关节通常稳定。老年患者、高能量损伤患者和骨折脱位患者发生残余不稳定的风险较高，可能需要手术干预。

关键词：肘关节不稳，恐怖三联征，后外侧旋转不稳，后内侧旋转不稳，冠状突骨折

Ⅰ. 术前准备

A. 病史和体格检查

1. 典型的机制是手伸直时摔倒。患者表现为明显的畸形和疼痛。
2. 检查皮肤是否有开放性伤口。
3. 必须进行彻底的远端神经血管检查，并记录感觉和运动功能。应评估桡侧和尺侧脉搏，并将其与对侧肢体进行比较。
4. 多达 20% 的肘部骨折脱位患者发生同侧上肢损伤，这些损伤最常见于腕部。

B. 解剖

1. 肘部稳定性由周围的软组织和骨关节提供。
2. 静态软组织稳定装置（关节囊、侧副韧带）
   （1）关节囊在肘关节完全屈曲和完全伸直时提供稳定性。
   （2）外侧副韧带（LCL）由三个组成部分（桡侧副韧带、环状韧带和外侧尺侧副韧带），是主要的内翻和后外侧旋转稳定器。
   （3）内侧副韧带（MCL）由两束组成，前束是主要的外翻稳定器，后束是对外翻力的次要约束。
3. 动态软组织稳定结构（经过肘关节的肌肉）
   （1）肌肉收缩对肘关节施加负荷，产生有助于稳定性的关节反作用力，当静态约束被破坏时尤为重要。
   （2）肱二头肌、肱肌和肱三头肌提供压力，而普通的伸肌群提供外翻稳定性。
   （3）因此，旋前将有助于稳定 LCL 缺陷的肘关节。
4. 肘部的稳定结构也可分为初级稳定结构和次级稳定结构。
5. 主要的稳定结构
   （1）MCL。
   （2）LCL。
   （3）冠状突：内翻应力的主要稳定结构。
6. 次要的稳定结构
   （1）关节囊。
   （2）桡骨头关节面：桡骨头是次要的外翻稳定结构。
   （3）常见的伸肌和屈肌起点。
7. 病理解剖
   （1）简单的脱位通常会导致 LCL、MCL 和关节囊的破坏。
   （2）肌肉起点也可能被破坏。
   （3）在一般人群中，大多数残余不稳定是由于 LCL 的功能不全造成的，因为大多数日常生活活动会导致肘部内翻应力。
   （4）在肘部反复出现外翻应力的过顶投掷运动员中，MCL 是更重要的稳定器，更容易受到损伤。
8. 多达 15% 的肘关节脱位会发生冠状突骨折（图 24.1）。
   （1）骨块的大小、位置以及合并的软组织损伤决定了治疗方式。
   （2）冠状突在提供内翻稳定性方面起着重要作用，并且是前方和内翻的支撑。
   （3）它还有助于抵抗轴向、后外侧和后内侧的旋转力。
   （4）高耸结节位于冠突前内侧面，是 MCL 前束

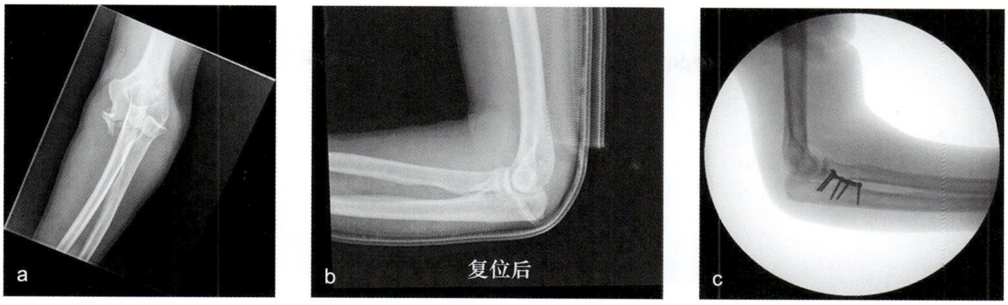

图 24.1 正位 X 线片提示肘关节脱位，冠状突前内侧有一个大的骨折块（a）。复位后（b）和手术后（c）侧位图像显示肱尺关节和肱桡关节复位，冠状突骨折块稳定。手术治疗是经尺侧腕屈肌内侧入路，采用微型支撑钢板固定

的止点。MCL 可以限制外翻和后内侧旋转不稳定。

9. 尺神经是肘关节脱位最常见受伤的神经。

C. 影像学

1. 肘关节正位、侧位和斜位 X 线片用于诊断脱位并确认同心复位。
2. 并不需要常规进行 CT 和 MRI 检查，除非担心相关的骨折或神经压迫会改变治疗方案。
3. 临床需要时，完成患肢完整的 X 线片检查。

D. 分型

1. 单纯脱位按远端移位方向命名：后侧、后外侧、后内侧、内侧、外侧、前侧。
2. 最常见的脱位是后侧或后外侧
3. 后外侧脱位
   （1）由于外翻、轴向和后外侧应力而发生。
   （2）软组织损伤通常从外侧开始，首先发生 LCL 破坏，然后通过关节囊扩展到内侧，最后损伤 MCL。
4. 后内侧脱位
   （1）不常见它们的发生是由于内翻、轴向、后内侧应力。
   （2）这种应力从内侧传导到外侧，经常导致小的冠状突前内侧骨折。
5. “恐怖三联征”
   （1）肘关节脱位。
   （2）桡骨头骨折。
   （3）冠状突骨折。
   （4）通常是一种后外侧旋转机制，在肘关节脱位的同时切断桡骨头前外侧和冠状突尖端。
6. 冠状突骨折：Regan 和 Morrey 分型（图 24.2）。

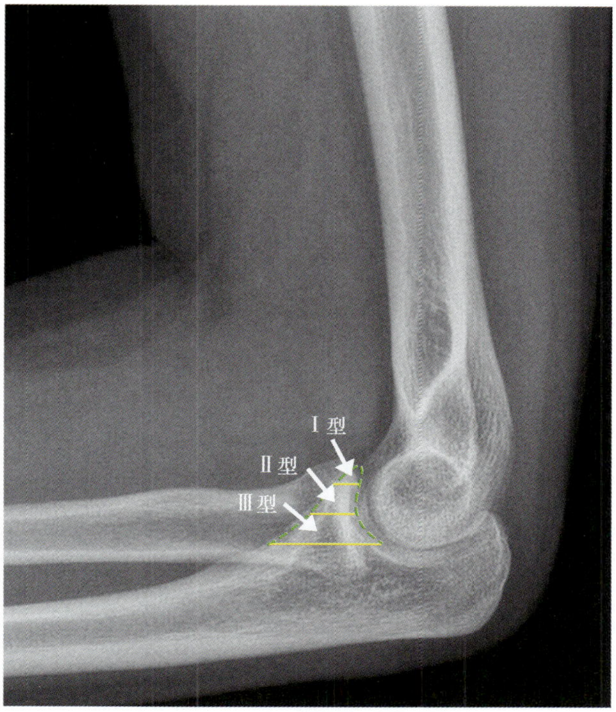

图 24.2 冠状突骨折的 Regan 和 Morrey 分型。Ⅰ型：冠突尖端骨折；Ⅱ型：冠突骨折小于其高度的 50%；Ⅲ型：冠突骨折大于其高度的 50%。

Ⅱ. 治疗

A. 初步治疗

1. 闭合复位
   （1）充分控制疼痛和放松后，在稳定肱骨的同时对前臂施加温和稳定的牵引力。
   （2）为了最成功地复位，肘关节在前臂旋后时屈曲约 30°。
   （3）通常，可以触及关节的明显复位。
2. 复位后检查：肘关节应在旋前位、中立位和旋后位进行全范围的屈伸运动，以评估运动障碍

和肱尺关节稳定性。

3. 固定

（1）将肘关节用夹板固定于 90°，以便软组织休息和控制疼痛。

（2）如果肘关节不稳定，前臂的旋前可能有助于维持复位。

（3）复位后需要 X 线片确认同心复位。

B. 最终治疗

1. 大多数简单的肘关节脱位都可以保守治疗。
2. 虽然可能会注意到一些残留的冠状面不稳定，但这不是手术治疗的指征。
3. 伸肘超过 30°时出现不稳定，尤其是一旦患者恢复正常肌张力，必须引起注意并需要持续密切监测。
4. 下列情况单纯肘关节脱位需手术治疗：

（1）非同心复位。

（2）不可复位的脱位。

（3）开放性脱位。

（4）血管断裂。

（5）如果需要长时间固定。

5. 肘关节骨折脱位在以下情况下需要手术治疗：

（1）由于闭合复位后的残余不稳定，大多数恐怖三联征需要手术治疗——恐怖三联征的成功修复需要一个系统的计划来处理桡骨头、冠状突骨折块、LCL，可能还有 MCL。

（2）此外，任何阻碍前臂旋转或关节内嵌顿骨折块的情况都表明需要手术治疗。

C. 手术入路

1. 后正中入路

（1）它允许通过全层皮瓣进行内侧和外侧入路。

（2）在外侧，选择通过软组织破坏区域或使用 Kocher 间隔（尺侧腕伸肌和肘肌之间）进入。

（3）深部分离需要识别 LCL 和（或）桡骨头骨折（恐怖三联征）。

（4）如果需要延长 Kocher 入路，请注意保持前臂旋前以保护骨间后神经。

（5）当分离超过关节远侧端 2 cm 时要小心，因为骨间后神经可能靠近桡骨近端。

（6）如果需要处理内侧结构，则必须在掀起内侧皮瓣后识别并保护尺神经。

（7）MCL 可以通过创伤造成的间隙进入进行修复，或者可以掀开伸肌–旋前肌群以进行韧带修复。

2. 外侧入路：

（1）如上所述的 Kocher 间隙和深部解剖分离。

（2）通过软组织破损的间隙进行手术。

（3）或者，使用桡侧腕短伸肌和指总伸肌之间的 Kaplan 间隙——该间隙更靠前，使解剖离外侧尺侧副韧带更远，但离骨间后神经更近。

3. 内侧入路

（1）分离尺侧腕屈肌（FCU）

① 在 FCU 的两个头之间操作。

② 它提供了对大的冠突骨块、高耸结节和 MCL 的入路。

（2）分离整个屈肌–旋前肌群，为显露冠状突和 MCL 提供良好的通道。

4. 修复冠状突骨折的最佳入路尚有争议，有多种方法可供选择。

（1）它可以通过桡骨头骨折（恐怖三联征）从外侧进入。

（2）内侧入路将取决于骨块的大小和位置。

D. 固定技术

1. 直接修复韧带、关节囊或肌肉起点可能是必要的。
2. LCL 和伸肌筋膜可以通过在屈伸轴中心的经骨隧道或锚钉进行修复——在肘部屈曲 90° 并完全旋前时拉紧缝合线。
3. 活动肘关节，包括在旋前、中立和旋后时完全伸展，在临床上和透视下验证复位。
4. 如果 MCL 有损伤，过度紧缩会导致内侧关节间隙增宽。
5. 在极少数情况下，MCL 和屈肌–旋前肌群也需要修复；可以使用钻孔或缝合锚钉。
6. 小冠突骨折（Ⅰ、Ⅱ型）

（1）在恐怖三联征损伤中，如果通过桡骨头固定 / 置换和韧带修复可以实现肘关节稳定，则很少需要固定。

（2）如果需要修复以增加稳定性：在冠状突尖端周围穿过缝线，穿过前关节囊，然后穿过尺骨近端的骨隧道。

7. 大冠突骨折（Ⅲ型）

（1）后向前拉力螺钉。

（2）内侧入路的支撑钢板（图 24.1）。

8. 对于持续性不稳定的病例，可采用静态或铰链式跨肘外固定
   （1）铰链式设备需要精确放置轴针，因为可能会发生轨迹偏移或脱位。
   （2）放置轴针时可能会损伤尺神经。
   （3）放置肱骨轴针时，有损伤桡神经的危险。
   （4）如果没有铰链式外固定架或外科医生不熟悉，则可以使用静态固定架。
      ① 在肘关节复位并保持 90°的同时，使用切开技术将两个骨针置于肱骨内。
      ② 然后放置两个尺骨骨针并组装一个静态支架。
9. 在非常罕见的补救情况下，也可能需要用粗斯氏针或皮质螺钉交叉固定关节，或用钢板跨越关节。
   （1）放置经关节皮质螺钉时，一定要穿透肱骨后皮质，以便断裂后取出。
   （2）如果选择了钢板，可以通过保留肱三头肌的入路，在鹰嘴顶端到尺骨放置预弯到 90°的锁定钢板，从而使肱三头肌的止点保持完整。

E. 并发症

1. 通过早期活动范围恢复方案可以避免关节僵硬——残余僵硬可能需要肘关节松解术或切除任何异位骨化来改善关节活动度。
2. 持续不稳定，虽然很少见，但必须及早发现，因为肘关节半脱位的后期治疗非常困难。
3. 神经损伤并不常见。
   （1）尺神经是最常见的损伤。
   （2）桡神经和尺神经在置入外固定架钉、过度牵引或 MCL 修复时存在手术风险。

F. 康复

1. 在受伤 1 周内开始肘关节运动。
2. 单纯肘关节脱位的患者可以开始主动关节活动度练习。
3. 主动运动是首选，因为肌肉收缩有助于稳定肘关节。
   （1）肘部完全屈伸活动，仅在前臂完全旋前时进行。
   （2）旋后练习限制在 90°屈曲范围内。
4. 6 周时可恢复正常活动，包括进行适度的肌肉强化训练。
5. 12 周前应避免内翻和外翻应力。
6. 部分单纯脱位患者可能有轻微的后外侧不稳定残留 / 半脱位。
7. 可能需要佩戴带有伸展阻滞装置的支具几周时间。
8. 需要手术修复的患者应该有一个明确的透视安全运动范围，这将指导术后治疗。
9. 手术治疗恐怖三联征骨折脱位的潜在改良
   （1）在仅限于前臂旋前的位置下，进行主动及主动辅助的肘关节屈伸运动，范围为 30°～130°，持续 2 周。
   （2）肘部保持在屈曲 90°时，进行完全的前臂旋前和旋后运动。
   （3）术后 2～4 周：根据耐受情况，逐步恢复肘关节的完全屈伸运动，仅限于前臂旋前位。
   （4）避免肘部内翻压力，避免肩外展。
10. 如果需要外固定，外架保持 4 周，然后按上述方式开始主动活动范围的运动方案。
11. 同样，如果需要使用跨关节螺钉、钢针或钢板，则在 4 周时将其移除并启动类似的方案。

G. 结局

1. 不到 10% 的患者在单纯肘关节脱位后有残余不稳。
2. 很少有患者会抱怨残留僵硬或疼痛。
3. 内侧不稳定患者的影像学和临床预后较差。
4. 长时间的固定与更糟的结果有关。
5. 随着对病理解剖学、手术技术和内固定物认识的提高，恐怖三联征的预后，包括持续性僵硬和残余不稳定，都得到了改善。
   （1）然而，桡骨头骨折和冠状突骨折的稳定内固定仍然存在挑战。
   （2）尺神经的最佳手术入路和理想的治疗方法仍然难以确定。

Ⅲ. 特殊注意事项

1. 老年患者肘关节脱位更常见不稳定，需要仔细随访。
2. 投掷运动员可能受益于 MCL 损伤的早期直接修复，因为他们的损伤机制和功能要求与其他人群不同。
3. 与恐怖三联征损伤相比，“孤立性”前内侧冠状突骨折很少见，但由于经常被忽视，其预后通常较差。

（1）它们与 LCL 和 MCL 后束损伤有关，导致后内侧旋转不稳定。
（2）桡骨头通常完好无损，这是关键的鉴别因素。
4. 鹰嘴骨折脱位（图 24.3）
（1）肘关节前脱位伴有复杂的鹰嘴骨折，通常包含一个大的冠突骨块。
（2）与 Monteggia 骨折脱位不同的特征是近端桡尺关节相对完整。
（3）重建滑车切迹的轮廓和尺寸必不可少。
（4）与没有骨损伤的肘关节脱位相比，肘关节侧副韧带通常不会受到这种损伤。

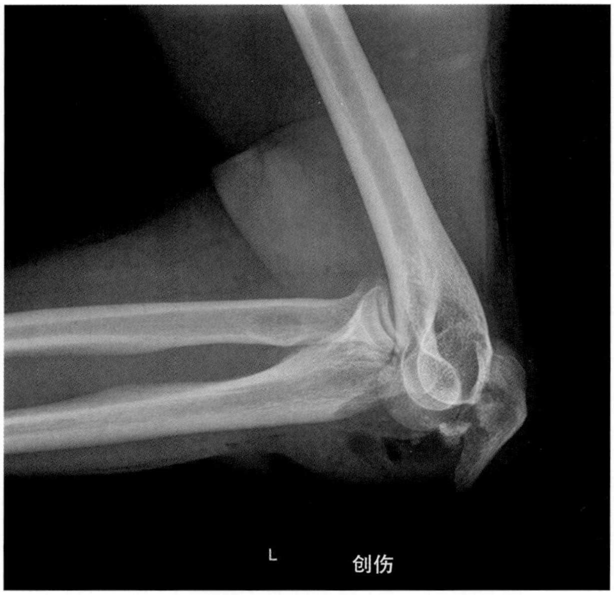

图 24.3 鹰嘴骨折脱位的侧位 X 线片。肱骨滑车通过尺骨近端脱位，即肘关节前脱位。近端尺桡关节完好无损。这种模式与 Monteggia 型不同，Monteggia 型是前臂骨折脱位伴近端尺桡关节脱位

总结

单纯性肘关节脱位在闭合复位后通常是稳定的，预后良好。不到 10% 的患者有残留的疼痛或僵硬。在少数病例中，不稳定性持续存在，这需要对已经确定的相关软组织损伤进行手术修复。骨折脱位可能更难治疗，通常需要手术稳定，以允许早期肘关节运动。准确的诊断、系统的手术规划和执行以及密切的随访对早期识别不稳定至关重要。肘关节僵硬是一种常见的并发症，最好通过尽早开始运动来避免。

推荐阅读

Adolfsson LE, Nestorson JO, Scheer JH. Extensive soft tissue lesions in redislocated after simple elbow dislocations. J Shoulder Elbow Surg 2017;26(7):1294–1297

Huh J, Krueger CA, Medvecky MJ, Hsu JR. Skeletal Trauma Research Consortium. Medial elbow exposure for coronoid fractures: FCU-split versus over-the-top. J Orthop Trauma 2013;27(12):730–734

McKee MD, Pugh DM, Wild LM, Schemitsch EH, King GJ. Standard surgical protocol to treat elbow dislocations with radial head and coronoid fractures. Surgical technique. J Bone Joint Surg Am 2005;87(Pt 1, Suppl 1):22–32

O'Driscoll SW, Jupiter JB, Cohen MS, Ring D, McKee MD. Difficult elbow fractures: pearls and pitfalls. Instr Course Lect 2003;52:113–134

Pugh DM, Wild LM, Schemitsch EH, King GJ, McKee MD. Standard surgical protocol to treat elbow dislocations with radial head and coronoid fractures. J Bone Joint Surg Am 2004;86(6):1122–1130

Ring D, Jupiter JB, Sanders RW, Mast J, Simpson NS. Transolecranon fracture-dislocation of the elbow. J Orthop Trauma 1997; 11(8):545–550

25 尺骨鹰嘴骨折和孟氏骨折

Edward A. Perez，Eric A. Barcak
王关杰 译 常 非 余 皓 校

引言

尺骨鹰嘴骨折在年轻人和老年人中都很常见。本章将回顾重要的术前注意事项和手术中采用的策略。孟氏骨折是指尺骨骨折（通常为近端）合并近端尺桡关节脱位，这对治疗带来了独特挑战。

尺骨鹰嘴骨折

Ⅰ. 术前

A. 病史及体格检查

1. 直接暴力，如在摔倒时鹰嘴部着地，可导致鹰嘴粉碎性骨折和韧带不稳定。
2. 间接暴力，如在摔倒时用手撑地，可导致鹰嘴的张力过载。这通常会造成较简单的骨折。
3. 应该对受伤的肢体进行全面检查，同时记录神经和血管状况。
4. 应彻底检查损伤周围的皮肤（特别是对老年患者），以排除开放性骨折和脱套伤。

B. 解剖

1. 尺骨近端半月切迹（大乙状切迹）由鹰嘴和冠状突共同组成。（图 25.1）。
2. 半月切迹与肱骨远端（滑车）的关节形成铰链，可进行大约 180°的关节运动。
3. 半月形切迹的中央沟与滑车相互嵌合以实现稳定。
4. 暴露的区域是横嵴，其将滑车切迹的近端软骨与冠状突的远端软骨分开。
5. 尺骨桡侧切迹外侧与桡骨头相连。

C. 影像学

1. 需要三个视角的 X 线片（正位、斜位、侧位）来辅助骨折的识别。

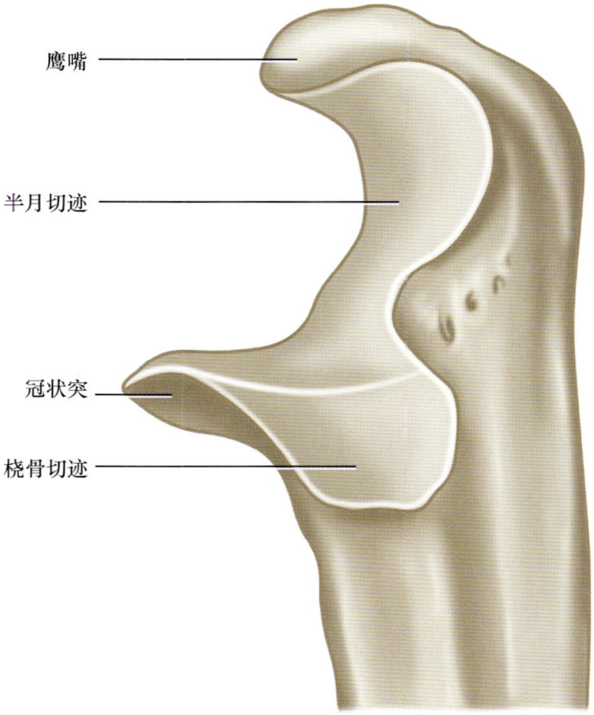

图 25.1 尺骨近端的骨性解剖

2. 然而，由于患者的疼痛和解剖结构的改变，获得高质量的影像很困难。
3. CT 可用于评估不稳定性或粉碎性相关类型的高能量骨折。
4. 此外，术前也可再进行透片。

D. 分型

1. 没有普遍接受的分类系统。
2. 描述性：横向、斜向、粉碎性。
3. Mayo 分型根据影响治疗的三个因素（移位、粉碎和稳定性，图 25.2）对鹰嘴骨折进行分型。

Ⅱ. 治疗

A. 初步治疗

1. 尺骨鹰嘴骨折的初步治疗应在肘关节屈曲

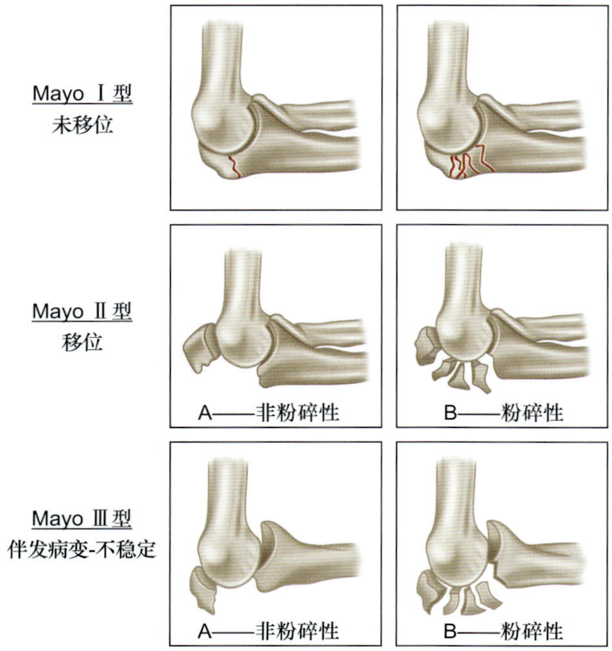

图 25.2 尺骨鹰嘴骨折的 Mayo 分型

45°～90°时放置一个填充良好的后方长臂夹板。

2. 对于伴有肘部不稳定的骨折，应进行复位。

B. 最终治疗

1. 保守治疗
   （1）保守治疗很少见，只适用于微小移位的稳定骨折、对功能需求低或因损伤和并发症应排除手术治疗的患者。
   （2）微小移位骨折的稳定性通过评估屈曲位 X 线片上的移位来确定。
   （3）适合保守治疗的患者应在屈肘 45°～90°时应用长臂石膏固定 3～4 周，随后进行活动锻炼。
2. 手术治疗
   （1）手术治疗对于大多数移位的尺骨鹰嘴骨折患者有益。
   （2）结合患者的临床影像对骨折类型进行评估有助于确定合适的固定方案。
3. 手术入路：直接后方入路是治疗尺骨鹰嘴骨折最常用的方法。
   （1）体位
   ① 仰卧位
   - 手臂内收以横跨躯体。
   - 需要助手协助。
   - 适用于因其他原因必须仰卧的患者（多次手术）。

   ② 侧卧位：手臂放在手臂支架（“曲棍球杆”）、治疗巾或有衬垫的无菌 Mayo 台上。
   ③ 俯卧位：手臂放在手臂支架上或放在桌子的延伸部分。
   （2）沿尺骨皮下缘切开，并向鹰嘴近端延伸。
   （3）当接近鹰嘴时，可以做弧形切口，以避免潜在的皮肤刺激。
   （4）创建全层皮瓣，暴露皮下筋膜。骨折处的筋膜通常有创伤性的撕裂。
   （5）利用尺侧腕屈肌和尺侧腕伸肌之间的间隙。

C. 复位技术

1. 骨折的复位程度由骨折断端的情况决定。
2. 轻度粉碎的简单骨折类型
   （1）在骨折部位实施固定来实现直接愈合。
   （2）背侧骨皮质通常可提供关节复位与否的间接参考依据。
   （3）可使用尖头骨复位钳来复位骨折块。
   （4）可从近端至远端放置交叉克氏针以协助复位。
   （5）当骨折条件允许时可采用拉力螺钉固定；另外，可以通过钢板上偏心钻孔来获得加压。
3. 粉碎性骨折更具挑战性
   （1）在这种情况下，常用钢板固定。
   （2）长度和旋转度通常可以通过影像学判断，也可以通过识别骨性标志来判断，如尺骨嵴。
   （3）对小骨折块进行固定有助于小骨折块的临时和（或）长期稳定。

D. 固定技术

1. 张力带（图 25.3）
   （1）尺骨鹰嘴骨折的固定最常用的固定技术之一。
   （2）必须满足以下标准：
   ① 相对横向的骨折类型。
   ② 较小的关节面粉碎骨折。
   （3）张力带结构多样，可包括克氏针、空心螺钉、钢丝（18 号线）和加粗缝合线。一些研究表明，与传统材料（克氏针和 18 号线）相比，使用空心螺钉或加粗缝合线可以提供类似的力学效益，而且异物刺

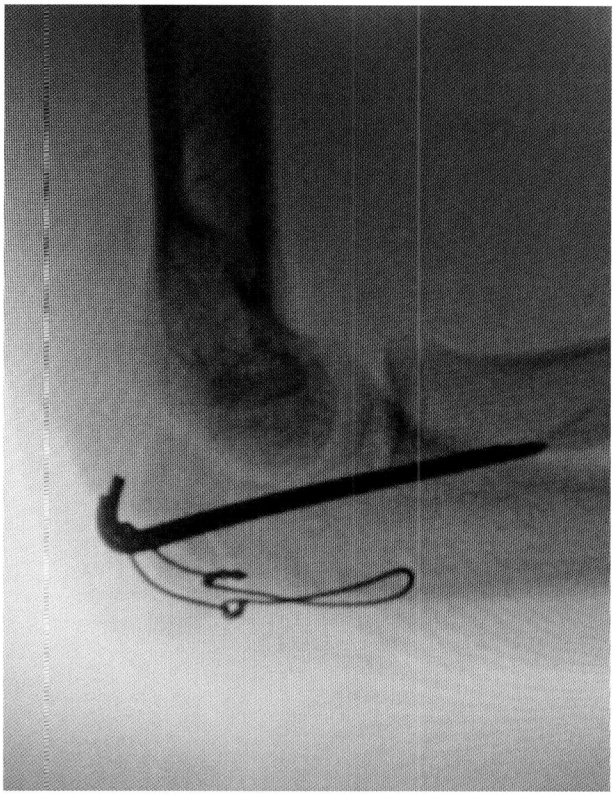

图 25.3 尺骨鹰嘴骨折的张力带固定

激更小。

（4）对于合适的骨折类型，张力带固定是一种可靠、经济的治疗选择。

2. 钢板和螺钉

（1）通常用于斜行骨折、粉碎性骨折或伴肘关节不稳的骨折。

（2）预塑形锁定钢板、半管钢板和微型钢板均可用于固定（图 25.4）。

（3）钢板可以用作中和装置（当与拉力螺钉一起固定时），作为粉碎性骨折模式的模板，以及防止近端骨折节段移位的复位工具。

3. 髓内钉或松质骨螺钉

（1）生物力学证据表明，与传统的钢板或张力带相比，这种固定方式强度更高，但相关的临床数据有限。

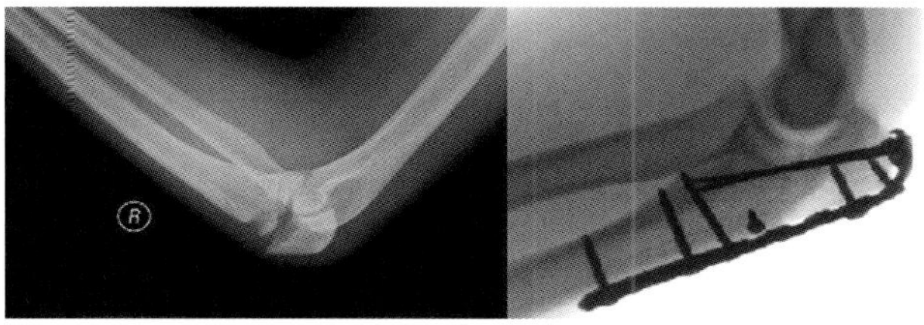

图 25.4 预塑形锁定钢板治疗鹰嘴粉碎性骨折

（2）空心松质螺钉固定

① 在正位和侧位影像上获得正确的进针点。

② 确保导丝沿着髓内管插入。

③ 钻孔后在螺钉插入前考虑攻丝。

4. 骨折块切除和肱三头肌前移：通常用于大面积骨丢失或骨质不良导致无法充分固定的情况。

E. 并发症

1. 固定装置突起：发生率高达 85%。
2. 活动受限

（1）肘部术后常见。

（2）鹰嘴复位不良，导致与滑车的大小不匹配。

（3）螺钉或克氏针过长且抵住桡骨可导致旋前和旋后功能的丧失。

3. 固定失败：近端骨块脱出是最常见的，在锁定钢板结构和张力带固定中已有报道。
4. 罕见骨折不愈合。

F. 康复

1. 如果固定稳定，通常可在术后 2～3 天开始早期 ROM。
2. 对于粉碎性骨折或骨质减少的患者，可考虑经后方夹板固定 7～10 天。
3. 伤肢非承重时间一般要维持 4～8 周，一旦观察到影像资料提示愈合征象，即可允许逐渐负重。

G. 结局

1. 据报道，愈合率高达 98%。
2. 与对侧肢体相比，患侧通常会丧失部分力量和 ROM。

Ⅲ. 特殊注意事项

骨质较差的老年患者已成功采用保守治疗。

孟氏骨折

Ⅰ. 术前

A. 病史和体格检查

1. 通常发生于摔倒时肘关节伸直手掌旋前。

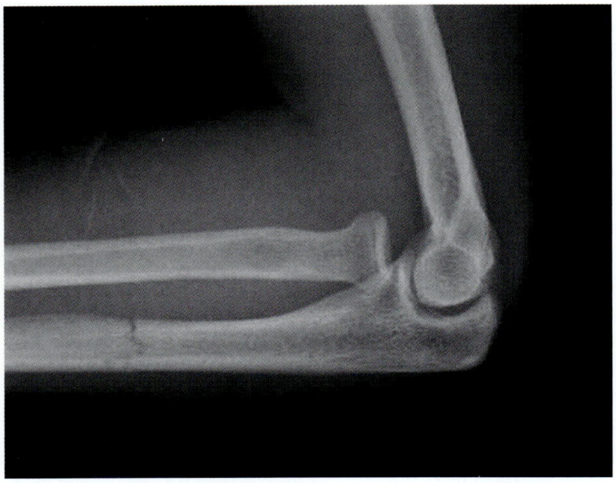

图 25.5 肘部侧位 X 线片显示孟氏骨折脱位（尺骨骨折伴桡骨头前脱位）

2. 应对受伤的肢体进行全面检查，同时记录神经和血管的状况。

B. 影像学

1. 前臂的正位和侧位片，以及肘关节和腕关节的正位片（图 25.5）。
2. 对于所有尺骨干近端骨折，必须仔细评估肘关节。在侧位 X 线片上，桡骨头应将肱骨小头等分。

C. 分型

基于桡骨头移位方向的 Bado 分类（图 25.6 a～d）：

（1）Ⅰ型：桡骨头前脱位（最常见于儿童）。

（2）Ⅱ型：桡骨头后脱位（最常见于成人，并伴有桡骨头骨折、肘关节不稳，预后差）。

（3）Ⅲ型：桡骨头外侧脱位。

（4）Ⅳ型：桡骨和尺骨均发生骨折并伴有桡骨头脱位。

Ⅱ. 治疗

A. 初步治疗

1. 使用填充良好的长臂后夹板有助于使患者更舒适。
2. 尺骨骨折闭合复位术常用于儿童患者。解剖复位通常会将近端尺桡关节复位。
3. 成人闭合复位的维持较困难，通常需要手术治疗。

B. 最终治疗

1. 使用长臂双瓣石膏并将手腕旋后可以作为许多儿童患者的最终治疗。
2. 如果儿童患者桡骨头不能通过闭合手段复位，建议手术治疗。
3. 成人孟氏骨折脱位大多采用手术治疗。

C. 手术入路

1. 如上所述，直接后路入路。
2. 桡骨近端外侧入路

（1）在合并桡骨头骨折或尺骨复位后近端尺桡关节不可复位的情况下，额外的深间隙可能有助于复位。

（2）通过相同的后侧皮肤切口进行手术。

（3）在肘肌和尺侧腕伸肌（Kocher 间隙）或者在桡侧腕短伸肌和指总伸肌（Kaplan 间隙）之间进行深层分离，以暴露桡骨头和近端尺桡关节。

D. 固定技术

1. 与上述鹰嘴骨折的固定策略相似。
2. 尺骨近端的切开复位内固定通常使用钢板结构

（1）必须进行解剖复位，以确保适当的长度和

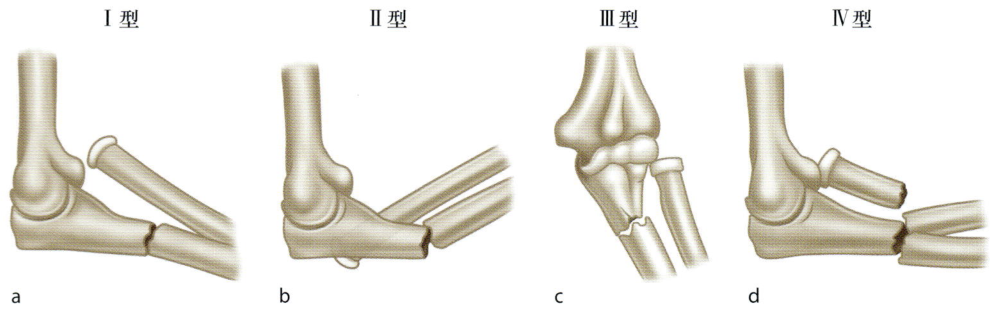

图 25.6 孟氏骨折脱位的 Bado 分型是基于桡骨头脱位的方向。**a.** 桡骨头前脱位；**b.** 桡骨头后脱位；**c.** 桡骨头外侧脱位；**d.** 桡骨和尺骨均发生骨折并伴有桡骨头脱位

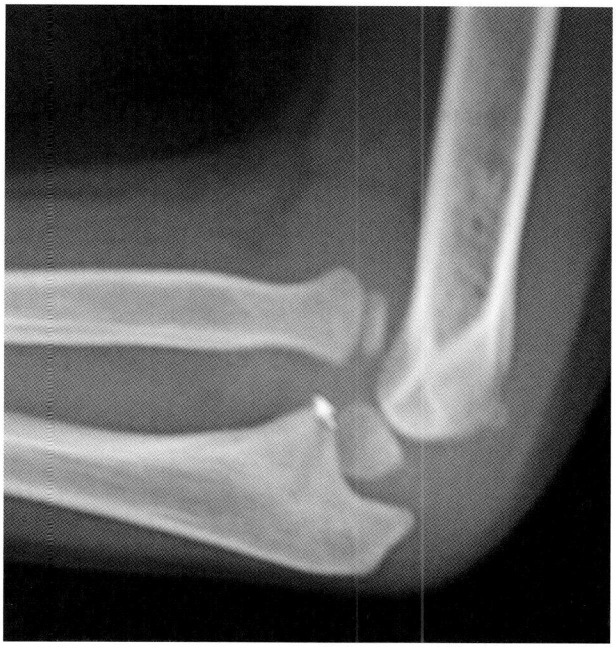

图 25.7 一名慢性桡骨头脱位的儿童患者

旋转，从而实现桡骨头的复位。

（2）钢板的尺寸和类型取决于患者的体型和骨质。通常使用 3.5 mm 的小型钢板就足够了。

（3）如果存在粉碎性骨折，对侧影像学图像可辅助判断复位情况。

3. 髓内植入物也可用于治疗孟氏骨折：弹性髓内钉，这种方法适用于骨膜保持完整的儿童患者。
4. 尺骨固定后，应进行肘关节屈伸、旋后和旋前活动，以确保桡骨头保持复位。
5. 如果桡骨头继续脱位，应重新评估尺骨复位情况

（1）如果尺骨复位正确而桡骨头无法复位，则应采取桡骨头开放入路进行手术。

（2）病例报告描述了环状韧带和关节囊嵌顿阻碍复位。

E. 并发症

1. 神经麻痹：最常见的是后骨间神经麻痹，通常是短暂性的。
2. 慢性桡骨头脱位（图 25.7）。

F. 康复

1. 如果固定稳定，并且近端尺桡关节在整个屈伸和旋前过程中都保持稳定，则鼓励在术后 2～3 天早期进行主动 ROM。
2. 后方夹板固定，直至软组织和骨折稳定性允许关节活动。
3. 最初 4～8 周不能负重。一旦在 X 线片上有愈合的征象，即可开始负重。

G. 结局

1. 通常复位率高。
2. 大多数患者的功能预后良好。
3. 慢性桡骨头脱位可以通过尺骨截骨术后桡骨头切开复位或桡骨头切除来治疗（图 25.7 和图 25.8）。

总结

鹰嘴骨折在所有年龄段的患者中都很常见。骨折形态和粉碎程度是进行手法复位和决定固定方式的重要考虑因素。术后应提倡早期运动，避免肘关节僵硬。孟氏骨折脱位具有独特挑战。尺骨切开复位内固定术后近端尺桡关节持续脱位需要确认尺骨解剖复位。

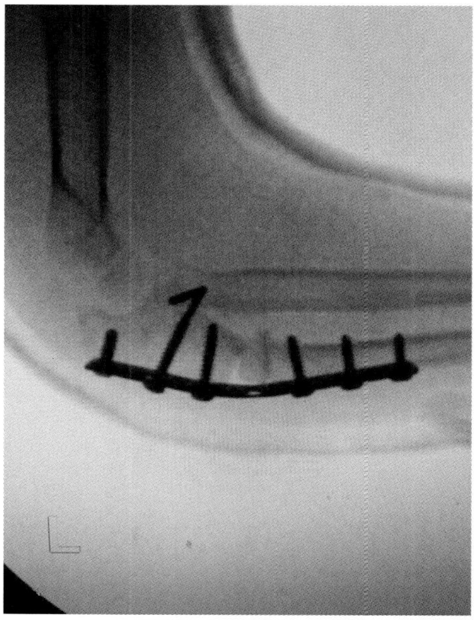

图 25.8 尺骨截骨术治疗儿童慢性孟氏骨折脱位

推荐阅读

鹰嘴骨折

Duckworth AD, Bugler KE, Clement ND, Court-Brown CM, McQueen MM. Nonoperative management of displaced olecranon fractures in low-demand elderly patients. J Bone Joint Surg Am 2014;96(1):67–72
Duckworth AD, Court-Brown CM, McQueen MM. Isolated displaced olecranon fracture. J Hand Surg Am 2012;37(2):341–345
Weigand L, Bernstein J, Ahn J. Fractures in brief: olecranon fractures. Clin Orthop Relat Res 2012;40(12):3637–3641
Wilkerson JA, Rosenwasser MP. Surgical techniques of olecranon fractures. J Hand Surg Am 2014;39(8):1606–1614

孟氏骨折

Degreef I, De Smet L. Missed radial head dislocations in children associated with ulnar deformation: treatment by open reduction and ulnar osteotomy. J Orthop Trauma 2004;18(6):375–378
Jupiter JB, Leibovic SJ, Ribbans W, Wilk RM. The posterior Monteggia lesion. J Orthop Trauma 1991;5(4):395–402

26 桡骨头和桡骨颈骨折

Stephen Matthew Quinnan，Nikola Lekic，Steven P. Kalandiak
王关杰 译 常 非 余 皓 校

引言

桡骨头和桡骨颈骨折是肘关节骨折中最常见的类型（33%），发病率为每年2.5/10 000～2.9/10 000人。桡骨头骨折大多为轻微骨折移位，可以通过保守治疗，预后良好。桡骨头骨折可伴有外侧副韧带和（或）内侧副韧带损伤、尺骨近端骨折或“恐怖三联征”。“恐怖三联征”包括桡骨头骨折、冠状突骨折和肘关节后脱位。外侧副韧带常从其肱骨起点分离。纵向受力可导致骨间膜和远端尺桡关节韧带损伤，导致前臂纵向不稳，称为Essex-Lopresti损伤。本章将讨论保守治疗和手术治疗的适应证以及固定方法的选择。

Ⅰ. 术前

A. 病史和体格检查

1. 最常见的损伤机制是摔倒后伸手撑地。
2. 可能出现肘部肿胀、疼痛、活动受限和瘀斑。
3. 肘关节外侧压痛提示桡骨头和（或）外侧副韧带损伤。
4. 肘关节内侧压痛提示内侧副韧带或高耸结节损伤。
5. 畸形提示肘关节半脱位或脱位。
6. 应检查肩关节和腕关节，特别是远端尺桡关节是否有相关损伤。
7. 评估肘关节不稳定性和机械嵌顿对肘关节活动具有重要意义。
8. 肘关节内局麻药的注射能够减轻疼痛并保证运动检查的准确性
   （1）通常从尺骨鹰嘴尖和肱骨外上髁之间的外侧入路进行注射（图26.1）。
   （2）注射后评估前臂旋转功能和肘关节屈伸功能。
      ① 对于伴有移位骨折的前臂旋转受限，强烈建议进行手术治疗。
      ② 由于关节内积血，肘关节不能完全伸直。
      ③ 记录捻发音或骨擦音。

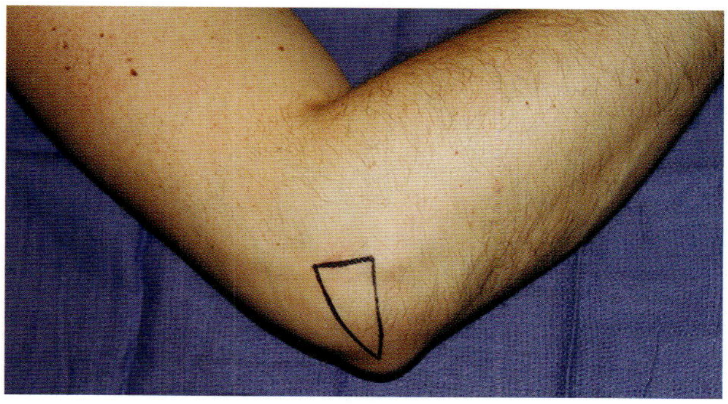

图 26.1 肘关节注射可以从肘关节外侧的“软点”安全地进行。当前臂处于中立位时，“软点”位于肱骨外上髁、桡骨头和鹰嘴尖之间的三角形区域内

   （3）评估肘关节伸直时是否存在明显的肱尺关节不稳。
   （4）考虑通过荧光透视检测轻微肱尺关节不稳。
9. 神经、血管检查。

B. 解剖

1. 桡骨头在肱桡关节处呈凹面，椭圆形盘状，外缘扁平，与尺骨在小乙状切迹处（桡骨切迹）相连。
2. 桡骨近端内固定的“安全区”是一个110°的弧线，直接以外侧为中心，前臂从中立位旋后10°（图26.2）。
3. 肱桡关节和内侧副韧带一样，是对抗外翻力的强大稳定结构。
4. 肘关节后外侧旋转不稳是肘关节不稳最常见的类型，继发于外侧副韧带损伤
   （1）外侧副韧带起点：肱骨外上髁。
   （2）外侧副韧带止点：尺骨近端旋后嵴。
5. “恐怖三联征”常继发于肘关节骨折脱位与肘关节后外侧旋转不稳。对于“恐怖三联征”，需要修复外侧副韧带以恢复肘关节的旋转稳定性。
6. 肘关节的纵向稳定性由桡骨头与肱骨小头构成的关节和骨间膜提供，它将桡骨远端的纵向力传递到尺骨。

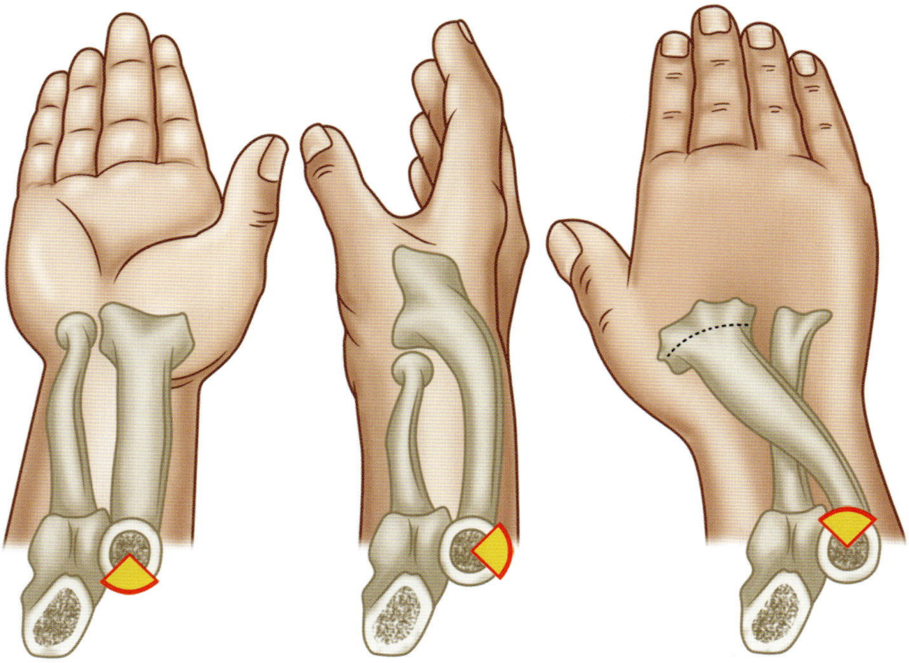

图 26.2 桡骨头/颈内固定的“安全区”。桡骨头存在一个非关节部位（黄色标记），在该部位放置固定装置是安全的，不会有撞击的风险。这个安全区域位于侧方，前臂从中立位旋后 10°

（1）桡骨远端承受 80% 来自腕部的力量。

（2）应力传递途径因肘关节旋转位置不同而异，但通常 60% 的纵向力通过肱桡关节传递。

（3）桡骨头或桡骨颈骨折会破坏纵向应力的分担，导致所有力集中在肱尺关节。

C. 影像学

1. 完善正位和侧位的 X 线片常足以诊断伴移位的桡骨头骨折。
2. 肱桡骨或“Greenspan”位 X 线片可帮助识别移位程度较轻的骨折。在前臂中立旋转和肘关节 90° 弯曲时，通过将 X 线束倾斜 45° 以消除冠状突起的重叠，获得改良的侧位 X 线片。
3. 不伴移位的桡骨头骨折难以诊断，但当关节内出现前后脂肪垫征象，应怀疑存在骨折（图 26.3）。前脂肪垫征象在正常人群中也很常见，因此仅有前脂肪垫征象并不是损伤的可靠标志。
4. 出现腕关节疼痛，应进行双侧腕关节 X 线检查，评估是否有纵向不稳定（Essex-Lopresti 损伤）。
5. 当制订手术方案或 X 线片难以显示骨折碎片的位置时，可能需要 CT。CT 尤其有助于评估骨软骨碎片、桡骨头碎片的数量和位置，以及伴随的肱骨小头、冠状突和尺骨近端骨折。
6. 孤立性桡骨头骨折很少需要 MRI。

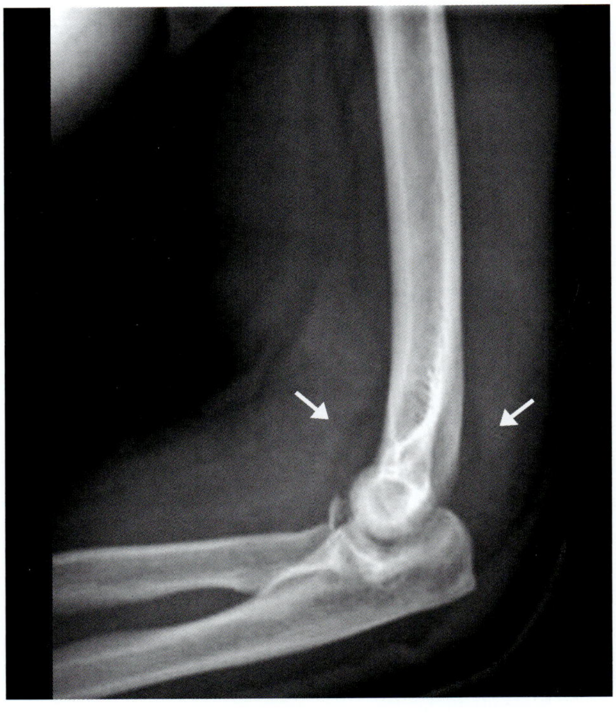

图 26.3 肘关节侧位 X 线片显示桡骨头粉碎性骨折，箭头指向前后侧“脂肪垫”。“脂肪垫”征是指骨骼和邻近软组织之间透光的影像学表现。这是由潜在血肿导致的软组织移位引起的。值得注意的是，在没有后脂肪垫的情况下，只出现前脂肪垫可能是一种生理性变异

D. 分型

改良 Mason 分型法最常用，如表 26.1。

Ⅱ. 治疗

A. 初步治疗

1. 若肘关节脱位，复位肘关节，用后夹板和“A”形夹板固定（图 26.4）。肘关节呈 90°，前臂中立旋转。
2. 若无移位、脱位或不稳，只需要一个悬带来保持舒适。
3. 冰敷和抬高患肢以限制肿胀，并缓解疼痛。

B. 最终治疗

1. 保守治疗

（1）适应证

① 桡骨头受损小于 25%，前臂旋转无机械性阻挡。

② 桡骨头受损大于 25%，移位小于 2 mm，前臂旋转无机械性阻挡。

表 26.1　桡骨头骨折的改良 Mason 分型

Hotchkiss 和 Broberg-Morrey 改良的 Mason 分型	
Ⅰ型	无移位或最小移位（< 2 mm），无旋转的机械性阻挡
Ⅱ型	有成角或移位 > 2 mm，可能对前臂旋转有机械性阻挡
Ⅲ型	粉碎性骨折和骨折伴移位，运动存在机械性阻挡
Ⅳ型	桡骨头骨折伴脱位

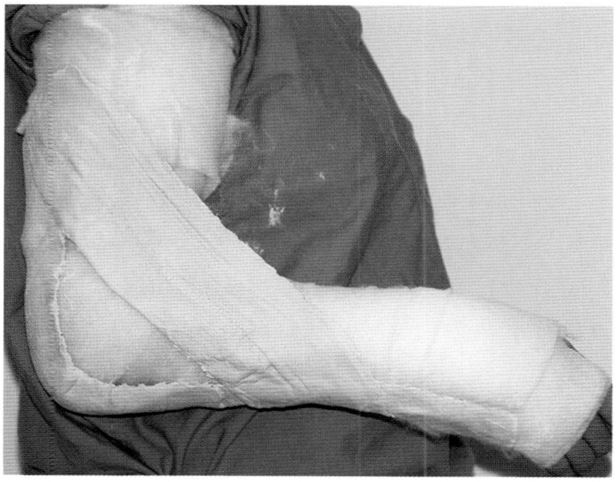

图 26.4　带有“A”字形倾斜支撑结构的长臂后托夹板。夹板应该跨过腕关节以限制前臂旋转

（2）治疗方案

① 早期使用悬吊固定以获得舒适感。

② 5～7 天后开始进行肘关节和前臂的主动活动，练习间隔重新使用吊带以获得舒适感。

③ 在患者可耐受的情况下，逐渐增加肘关节负重。

④ 临床评估和影像学结合以监测骨折移位和肘关节的活动情况。

2. 手术治疗

（1）手术指征

① 继发于骨折的肘屈伸或前臂旋转机械性阻挡。

② 关节内骨折碎片。

③ 需要手术治疗的肘关节损伤。

④ 肘关节不协调。

⑤ 移位 > 2 mm（有争议）。

（2）治疗选择

① 骨折碎片切除术（关节镜下或开放）

- 通常是 Mason Ⅱ型。
- 需要指出的是，当骨折累及 < 25% 的桡骨头时，是不可重建的，且移位的碎片会造成运动阻挡或关节不协调。

② 桡骨头切除

- 通常是 Mason Ⅱ型和Ⅲ型。
- 有移位且不可重建的孤立性桡骨头骨折。
- 如果选择得当（无纵向或尺肱不稳定），可以保持多年的良好效果。
- 谨慎使用：在外侧、内侧或骨间韧带损伤的情况下，桡骨头切除术可能会改变肘部运动模式，导致疼痛、纵向不稳、骨性关节炎和外翻畸形。

③ 切开复位内固定

- 大多数是 Mason Ⅱ型，部分是 Mason Ⅲ、Ⅳ型。
- 在技术条件允许时的首选治疗方法。
- 较为适用于骨质良好且骨折碎片不超过 3 个的患者。

④ 桡骨头关节置换术

- 通常是 Mason Ⅲ型和Ⅳ型。
- 当骨折范围累及 > 33% 的桡骨头、粉碎性（≥ 3 个骨折碎片）和（或）认为不可重建时适用。
- 最大限度地改善肘关节稳定性。

C. 外侧手术入路

1. 根据需要，可以通过直接外侧切口或带外侧和内侧皮瓣的后部皮肤切口进行。
2. 利用可见的任何软组织损伤——根据需要向近端和远端延伸。
3. 后外侧（Kocher）入路（图 26.5）
   （1）皮肤切口（5 cm）：从外上髁沿肘肌 / 尺侧腕伸肌间隙向远端的斜切口。
   （2）近端切口沿肱骨髁上嵴外侧。
   （3）深层间隙：在肘肌（由桡神经支配）和尺侧腕伸肌（由骨间后神经支配）之间的神经间隙。分离桡侧腕短伸肌和前关节囊以暴露桡骨头前部。
   （4）创建全层皮瓣，显露和切开肌肉筋膜和深层关节囊。
   （5）在关节囊和外侧副韧带完整的情况下，在肱桡关节中线前切口以保护外侧副韧带。
   （6）前臂旋前，可切开旋后肌显露桡骨颈。
   （7）后方皮瓣维持关节稳定。
   （8）优点：前臂旋前保护骨间后神经，使神经前移远离桡骨颈（环状韧带应修复）。
   （9）缺点：前臂旋前显露相对安全，但在环状韧带远端必须小心，以避免骨间后神经损伤。
4. 前外侧（Kaplan）入路（图 26.5）
   （1）皮肤切口（5 cm），手臂处于中立位时，从外上髁至 Lister 结节的近乎直行切口。
   （2）深层间隙：指总伸肌与桡侧腕长伸肌 / 桡侧腕短伸肌之间的深肌间平面。打开桡侧腕短伸肌起点和前关节囊，显露桡骨头。

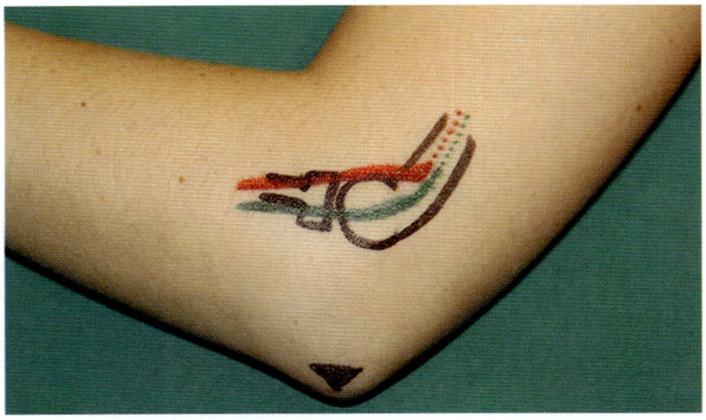

图 26.5 Kaplan 和 Kocher 入路的皮肤切口标记。Kaplan 入路（红色）在 Kocher 入路（绿色）之前。通过两个皮肤切口中的任何一个都可以实现两个间隙深层剥离。两个切口都可以根据需要向上延伸到肱骨外侧（虚线）

   （3）做全层皮瓣，显露和切开肌筋膜和关节囊。
   （4）在关节囊和外侧副韧带完整的情况下，在肱桡关节中线前切口以保护外侧副韧带。
   （5）在前臂旋前的情况下，旋后肌可以被切开以显露桡骨颈。
   （6）优点和缺点与上面的 Kocher 入路类似。
   （7）Kaplan 入路允许切开复位内固定过程中桡骨干更直接地显露。
5. 后（“整体”）入路
   （1）优点：多方式入路，显露肘关节内外侧。
   （2）几乎可以固定肘关节周围所有类型的骨折。
   （3）缺点：切口长，皮瓣大，增加血肿风险。
   （4）一个 15～25 cm 的皮肤切口，从鹰嘴近端中线开始，然后经过鹰嘴尖外侧，回到鹰嘴远端中线。
   （5）根据需要掀起外侧和（或）内侧全层皮瓣。
   （6）深层间隙：与 Kocher 或 Kaplan 入路显露桡骨头相同。
   （7）另外，可以将肘肌和尺侧腕伸肌从尺骨上剥离，沿尺骨旋后肌棘切开，直接后方显露桡骨近端。如果松弛，则修复旋后肌嵴上的外侧副韧带止点。

D. 固定技术

1. 切开复位内固定
   （1）用临时克氏针重建关节面。
   （2）用微型骨折块螺钉（1.5 mm、2.0 mm 或 2.4 mm）、无头加压螺钉和（或）螺纹克氏针替换克氏针作为最终固定。
   （3）如有伴发桡骨颈骨折，考虑采用微型螺钉或预塑形桡骨颈钢板。
      ① 钢板必须处于桡骨头的“安全区”（非关节部位）（图 26.2）。
      ② 建议骨折远端采用 3 枚螺钉固定。
      ③ 钢板放置的远端限制是由于骨间后神经的存在。
2. 桡骨头置换（图 26.6）
   （1）多种内植物的选择。
   （2）内植物选择的目标是复制桡骨头的原始大小和桡骨长度。
   （3）切除桡骨头后，通过重组骨折碎片并粗略测量桡骨头直径来估计内植物的大小。
   （4）必须注意不要通过放置太长或太大的内植

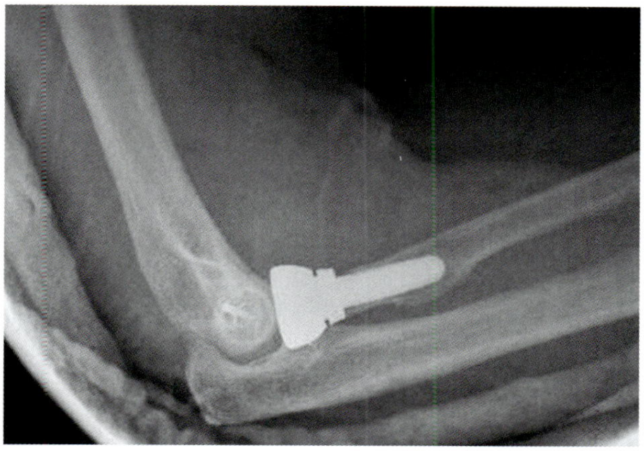

图 26.6 使用缝合锚钉进行外侧副韧带修复的桡骨头置换术

物来“过度填塞”肱桡关节。

①“过度填塞”会导致关节不协调，并可能导致肱桡外侧和（或）肱尺内侧磨损。

②“过度填塞”肘关节的正位 X 线片（图 26.7）显示内侧的肱尺关节外侧较内侧增宽。内植物过长也会导致肘部内翻畸形。

E. 并发症

1. 手术入路：在环状韧带远端操作时损伤骨间后神经。
2. 桡骨头切除：关节松弛，肱尺关节处早期关节炎。
3. 桡骨头固定：由于桡骨头凹面解剖结构，硬件嵌入肱桡关节或螺钉太长可穿透肱尺关节。
4. 桡骨头置换术

（1）大的内植物会导致关节“过度填塞”、不协调和早期退行性改变。

（2）小的内植物可导致纵向或外翻不稳定，以及因软组织张力欠佳而导致松弛。

（3）在最近的一篇大型文献综述中：

① 桡骨头置换术的总翻修率为 8%。

② 内植物骨溶解率高（50% 为压配式骨柄）。

③ 大多数骨溶解是无临床症状的。

④ 对任何特定类型的内植物材料、柄固定方式或假体极性均无明显的益处。

F. 康复

1. 术后肘关节呈屈曲 90°固定。
2. 安全范围内的早期肘关节活动范围由手术中肘关节的稳定性决定。
3. 当存在不稳定时，患者的肘关节伸直在不稳定开始时受到阻碍，几周内肘关节的伸直范围以 10° ～20° 的增量逐渐增加，直到完全伸直。
4. 如果认为患者存在异位骨化的高危因素，可采用非甾体抗炎药或放射治疗。
5. 非甾体抗炎药和放射治疗可能会增加接受切开复位内固定患者骨折不愈合的风险。

G. 结局

1. 与切开复位内固定（除上文讨论的少数选择情形外）相比，选择不当的桡骨头切除术结果显示强度更低，功能更差。
2. 经切开复位内固定治疗的 Mason Ⅱ型骨折可获

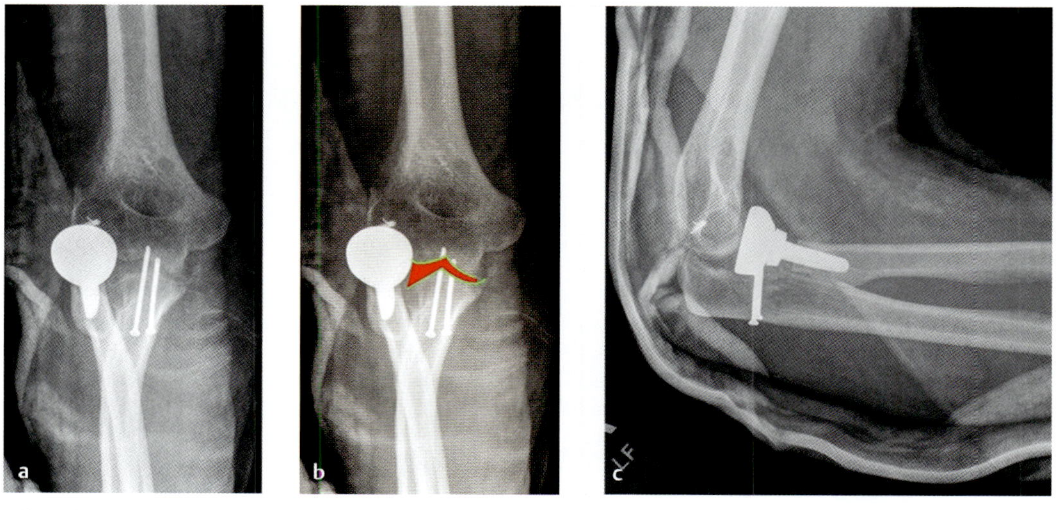

图 26.7 a. 桡骨头关节置换术后肘关节正位 X 线片。b. 肱尺关节不匹配（红色）是由桡骨头过度填塞造成的。肱尺关节的桡侧比尺侧有更大的间隙。c. 同一肘关节侧位 X 线片，注意肱尺关节不匹配

得良好至极好的功能疗效。

3. 采用桡骨头关节置换术治疗 Mason Ⅲ型骨折可有良好至极好的疗效。
（1）然而，如果能够实现稳定的解剖复位、关节面恢复平整和实施早期康复方案，切开复位内固定在 Mason Ⅲ型骨折中可以有良好至极好的疗效。
（2）在选择修复或置换桡骨头的方案时，患者的年龄、骨质量、骨折碎片数量和存在不稳定都是需要考虑的因素。

Ⅲ. 儿童和（或）老年患者的特殊注意事项

A. 小儿桡骨颈骨折

1. 儿童骨折多发生在尺骨近端的骨骺或干骺端，而不是桡骨头。
2. 最常见的机制是摔倒时手撑地。
3. 对于骨折的保守治疗，一般可以接受最多 30°的成角畸形。
4. 大于 30°的成角通常是手术干预的指征，可以通过经皮（优先选择）或开放治疗方法进行。

B. 肘牵拉综合征（“保姆肘”）

1. 桡骨头半脱位。
2. 平均年龄 2～3 岁，7 岁以后较为罕见。
3. 损伤机制：肘关节伸直时纵向牵拉。
（1）最常见的情况是，孩子跌倒时，父母正牵着孩子的手（例如，失足摔倒）。
（2）允许环状韧带部分滑脱，穿过桡骨头进入肱桡关节。
（3）由于不对称的解剖结构，环状韧带可以经过圆形狭窄的桡骨头区域，前臂旋前位时，肘关节特别容易发生这种病理改变。
（4）5 岁以下儿童桡骨骨骺尚未骨化，使得环状韧带可以经过相对柔软的软骨骨骺。

C. 病史和体格检查

1. 牵拉事件的发生对于诊断至关重要。
2. 如果未被目击的跌倒是肘关节的疼痛原因，那么应优先考虑其他肘部病变，包括骨折。
3. 检查时，患肢功能丧失且桡骨头区域压痛阳性。

D. 影像学——正位及侧位 X 线片

1. 评估肱桡关系：向下延长桡骨干轴心线，穿过肱骨小头中心。
2. X 线技师在拍摄前对前臂以旋后位定位，往往会无意中起到治疗的作用，进而减少半脱位的发生率。

E. 治疗

1. 闭合复位是首选和可靠的。复位操作如下：前臂旋后，肘关节屈曲，此时大概率可听到“啪嗒”声。如果旋后失败，可尝试过度旋前。
2. 切开复位：仅当慢性桡骨头半脱位伴疼痛时（非常少见）。
3. 通常不需要固定，但可以使用悬带制动治疗 2～3 天。

总结

大多数轻度移位和无移位的桡骨头骨折可以保守治疗。手术指征包括机械性运动阻挡、关节内骨折块、肘关节半脱位 / 不协调、肘关节相关损伤和明显移位（通常＞2 mm，但有争议）。潜在的手术选择包括部分切除、切开复位内固定（通常用于 Mason Ⅱ型）和桡骨头置换术（通常用于粉碎性骨折）。

推荐阅读

De Mattos CB, Ramski DE, Kushare IV, Angsanuntsukh C, Flynn JM. Radial neck fractures in children and adolescents: an examination of operative and nonoperative treatment and outcomes. J Pediatr Orthop 2016;36(1):6–12

Pike JM, Athwal GS, Faber KJ, King GJ. Radial head fractures—an update. J Hand Surg Am 2009;34(3):557–565

Ruchelsman DE, Christoforou D, Jupiter JB. Fractures of the radial head and neck. J Bone Joint Surg Am 2013;95(5):469–478, 23467871

Tejwani NC, Mehta H. Fractures of the radial head and neck: current concepts in management. J Am Acad Orthop Surg 2007;15(7): 380–387, 17602027

27 尺桡骨干骨折

Robert J. Wetzel
常　非　译　余　皓　赵虹瑾　校

引言

尺桡骨干骨折（即前臂双骨干骨折）常发生于高能量创伤、轴向负荷损伤（如从高处跌落）保护面部和头部时的直接冲击。开放性损伤也很常见，即使是很小的穿刺伤口也应进行仔细检查，以确保不遗漏开放性损伤。治疗原则是对桡骨和尺弓进行解剖复位，以恢复桡骨弓和前臂运动。刚性内固定避免了外部固定（如石膏固定）的需求，并允许立即活动以预防僵硬。

关键词： 桡骨，尺骨，骨折，骨干，前臂双骨干

Ⅰ. 术前

A. 病史和体格检查

1. 低能量损伤：摔倒时手臂伸直。
2. 高能量损伤：车祸、被车撞击等。
3. 经常在通过前臂来保护面部或头部免受来自外力的伤害时发生。

B. 解剖学

1. 骨骼
（1）前臂旋转：当旋转前臂时，实际上是桡骨（拇指一侧的骨头）绕着尺骨（小指一侧的骨头）旋转。
（2）桡骨的弯曲和连接桡骨与尺骨的骨间膜的完整性对于前臂的旋转至关重要。骨间膜的中央带尤其重要。如果这部分受伤，通常需要进行重建，因为它在保持和恢复前臂运动方面发挥着关键作用。
2. 软组织
（1）活动性肌群。
（2）背侧间室。
（3）掌侧间室。

C. 影像学

1. 肘关节、前臂、腕关节的正侧位 X 线图像。
2. 如果延伸至肘关节或腕关节，考虑用 CT 来评估关节内受累情况。

D. 分型

1. 没有使用广为接受的分型方案。
2. 基于最常用的骨干位置（近 1/3，中 1/3，远 1/3）。
3. AO/OTA（解剖学）分型
（1）骨骼：2 型。
（2）骨干：2 型。
① A 型：简单型。
② B 型：楔形。
③ C 型：粉碎型。
4. Nightstick 骨折：单独尺骨干骨折。
两种类型：小于 50% 移位和大于 50% 移位。如果移位小于 50%，则可以通过骨折支具成功治疗。
5. 孤立性桡骨骨折
（1）这种情况很少见，可能是弹道性或直接撞击导致。
（2）由于需要维持桡骨弓和保留前臂运动，不易行保守治疗。
（3）警惕“孤立性”桡骨骨折，可能是一个轻微的盖氏骨折。
6. 盖氏骨折（详见第 28 章“桡骨远端骨折和盖氏骨折”）。通常为桡骨远端 1/3 骨折伴下尺桡关节半脱位或脱位。
7. Essex-Lopresti 损伤
（1）横断性损伤导致桡骨头骨折和桡尺关节损伤。
（2）与其他因高空坠落造成的损伤相关（即腰椎损伤、跟骨骨折和股骨颈骨折）。
（3）极度不稳定的损伤。

Ⅱ. 治疗

A. 初步治疗

1. 全面的初步评估。
2. 软组织全面评估。
3. 开放与闭合治疗。
4. 评估骨筋膜室综合征
   （1）在清醒患者中，临床检查是最可靠的。
   （2）考虑对昏厥患者进行骨筋膜室压力监测（见第 13 章“急性骨筋膜室综合征”）。
5. 评估相关或散在的损伤。
6. 临时石膏夹板固定
   （1）中远端 2/3：糖钳夹板。
   （2）近端 1/3：糖钳夹板，并考虑增加长臂长度。

B. 最终治疗

1. 由于维持前臂运动和防止长时间固定导致肘关节和腕关节僵硬的重要性，绝大多数前臂骨折都采用手术治疗。
2. 未位移的骨折伤口且骨间膜完整者可采用保守治疗，Nightstick 骨折位移小于 50%。

C. 手术入路

1. 前臂双骨折首选双切口入路，以避免尺桡关节融合。
2. Henry 掌侧入路（图 27.1）：对桡骨干实用；近端可向肩部延伸，远端向腕部延伸。
   （1）切口可从肘关节屈曲时的褶皱线处，即肱二头肌腱外侧延伸至腕关节桡侧腕屈肌肌腱。
   （2）向远端分离肱桡肌和桡侧腕屈肌，向近端分离肱桡肌和旋前圆肌，切开筋膜并形成浅间隙。另外，桡侧腕屈肌腱鞘下可向远端切开，桡侧腕屈肌和拇长屈肌向尺侧牵拉，显露旋前方肌和桡骨远端。
   （3）神经间隙：近端为肱桡肌（桡神经）和旋前圆肌（正中神经），远端为桡侧腕屈肌（正中神经）。
   （4）桡神经浅表感觉支位于肱桡肌的下表面，同时桡动脉的多个再发带状血管需要结扎或烧灼。桡动脉可以在前臂远端 1/3 处向桡侧或尺侧游离，在前臂近端 2/3 处向尺侧牵引。
   （5）近端处理：沿着肱二头肌腱行进至肱二头肌结节，暴露骨干近端。
   （6）中段处理：前臂旋前以暴露旋前圆肌的外侧附着点，必要时牵开以显露桡骨中段。
   （7）远端处理：向尺侧远端穿过拇长屈肌，从桡骨的桡侧缘牵开旋前方肌，显露远端。
3. Thompson 背侧入路（图 27.2）：通常用于近端桡骨干显露和开放性骨折。
   （1）切口标志从外上髁到 Lister 结节。
   （2）切开桡侧腕短伸肌和指总伸肌之间的筋膜。
   （3）远端解剖平面改变为桡侧腕短伸肌和拇长展肌。
   （4）远端神经间平面为桡侧腕短伸肌（桡侧）、指总伸肌（骨间后神经）和拇长展肌（骨间后神经）。
   （5）深层解剖的重点是找到并保护骨间后神经。
   ① 骨间后神经在旋后肌的出口处最容易被找到，然后可以沿其路径向近端解剖，同时要保护支配旋后肌的神经分支。
   ② 也可以从旋后肌的近端起点开始解剖，向近端寻找骨间后神经。
   ③ 在进行骨干中段和远端暴露时，可以将骨间后神经向背侧（尺侧）游离，并通过将前臂旋前的操作来保护它。
   ④ 当需要暴露远端近端桡骨时，可以将前臂

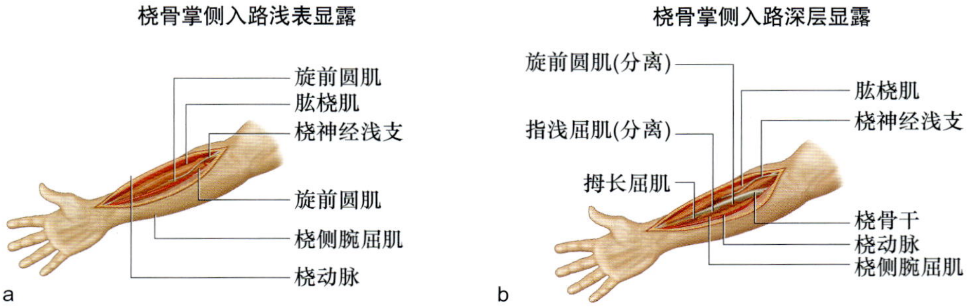

图 27.1 **a.** Henry 掌侧入路的切口和浅间隙；**b.** 桡骨干掌侧表面的深间隙和显露

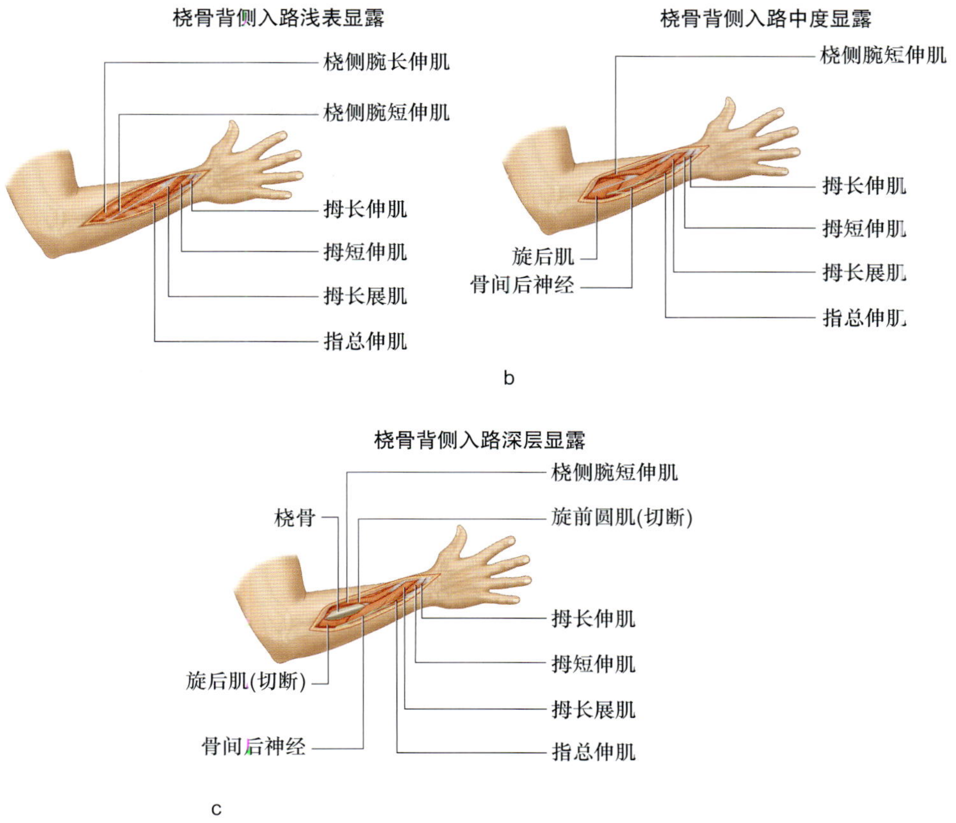

图 27.2 **a**. Thompson 背侧入路的切口和浅表间隙；**b**. 中度显露识别了骨间后神经的走行；**c**. 深层间隙，移动骨间后神经并显露桡骨骨干的背侧

旋前，并将骨间后神经向掌侧（桡侧）游离。

（6）通过骨膜下解剖可以实现对背侧桡骨的完全暴露。

4. 尺骨直接入路

（1）沿着尺骨皮下边缘的皮肤切口。

（2）解剖间隙位于尺侧腕伸肌和尺侧腕屈肌之间。

（3）神经间隙分别是尺侧腕伸肌（骨间后神经）和尺侧腕屈肌（尺神经）。

（4）进行骨膜下解剖或肌下解剖，以暴露尺骨。

（5）需注意，通常暴露尺骨骨干的背侧或不常见的掌侧，以便放置钢板，以避免内固定物皮下突出。

D. 固定技术（图 27.3）

1. 加压钢板固定

（1）解剖复位后拉力螺钉固定，随后进行掌侧中立板固定。

（2）或者不使用拉力螺钉，仅用加压钢板通过在钢板上形成一个“窝”来实现初步骨折

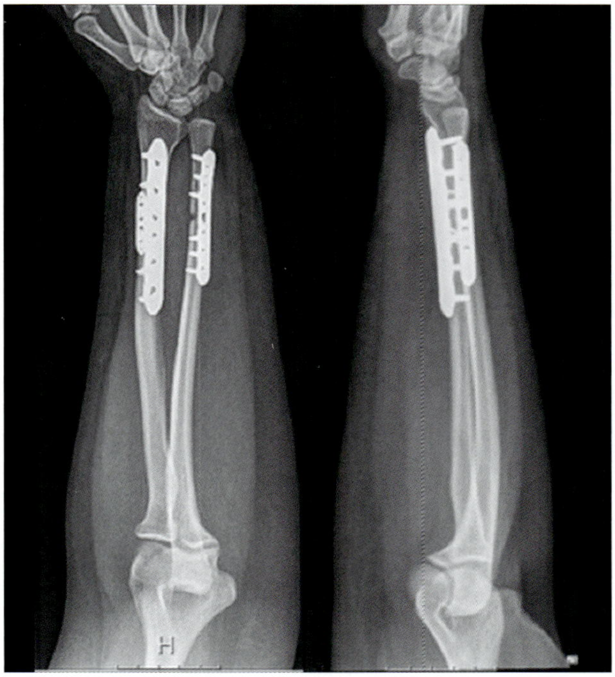

图 27.3 正侧位 X 线视图展示了使用压缩钢板进行的刚性内固定以及桡骨弓形的恢复。注意可以在桡骨干上使用微型钢板进行柔性固定作为复位辅助

固定。

（3）推荐使用 3.5 mm 加压钢板，应避免使用较小或较薄的钢板，以免在术后早期活动中失去复位。

（4）如果独立拉力螺钉的复位角度不理想，可以使用微型钢板进行初始的弹性固定以保持解剖复位。

2. 桥接钢板固定

（1）如果无法解剖重建损伤，则非常有用。

（2）避免在受伤区域剥离。

（3）必须恢复桡骨弓以确保前臂适当运动。

① 如果恢复桡骨弓，则钢板必须处于偏心位置（在弯曲的骨骼上放置直钢板）。

② 或者可以使用预塑形有内置桡骨弓的钢板，这些对于高度粉碎性损伤非常有用。

（4）尺骨固定可以通过小切口在损伤区域外进行经皮操作。

3. 锁定固定：在前臂骨干中通常不是必需的，除非骨质差或需要固定角度固定（例如，小的桡骨颈片段）。

4. 开放性骨折

（1）应彻底清理和切除坏死骨，以避免感染灶。

（2）通常应避免在开放性骨折中对骨缺损进行急诊骨移植，尽管没有确凿的证据支持此观点。

（3）如果伤口无菌，应考虑使用抗生素骨水泥间隔器或珠粒进行计划分阶段的骨移植。

E. 并发症

1. 骨筋膜室综合征

（1）最严重的并发症，可能导致 Volkmann 挛缩。

① 手和腕部屈曲挛缩。

② 手和手指出现爪形畸形。

（2）在闭合性和开放性损伤中必须有高度的警惕。

2. 筋膜切开术应从腕管远端（包括腕管松解）至近端肱二头肌腱膜

（1）危险且重要的结构：桡动脉、正中神经、臂前外侧皮神经和桡神经浅表感觉支。

（2）在大多数情况下，掌侧筋膜室松解就足够了。掌侧松解后重新检查背侧和前臂伸肌群。

3. 尺桡骨融合

（1）最常见于高能量损伤，伴有严重的骨间膜损伤，以及通过单一切口处理两根骨头的损伤。

（2）最终结果是前臂运动的丧失。

（3）应遵循与异位骨化相似的方式随访直至痊愈。

（4）如果症状明显或功能受限，骨折愈合后可进行融合切除 / 分离。术后给予异位骨化预防（放疗或非甾体抗炎药）。

4. 前臂僵硬

（1）最常见于前臂旋后位。

（2）最初应采用积极的物理治疗和专业的康复训练。

（3）如果早期开始活动，则可以避免这种情况发生。

5. 畸形愈合 / 不愈合

（1）如果固定完成后比较术中与对侧前臂的活动范围，可以可靠地避免畸形愈合。如果怀疑复位不良，应仔细检查骨折长度和旋转，以避免永久性活动丧失。

（2）不愈合较为罕见（图 27.4）。

① 不愈合修复的成功率很高。

② 采用自体骨移植和翻修加压钢板治疗。

③ 如果存在骨缺损，可以使用诱导膜技术，并采用分阶段方法，使用骨水泥间隔器，随后进行自体松质骨或结构性自体移植。

（3）应进行感染检查，包括炎症标志物，以排除隐匿性感染。

6. 感染

（1）应进行充分的清创并开始细菌培养以指导抗生素治疗。

（2）如果距手术不到 6 周，则可以保留固定装置。也可进行装置更换以增加伤口细菌生物膜的根除。

7. 骨缺损

（1）主要见于开放性骨折。

（2）对于粉碎性骨折大于骨干周长 1/3 的患者，建议采用急诊骨移植治疗，目前尚无关于开放性骨折急性骨移植安全性的确切数据。

（3）利用诱导膜技术进行分阶段植骨是一种有效的治疗方法。

F. 康复

1. 如果实现了稳定的内固定，并且软组织状况良好，仅需要使用柔软的绷带。

2. 应立即开始进行肩部、肘部、前臂、腕部以及

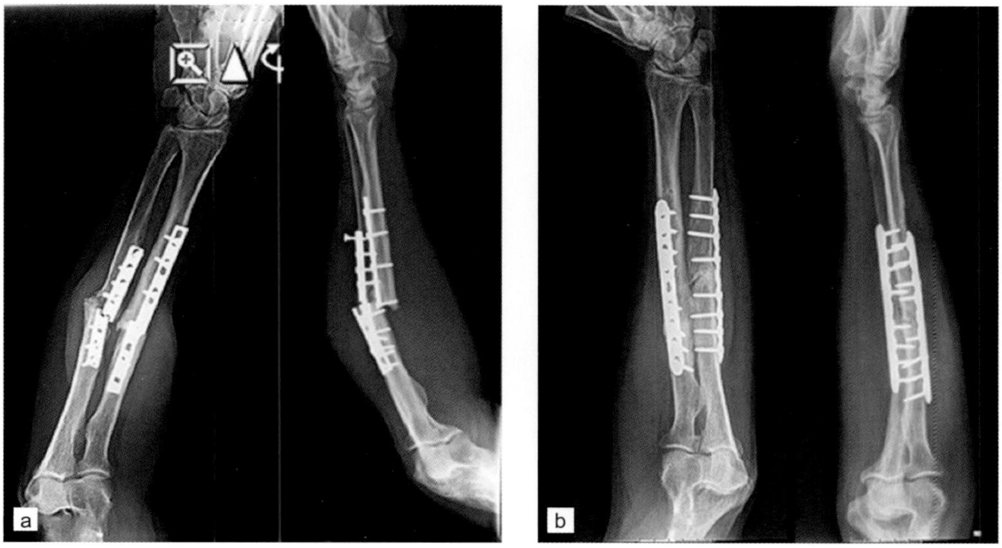

图 27.4 **a**. 正侧位 X 线视图显示了桡骨和尺骨骨干的不愈合，导致跌倒后再次骨折和内固定物失败。**b**. 不愈合修复后正侧位 X 线视图，采用刚性内固定和压缩钢板以及自体骨移植进行固定

手指和手部的活动。

3. 如果认为有必要让软组织得到休息，可以暂时使用夹板固定。但应根据软组织的恢复情况尽早开始活动。
4. 关于提重的限制，由主治医师根据具体情况决定
   （1）通常情况下，患者可以根据耐受度负重；有些医生可能会在看到 X 线片显示愈合征象之前，限制患者在 4～8 周避免负重。
   （2）对于多发性创伤患者，为了促进其活动能力，可能会考虑立即允许他们进行适量的负重活动。

G. 结局

1. 愈合率大约为 98%。
2. 在大型研究中，功能结局的报告往往不够详尽，并且这些结局很大程度上取决于伤害的类型和严重性。
3. 一些小型研究显示，与未受伤的对侧前臂相比，患者可能会有一定程度的握力下降、前臂力量减弱，以及前臂旋转活动度大约减少 10°。

Ⅲ. 儿童患者的特殊注意事项

A. 不完全骨折：最常用保守治疗闭合复位和石膏固定。

1. 青枝骨折：皮质不完全断裂。
2. 弯曲骨折（塑形变形）
   （1）可能难以复位。
   （2）可能需要使其完全骨折。
   （3）如果变形未得到纠正，可能导致持续的桡骨头脱位（孟氏骨折）。
3. 压缩弯曲性骨折（褶皱骨折）
   （1）在干骺端区域更常见。
   （2）不完全的压缩性损伤。
   （3）稳定的损伤可以通过石膏固定愈合。

B. 儿科患者可接受保守治疗的指征

1. 手术指征
   （1）对于 10 岁以下的孩子：
      ① 冠状面或矢状面角度超过 15°。
      ② 旋转畸形超过 45°。
      ③ 骨折段重叠超过 1 cm。
      ④ 开放性损伤。
   （2）对于 10 岁及以上的孩子：
      ① 角度超过 10°～15°。
      ② 任何旋转畸形，无法在旋转平面内自行矫正。
      ③ 任何缩短。
      ④ 开放性损伤。
2. 石膏固定技术
   （1）短臂石膏与长臂石膏固定在保持复位或最终治疗效果上没有显著差异。
   （2）必须确保获得三点弯曲固定，以增加稳定性。

（3）石膏指数（侧面宽度/前后宽度）应小于0.8；如果超过0.8，则与复位丢失的风险高度相关。

（4）残余未矫正畸形每年可自行矫正约10°～12°。

3. 固定技术

（1）弹性髓内钉固定。

① 尺骨：鹰嘴突的起点。

② 桡骨：可从 Lister 结节或桡骨茎突开始。

- 必须靠近骨骺。
- 微创入路避免了伸肌腱或桡神经浅感觉支的损伤。

（2）切开复位钢板螺钉内固定

① 愈合和复位结果与弹性髓内钉相似。

② 在复发性骨折情况下应予考虑（在多达5%的病例中可见）。

③ 通常使用3.5 mm钢板。

总结

桡骨和尺骨干骨折在临床上非常常见，通常需要手术治疗。对于桡骨，一般采用掌侧入路，而尺骨则采用直接入路。在少数情况下，可能需要采用桡骨背侧入路，但这种方法存在损伤后骨间神经的显著风险。前臂可以被视为一个“关节”，因此，恢复桡骨的弧度对于确保正常的活动范围至关重要。为了防止术后僵硬，建议使用刚性内固定，并在术后立即开始活动。为了避免发生桡尺骨融合，通常需要采用两个切口。在高能量损伤（无论是闭合性还是开放性）中，应高度警惕发生骨筋膜室综合征的可能性。对于10岁以下的儿童骨折，由于骨骼具有较强的重塑能力，即使存在一些残余变形，也可以选择保守治疗。对于需要手术的儿童骨折，弹性髓内针和钢板螺钉固定都是常用的治疗方法。

推荐阅读

Anderson LD, Sisk D, Tooms RE, Park WI III. Compression-plate fixation in acute diaphyseal fractures of the radius and ulna. J Bone Joint Surg Am 1975;57(3):287–297

Baldwin K, Morrison MJ III, Tomlinson LA, Ramirez R, Flynn JM. Both bone forearm fractures in children and adolescents, which fixation strategy is superior - plates or nails? A systematic review and meta-analysis of observational studies. J Orthop Trauma 2014;28(1):e8–e14

Bot AGJ, Doornberg JN, Lindenhovius ALC, Ring D, Goslings JC, van Dijk CN. Long-term outcomes of fractures of both bones of the forearm. J Bone Joint Surg Am 2011;93(6): 527–532

Jones JA. Immediate internal fixation of high-energy open forearm fractures. J Orthop Trauma 1991;5(3):272–279

McQueen MM, Gaston P, Court-Brown CM. Acute compartment syndrome. Who is at risk? J Bone Joint Surg Br 2000;82(2):200–203

Weinberg DS, Park PJ, Boden KA, Malone KJ, Cooperman DR, Liu RW. Anatomic investigation of commonly used landmarks for evaluating rotation during forearm fracture reduction. J Bone Joint Surg Am 2016;98(13):1103–1112

28 桡骨远端骨折和盖氏骨折

Nicholas E. Crosby，Jue Cao
常 非 译 余 皓 赵虹瑾 校

引言

桡骨远端骨折是常见的骨科疾病，在急诊室、诊所和手术室处理的损伤中占很大比例。远端桡骨关节面及其对合方式，以及远端尺桡关节的韧带稳定性都需要特别注意。

关键词：远端，桡骨，腕关节，盖氏骨折，骨折

Ⅰ. 术前

A. 病史

1. 损伤机制决定了损伤的严重程度。必须尝试量化传递至桡骨远端的能量以及传递力的方向。
2. 应评估更靠近桡骨远端的相关损伤。术者必须询问前臂、肘部、肩部疼痛情况。

B. 体格检查

1. 始终检查整个肢体是否有直接创伤的征象，如开放性伤口、瘀伤或撕裂伤。开放性骨折通常可以在尺骨茎突穿透皮肤处发现小撕裂伤口。
2. 评估记录整个肢体的功能和压痛点情况。
3. 对正中神经、尺神经和桡神经进行系统检查是必要的，包括感觉是否良好、是否有腕管综合征的表现。
4. 有必要进行完善的血管检查，但其结果通常是正常的。

C. 解剖学

1. 骨骼
  （1）桡骨向外侧弯曲，允许围绕尺骨旋转。
  （2）关节面包括舟骨和月骨的关节面［这些关节面之间由一个突起（矢状脊）分隔］，以及作为下尺桡关节一部分的滑车切迹（图 28.1）。

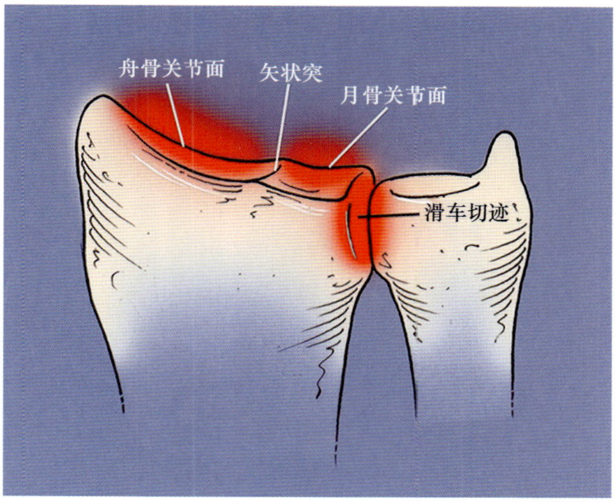

图 28.1 桡骨远端关节面

  （3）桡骨弯曲和下尺桡关节的关系对前臂的正常旋转至关重要。
2. 软组织
  （1）肱桡肌肌腱插入茎突桡侧作为背侧第一间室的基底部。它经常在不稳定的骨折中起变形力的作用。
  （2）旋前方肌覆盖桡骨和尺骨的掌侧远端表面。
  （3）三角纤维软骨复合体通过浅韧带以及更重要的深韧带稳定下尺桡关节。
    ① 浅韧带附着于尺骨茎突，常因桡骨远端骨折而断裂。
    ② 深层韧带从尺骨的中央凹到乙状切迹的掌侧和背侧缘。
  （4）桡骨和尺骨通过骨间膜韧带紧密相连。
  （5）多个腕外韧带稳定腕骨。桡腕背侧韧带是关节内粉碎性骨折的潜在牵拉力。
3. 神经和动脉
  （1）骨间前神经近端进入旋前方肌。
  （2）正中神经以两者之间的深肌腱向桡骨远端走行。
  （3）尺神经穿过前臂深处的尺侧腕屈肌和肌腱，

直到腕屈纹的近端，此处经 Guyon 管呈放射状穿向肌腱和豌豆骨。

（4）桡动脉沿前臂侧面靠近桡骨干骺端。掌侧副支穿过腕屈纹处的桡腕屈肌。

D. 影像学

1. X 线片是评估桡骨远端骨折的主要依据

（1）必须获得足够的腕部 X 线检查。如果可能，获取 0° 旋转后前位、侧位和窝状关节侧位片。

（2）正常桡骨远端参数：

① 桡骨高度：13 mm。

② 桡骨斜度：23°。

③ 掌倾角：11°。

④ 泪滴角：70°。45°旋前斜位可能有助于评估月骨窝背侧的尺骨皮质和乙状切迹背侧缘。

（3）对侧 X 线片可能有助于鉴别正常的解剖变异。

（4）桡骨远端关节面 7.5 cm 以内的骨折已被证明与 Galeazzi 骨折和下尺桡关节损伤的较高发生率相关。

2. CT 扫描：尽管并非总是必要的，但 CT 可用于（闭合复位后）评估关节内受累和手术计划。

3. MRI：通常对大多数桡骨远端骨折是不必要的，但 MRI 可用于评估软组织损伤，包括三角纤维软骨复合体和舟月骨韧带损伤。

E. 分型

在大多数系统中，观察者内和观察者间的可靠性是可变的，仅基于分型的治疗指征很难确定。通常使用以人名命名的骨折分型。优先关注需要固定的稳定型和不稳定型。

1. AO/OTA 分型

（1）通常比大多数其他系统具有更高的观察者间 / 观察者内可靠性。

（2）描述良好，但预后和治疗不容易确定。

2. 以人名命名

（1）掌侧 / 背侧 Barton 骨折：斜向剪切力导致的部分关节骨折。腕骨随着骨折碎片移位，属于不稳定骨折，可采用支撑钢板固定（图 28.2）。

（2）Chauffeur 骨折：骨折线斜行穿过手舟骨关节面，从桡骨干皮质穿出（图 28.3）。

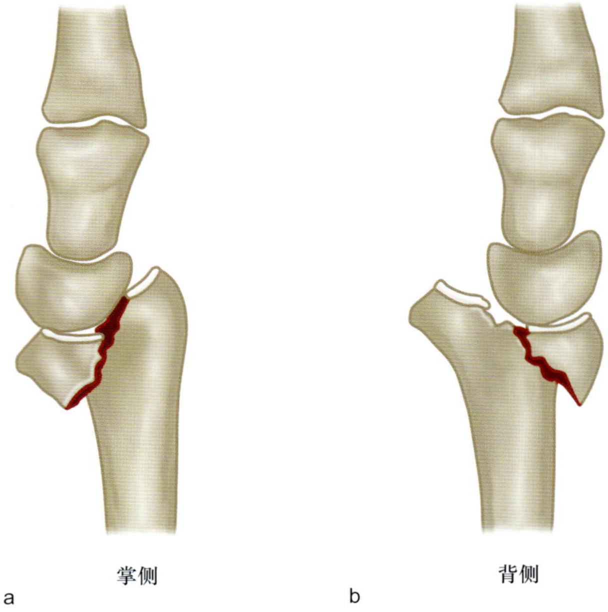

图 28.2 **a**. Barton 掌侧骨折；**b**. Barton 背侧骨折

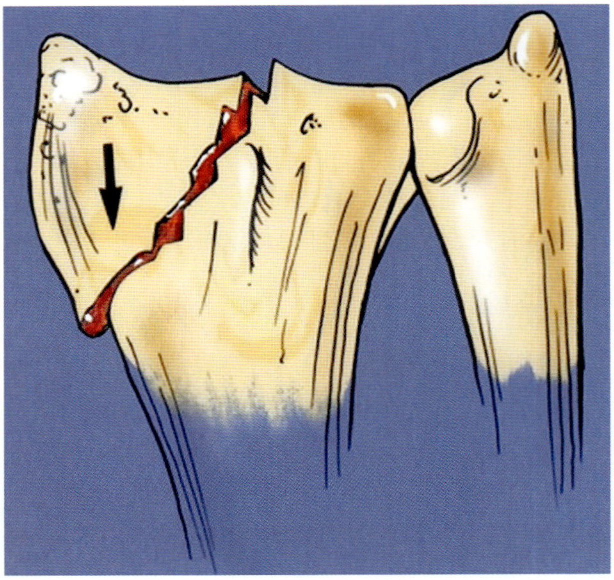

图 28.3 桡骨茎突 Chauffeur 骨折

① 肱桡肌的纵向负荷和拉力常使桡骨茎突骨折块移位。

② 支具或骨块间固定是必要的。

（3）Colles 骨折（图 28.4）：干骺端骨折伴背侧成角移位。

脆性骨折和皮质粉碎性骨折通常是影响骨折稳定性的重要因素。

（4）Smith 骨折：干骺端骨折伴掌侧成角和移位（图 28.5）。

（5）盖氏骨折是伴有下尺桡关节断裂的桡骨骨

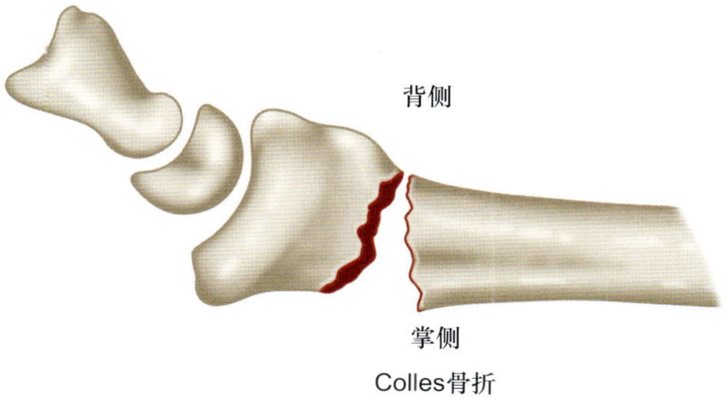

图 28.4 Colles 骨折：桡骨远端干骺端关节外骨折伴背伸成角

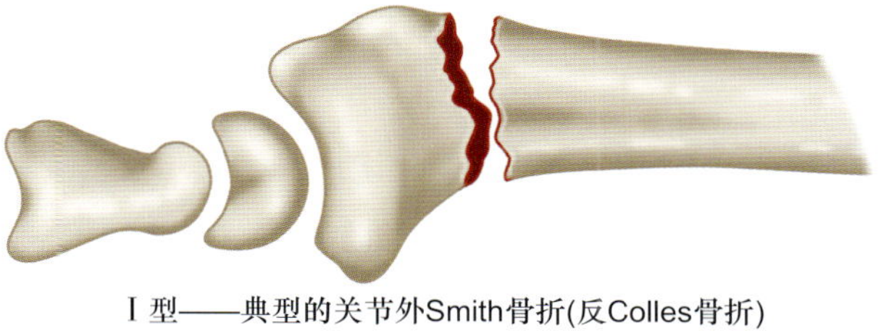

图 28.5 Smith 骨折：桡骨远端干骺端关节外骨折伴掌侧成角

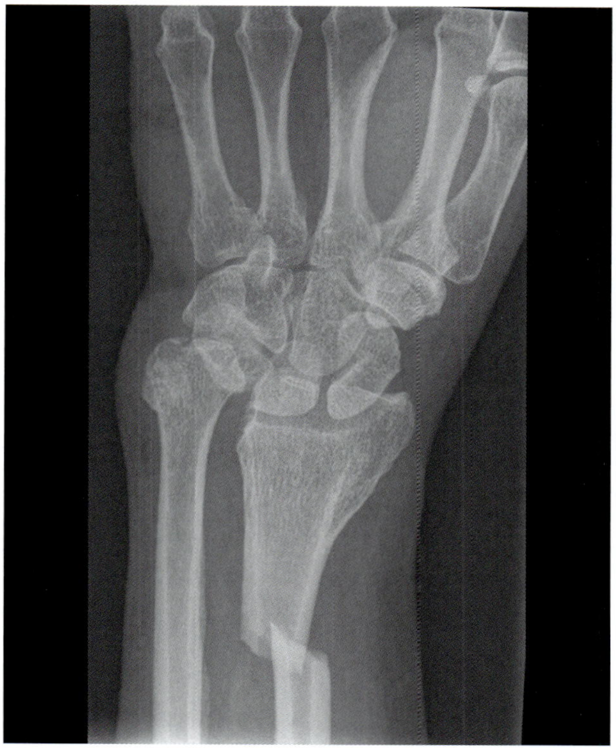

图 28.6 盖氏骨折-脱位：桡骨远端骨折伴下尺桡关节脱位

折。这些骨折可以是桡骨远端或桡骨干的骨折。（图 28.6）。

3. 三柱理论
（1）参考三柱的骨折特征（图 28.7）。
（2）必须对所有三柱进行适当的稳定性评估和治疗。特别注意中间柱，主要由月骨及其支撑骨组成。

Ⅱ. 治疗

A. 初步治疗——取决于就诊的地点和时间。

1. 急诊科：应尝试对移位的桡骨远端骨折进行闭合复位。
2. 门诊：如果外科医生认为骨折可以通过保守治疗进行修复，应尝试进行闭合复位。
3. 开放性骨折需要紧急使用抗生素和清创术。
4. 血肿阻滞麻醉与镇痛：镇痛可能适用于儿童患者或正中神经功能障碍患者（血肿阻滞可能导致正中神经痛觉缺失，从而防碍或延误后续的神经系统检查）。
5. 在血肿阻滞麻醉和镇静期间，手指牵引和负重维持 5～10 min 可提供牵引力，以利用韧带趋向性帮助复位。
6. 成年人群可接受的复位标准：
（1）桡骨高度：短缩＜ 3 mm。
（2）关节面缺损：＜ 2 mm。
（3）掌倾角：背侧夹角＜ 10°。

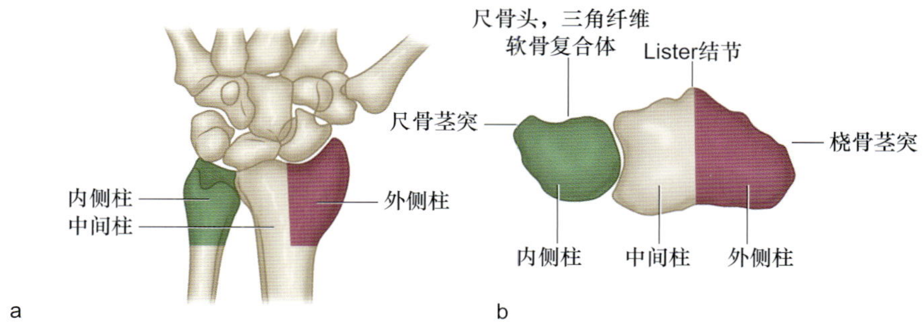

图 28.7 a、b. 三柱中的桡骨远端和尺骨远端

（4）桡骨倾斜度：变化＜ 5°。

（5）泪滴角：70°。

7. 老年人群：在＞ 65 岁和（或）需求低的患者中，可以接受较大程度的畸形。

8. 使用成型良好的糖钳夹板或掌 / 背侧夹板时，应尽量减少石膏垫，并使用良好的三点式模具。

B. 最终治疗

需要几个准则来判断是否需要手术或保守治疗。2009 年，美国骨科医师学会（AAOS）制定了适中强度的手术治疗指南，2013 年，众多治疗医生提供了针对各种具体临床骨折情境的适用标准（216 例），以确定治疗评分。

1. 如果未满足上述接受性复位标准，则需要手术治疗。

2. Lafontaine 等提供了五个重度因素用于评估骨折在复位前的情况。满足三个或以上重度因素表示复位后不稳定的可能性较高，并相对需要手术固定。

（1）初始背侧成角＞ 20°。

（2）背侧粉碎。

（3）桡腕关节内受累。

（4）伴随尺骨骨折。

（5）年龄＞ 60 岁。

3. 前 3 周应每周随访潜在不稳定的骨折类型，以监测是否出现不可接受的不稳定和移位。

C. 手术入路取决于骨折类型

1. 掌侧入路（掌侧 Henry 入路的远端延伸至前臂）可用于单独掌侧锁定钢板固定或部分骨折块特定入路。

（1）神经间平面：肱桡肌（桡神经）与桡侧腕屈肌（正中神经）之间。

（2）在桡侧腕屈肌与桡动脉之间。

2. 经桡侧腕屈肌入路：与传统的掌侧入路相似，不同之处在于切开桡侧腕屈肌筋膜，并将桡侧腕屈肌腱向尺侧牵开。

3. 掌侧延伸入路（延长腕管入路）

（1）切口在掌长肌与桡侧腕屈肌之间，并延伸至腕管内。

（2）允许直接观察和复位桡骨远端掌侧尺侧角以及远桡尺关节、桡腕关节和中腕关节。

（3）正中神经和掌侧皮神经支可以向尺侧或桡侧牵开。

4. 背侧入路：用于背侧钢板固定或碎片特定入路。

（1）可利用多个间隙来接近特定的骨折碎片。

（2）经拇长伸肌入路："通用背侧入路"——纵向切口沿第三掌骨远端、Lister 结节尺侧进行。

5. 尺侧背侧入路：可用于观察和复位尺骨背侧骨折碎片以及对下尺桡关节进行手术治疗。

（1）在下尺桡关节上做纵向切口。

（2）进入第五伸肌室以暴露尺骨远端背侧角 / 下尺桡关节。

6. 桡侧入路：用于桡骨钢板固定或骨折块特异性固定。

（1）在桡骨茎突上做纵向切口。

（2）识别并保护桡侧感觉神经。

（3）切开第一伸肌间隙，或将其在骨膜下提升，以暴露桡骨茎突。

（4）游离肱桡肌，以暴露整个桡骨柱，并消除变形力量。

D. 固定技术

1. 跨关节外固定架：通常用于开放性或严重粉碎性骨折。不要过度分离腕关节，因为它可能导致永久性僵硬。

2. 非跨关节外固定架：不跨越腕关节固定桡骨远端骨折。

3. 跨关节钢板内固定术：在开放性和粉碎性关节骨折中越来越受欢迎。仅需部分剥离就可提供稳定的固定，不需要暴露的内固定物，并且可以增加非跨越固定（图 28.8）。

4. 掌侧锁定钢板：在过去的 20 年里，这种技术的普及程度显著提高。

（1）尽管广受欢迎，但目前的结局指标并未一致显示其优于其他常见的固定技术（图 28.9 a，b）。

（2）该技术提供了优异的固定效果，并被认为对软组织刺激的风险较低。

（3）近端固定板放置在掌侧干骺端扩张部位，适用于标准骨折类型（包括关节内骨折）的固定。

（4）对骨折碎片进行固定使得远端承重接骨板的应用变得更加普遍

① 钢板越过或接近关节线（桡骨远端掌侧最

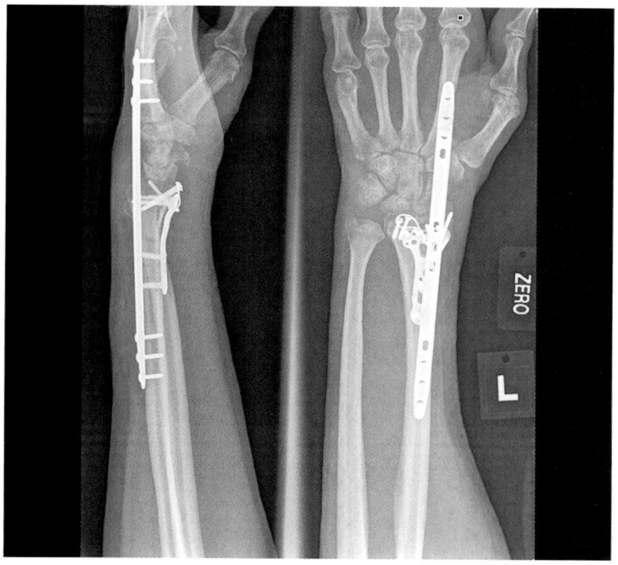

图 28.8 桥接钢板内固定后腕关节侧位和正位 X 线片

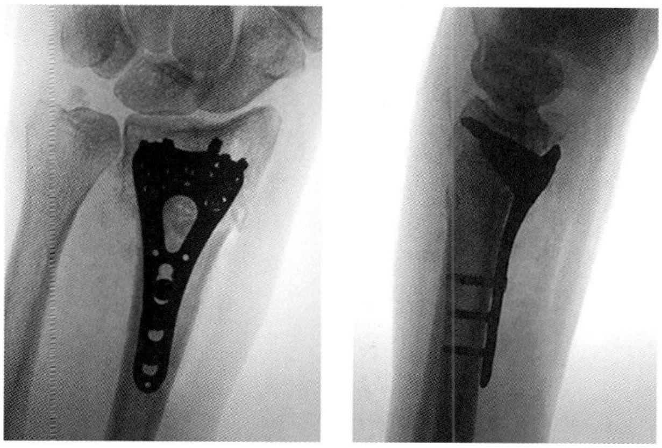

图 28.9 桡骨远端关节内骨折经掌侧锁定钢板修复

突出的部分）。

② 提供难以固定的远端骨碎片的固定和有限的软骨下骨的固定。

③ 是 Soong 分级系统中评估的与肌腱刺激相关的重要因素。

5. 背侧钢板：偶尔单独用于背侧支撑，但更常用作掌侧 / 背侧钢板联合固定和骨折特异性固定的辅助工具。伸肌腱刺激是一种风险，但使用支持带皮瓣重建钢板覆盖可能会降低这种风险。
6. 骨折特异性固定：多个微型钢板、螺钉、金属丝和构建独立稳定骨折块的结构。结果类似于掌侧板固定。
7. 经皮克氏针固定：通常用于儿童骨折或与石膏固定一起用于脆性骨折。
8. 髓内钉或 Cage 支架：以各种市场所售内固定物为代表

（1）通常采用较小的解剖入路。

（2）已显示变量结果。

9. 下尺桡关节评估及固定

（1）在完成解剖复位和刚性固定后，必须进行术中检查，以评估下尺桡关节在中位、旋后和旋前的完整性。

（2）如果不稳定，可能需要桡骨和尺骨克氏针固定 ± 三角纤维软骨复合体修复。

E. 合并症

1. 畸形愈合（最常见）：保守治疗——35% 畸形愈合。
2. 复杂区域疼痛综合征：1%～37%（随着骨折的严重程度增加）。
3. 感染

（1）克氏针固定：高达 33%（当针埋在皮肤下时较低）。

（2）外固定：10%～20%。

（3）切开复位内固定：1%。

4. 肌腱断裂

（1）非手术或手术治疗后伸肌腱断裂的发生率为 3%～5%（拇长伸肌是最常见的）。

（2）屈肌腱断裂：拇长屈肌是最常见的。这些断裂与钢板的位置直接相关（掌侧关节线远端）。

F. 康复

1. 术后康复因固定类型而异。
2. 钢板固定通常提供足够的稳定性以允许早期关节活动。
3. 不太稳定的骨针或特殊类型的固定可能需要更长时间的支持性固定。
4. 一旦开始运动（通常在 1～2 周），就需要为患者提供一个既舒适又能提供保护的可拆卸夹板。
5. 术后不久也应开始进行水肿控制和瘢痕护理。
6. 手部肌力锻炼大约在 4～6 周开始，一旦在检查和摄片上发现明显的骨折愈合（术后一般 8～10 周），就开始腕部肌力锻炼。

G. 结局：客观和主观

1. 客观：关节活动度、握力和影像学参数。
2. 主观：臂、肩、手功能障碍（DASH）评分或简化版 DASH（Quick DASH）以及视觉模拟评分（VAS）来评估。

3. 尽管未能达到解剖对位，桡骨远端骨折的整体功能结局仍然良好。然而，良好的功能预后与桡骨远端解剖复位密切相关。
4. 即使在预后良好的患者中，关节活动度和握力可能仍存在轻微的不足。
5. 年轻患者与老年患者的预后存在差异
   （1）患者年龄＜ 65 岁
      ① 与年龄较大或功能需求较低的患者相比，年轻患者对桡骨远端畸形愈合的接受度较差。
      ② 掌倾角、桡骨倾斜度，尤其是桡骨高度的恢复，似乎与临床结果密切相关。
   （2）对于年龄超过 65 岁的患者，典型的影像学参数与疼痛或残疾之间没有统计学上的显著关联。
6. 桡骨远端骨折后，尤其在关节不相称的情况下，可能会出现创伤性关节炎的影像学改变。然而，尽管存在这些影像学改变，患者可能在长时间内没有症状。

Ⅲ. 特殊注意事项

A. 儿童患者

1. 根据患者的年龄，儿童患者的重塑潜力更大，尤其是处于青春期前阶段的患者。
2. 大多数儿童桡骨远端骨折可以采用闭合复位夹板固定或闭合手法加经皮穿针固定治疗。
3. 儿童的重塑潜力在运动平面（矢状面：屈曲 / 伸展）中最大，在旋转平面中最小。
4. 桡骨远端骨折超过受伤后 10 天不宜进行手术，因为此时骨骺停止生长的风险增加。
5. 大多数儿童的桡骨远端骨折，包括累及干骺端的骨折，通常预后良好。

B. 老年患者

1. 对于老年患者不稳定的桡骨远端骨折的适当治疗尚无共识，因为手术和保守治疗桡骨远端骨折之间只有微小的差异。
2. 在低需求的老年患者中，手术和保守治疗桡骨远端骨折在功能或疼痛方面没有差异。

推荐阅读

http://www.aaos.org/research/Appropriate_Use/DRF_AUC.pdf
Alluri RK, Hill JR, Ghiassi A. Distal radius fractures: approaches, indication and techniques. J Hand Surg Am 2016;41(8):845–854
Arora R, Lutz M, Deml C et al. A prospective randomized trial comparing nonoperative treatment with volar locking plate fixation for displaced and unstable distal radial fractures in patients sixty-five years of age and older. J Bone Joint Surg Am 2011;93:2146–53
Mathews AL, Chung KC. Management of complications of distal radius fractures. Hand Clin 2015;31(2):205–215
Medoff RJ. Essential radiographic evaluation for distal radius fractures. Hand Clin 2005;21:279–288

29 手部骨折及脱位

David Ring，Claire B. Ryan
余　皓　译　赵虹瑾　王　琦　校

引言

1/3 的损伤涉及上肢。指骨和掌骨骨折是上肢损伤的重要组成部分。这是继桡骨远端骨折之后第二和第三常见的手 / 前臂损伤。年轻患者常见于运动损伤，中年患者常见于工伤，而老年患者更多见于跌倒。这些损伤通常发生在位于两侧的手指。

关键词：手部骨折，手指骨折，指骨 / 掌骨骨折，腕关节脱位 / 骨折

Ⅰ. 术前

A. 病史

1. 年龄。
2. 惯用手。
3. 疼痛
  （1）发病。
  （2）部位。
4. 活动 / 职业
  （1）功能基线。
  （2）职业。
  （3）兴趣爱好。
5. 受伤机制
  （1）受伤时间
    ① 开放性伤口有感染的危险。
    ② 手指骨折愈合快。
  （2）挤压伤？直接创伤（如重击）？扭转或轴向载荷损伤？开放撕裂伤？
  （3）特殊伤害：动物或人的咬伤（拳击时牙齿受伤）。
  （4）软组织损伤。
  （5）对线不良的可能性：初始对线不良并短缩？
6. 神经系统症状
  （1）基线神经功能。
  （2）受伤后是否有神经功能损伤？
  （3）血管的损伤？
7. 暴露
  （1）在开放性骨折中尤其重要。
  （2）关注暴露于人类 / 动物口腔菌群，在谷仓或脏水中发生的伤害，工业暴露等。
8. 相关病史 / 手术史
  （1）是否有类风湿或骨关节炎病史
  （2）骨骼密度？
  （3）骨骼发育是否成熟？
  （4）有无糖尿病或血管疾病史？
  （5）患肢既往有无外伤史？

B. 体格检查

1. 检查
  （1）皮肤状态
    ① 注意瘀斑、肿胀、伤口等。
    ② 发热、发红考虑感染。
    ③ 发冷、干燥时考虑血管损伤。
  （2）畸形
    ① 角度。
    ② 旋转。
    ③ 挛缩。
2. 触诊：需要更多关注压痛区域，必要时完善 X 线检查。
3. 活动范围
  （1）注意指尖与远端手掌横纹的距离。
  （2）注意任何伸肌反应延迟。
4. 神经血管检查对开放性和闭合性损伤都很重要
  （1）测试桡侧、尺侧和中位分布的单个肌肉群
    ① 桡神经 / 骨间后神经（C7）
      - 测试伸腕。
      - 测试掌指关节伸展。
      - 测试拇指指间关节过伸和反屈。
    ② 正中神经 / 骨间前神经（C8）
      - 测试拇指指间关节屈曲度。
      - 运动复发支→检测拇指掌外展。
    ③ 尺神经（T1）试验示指外展（第一骨间背

侧支）。

（2）血管检查

① 测试毛细血管再充盈（< 2 s）。

② Allen 试验：闭塞桡动脉和尺动脉，然后释放其中一条。

- 如果动脉弓通畅，在只有一条动脉闭塞时，手部应恢复血流。
- 如果再灌注没有成功，应怀疑动脉损伤或闭塞。

（3）测试桡神经、尺神经以及正中神经的感觉功能在手指的分布情况（图 29.1）。

① 桡神经（C6）：拇指背侧。

② 正中神经（C6～C7）：示指和中指掌侧。

③ 尺神经（C8）：环指和小指背侧。

④ 两点辨别觉试验：确定两个不同感觉点的能力。使用 6 mm 作为最小距离。

C. 解剖

1. 掌骨

（1）包括手的纵弓和横弓。

（2）第二和第三腕掌关节是固定的。

（3）第一、四、五腕掌关节可活动。

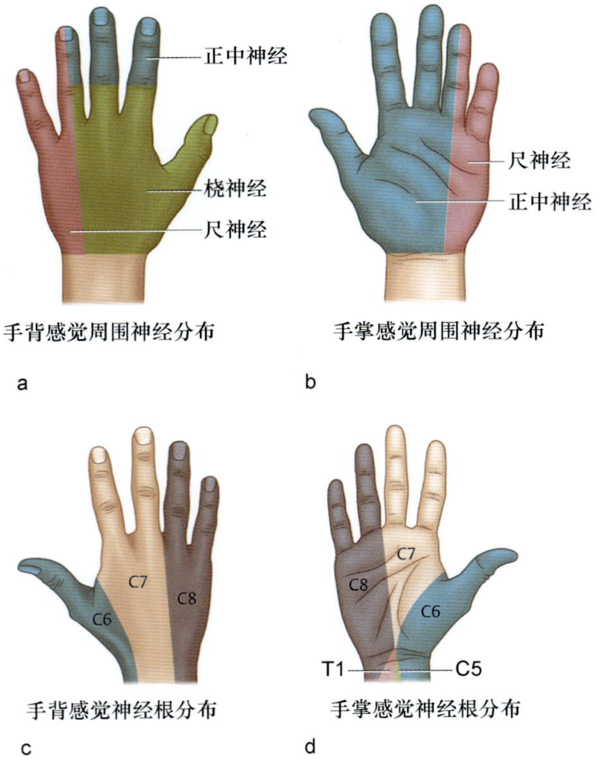

图 29.1 **a**、**b**. 手部感觉神经分布。**c**、**d**. 描绘手部的皮节分布，表明哪些神经根提供感觉功能

（4）背侧和掌侧骨间肌肉起源于掌骨。

2. 指骨

（1）近节、中节和远节指骨。

（2）手指韧带对远端指间关节和近端指间关节稳定性很重要。它们与附着部位的肌腱一起在骨折处产生变形力。

3. 血管

（1）桡动脉和尺动脉供应手掌浅弓和手掌深弓。

（2）丰富的侧支血液供应。

（3）深弓主要由桡动脉供应。

（4）浅弓主要由尺动脉供应。

D. 影像学

1. X 线片

（1）正位（或后前位）、侧位和斜位。

（2）斜位 X 线片更难显示，但有助于解决正位或侧位 X 线片上细微发现的疑问。

2. CT

（1）评估关节形态和排列。

（2）仅限于在可能影响治疗选择或预后的损伤处使用。

3. MRI

（1）很少用于骨折。

（2）关于韧带损伤的作用有争议。常产生误导。

E. 分型

1. 描述性分型

（1）开放与闭合。

（2）部位：骨受累，骨受累的特定区域。

（3）形态、畸形和移位。

（4）延伸至周围结构：关节受累、软组织受累等。

2. 开放性手部骨折：Swanson 等分型

（1）Ⅰ型：伤口清洁，治疗无明显延误，无全身感染征象。

（2）Ⅱ型：包括一种或多种人类或动物咬伤和淡水中的开放性损伤。

① 在农场环境中发生的开放性损伤。

② 开放性伤口被大量碎屑污染。

③ 治疗延迟 24 h 以上。

④ 影响愈合 / 感染风险的重大系统性疾病，如类风湿关节炎、糖尿病。

Ⅱ. 治疗

A. 初步治疗

1. 手术适应证
（1）开放性骨折。
（2）移位性骨折。
（3）保守治疗无法纠正和维持的旋转移位和对线不良。
（4）可更好地帮助神经、血管或肌腱的修复。
2. 不太可能引起问题的对位对线良好的骨折
（1）包括任何对位对线良好和稳定（不太可能移动）的骨折，最初发生移位，但后来能够复位并保持对线良好的骨折。
（2）虽有畸形但功能良好的骨折，如小指掌骨颈骨折和小指近节指骨基底骨折。
（3）用绷带、夹板固定或石膏进行固定。
（4）基于可能出现对位对线不良问题而选择性复查 X 线片（无需常规复查 X 线片）。
（5）预后良好的骨折可选择复诊。
3. 其他注意事项
（1）打斗咬伤
① 任何在骨折部位附近的新月形小伤口（特别是掌指关节）应考虑可能感染口腔菌群。
② 需要冲洗和清创。
③ 广谱抗生素治疗，兼顾氧菌及厌氧菌。
（2）动物咬伤
① 考虑对巴氏杆菌的抗生素覆盖。
② 不缝合伤口，保持伤口开放。
③ 有关节、肌腱或神经外露的伤口应在手术室充分清创。

B. 最终治疗

1. 腕骨骨折和脱位
（1）舟骨
① 最常见的腕骨骨折
- 最常见部位：腰部。
- 不太常见部位：远端结节和近端。

② 舟骨的血液供应有限
- 骨坏死风险。

③ 疑似骨折（跌倒史、舟骨部位压痛、X 线片正常）：
- 夹板固定，并在 1～2 周复查。
- MRI 最适合排除诊断（高阴性预测值，低阳性预测值），因此可能有助于重返运动或恢复工作。

④ 保守治疗
- 无移位骨折。
- 固定 10 周是标准的，但对于 CT 验证的无移位骨折，6 周可能就足够了。最好使用石膏或夹板。证据表明固定拇指或肘部没有任何好处。

⑤ 手术治疗
- 为避免石膏或夹板外固定，非移位性骨折选择行经皮螺钉固定。
- 也适用于 CT 见分离大于 1 mm 或有移位或成角畸形的骨折。切开或关节镜辅助下切开复位内固定术（ORIF）。

（2）月骨 / 月骨周围损伤
① 因位于月骨窝，月骨被称为“腕钥石”，通过掌侧韧带牢固地附着于桡骨远端。
② 最常见的创伤性病理是月骨周围骨折脱位
- 腕骨在月骨周围脱臼，月骨保持原位。最常见的是经舟骨-月骨周围骨折脱位。损伤通常发生在轴向负荷继发的腕关节大弧线或小弧线处（图 29.2a，B）。头状骨、三角骨和桡骨茎突也可受累。也可发生单纯月骨脱位。
- 经常掌侧脱位。
- 与正中神经病变高度相关。典型的急性腕管综合征。
- 在经验丰富的情况下可尝试复位。
- 在没有急性腕管综合征的情况下，即使手腕不能被复位，也可以为以后的最终治疗做出安排。
- 手术治疗包括复位、对齐、骨折固定、骨间韧带损伤的修复和保护。治疗方式通常包括闭合复位经皮穿针固定（CRPP）与切开复位螺钉固定。

③ 临床评估
- 通常表现为腕部明显肿胀。
- 在月骨脱位的情况下，有时可以触摸到背侧腕骨。

④ 侧位片对于评估脱位很重要
- “茶杯溢出征”＝月骨掌侧脱位（图 29.3）。

⑤ CT 扫描有助于确定损伤类型和韧带损伤。
⑥ 治疗

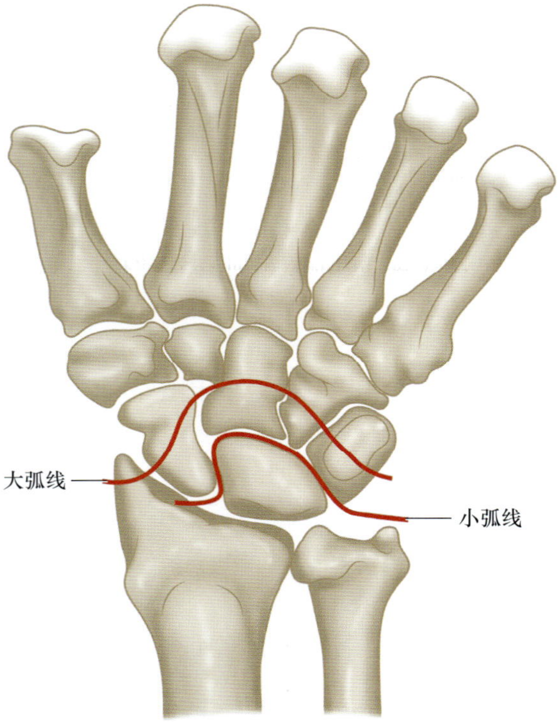

图 29.2 描述腕关节大弧线和小弧线的解剖图。月骨周围脱位通常以单纯韧带方式（通过小弧线）或通过周围腕骨骨折（大弧线）发生

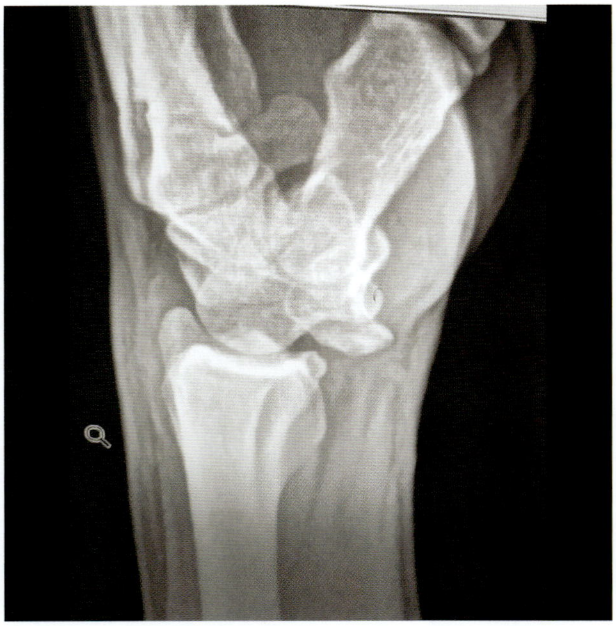

图 29.3 “茶杯溢出征”X 线片示例，提示月骨掌侧脱位

- 尝试及时闭合复位以减少正中神经持续受累的风险。需要给予一定的镇静剂。纵向牵引有助于放松前臂肌肉。手法包括过度背伸腕关节，纵向牵引并向月骨施加掌侧压力。随后手腕屈曲超过脱位的月骨。
- 对于合并急性腕管综合征的病例，应急诊手术治疗。

（3）大多角骨

① 骨折常累及关节面。

② 常伴有拇指腕掌关节关节脱位 / 半脱位。

③ 由拇指内收受到轴向撞击造成。

④ 拇指夹板固定适用于无移位骨折。

⑤ 伴明显关节不匹配的骨折需手术治疗。

（4）钩骨

① 掌腕关节波及关节面的骨折脱位

- 移位性骨折、骨折伴半脱位或嵌插骨折采用手术治疗。
- 与脱位相关的小边缘骨碎片可以忽略，复位并固定关节 1 个月。
- 使用 ORIF 治疗的其他患者。

② 钩骨钩

- 直接打击手掌。
- 体育活动，如高尔夫或棒球。尺神经深支与钩骨钩紧密相连。

③ CT 扫描通常最能显示钩骨骨折。

④ 非移位性骨折可以保守治疗，限制活动并固定 6 周。

⑤ 对于移位的钩骨钩骨折及有明显症状的骨不愈合患者，可行手术切除。

2. 掌骨头骨折

① 骨折范围从干骨骺端延伸至掌指关节关节的掌骨干骨折。

② 轻微移位的稳定骨折导致掌指关节屈曲超过 70°时使用夹板

- 应力性骨折：每周监测 X 线检查。

③ 移位＞ 2 mm 选择 ORIF。

3. 掌骨颈骨折

（1）常由骨间肌肉从背侧施加成角的作用力。

（2）闭合复位和石膏固定

① 复位后骨折常再移位。

② 小指移位主要是外观问题

- “掌心肿块”的感觉。
- 旋转不良极为罕见。

③ 伸直或屈曲固定 4 周。

（3）手术

① 开放骨折。

② 愿意接受手术风险以获得骨折部位外观的

改善和恢复。

③ 手术方式

- 顺行或逆行 CRPP。
- 使用钢板的 ORIF 通常用于使用 CRPP 方法无法复位的骨折。

4. 掌骨干骨折

（1）闭合复位和夹板固定

① 指征：可接受的成角

- 示指和掌骨小于 10°～20°。
- 第四和第五掌骨成角小于 30°～40°。

② 很少或没有旋转不良。

③ 短缩畸形不影响外观。

④ 大多数采用对症治疗（可拆卸式夹板或包扎）。

（2）手术

① 旋转不良和成角大于 10°～20°应考虑。

② 技术包括 CRPP 和切开复位螺钉或钢板加螺钉固定。

5. 掌骨基底部骨折

（1）通过第五掌骨的骨折

① 可能与掌腕关节脱位有关。

② 容易漏诊。

③ 常见机制：打拳或跌倒。

④ 标准 X 线片不能清晰显示腕骨骨折线，30° 前位 X 线片可能会有所帮助。

⑤ CT 可帮助诊断和显示关节内受累。

⑥ 治疗手段包括关节对位良好的 CRPP 和关节对位不良的 ORIF。

（2）拇指

① 关节外骨折治疗

- 闭合复位和绷带人字形固定夹板或石膏。相当大的成角与良好的功能一致（例如 30°）。
- CRPP 用于成角更大。

② 关节内骨折

- Ⅰ型：Bennett 骨折——大小不一的掌侧唇碎片伴掌侧斜韧带损伤的拇指腕掌关节骨折 / 脱位。掌骨碎片被拇长内收肌、拇长展肌和拇长伸肌牵拉移位。
- Ⅱ型：Rolando 骨折——拇指掌骨基底部关节破裂骨折（图 29.4a，b）。两种骨折类型均不稳定，通常采用手术治疗：闭合复位 / 经皮穿针与 ORIF。

6. 近节和中节指骨骨折

（1）可见于任何年龄段。

（2）通常先是掌侧近节指骨：变形力——骨间肌肉。

（3）中节指骨可掌侧或背侧移位

① 如果骨折在指浅屈肌止点处近端，它将背侧移位。

② 如果骨折在指浅屈肌止点的远端，它将掌侧移位。

（4）闭合复位和并指贴扎

① 复位良好且不易移位（未复位或复位后）。

② 长石膏可用于有对位对线丢失风险的骨折（Burkhalter，图 29.5）。

③ 限制肢体的刚性运动并预防旋转移位。

（5）ORIF 与 CRPP 比较

① 明显成角、旋转或缩短的骨折。

② CRPP 更适合用于闭合骨折。

③ ORIF 用于有伤口或大面积软组织挤压的骨折。也适用于一些关节骨折。

7. 近端指间关节骨折脱位

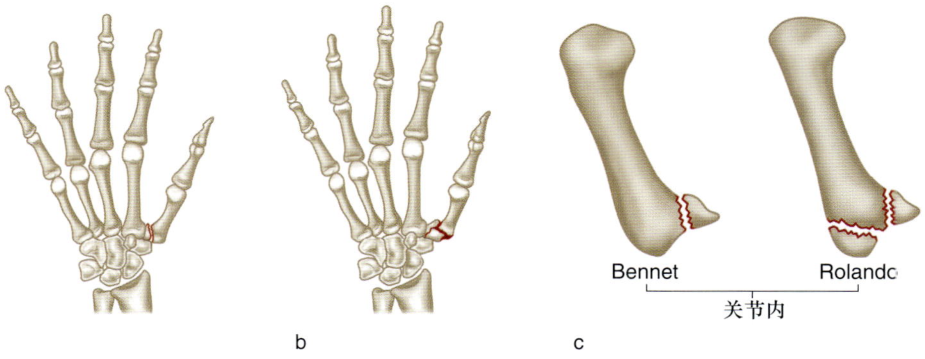

图 29.4 a、b. Bennet 和 Rolando 骨折的解剖学描述。**c.** Bennet 骨折是指第一近节指骨基底部有掌侧骨碎片的关节内骨折。Rolando 骨折是位于第一近节指骨基底部的 T 形或 Y 形关节内骨折

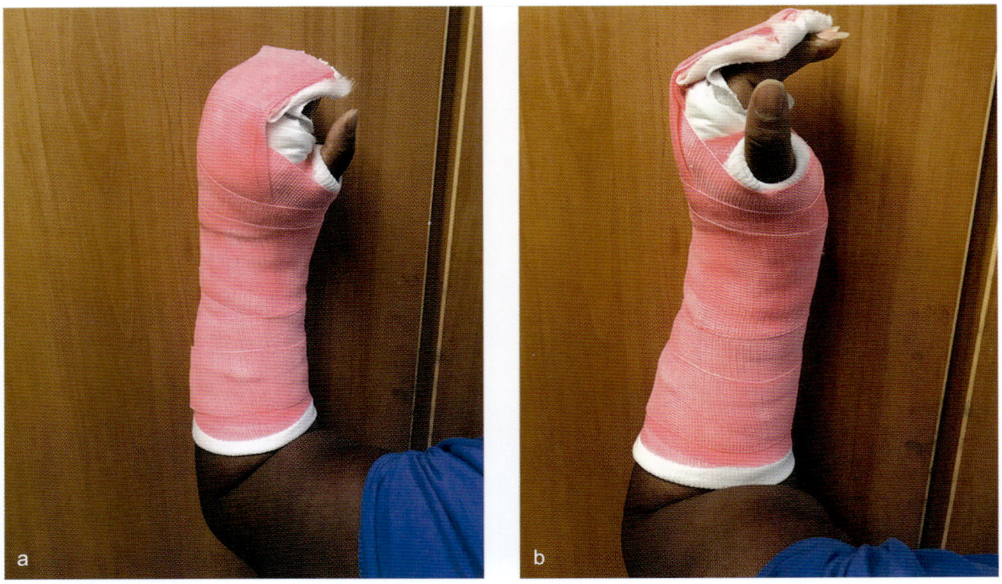

图 29.5　a、**b**. 长石膏示例

（1）近端指间关节背侧骨折脱位

① 掌侧盂唇骨折。

② 根据关节面受累程度进行治疗

- 如果小于 40% 的关节受累，可采用闭合复位和夹板治疗。它会导致屈曲的减少。常用的是背侧伸展夹板。
- 如果累及超过 40% 的关节面，则需要手术治疗。使用延长螺钉和跨关节螺钉。由于关节碎片嵌顿，ORIF 很困难。掌侧盂唇损伤严重或延迟治疗时，首选半人工关节置换术。

（2）手掌的骨折脱位

① 少见。

② 与中央肌腱滑移撕脱有关。

③ ORIF 伴关节骨碎片复位并用中央腱连接代替。

8. 远节指骨骨折

（1）关节内骨折

① Mallet 骨折（图 29.6a）

- 指伸肌撕脱伴背侧盂唇骨折。
- 一般采用背侧夹板保守治疗 6 周。
- 半脱位考虑手术治疗。
- 目前尚不清楚手术的短期或长期疗效是否优于保守治疗。

② Jersey 指（图 29.6b）

- 指深屈肌断裂。
- 最常见的是环指。
- 骨损伤通常是肌腱附着部位的撕脱骨碎片。
- 治疗通常通过肌腱修复和骨碎片修复（如果较大）进行。

（2）关节外骨折

① 星状粉碎性骨折采用保守治疗

- 用夹板固定远端指间关节以保持舒适（应使近端指间关节自由，以促进最大限度的活动）。

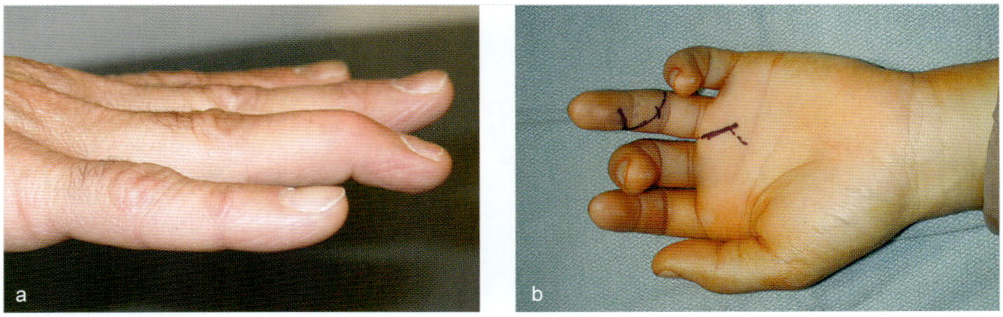

图 29.6　a. 槌状指畸形示例；**b**. Jersey 手指畸形示例——指深屈肌肌腱断裂破坏正常的手指屈曲

② 手术适应证

- 移位的骨干骨折（有不愈合的风险）。
- 伴随的伤口和一些甲床损伤可能会从手术中获益。

③ 严重粉碎性骨折或开放性骨折合并明显的软组织损伤可能需要切除远节指骨。

9. 掌指关节脱位

（1）背侧脱位较为常见。

（2）在 X 线片上可以显示关节间隙增加，通常需要侧位 X 线片来充分评估。

（3）简单脱位

① 局部浸润麻醉后闭合复位。

② 复位后通常呈稳定状态。

（4）复杂脱位

① 掌板或其他软组织插入关节。

② 不能闭合复位的。

③ 切开复位：背侧——掌板背侧切开，使掌板绕过掌骨头。

（5）掌指关节脱位通常不稳定

（6）拇指掌指关节脱位通常在闭合复位后稳定。韧带通常不需手术就能愈合。

10. 近端指间关节脱位

（1）背侧脱位很常见。

（2）掌侧和旋转脱位比较少见，韧带嵌入较难复位。

（3）手指阻滞麻醉下闭合复位

① 积极活动。

② 绷带捆绑固定 3 周。

（4）对于少见的副韧带嵌顿进行 ORIF。

11. 远端指间关节脱位

（1）常伴有肌腱断裂或伤口。

（2）总体来说在手指阻滞麻醉下通常容易复位。

（3）如果复位后稳定，创伤得到充分治疗，并且肌腱完整，就无需手术。

C. 手术入路

1. 手指

（1）背侧入路：在中线或在中央腱束和外侧腱束之间分离伸肌腱。

（2）掌侧入路

① Brunner（“Z”形）切口。交叉屈曲斜折。

② A1、A3 和 A5 都是可延伸的。

③ 屈肌腱可以伸缩。

（3）侧方入路

① 中轴切口：在屈曲时屈曲折痕的末端做出圆点。这些都表示切口线。

② 重要结构

- 指神经和指动脉位于掌侧切口。
- 当延伸至近端指骨时，伸肌腱外侧束需要回拉或切除。

2. 掌骨：背侧入路

① 在相邻的掌骨之间做一个直的纵行切口。

② 骨间肌上提以显露掌骨。

3. 掌指关节：背侧入路

① 掌指关节上的直行切口或弧形切口。

② 纵行切开伸肌腱或呈矢状分离。

③ 关闭后进行修复。

④ 纵向切开关节囊直接进入关节。

D. 固定技术

1. 克氏针固定

（1）垂直于骨折线。

（2）髓内固定。

2. 切开复位内固定。

3. 螺钉或者钢板结合螺钉，取决于骨折的类型、粉碎性程度和骨质量。

E. 并发症

1. 感染情况

（1）针道感染通常是由针-皮肤活动引起的。

（2）深部感染：脓性、脓肿或骨髓炎。

2. 畸形愈合 / 不愈合

（1）移位合并功能障碍可考虑行截骨术。

（2）不愈合

① 非常罕见。

② 感染，技术缺陷，骨缺损。

3. 僵硬

（1）关节挛缩。

（2）肌腱粘连。

（3）创伤、挤压伤或开放式治疗中最常见。

（4）受伤后的伸展运动可能不受控制。

4. 创伤后骨关节炎：关节畸形、毁损或半脱位。

总结

手部创伤是急诊科治疗的肌肉骨骼创伤的重

要组成部分。本文应作为诊断和治疗常见手部骨折和脱位的指南。大多数损伤都适合保守治疗。然而，开放性损伤、明显成角/旋转性移位的骨折和不可复位的脱位需要手术干预。

推荐阅读

Cheah AE-J, Yao J. Hand fractures: indications, the tried and true and new innovations. J Hand Surg Am 2016;41(6):712–722

Freeland AE, Orbay JL. Extraarticular hand fractures in adults: a review of new developments. Clin Orthop Relat Res 2006; 445(445):133–145

Henry MH. Fractures of the proximal phalanx and metacarpals in the hand: preferred methods of stabilization. J Am Acad Orthop Surg 2008;16(10):586–595

Meals C, Meals R. Hand fractures: a review of current treatment strategies. J Hand Surg Am 2013;38(5):1021–1031, quiz 1031

Suh N, Ek ET, Wolfe SW. Carpal fractures. J Hand Surg Am 2014;39(4):785–791, quiz 791

Wong VW, Higgins JP. Evidence-based medicine management of metacarpal fractures. Plast Reconstr Surg 2017;140(1):140e–151e

第三部分

骨盆和下肢创伤

30 骨盆环损伤

Raymond D. Wright，Jr. Brandon R. Scott
余 皓 译 赵虹瑾 王 琦 校

引言

骨盆环损伤的成功治疗需要了解复杂的骨盆解剖、稳定性的决定因素、能量机制和患者因素。高能量、不稳定的骨盆环损伤可能与送往创伤室途中的血流动力学不稳定有关，在出现这种临床表现时，治疗医师必须能够作为复苏团队的有效成员发挥作用。

Ⅰ. 术前

A. 病史

1. 年轻患者通常由高能量损伤机制引起（机动车碰撞、摩托车碰撞、自行车碰撞、行人撞击或高空坠落）。
2. 老年患者可能是低能量损伤机制（站立跌倒）。
3. 多发伤在高能量骨盆环损伤的患者中很常见。

B. 体格检查

1. 疼痛。
2. 常见髋部、腹部、会阴瘀斑，阴唇和阴囊肿胀。
3. 通过仔细检查臀部、会阴、生殖器、直肠和腹部，可以发现细微的开放性损伤
   （1）尿道口出血可能是尿道或膀胱损伤的征象。
   （2）阴道或阴囊撕裂可能比较轻微。
   （3）骨折可能会侵入阴道或直肠，需要对两者进行指检。
4. 神经性麻痹
   （1）腰骶丛靠近骨盆后环。
   （2）下肢周围神经检查可发现损伤。

C. 解剖学

1. 骨骼（图 30.1）
   （1）骨盆环由两块髋骨组成，前方连接于耻骨联合，后方连接于两侧骶髂关节。
   （2）骨连接通过韧带连接来稳定，没有固有的骨稳定结构。
   （3）如果要进行成功和安全的手术固定，必须了解骶骨（骶骨畸形）和骨盆前环的骨性解剖变异。骶骨先天性畸形：
      ① 上骶骨节段未分离。
      ② 骨性变异导致的影像学表现（图 30.2）
         • 有向头侧和前侧倾斜的翼状区域。
         • 乳状突。

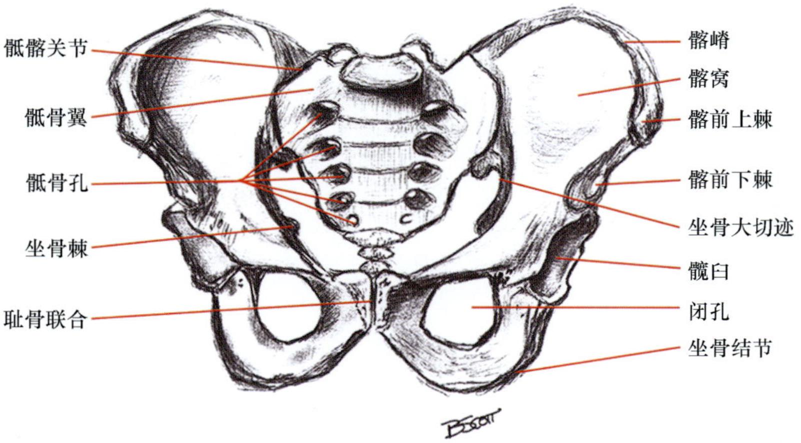

图 30.1 盆腔环骨骼学。骨盆环由两块髋骨组成，其后部与骶骨相连，前部与耻骨联合相连。稳定性依赖于韧带连接，因为在骨盆环中没有固有的骨稳定性

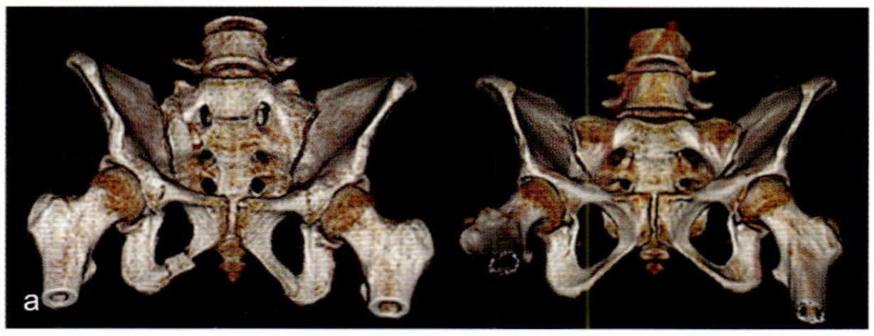

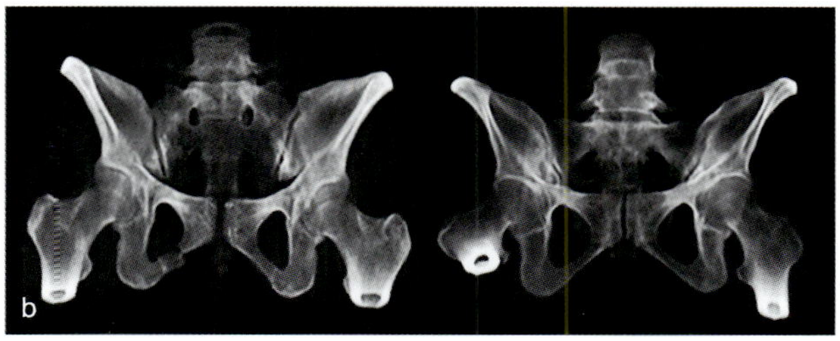

图 30.2 畸形骶骨上段（a 左）和“正常”骶骨上段（a 右）的骨盆 CT 的三维表面渲染重建。相关的体积渲染图像如图 b 所示，模拟了骨盆 X 线片上畸形与“正常”骶骨节段的差异

- 上节段神经根椎间孔形态不规则。
- 出口位视图上非凹陷的上节段。
- 榫槽式骶髂关节。
- 永久的 S1 椎间盘。

2. 软组织

（1）后韧带：前、关节内和后骶髂韧带，以及骶棘韧带和骶结节韧带。

（2）前韧带：联合韧带。

3. 神经

（1）腰骶神经丛（图 30.3）。

（2）骶神经根在相应的椎体孔的底部发出。例如，S1 神经根在 S1 的底部发出。

（3）L5：沿双侧骶骨的前表面走行。

D. 影像学

1. X 线片：前后位、入口位和出口位（图 30.4）。

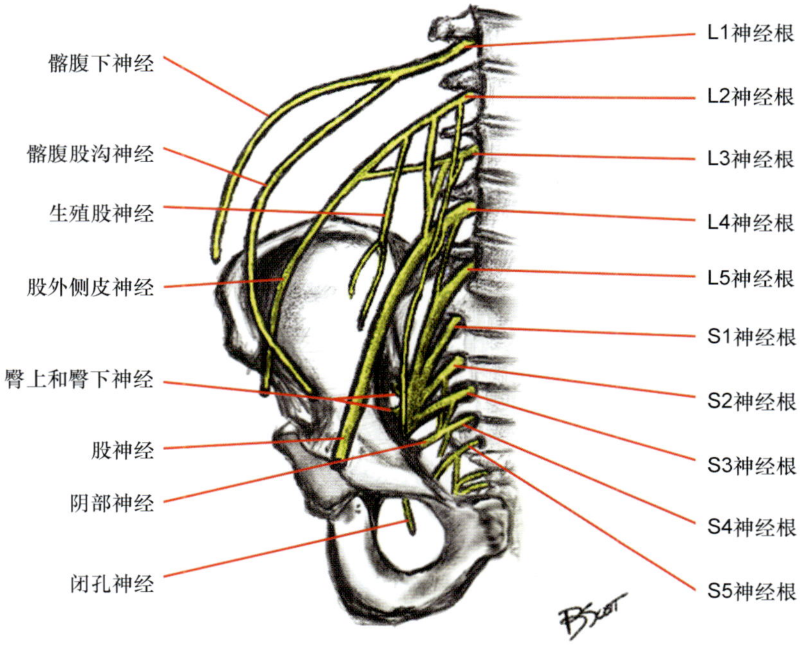

图 30.3 腰骶丛。腰骶丛靠近骨盆后环，当骨盆后环发生骨折移位时，腰骶丛容易受到损伤

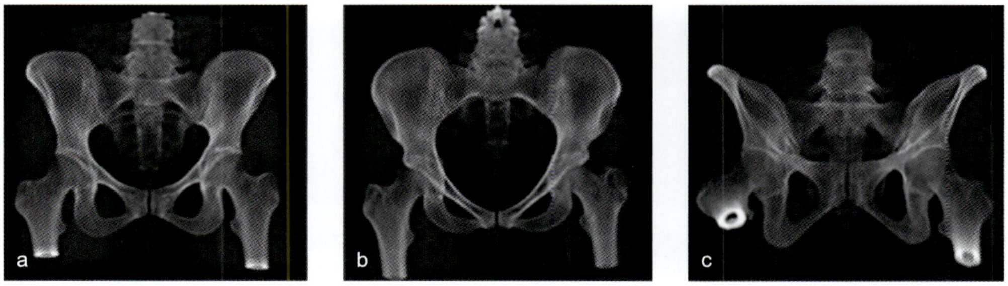

图 30.4 骨盆前后位（a）、骨盆入口位（b）和骨盆出口位（c）

（1）前后位

① 患者仰卧位，射线由前方照射到后方。

② 尾骨的尖端应该在耻骨联合处。

③ 腰椎棘突应与耻骨联合在一条线上。

④ 评估头侧和尾部的移位（结合出口位 X 线片）。

（2）入口位：患者仰卧位拍摄 X 线片。射线指向尾部约 60°，但可以根据个人的骨盆倾斜度和体型进行调整。

① 有助于显示骨结构的后移或（不常见）前移。

② 直观观察到内旋或外旋。

（3）出口位：患者仰卧位拍摄 X 线片，颅侧倾斜度可调节，通常为 20°～40°，理想情况是将耻骨联合的上缘叠加在第二骶节的水平面上。

① 显示骶骨形态。

② 突出显示骨结构的头侧或尾部（不太常见）移位。

2. CT 扫描

（1）轴向扫描可显示骨盆环后部损伤和形态。

（2）软组织窗可显示内脏损伤、出血、隐匿的开放性损伤和关键肌肉解剖结构。

（3）三维重建，虽然不是必需，但可以用于评估复杂的损伤形式。

3. 麻醉下动态透视检查

（1）患者仰卧位，透视观察入口位和出口位。

（2）检查是由医生用手施加压力造成畸形（图 30.5）。

① 推拉动作（推动一侧，拉动对侧腿）。

② 通过蛙式支撑四肢来完成外旋应力。

③ 内旋应力是指单腿内旋，对同侧大粗隆施加或不施加侧向力。

（3）动态透视可显示静态骨盆 X 线片上不明显的隐匿性不稳定（图 30.6）。

E. 骨盆环骨折的 Young 和 Burgess 分型（图 30.7）

1. 根据施加在骨盆上的力量方向可预测畸形和不稳定模式。

2. 预测相关的损伤、死亡率和复苏要求。

3. 骨折类型

（1）侧向挤压（lateral compersssion，LC）

① 侧向应力引起不稳定的前部骨折（典型的水平支骨折）和后部损伤。

② 不稳定的可能性从 LC-1 到 LC-3 增加。

③ LC-1：施加于后骨盆的侧向应力导致广泛的骶骨损伤，从不完全性骶骨骨折到伴或不伴移位的完全性骶骨骨折。

④ LC-2：施加于骨盆前部的侧向力导致耻骨支骨折、内旋畸形和后侧骶髂关节骨折脱位（新月形骨折）。

⑤ LC-3：更大的作用力导致一侧骨盆内旋和对侧骨盆外旋畸形（“风吹样骨盆”）。

⑥ 从 LC-1 到 LC-3 死亡率增加，通常是由于骨盆外的因素（头部、颈部和胸部创伤）。

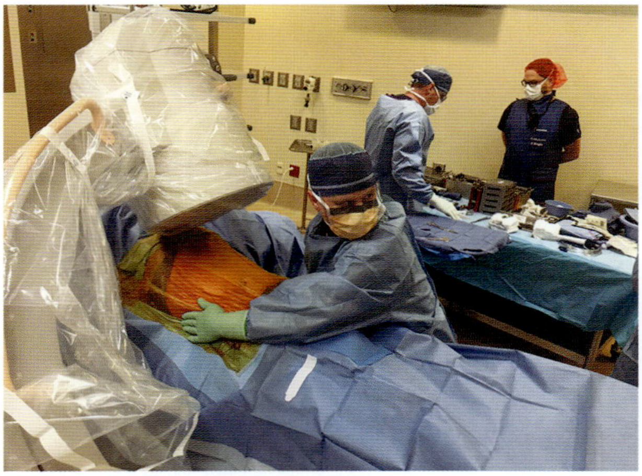

图 30.5 对轻微移位的骨盆环骨折施加人工应力以显示不稳定。X 线透视机在骨盆入口倾斜位发出射线。医生正在为患者做检查

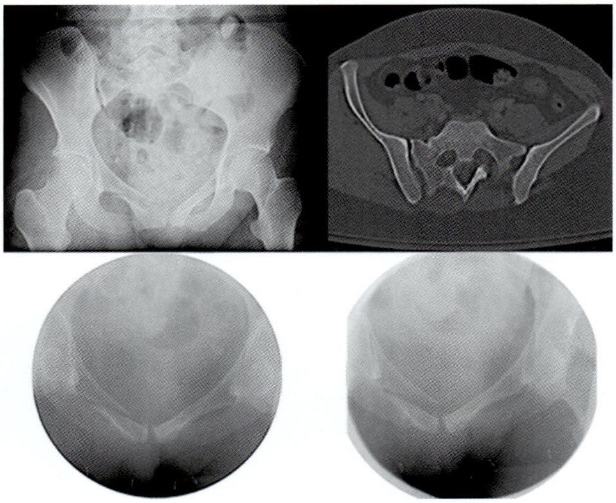

图 30.6 23 岁女性患者在一次车祸中因 T 形骨折而导致轻度移位的骨盆环损伤。尽管她的骨折表现仅有轻微移位，但骨盆挤压试验显示严重不稳定

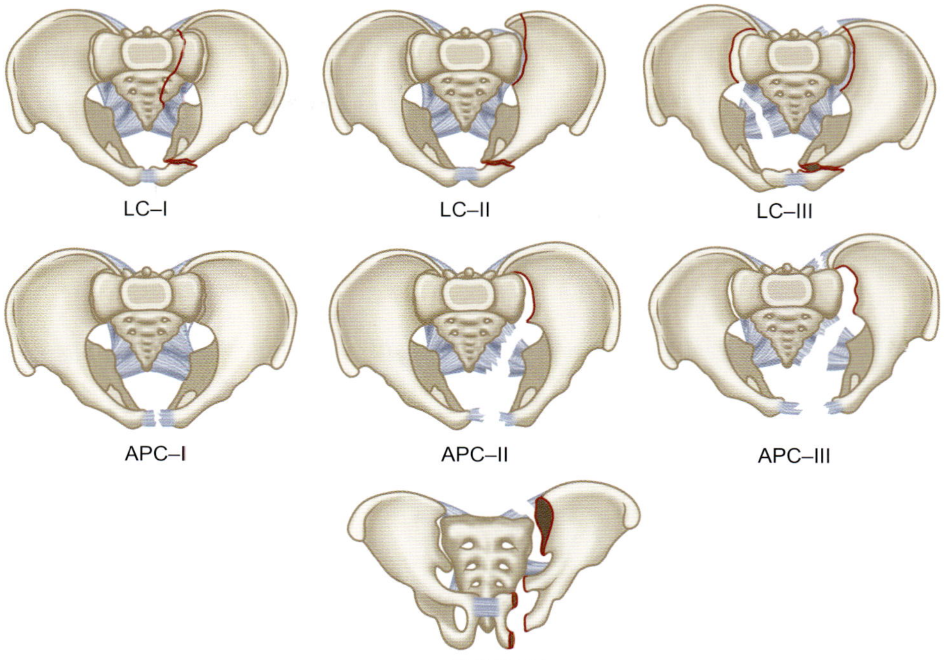

图 30.7 骨盆环损伤的 Young 和 Burgess 分型系统

（2）前后压缩（anterior-posterior compression，APC）

① 前向作用力导致骨盆环前部断裂，通常在耻骨联合或不常见的耻骨支垂直骨折时有不同程度的后骶髂关节损伤。

② 不稳定性从 APC-1（稳定）到 APC-2（旋转不稳定），再到 APC-3（完全不稳定）逐渐增加。

③ APC-1：骨盆环前部损伤无后部损伤，典型表现为耻骨分离小于 2.5 cm。

④ APC-2：典型表现为耻骨分离＞ 2.5 cm（非绝对）和前骶髂关节移位导致半骨盆旋转不稳定。以下韧带可能因不同程度损伤而导致旋转不稳定：骶髂前韧带、骶结节韧带和骶棘韧带。

- APC-3：耻骨联合移位和骶髂关节脱位被描述为旋转和垂直不稳定。后骶髂韧带复合体完全断裂。

⑤ 从 APC-1 到 APC-3，通常因盆腔出血导致死亡率增高。

⑥ APC-3 具有最高的液体复苏、血液制品需求量，死亡风险在所有骨盆环骨折中最高。

（3）垂直剪切力（vertical shear，VS）

① 不稳定骨盆节段头侧移位。

② 与 APC-2 骨折有相似的死亡率和复苏要求。

（4）复合机械损伤（combined mechanical injury，CMI）：不属于其他类别的骨折模式。

① 没有特定的机制应用于损伤模式。

② AO/OTA/Pennal-Tile 分型（图 30.8）

- 字母数字系统。
- 旨在预测其稳定性。
- 理想的研究分类：通常不用于日常交流。

Ⅱ. 治疗

A. 初步治疗

1. 高级创伤生命支持（Advanced Trauma Life Support，ATLS）方案（详见第 9 章“多发伤”），因为大多数骨盆环形损伤患者为多发伤。
2. 血液动力学不稳定和骨盆环不稳定的患者可能受益于环腹骨盆抗休克膜（circumferential pelvic antishock sheeting，CPAS）或骨盆黏合剂的应用（图 30.9）。
3. 某些类型骨折的前外部固定器可作为复苏辅助装置

（1）应在手术室内透视下安置。

（2）旋转不稳定和不完全后侧损伤的患者可能通过这种技术实现最佳治疗。

（3）如果需要检查和清理会阴部开放性伤口，在

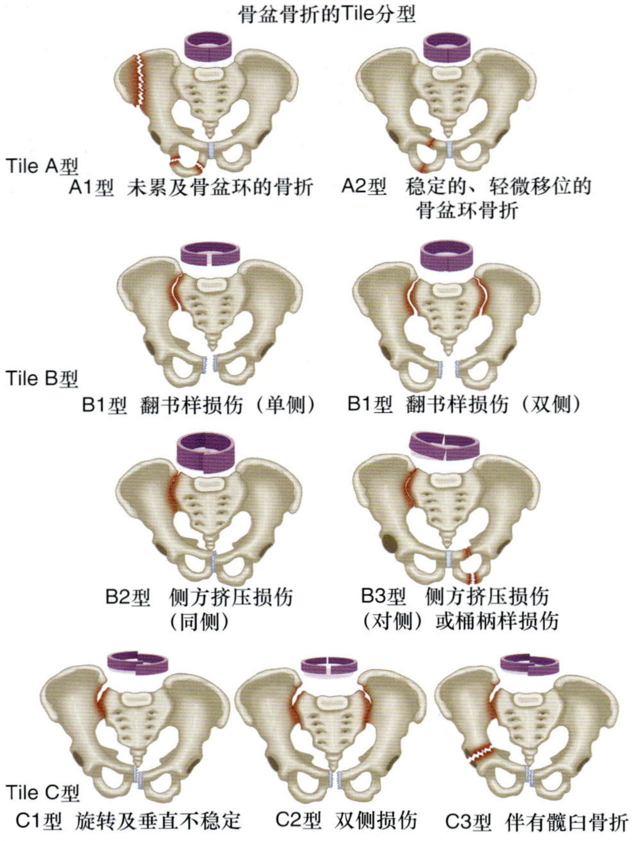

图 30.8 骨盆环损伤的 Pennal-Tile 分型系统

患者取截石位前应用外固定器可能有帮助。

4. 骨盆 C 形钳历来被用于临时固定后环——可能使用较少，需在 X 线透视下才能安全使用。
5. 血流动力学不稳定的动脉出血患者在 CT 扫描上表现为造影剂外渗，可以从动脉栓塞中获益
   （1）选择性栓塞优于非选择性栓塞。
   （2）栓塞仅对特定的患者有效，因为 80%～85% 的盆腔出血是松质骨出血或腹膜后静脉出血。
6. 对垂直不稳定骨折进行骨骼牵引，以减少前部移位或潜在的前部移位的损伤。

B. 保守治疗

1. 轻度位移的低能量骨折。
2. 稳定型骨折（在生理作用力下不变形的骨折）：APC-1 和多数 LC-1。
   （1）动态稳定性很难通过静态成像研究来预测。
   （2）X 线片和体格检查评估稳定性不确定的患者，可采用麻醉下应力位进行评估。
3. 患者合并可能影响手术安全的疾病。

C. 手术治疗

1. 不稳定型骨折
   （1）旋转不稳定（典型）：LC-2 和 LC-3
   ① 在 LC-1 分型中存在相当大的异质性。选择有明显骶骨骨折移位的 LC-1 可能有利于手术稳定，但仍存在争议。
   ② 严重的持续性疼痛和无法活动经常被认为是手术的相对适应证，尽管数据没有表明手术稳定会缓解疼痛和改善活动能力。
   （2）完全不稳定（经典）：APC-2、APC-3、VS 和 CMI。
2. 在临床检查或麻醉下检查时发现的不稳定。

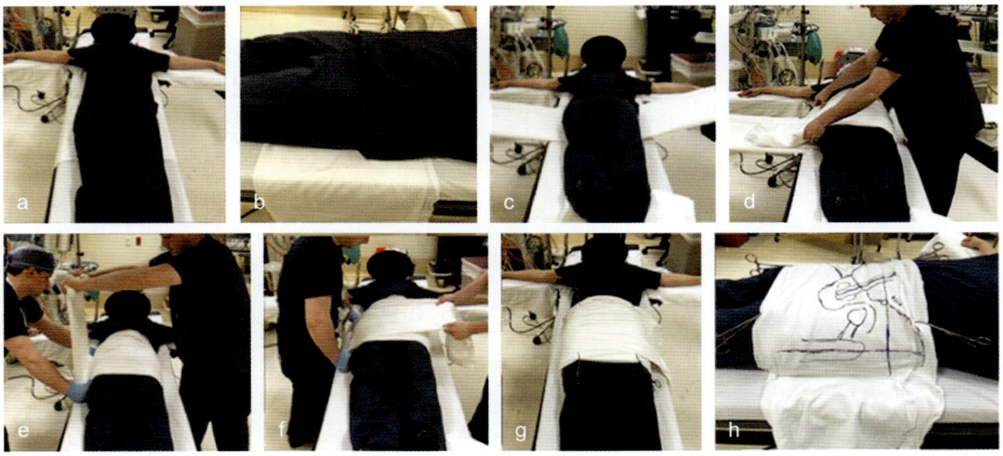

图 30.9 环腹骨盆抗休克膜的应用。患者仰卧位，在患者大粗隆中心放置光滑的垫单（**a**、**b**）。两名医护人员站在患者的两侧，拉紧垫单（**c**）。将垫单的一侧传递给对侧医护人员（**d**）。第二个医护人员再将垫单传递给第一个医护人员并保持拉紧（**e**、**f**）。垫单用自固定夹子固定在适当的位置（**g**）。了解垫单下的结构可以使医生在垫单上切割操作入口，以便放置外固定架、插入髂骶螺钉和血管插管（**h**）

3. 保守治疗失败。
4. 合并髋臼骨折。
5. 开放性骨折。

D. 手术时机

1. 手术应在患者生命体征和检测指标平稳时进行。对于生理状态稳定的患者，早期固定可缩短重症监护和住院时间，同时可减少包括肺炎和急性呼吸窘迫综合征在内的并发症。
2. 少数情况下紧急固定也可以作为挽救生命的复苏措施，特别是当采用经皮技术时。

E. 手术入路

1. 后骨盆和骶髂关节
  （1）前部显露（髂骨显露）
    ① 患者仰卧位，从髂前上棘切开，并沿髂骨外周向后剥离。
    ② 切开外斜肌和阔筋膜张肌之间的筋膜。
    ③ 髂腰肌在骨膜下掀起，露出骨盆后环和骶髂关节。
  （2）后路显露（图 30.10）
    ① 患者取俯卧位，在髂后上棘垂直中线上以垂直或曲线方式切开皮肤。
    ② 皮肤切口位于髂后上棘外侧，用于治疗骨盆后环骨折和骶髂关节损伤。
    ③ 皮肤切口位于髂后上棘内侧或中线，以显露骶骨骨折。
    ④ 将臀大肌皮瓣从腰背筋膜上掀起。
    - 与切开肌肉相比，可实现更安全的覆盖和闭合。
    - 在尾部，臀大肌起点在骶棘突处或非常靠近骶棘突。
2. 耻骨联合和前骨盆（图 30.11）
  （1）耻骨上方 2～3 cm 的 Pfannenstiel 切口。腹直肌位于中线。在耻骨结节外周进行前路剥离，以便于钳夹、评估复位和放置内

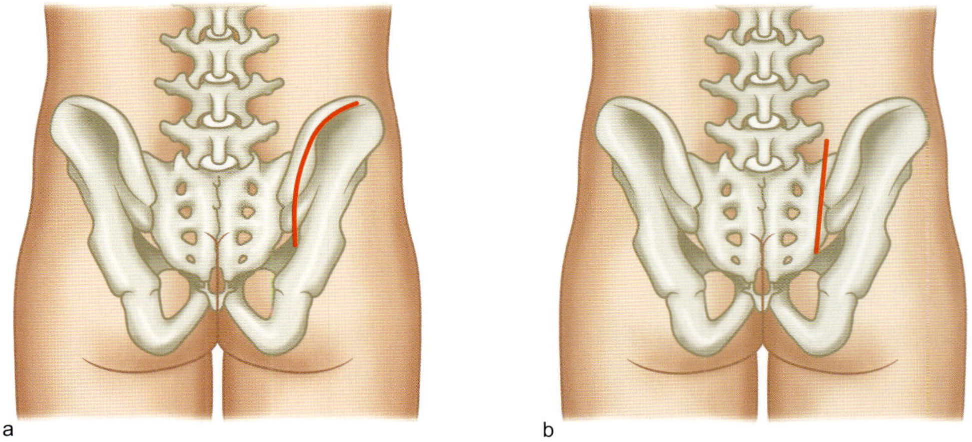

图 30.10 后路显露骨盆环。**a.** 一种通常用于后路进入髂骨的曲线入路。**b.** 一种更垂直的入路，通常用于暴露骶骨和骶髂后关节

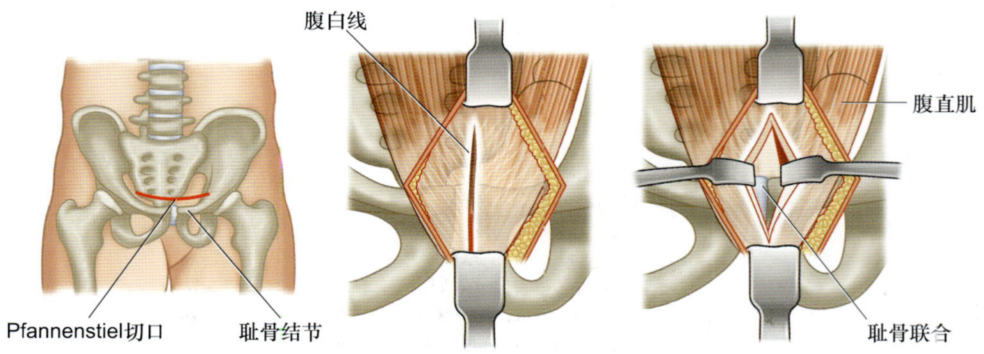

图 30.11 前路显露骨盆环。手术医生可以进入耻骨联合、耻骨分支和盆腔内区域

固定物。

（2）副交感神经区域的后部骨形态是平滑的，解剖该区域将有助于外科医生评估复位情况。

3. 经皮固定

（1）通过骨盆环内骨固定方式完成（图 30.12）。

（2）包括髂骶骨螺钉、耻骨支螺钉、髂前下棘-髂后上棘（LC-2）螺钉和后柱螺钉。

（3）经皮螺钉固定成功与否取决于对骨形态与其影像学相关性的全面了解。

（4）前侧骨变异没有很好的分型，但不完全了解可能会导致内固定物经皮插入骨盆前环时出现危险。

F. 固定技术

1. 骨盆环后部

（1）骶髂螺钉（图 30.12）。

（2）经骶、经髂螺钉（图 30.13）

① 可改善植入对侧髂骨。

② 如果骶骨畸形，可能不能进行。

（3）后侧张力带钢板。

（4）腰骨盆固定：椎弓根螺钉（绕过骶骨）插入髂后上棘，椎弓根螺钉插入下腰椎椎弓根，二者通过金属杆连接。

2. 骨盆环前部

（1）耻骨联合钢板（图 30.13，小骨折块或大骨折块均可）。

（2）Ramus 螺钉（图 30.12）。

（3）前外部固定器：螺钉可以放置在髋臼上区（在透视下）或髂嵴。

（4）前部（皮下）内固定器（植入）：椎弓根螺钉插入髋臼上区，由一根 5～6 mm 的横杆连接在下腹部皮下组织中，注意不要触及筋膜层。

G. 并发症

1. 据报道，后路显露的感染率高达 25%。

2. 出血

（1）损伤

① 约 80%～85% 来自松质骨或腹膜后静脉。

② 少见于动脉出血。

（2）术中 / 术后

① 术中可能存在动脉损伤所致的出血。

② 手术医生必须精通解剖学。

3. 死亡

（1）据报道，历史上闭合损伤的死亡风险为 6%～20%。

（2）开放性骨折患者的死亡率高达 50%（历史上）。

4. 急性呼吸窘迫综合征 / 多系统器官衰竭

（1）可能发生在复苏不完全的患者中。

（2）可能是高能量损伤的结果。

5. 不愈合

（1）罕见。

（2）可能发生在被忽视 / 未确诊的不稳定骨折中。

6. 畸形愈合

（1）可发生在被忽视或未被诊断为不稳定的情况下。

（2）可能导致肢体长度不等、坐姿不平衡、性交困难和慢性疼痛。

7. 深静脉血栓形成（DVT）

（1）当不使用药物预防措施时，深静脉血栓形成的风险很高（高达 40%～50%）。

（2）对于药物预防的类型还没有达成共识。

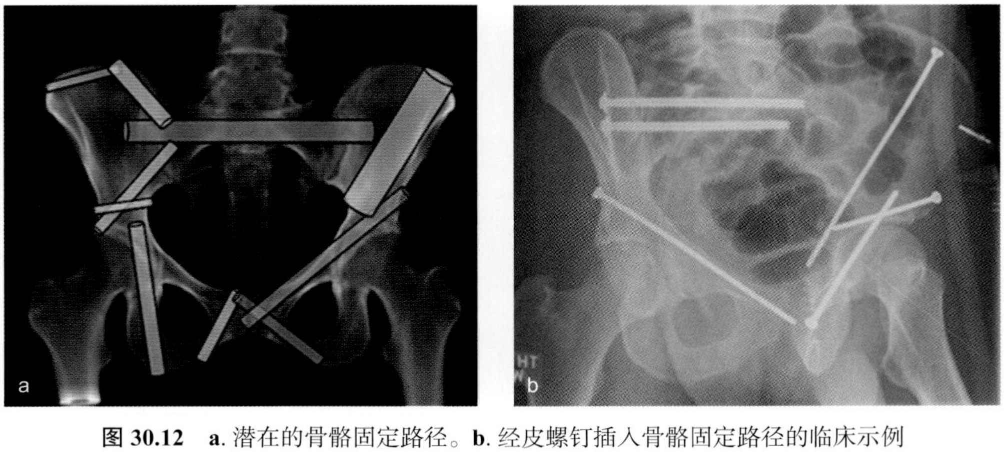

图 30.12　a. 潜在的骨骼固定路径。**b**. 经皮螺钉插入骨骼固定路径的临床示例

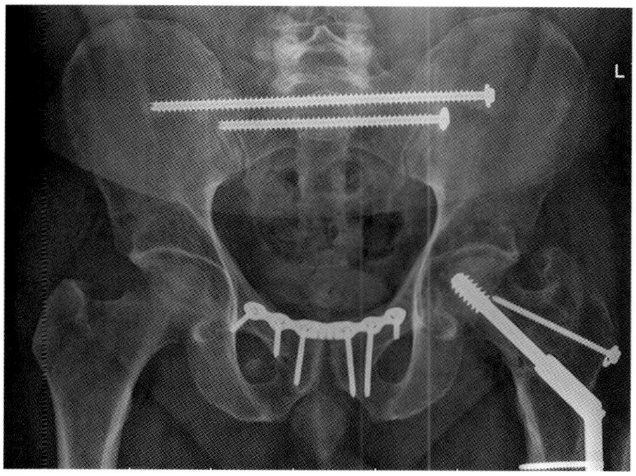

图 30.13 用耻骨联合前钢板和后方经髂、经骶螺钉固定骨盆环损伤后的骨盆前后位 X 线片

（3）用于机械预防的连续加压装置（sequential compression device，SCD）已被证明是有益的。

（4）插入下腔静脉过滤器可能对有药物预防禁忌证的高危患者（如颅外出血、脊髓损伤）有益。

8. 神经系统损伤

（1）可能是牵引腰骶神经丛的结果：彻底检查患者的下肢功能至关重要。

（2）可能是将骶髂螺钉插入骶管内的结果：通过充分了解解剖结构、影像学和手术步骤可以避免（图 30.14）。

H. 康复

1. 立即进行。
2. 负重限制通常由骨盆后环损伤的一侧决定，不稳定后环损伤侧通常 8～12 周不负重，如果是双侧骨盆后环损伤，则只能卧床。

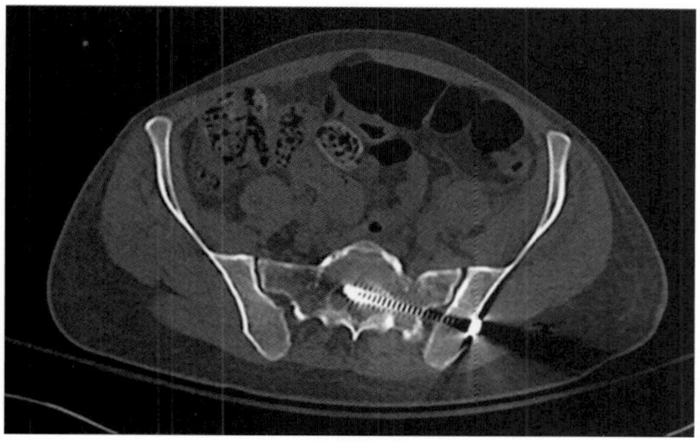

图 30.14 螺钉置入骶管可能是术后神经功能损害的原因

I. 结局

1. 一些研究表明，移位程度可能影响患者的预后，特别是单纯骶髂关节脱位。
2. 恢复工作可能为 40%～100%。
3. 在决定患者预后方面，合并伤可能比骨盆环损伤本身更重要

（1）最重要的因素可能是神经损伤的程度。

（2）神经损伤可能是患者严重残疾的一个原因。

Ⅲ. 儿童患者的特殊注意事项

1. 关于内固定对骨盆发育影响的文献较少。
2. 一般来说，如果损伤类型需要，多数儿童患者的骨量足以使用骶髂螺钉进行固定。
3. 耻骨联合断裂可用骨隧道缝线固定，以避免损伤愈合后需要取出内固定物。
4. 大多数小儿骨盆环损伤可采用保守治疗。
5. 成人的治疗参数可以指导儿科治疗。

推荐阅读

Avilucea FR, Whiting PS, Mir H. Posterior fixation of APC-2 pelvic ring injuries decreases rates of anterior plate failure and malunion. J Bone Joint Surg Am 2016;98(11):944–951

Burgess AR, Eastridge BJ, Young JW, et al. Pelvic ring disruptions: effective classification system and treatment protocols. J Trauma 1990;30(7):848–856

Lybrand K, Bell A, Rodericks D, Templeman D, Tornetta P III. APC injuries with symphyseal fixation: what affects outcome? J Orthop Trauma 2017;31(1):27–30

Pennal GF, Tile M, Waddell JP, Garside H. Pelvic disruption: assessment and classification. Clin Orthop Relat Res 1980(151):12–21

Routt MLC Jr, Nork SE, Mills WJ. Percutaneous fixation of pelvic ring disruptions. Clin Orthop Relat Res 2000(375):15–29

Sagi HC, Coniglione FM, Stanford JH. Examination under anesthetic for occult pelvic ring instability. J Orthop Trauma 2011;25(9):529–536

31 髋臼骨折

Greg E. Gaski
赵虹瑾 译 王 琦 苏博源 校

引言

髋臼骨折是一种复杂损伤，需要对骨盆解剖、潜在骨折类型和患者因素有充分的了解。影像学分型有助于确定最佳的手术入路、复位策略和固定顺序。经皮治疗方法和一期全髋关节置换术正在发展成为特定类型髋臼骨折的治疗选择。

Ⅰ. 术前

A. 病史

1. 年轻患者通常是因高能量机制（机动车事故、摩托车事故、自行车事故、行人撞击、高空坠落）。
2. 老年患者通常为低能量机制（站立跌倒）。
3. 经常发生在多重损伤（头部、颈部、胸部、腹部、腹膜后和相关的肢体损伤）的患者。

B. 体格检查

1. 髋关节旋转疼痛。
2. 髋关节和侧方瘀斑：Morel-Lavallée 损伤。
   （1）因严重创伤造成的闭合性损伤。
   （2）通常伴有骨盆、髋臼和股骨骨折。
   （3）通过将皮肤和皮下组织与底层筋膜分离，会产生一个潜在的空间。这个空间充满了血液和（或）浆液。
   （4）通常在手术治疗相关骨折时清创。
   （5）在非手术骨折治疗的情况下，如果出现感染的征象，需要观察 Morel-Lavallée 损伤，并考虑手术清创。
3. 屈曲、内收和内旋时伴发的髋关节后脱位。
4. 外展、外旋时伴发的髋关节前脱位。
5. 神经性麻痹
   （1）10%～15% 的髋臼后移位骨折会累及坐骨神经，常伴有髋关节后脱位。
   （2）足背伸无力和足背感觉减退表明坐骨神经的腓肠神经分支受损。
   （3）足背伸和跖屈无力，足背和足底感觉减弱，表明坐骨神经的腓肠神经和胫神经分支均受损（隐神经支配的足内侧区域感觉功能良好）。

C. 解剖学

1. 骨骼学（图 31.1a，b）
   （1）Judet 和 Letournel 将髋臼描述为由两列倒 Y 形骨组成。
   （2）前柱由耻骨上支、前壁、骨盆前缘、髂耻隆起、髂前棘（包括髂前下棘和髂前上棘）和髂嵴组成。
   （3）后柱由坐骨结节、坐骨棘、大部分四边体、后壁和坐骨支撑的下侧面（与坐骨切迹相邻）组成。
2. 软组织：盂唇-髋臼周围的纤维软骨环，通过增加表面积和加深关节有助于维持髋关节的稳定性。
3. 血管供应（图 31.2a，b）
   （1）前部
      ① 髂外动脉和静脉。
      ② 闭孔动脉和静脉。
      ③ 髂外动脉和闭孔动脉之间的连接。
   （2）后部
      ① 臀上和臀下动静脉是髂内血管系统的分支，分别从梨状肌上方和下方的坐骨切迹穿出。
      ② 股方肌内旋股内侧动脉升支：股骨头的主要血液供应。

D. 影像学

1. X 线片：骨盆正位和 Judet 位（45°斜位）X 线片
   （1）闭孔斜位：可显示前柱和后壁。

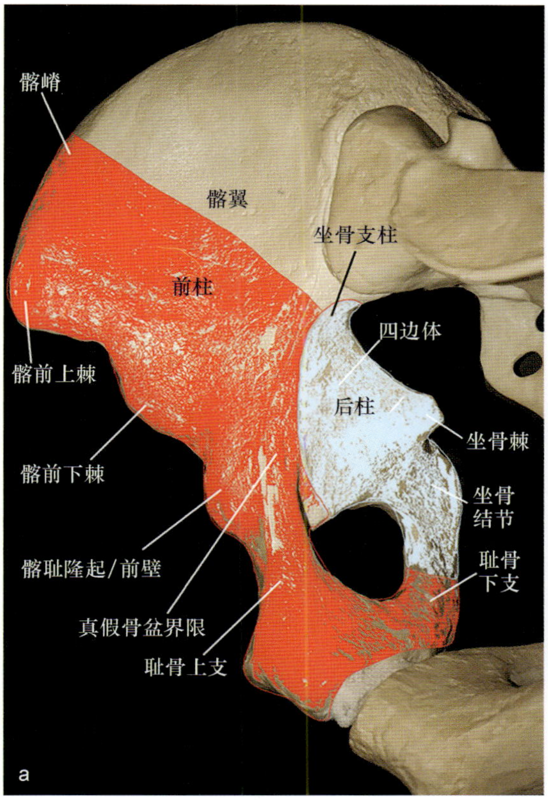

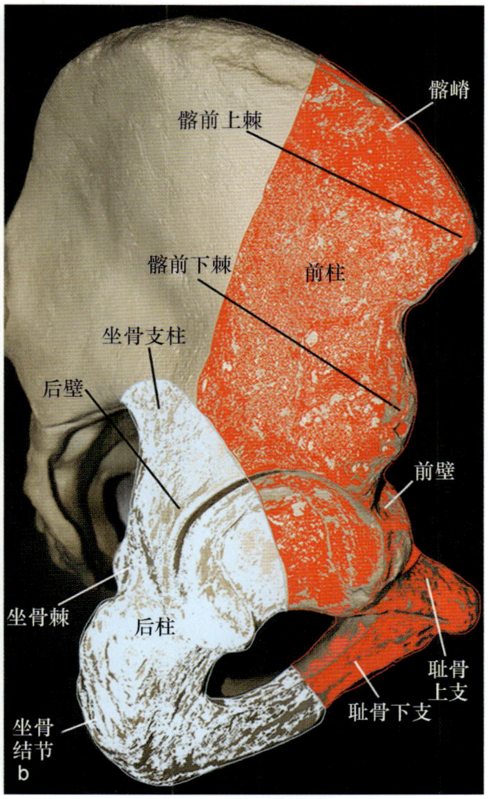

图 31.1　髋臼的骨性结构。从骨盆内（**a**）和骨盆外（**b**）观察髋臼的前柱和后柱

（2）髂骨斜位：可显示后柱和前壁。

2. 经典影像学标志（图 31.3）

（1）髂耻线：前柱。

（2）髂坐线：后柱。

（3）泪滴：髋臼窝和前四边体之间的骨（也被认为是髋臼内侧壁）。

（4）顶部（髋臼上缘）：髋臼穹顶。

（5）前唇：前壁。

（6）后唇：后壁。

3. 顶部弧度测量提供有关断裂稳定性的信息

（1）通过髋臼中心绘制的垂直线。

（2）从髋臼中心到骨折延伸至髋臼的点绘制的第二条线。

（3）在两条线的交点处测量的顶弧角。

（4）在骨盆正位测量内侧骨顶弧角，以评估横向骨折类型。小于 45°的角度意味着不稳定性。

（5）在闭孔斜位片上测量前顶弧角，用于评估前柱骨折。小于 30°的角度可能意味着不稳定。

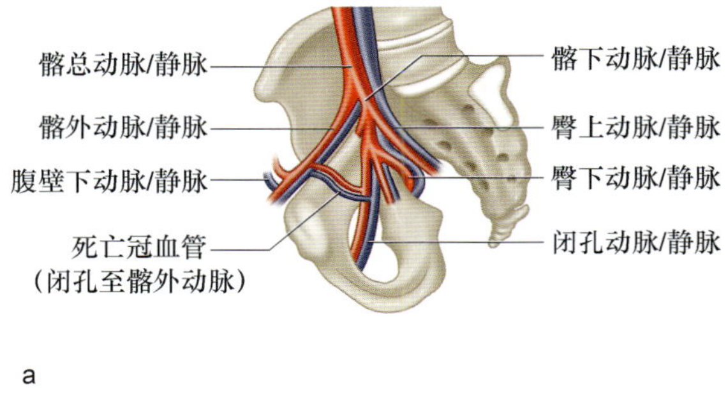

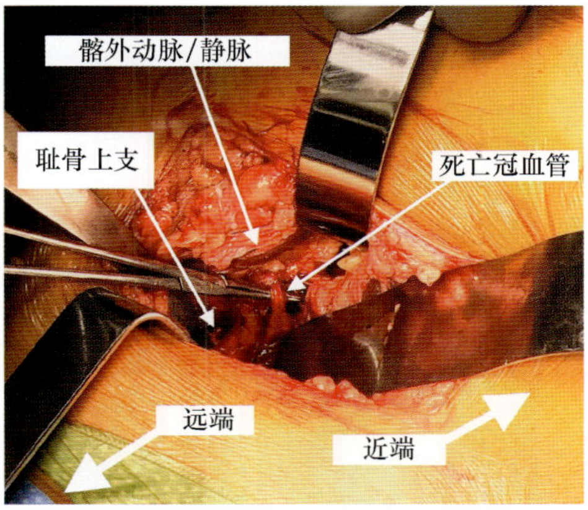

图 31.2　**a**. 骨盆内血管解剖示意图；**b**. "死亡冠血管"的临床照片

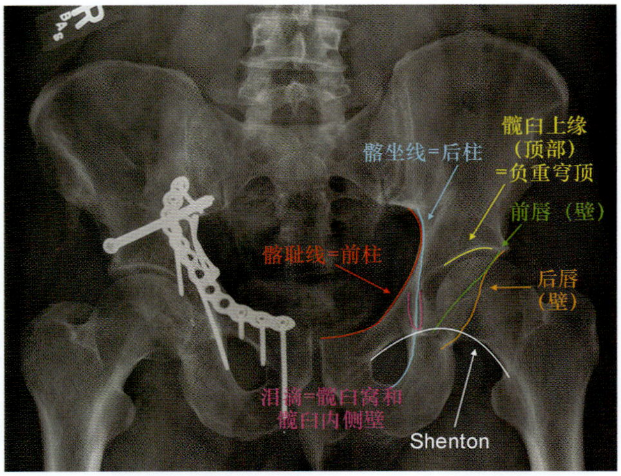

图 31.3 骨盆正位 X 线片及影像学标志和相应解剖结构

（6）在髂骨斜位片上测量后方顶弧角以评估后柱骨折。小于 70°的角度可能意味着不稳定。

（7）Olson 和 Matta 描述的软骨下弧 CT 扫描：髋臼关节面（穹顶）上 10 mm 对应 45°顶弧角测量所包含的区域。

4. 冠状位和矢状位重建的 CT 扫描

（1）通过相应的平移和旋转改进对骨折碎片的移位识别。

（2）精确测量关节位移（毫米）。

（3）关节表面边缘撞击的评估。

（4）关节内骨折碎片的评估。

（5）后壁受累以预测轴向切割时测量的髋关节稳定性：Moed 等的技术——在最大的后壁骨折受累水平，测量骨折的内侧宽度。将该数字除以完整壁 / 髋臼的宽度（图 31.4）。

5. 三维（3D）重建增强了对骨盆和髋臼复杂解剖结构的理解。3D 成像有助于划定骨折线和术前计划。

E. 根据 Letournel 和 Judet 对髋臼骨折的分型

1. 简单类型：单处骨折（图 31.5）

（1）后壁骨折

① 最常见的髋臼骨折类型（20%～30%）。

② 边缘嵌塞常见，在 CT 上最好识别。

③“海鸥征”表示穹顶嵌塞。

（2）后柱骨折：骨折破坏了髂坐线。

（3）前壁骨折

① 罕见。

② 不累及髂耻线（骨盆缘）。

（4）前柱骨折

① 骨折破坏了髂耻线。

② 骨折线退出髂骨的上端点，会影响治疗效果，可称为“退出点”。

- 低：髂前下棘或以下。
- 中间：在髂前下棘和髂前上棘之间。
- 高：沿髂嵴在髂前上棘上方。

（5）横断骨折

① 唯一涉及两柱的简单类型。

② 经臼顶：骨折经髋臼顶部（穹顶）。

③ 臼顶旁：骨折经髋臼窝上部，大部分穹顶完整。

④ 臼顶下：通过髋臼窝的骨折，累及前壁和后壁，但不累及穹顶。

2. 复杂类型（图 31.6）

（1）后柱 / 后壁。

（2）横向 / 后壁。

（3）T 形：横向骨折，垂直骨折，向下进入闭孔（最常见），后下方进入坐骨，或前下方进入耻骨。

（4）前柱或壁 / 后半横断骨折

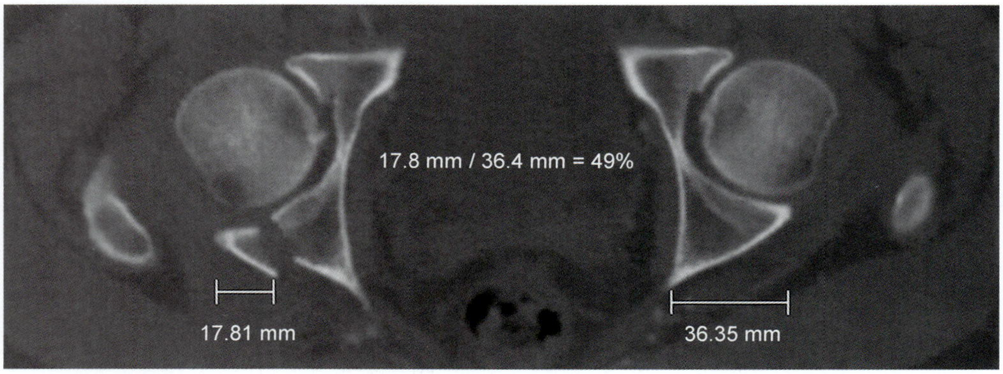

图 31.4 Moed 等的与对侧髋臼完整壁相比，测量后壁骨折累及量（%）的技术

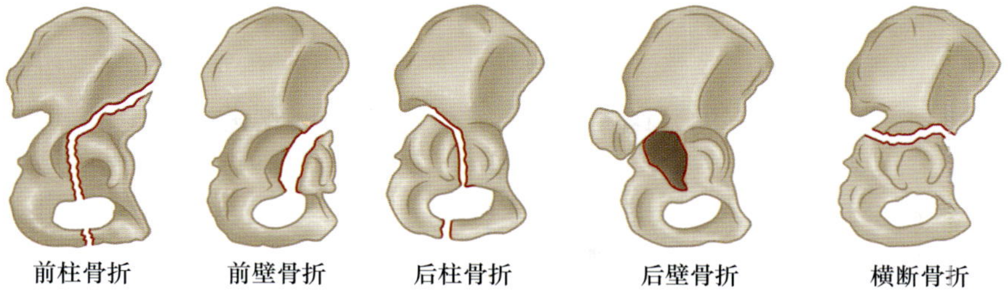

图 31.5 Letournel 和 Judet 的髋臼骨折简单分型

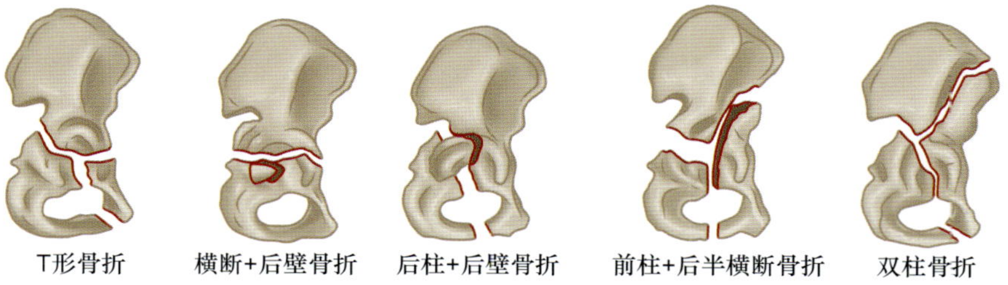

图 31.6 Letournel 和 Judet 的髋臼骨折复杂分型

① 前柱骨折合并从原发前柱骨折后方退出的横行骨折线，有效地将后柱分为上、下两部分。

② 老年患者最常见的骨折类型。

（5）累及两柱

① 关节面没有任何部分与完整的髂骨相连。

② 在闭孔斜位片上看到的“骨刺征”对应于完整的髂骨，是这种骨折类型的特征性表现。

③“继发性匹配”是指尽管与髋骨分离，但股骨头与骨折的髋臼保持一致性。

Ⅱ. 治疗

A. 初步治疗

1. 高级创伤生命支持（ATLS）方案（详见第 9 章“多发伤”），因为大多数髋臼骨折患者多处受伤。
2. 有或无相关胸腹部损伤的血流动力学不稳定患者可能存在需要血管栓塞术的动脉出血
   （1）选择性栓塞优于非选择性栓塞。
   （2）血管栓塞术后接受髋臼骨折切开复位内固定术（ORIF）的患者发生深度感染的风险会增加 5～10 倍。
3. 髋关节脱位急诊复位
   （1）通常于急诊科在有意识的镇痛状态下进行。
   （2）暂时放松（肌松）是必要的。
   （3）如果存在股骨颈骨折，则于急诊科行髋关节复位是禁忌。
   （4）有关其他治疗的详细信息，请参阅第 32 章“髋关节脱位”。
4. 对特定骨折进行骨骼牵引以维持髋关节复位，在最终稳定之前帮助骨折复位，并作为损伤控制措施（出血控制和凝块稳定）。

B. 保守治疗

1. 不涉及负重穹顶的骨折。穹顶通常由 X 线上低于 45° 和（或）CT 上低于 1 cm 的顶弧角度测量值定义（不适用于柱或壁骨折）。
2. 关节位移＜ 2 mm，无髋关节不稳。
3. 复杂双柱骨折的继发性匹配（如上定义）。
4. 在没有不稳定的情况下，壁受累小于 20% 的后壁骨折（Moed 等在上文定义的壁测量技术）
   （1）虽然并不常见，但壁骨折小于 20% 的不稳定报告已有描述。
   （2）麻醉下透视检查仍然是髋部稳定性的最佳决定因素。
   （3）包括 20%～40% 的壁的骨折，在损伤 CT 上具有同心复位，通常使用动态麻醉下检查进行评估。如果情况稳定，可以接受保守治疗。
5. 有广泛合并症的老年患者。

C. 手术治疗

1. 负重区域内骨折移位（≥ 2 mm）。
2. 在临床检查或麻醉下检查中发现不稳定。
3. 髋部不匹配。

4. 位于中央凹上方的关节内碎片。
5. 开放性骨折。

D. 手术时机

1. 通常，当 ORIF 在 2～3 周进行时，可以观察到复位的改善。
2. 通常，在患者生命体征平稳且合适的手术团队已组建完成时进行手术（很少在受伤后超过 1 周）。
3. 与后壁骨折手术较晚（> 24 h）相比，早期（< 24 h）手术未见失血增加。
4. 前入路固定的时间存在争议。一些外科医生主张等待 2～3 天，让血凝块稳定下来，以尽量减少失血量，但最近的数据表明，在受伤后 48 h 之内或之后进行 ORIF 没有区别。

E. 手术方法

1. 髂腹股沟入路（前部，图 31.7）
（1）三个窗口：内侧、中间和外侧。
（2）从联合中线近端向髂前上棘和髂嵴外侧的曲线切口。
（3）外侧窗：从髂前上棘沿髂嵴向后切开外斜肌和阔筋膜张肌之间的筋膜。在髂腰肌下方继续沿着骨盆内侧壁进行解剖。
（4）中间窗：将腹股沟韧带的顶部切向浅层腹股沟环。接下来，切开髂耻筋膜并在内侧髂外血管和外侧髂腰肌（股神经）之间操作。
（5）内侧窗：识别和保护精索或圆韧带。腹直肌作为内侧边界。可以在两个直肌头之间继续解剖（见下文骨盆前入路）。
2. 骨盆前入路（改良 Stoppa 入路，图 31.8）
（1）需要和不需要外侧窗口（见上文）。
（2）Pfannenstiel 切口位于耻骨上方 2～3 cm 处。切开腹直肌头，部分或完全掀起骨折同侧的腹直肌头。
（3）沿耻骨上支操作，缩回并保护膀胱，识别并结扎死亡冠（图 31.2）。
（4）沿着骨盆边缘继续向后剥离骨膜。在真骨盆下方和假骨盆上方暴露髂骨上的四边体。
3. Kocher-Langenbeck 入路（臀部，图 31.9a，b）：
（1）可侧卧位或俯卧位手术。
（2）俯卧位有利于复位横向骨折，可降低坐骨神经麻痹的风险。保持髋部伸展和膝关节屈曲以放松坐骨神经。
（3）沿股骨近端后外侧缘切开至大粗隆，弯曲至髂后上棘。
（4）浅表解剖：切开髂胫束远端和臀大肌近端，与其纤维一致。
（5）深层解剖：向前回拉臀中肌，识别并结扎股骨附近附着的短外旋肌。
① 梨状肌可追溯到坐骨大切迹。85% 的患者坐骨神经位于梨状肌前，5%～10% 的患者坐骨神经穿过梨状肌，2%～5% 的患者坐骨神经位于梨状肌后。
② 闭孔内肌肌腱，上孖肌和下孖肌。这些可

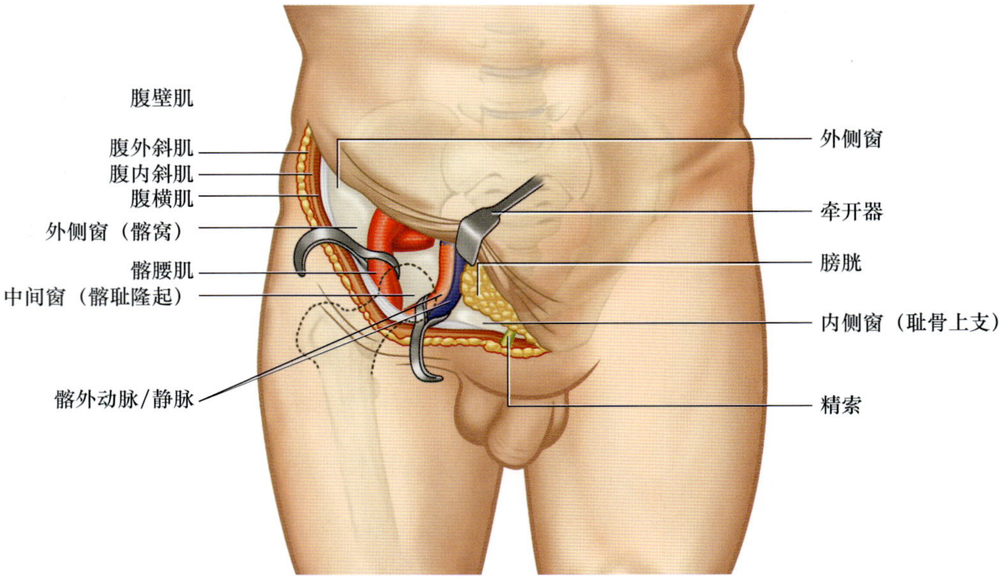

图 31.7 髂腹股沟入路“三个窗口”：外侧、中间和内侧

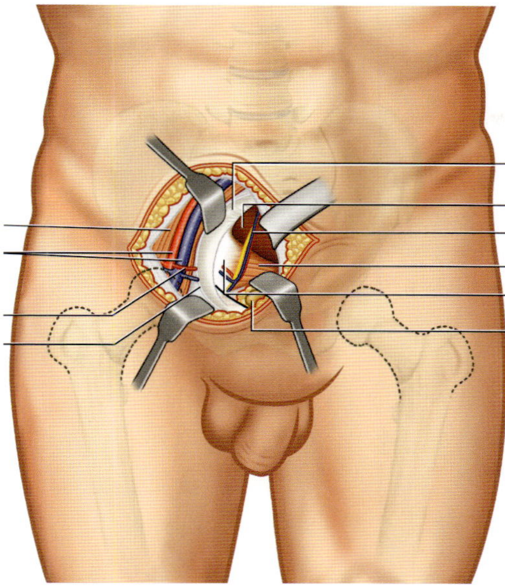

图 31.8 骨盆前入路（“Stoppa 窗口”）

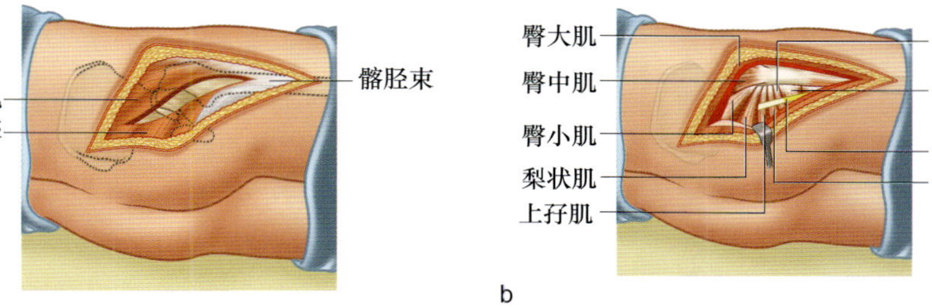

图 31.9 Kocher-Langenbeck 入路显示浅表解剖（**a**）和深层解剖（**b**）

以追溯到坐骨小切迹。闭孔内肌肌腱的缩回通常保护坐骨神经（坐骨神经位于闭孔内肌后方）。

4. 髂股延伸入路

（1）感染和异位骨化（高达 50%）风险最高。

（2）很少使用。

（3）当骨折时间超过 3 周时考虑采用这种方法。

5. 前后联合入路。

6. 经皮方法

（1）微创或非移位性骨折，以防止移位和（或）促进早期负重。

（2）伴有广泛合并症的老年患者，预示开放入路并发症风险增加。手术的目的是稳定潜在的非解剖位置。

F. 复位和固定技术

1. 壁骨折

（1）消除边缘嵌塞，用同种异体移植填补空隙。

（2）小号拉力螺钉和支撑钢板固定，通常使用小号骨盆重建钢板。

（3）在使用支撑板之前，用弹簧板（1/3 管状板）固定不适用拉力螺钉的外周壁骨折（图 13.10 a，b）。

2. 单柱骨折：小号拉力螺钉加重建支撑钢板固定。

3. 双柱骨折

（1）直接复位和小号内固定物固定一柱 / 壁，然后间接复位和固定另一柱。

（2）除此之外，骨盆前入路（改良 Stoppa 入路）可直接至前柱和部分后柱骨折部位进行复位和固定。

（3）空心螺钉固定（4.0～7.3 mm）。

（4）预塑形钢板最近已发展到跨越双柱和支撑四边体（图 31.3）。

G. 全髋关节置换

1. 适应证存在争议。

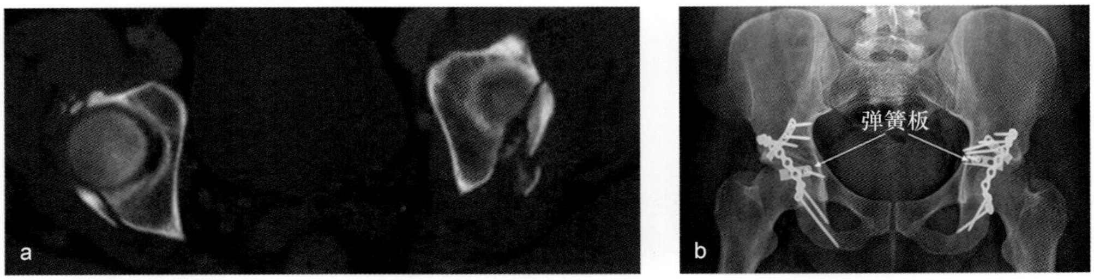

图 31.10　a. CT 扫描轴切面可见双侧髋臼后壁骨折；**b**. 双侧后壁骨折切开复位内固定术后的骨盆前后位片，每侧均使用了一块支撑板和两块弹簧板

2. 对于病情稳定且骨折特征与创伤性关节炎风险增加有关的患者，应考虑进行 ORIF 和急性期全髋关节置换。
   （1）后壁粉碎性骨折。
   （2）边缘撞击。
   （3）后壁骨折合并髋关节脱位和股骨头骨折。
   （4）潜在骨质减少伴粉碎性骨折。
3. 通过 ORIF 获得稳定的关键：传统重建接骨板和（或）髋臼杯。
4. 考虑多个髋臼杯螺钉以增强稳定性。

H. 并发症

1. 感染
   （1）2%～15%。
   （2）危险因素
      ① 多发伤患者。
      ② 既往栓塞（高达 60%）。
      ③ 合并症，包括糖尿病、肾疾病、肝疾病。
      ④ 存在 Morel-Lavallée 损伤。
      ⑤ 吸烟。
      ⑥ 病态肥胖。
2. 创伤后骨关节炎
   （1）在所有患者中，有 20% 的患者在 ORIF 术后需要转全髋关节置换术。
   （2）30% 的 65 岁以上老年患者在 ORIF 后转为全髋关节置换术。
   （3）与复位质量直接相关（术后复位不良≥ 2 mm 时，创伤后骨关节炎风险增加）。
   （4）危险因素：壁粉碎、股骨头骨折 / 软骨损伤、复杂骨折类型、年龄＞ 40 岁。
3. 骨折不愈合：少见。
4. 贫血
   （1）髋臼手术后大量失血需要输血常见。
   （2）回收式自体输血在前路手术比后路手术更有用。
   （3）氨甲环酸已被证明可减少髋臼手术后的失血量和输血率。
5. 深静脉血栓形成
   （1）当最初没有处方药物预防时，深静脉血栓形成的风险高达 40%～50%。
   （2）有争议的药物预防类型（低分子肝素、阿司匹林、华法林）。
   （3）连续加压装置的机械预防已被证明是有益的。
   （4）考虑在不能进行药物预防的高危患者（如颅内 / 外出血、脊髓损伤）中使用下腔静脉滤器。
6. 神经损伤
   （1）后入路
      ① 后入路时有损伤坐骨神经的危险（高达 10%）。
      ② 臀上神经和臀下神经在后方入路（坐骨切迹出口）时有损伤风险。
   （2）前入路
      ① 前（腹股沟）入路有损伤股神经的风险（通常归因于牵引）。
      ② 股外侧皮神经在前入路手术中有损伤风险。
      ③ 骨盆前入路有损伤闭孔神经的风险。
      ④ 阴部神经（牵引损伤）。
7. 血管损伤
   （1）后入路
      ① 臀上和臀下血管在后入路中有损伤风险。
      ② 旋股内侧动脉在后入路的尾侧剥离中有损伤风险。
   （2）前入路
      ① 髂外血管在前入路手术中有撕裂和血栓形成的危险。
      ② 骨盆前入路有闭孔血管损伤风险。
      ③ 在前入路手术中存在“死亡冠”损伤的风险。
8. 缺血性坏死
   （1）5% 的风险。

（2）合并髋关节脱位和股骨头骨折的风险更大。

9. 异位骨化

（1）在髂股延伸入路中很常见。

（2）常见于后入路：15%～60%。

（3）后入路或延伸入路的异位骨化预防方法存在争议

① 72 h 内一次性给予放射治疗已被证明可减少 HO。

② 非甾体抗炎药是 XRT 的替代品。吲哚美辛已被证明增加髋臼骨不连和伴随的长骨骨不连的风险，而没有显著降低症状性异位骨化的风险。

I. 康复

1. 立即开始。
2. 限制负重 8～12 周。
3. 有髋关节后部不稳定病史的后入路患者的预防措施（有争议）。

J. 结局

1. 多项研究表明，复位质量直接影响影像学和功能预后。
2. 髋臼 ORIF 的目标是小于 2 mm。
3. 所有接受 ORIF 治疗的患者 20 年后的存活率为 75%～80%。
4. 后壁骨折预后最差。再次手术和创伤性骨关节炎的危险因素包括：

（1）粉碎性。

（2）高龄（60 岁以上）。

（3）边缘撞击。

（4）股骨头受累。

Ⅲ. 儿科患者的特殊考虑

1. 骨盆 Y 形软骨在女孩 12 岁时、男孩 14 岁时闭合。
2. 与成人相似的分型和治疗。
3. 创伤后髋关节发育不良可能表现为一种不常见的晚期并发症。它会导致髋臼浅后倾。

总结

髋臼骨折是一种复杂的损伤，常伴有多发伤。仔细的神经系统检查可以发现功能缺陷，特别是髋关节后壁骨折脱位后坐骨神经功能障碍。X 线片和 CT 扫描与重建图像（包括 3D）的批判性分析有助于治疗决策、手术入路的选择以及复位策略的术前计划和内固定物选择。手术治疗的经典适应证包括：髋关节不稳定、负重穹顶内关节移位＞ 2 mm、髋关节不匹配和残留关节内骨碎片。创伤后关节炎仍然是 20%～30% 髋臼骨折患者的常见并发症。初次全髋关节置换术的作用尚未明确，但越来越多地用于具有不利骨折特征（如后壁嵌塞、后壁粉碎和股骨头受累）的老年患者。

推荐阅读

Cole JD, Bolhofner BR. Acetabular fracture fixation via a modified Stoppa limited intrapelvic approach. Description of operative technique and preliminary treatment results. Clin Orthop Relat Res 1994(305):112–123

Firoozabadi R, Swenson A, Kleweno C, Routt MC. Cell saver use in acetabular surgery: does approach matter? J Orthop Trauma 2015;29(8):349–353

Judet R, Judet J, Letournel E. Fractures of the acetabulum: classification and surgical approaches for open reduction. Preliminary report. J Bone Joint Surg Am 1964;46:1615–1646

Letournel E. Acetabulum fractures: classification and management. Clin Orthop Relat Res 1980(151):81–106

Manson TT, Perdue PW, Pollak AN, O'Toole RV. Embolization of pelvic arterial injury is a risk factor for deep infection after acetabular fracture surgery. J Orthop Trauma 2013;27(1):11–15

Matta JM, Merritt PO. Displaced acetabular fractures. Clin Orthop Relat Res 1988(230):83–97

Moed BR, Ajibade DA, Israel H. Computed tomography as a predictor of hip stability status in posterior wall fractures of the acetabulum. J Orthop Trauma 2009;23(1):7–15

O'Toole RV, Hui E, Chandra A, Nascone JW. How often does open reduction and internal fixation of geriatric acetabular fractures lead to hip arthroplasty? J Orthop Trauma 2014;28(3):148–153

Sagi HC, Jordan CJ, Barei DP, Serrano-Riera R, Steverson B. Indomethacin prophylaxis for heterotopic ossification after acetabular fracture surgery increases the risk for nonunion of the posterior wall. J Orthop Trauma 2014;28(7):377–383

Tannast M, Najibi S, Matta JM. Two to twenty-year survivorship of the hip in 810 patients with operatively treated acetabular fractures. J Bone Joint Surg Am 2012;94(17):1559–1567

Tornetta P III. Non-operative management of acetabular fractures. The use of dynamic stress views. J Bone Joint Surg Br 1999;81(1):67–70

32 髋关节脱位

Elizabeth P. Davis，Joshua L. Gary
赵虹瑾 译 王 琦 苏博源 校

引言

1. 罕见损伤，通常需要高能量机制
   90%～95% 的患者合并有其他损伤。
2. 四种脱位——后脱位、前脱位、闭孔脱位和内侧脱位
   （1）90% 为后脱位，10% 为前脱位，< 1% 为闭孔脱位。
   （2）通过髋臼窝的内侧脱位见于复杂的髋臼骨折或严重的类风湿关节炎。
3. 及时复位对减小缺血性坏死风险和保持髋关节功能至关重要。
4. 治疗的首要目标是获得紧急同心复位，保持稳定。
5. 髋关节脱位常与股骨头、髋臼和股骨颈骨折有关。任何损伤均可导致部分或全层软骨分层，伴或不伴股骨头嵌塞。

关键词：髋关节脱位，骨科创伤，解剖，影像学，术前评估，治疗

Ⅰ. 术前

A. 病史和体格检查

1. 警觉的患者会有明显的不适，通常会拒绝移动受伤的肢体，并可能抱怨患肢麻木。
2. 患者可能有“分散注意力的伤害”，而且可能是习惯性损伤。
3. 外伤性髋关节脱位患者需要进行创伤手术评估。高级创伤生命支持（ATLS）方案确保这些患者的全面和完整的检查。
4. 观察患肢的位置。
   （1）后脱位：髋关节将保持屈曲、内旋和内收。也可能短于健侧肢体（图 32.1，左髋）。
   （2）“不可复位”的后路骨折-脱位：髋关节将保持屈曲、内收和中立位旋转。
   （3）闭孔脱位：髋关节将保持伸展、外旋和显著外展（图 32.1，右髋）。它是前脱位的一种变异，其中股骨头位于下方，而不是上方（见于耻骨支脱位）。
   （4）前脱位：髋关节轻度屈曲、外旋和外展。（图 32.2）。
   （5）内侧骨折脱位（前突）：肢体会缩短并伴有一些外展。
5. 体格检查必须包括整个受影响的下肢，从骨盆和髋关节到足。
6. 如果可能，在任何复位尝试之前，记录详细的神经血管检查非常重要。
   （1）坐骨神经最常受累。腓神经分支比胫神经分支更易受影响。
   （2）复位前后应记录下肢神经功能。
7. 膝关节韧带损伤、股骨远端骨折和髌骨骨折与仪表盘损伤和髋关节后脱位相关。

B. 解剖学

1. 髋关节由骨盆、髋臼和股骨头组成。
   （1）髋臼是由髂骨、坐骨和耻骨汇合形成的关节面。

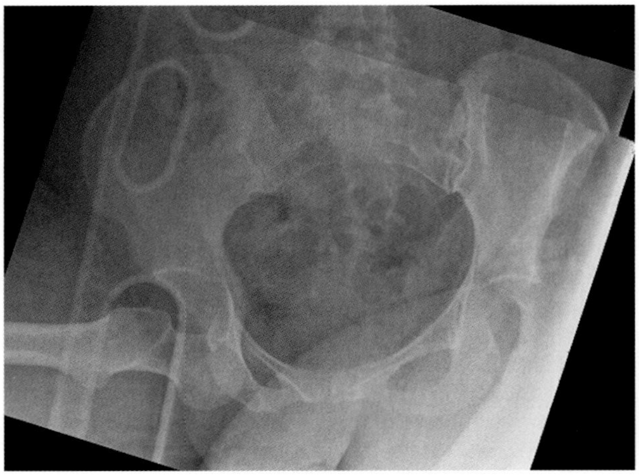

图 32.1 骨盆正位 X 线片显示右侧闭孔髋关节脱位和左侧髋关节后脱位

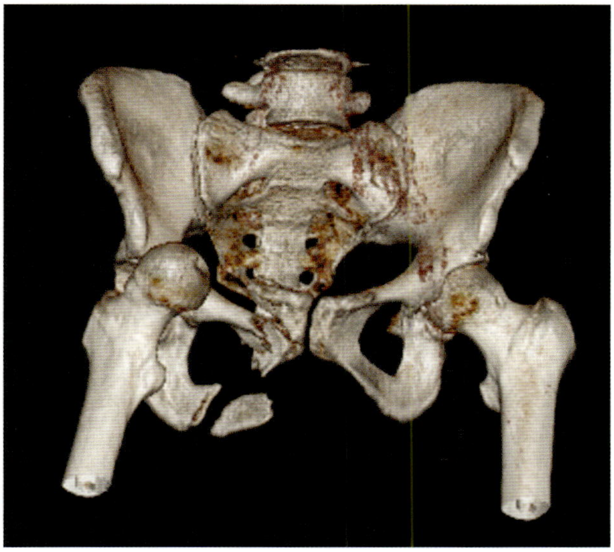

图 32.2 髋关节前脱位的 CT 三维重建

（2）股骨头与髋臼相连，并通过圆韧带与髋臼窝相连。

2. 由于髋臼和盂唇的深度、股骨头相对于股骨颈的直径、关节囊和周围强大的软组织，髋关节天生是稳定的。关节囊很厚，由从骨盆延伸到股骨的韧带汇合形成，包括髂股韧带、坐骨股韧带和耻股韧带（图 32.3）。
3. 血液供应主要来自旋股内侧动脉升支。外侧骨骺血管进入股骨颈的头部和后部（见第 33 章“股骨颈和股骨头骨折”，图 33.1）。
4. 大约 50% 的股骨头被骨性髋臼和盂唇覆盖

（1）股骨头前倾相对于股骨髁平均 10°～15°。

（2）前倾减少易发生后脱位——髋臼发育不良，股骨后倾，交叉征。

5. 软组织，包括梨状肌肌腱、髂腰肌肌腱或移位的骨折碎片可能阻碍闭合复位。

C. 影像学

1. 平片分析

（1）骨盆前后位是诊断脱位和确认复位的关键。

（2）系统性评估是最重要的——关节间隙和股骨头应对称，Shenton 线完整，旋转通过大粗隆和小粗隆评估。

2. CT

（1）除非无法复位，否则成功复位后行 CT 检查。

（2）通过骨盆的 2 mm 切片可以加强对骨解剖的评估。

（3）CT 扫描可以识别关节内骨碎片、股骨头骨软骨病变、骨折移位和髋臼损伤的细节。

（4）三维 CT 扫描在髋臼骨折脱位的术前规划中是一个有用的辅助工具。

D. 分型

根据远端节段相对于髋臼的位置进行解剖分型（参见本章的“引言”部分）。其他先前描述的系统并不常用。

Ⅱ. 治疗

A. 初步治疗

1. 评估

（1）生命、肢体，然后是功能。

（2）髋关节脱位是骨科急症，需要及时注意。6 h 内复位可降低股骨头坏死的风险。

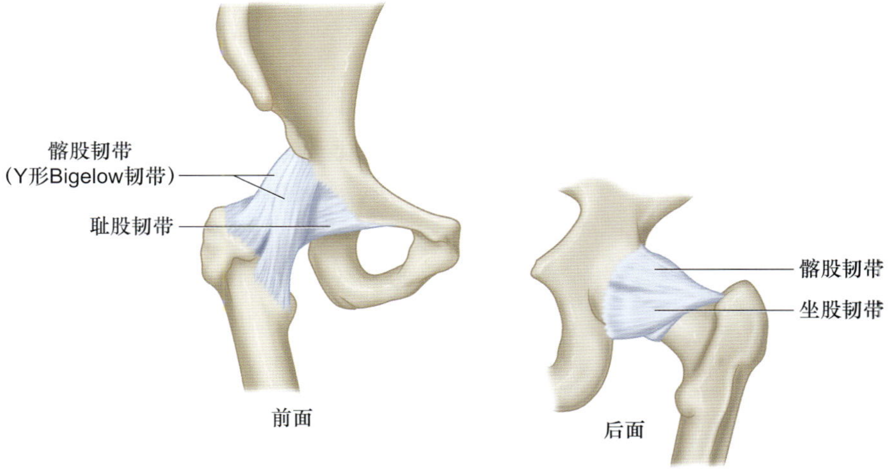

图 32.3 髋关节周围韧带

① 时间是有争议的，但一般认为髋部越早安全复位越好。

② 对于大多数患者来说，在急诊室复位需要深度意识镇静，而在手术室则需要麻醉。

③ 在骨骼牵引中放置肢体可能是必要的，以防止不稳定的髋关节再次脱位，特别是与髋臼骨折相关的后脱位。

（3）如果急诊科不能进行闭式复位，应将患者送往手术室进行闭式复位术或切开复位。

2. 复位技术

（1）无论哪种类型，多数脱臼都可以在仰卧位进行复位。像所有的复位一样，重复畸形，然后采取逆损伤机制的手法，可以成功复位。在镇静之前，应该根据脱臼的方向来进行复位前的规划。

（2）后脱位的操作方法

① Allis 手法需要顺畸形进行牵引，由一名或两名助手在骨盆的双侧髂前上棘由上向下用力以稳定骨盆，并缓慢屈曲和内收髋关节（图 32.4）。

② 外侧牵引法利用包裹在大腿内侧近端的薄板，辅助外侧牵拉股骨头以清理髋臼（图 32.5）。

3. 复位后

（1）拍摄骨盆前后位以证实同心复位。通常进行 CT 扫描以排除游离体（比平片更敏感）。请注意，在闭合复位前，CT 扫描通常是没有帮助的。

（2）重复神经血管检查。

（3）髋关节复位后，在患者仍处于镇静状态下进行稳定性检查。

① 在中立位旋转和外展 / 内收时屈髋至 90°，

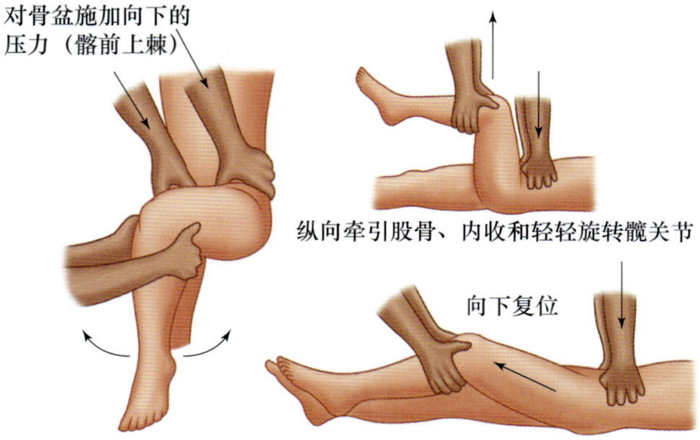

图 32.4 Allis 复位手法

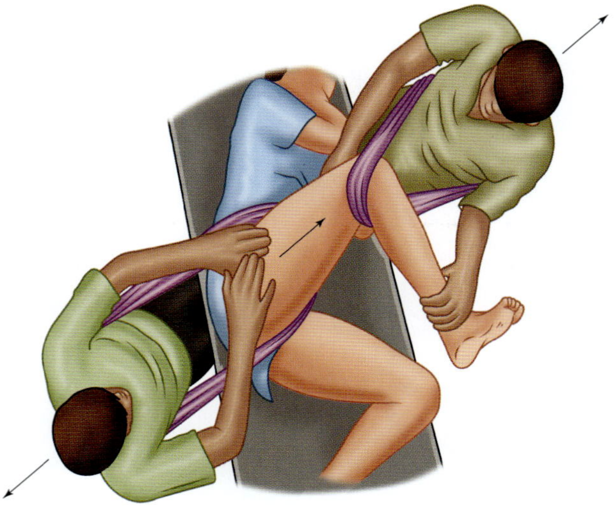

图 32.5 外侧牵引髋关节复位手法

施加后力。如果发生半脱位，该患者可能需要手术稳定。这是主观的，因为施加的力在临床医生和最有经验的外科团队成员之间是不同的。

② 如果有明确的手术指征，则不需要。

B. 最终治疗

治疗的目标很简单：获得稳定的髋部同心复位。达到这些目标的治疗方法可能很简单，也可能很复杂。

1. 单纯脱位

（1）脱位闭合复位成功：髋关节脱位不伴有骨折、同心复位、应力测试稳定者，可采取保守治疗，无需手术干预。关节镜检查的作用是有争议的。根据医疗机构的专业偏好和医疗优势，负重为耐受后立即或 4～6 周着地负重，并采取脱位预防措施。

（2）不可复位脱位：髋关节不可复位且不伴有骨折，可能存在软组织卡压，阻止了股骨头在髋臼下复位。

① 必须进行紧急切开复位。后入路用于后脱位，Smith-Peterson 入路用于前方或闭孔脱位。

② 切开复位后应进行稳定性检查。

2. 骨折脱位

（1）骨折脱位需要术前计划。

（2）髋臼或股骨头骨折脱位可能需要切开复位和内固定以恢复一致性和稳定性。

（3）伴有股骨颈骨折的脱位需要先进行股骨颈骨折的开放复位和内固定，然后再进行髋关节复位。经后路股骨颈骨折切开复位的情况很少见。考虑到缺血性坏死的高发生率，患者因素可能表明患者需要进行全髋关节置换术。

（4）据报道，股骨颈骨折合并股骨头骨折有高达 100% 的缺血性坏死发生率，对于老年人和低需求患者应考虑全髋关节置换术。

（5）在髋臼窝的非承重部分有小骨碎片是可以接受的。

C. 手术方法

1. 前入路（见第 33 章“股骨颈和股骨头骨折”，图 33.7）。

Smith-Petersen 入路：患者仰卧在可透射线的骨科手术床上。

① 切口从髂嵴开始，经髂前上棘后向下弯曲。

② 浅层手术间隙位于缝匠肌（股神经）和阔筋膜张肌（臀上神经）之间。深间隙位于臀中肌（臀上神经）和股直肌（股神经）之间。

2. 后入路（见第 31 章“髋臼骨折”，图 31.9）

（1）Kocher-Langenbeck 入路：将患者置于侧位或俯卧位。术中髋部伸展和膝关节屈曲可降低坐骨神经的张力。

① 臀大肌劈开。

② 必须识别并保护坐骨神经。一些人主张对神经失用患者进行神经松解。

③ 股骨头的血液供应在股方肌前，必须保持其不受影响。

（2）大粗隆 Digastric 截骨术联合前方外科脱位是后入路手术的扩展（图 32.6a，b）。

① 侧卧位与俯卧位不同。

② 从臀中肌止点和股外侧肌起点的后缘约 1 cm 厚的地方行大粗隆截骨术，保留并解剖肌腹。

③ 可以直接观察到股骨头前脱位。

D. 并发症

1. 缺血性坏死

（1）髋关节创伤性脱位后的发生率从 1%～2% 到 15%～17% 不等。

（2）髋关节脱位时间越长，缺血性坏死的风险越高。

2. 复发性不稳定和移位

（1）由于未能重建稳定的同心复位。

（2）股骨前倾缩小。

（3）髋臼的向后屈曲。

（4）后壁骨折（特别是髋臼和周围骨折）固定不充分。

3. 创伤后关节炎

（1）髋关节脱位最常见的并发症。可能在脱位后立即出现软骨缺损。

（2）关节不稳定将导致关节炎进展更快。

4. 感染

（1）手术时间越长，显露范围越广，感染的风险越高。

（2）开放手术应在围手术期给予抗生素治疗。

5. 坐骨神经麻痹

（1）如果闭合复位后检查发现症状和（或）体

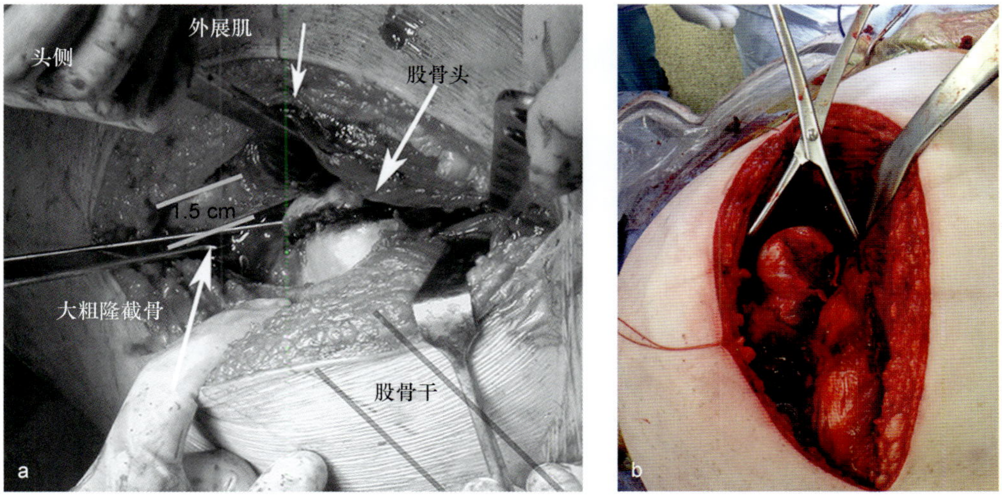

图 32.6　大粗隆 Digastric 截骨术和髋关节外科脱位（a）及初始股骨头骨折复位（b）

征，考虑手术探查。

（2）如果最初评估存在神经损伤，可考虑后方开放入路进行神经松解。

（3）瘢痕形成、血肿、异位骨化导致坐骨神经迟发性麻痹。

（4）大多数患者在受伤后 18～30 个月康复。持续康复和使用支具来预防马蹄足畸形很重要。

6. 异位骨化

（1）多见于骨折脱位。

（2）单剂量放射治疗有效，有一种罕见的延迟性肉瘤相关风险。抗炎药物使用是有争议的，可能不能有效预防症状性异位骨化。

（3）术中尽量清除所有失活的肌肉。预防性切除臀肌上束下的臀小肌及上、下孖肌，无功能性后遗症。

E. 康复

髋关节预防措施主要是防止再发脱位：

（1）髋关节屈曲、内收和内旋有复发后脱位的风险。后脱位预防措施——髋关节屈曲角度不超过 90°，内旋角度不超过 10°，禁止内收。

（2）伸直和外旋有复发前脱位的风险。注意事项是髋关节不能过伸、不能外旋、不能外展超过 30°。

（3）可以使用外展垫枕或支架和膝关节固定支具。

F. 结局

1. 没有发生缺血性坏死、创伤后关节炎或感染的患者一般结局良好。
2. 髋关节后脱位导致缺血性坏死的风险高达 20%，创伤后关节炎的风险高达 25%。
3. 闭孔脱位常与软骨损失或股骨头承重部位嵌顿有关，可能有早期功能受限。

Ⅲ. 儿童和老年患者的特殊注意事项

A. 儿童患者

1. 儿童髋关节脱位非常罕见，但发生时，通常是单纯的脱位而无髋关节骨折。治疗原则与成人相同。
2. MRI 推荐用于复位后评估后壁骨折。骨折内固定患者的髋臼周围区域没有钙化，无法通过 X 线平片或 CT 评估。

B. 老年患者

人工髋关节假体脱位

（1）这些患者需要复位，但是其紧迫性并不像原生髋关节复位那么急切。复发性假体脱位可能需要关节置换翻修术。

（2）评估假体、稳定性、限制性衬垫和骨质量。

（3）如果在急诊室不能进行闭合复位，则在手术室进行复位。

总结

外伤性髋关节脱位是一种罕见的损伤，大多数发生在高能量损伤机制后。及时复位仍然是治疗原生髋关节脱位的主要方法，以降低缺血性坏死的风险。通过足够的镇静仍不能闭合复位者则需要急诊切开复位。这些患者合并损伤的发生率很高，需要从高级创伤生命支持策略开始进行细致的评估。体格检查可以在骨盆前后位放射检查前提醒医生骨盆脱位。高级影像学检查应保留以用于复位后评估伴随的骨折及关节内的骨软骨碎片。相关的并发症包括股骨头缺血性坏死、复发性不稳定、髋臼和盂唇损伤、异位骨化和创伤性关节炎，应在治疗过程中早期与患者沟通。

推荐阅读

Blanchard C, Kushare I, Boyles A, Mundy A, Beebe AC, Klingele KE. Traumatic, posterior pediatric hip dislocations with associated posterior labrum osteochondral avulsion: recognizing the acetabular “Fleck” sign. J Pediatr Orthop 2016;36(6):602–607

Foulk DM, Mullis BH. Hip dislocation: evaluation and management. J Am Acad Orthop Surg 2010;18(4):199–209

Kellam P, Ostrum RF. Systematic review and meta-analysis of avascular necrosis and post-traumatic arthritis after traumatic hip dislocation. J Orthop Trauma 2016;30(1):10–16

Mehta S, Routt ML Jr. Irreducible fracture-dislocations of the femoral head without posterior wall acetabular fractures. J Orthop Trauma 2008;22(10):686–692

Thompson VP, Epstein HC. Traumatic dislocation of the hip; a survey of two hundred and four cases covering a period of twenty-one years. J Bone Joint Surg Am 1951;33-A(3):746–778, passim

Upadhyay SS, Moulton A. The long-term results of traumatic posterior dislocation of the hip.J Bone Joint Surg Br 1981;63B(4):548–551

33 股骨颈和股骨头骨折

Thuan V. Ly，Christopher B. Sugalski
王　琦　译　苏博源　李具宝　校

引言

股骨头骨折常伴有髋关节后脱位。解剖复位和修复对良好的愈合至关重要。股骨颈骨折发病年龄呈双峰分布。对于青壮年移位的股骨颈骨折，建议切开复位内固定。老年患者移位的股骨颈骨折最好采用半髋或全髋关节置换术（图 33.1）。

股骨颈骨折

Ⅰ. 术前

A. 病史和体格检查

1. 发病年龄双峰分布
（1）年轻患者：通常是高能量损伤。
（2）老年患者：通常是低能量损伤，通常是跌倒。
2. 术前功能活动水平，在评估老年人骨折时尤为重要。
3. 既往存在髋关节疼痛可能与病理性骨折或长期髋关节炎相关，需要活检或全髋关节置换术。
4. 与适当的医疗团队配合完成病史采集和体格检查，尤其是有其他内科合并症的老年患者。
5. 高能量损伤需要高度怀疑合并股骨头和股骨颈损伤、胸部和腹部损伤以及并存的四肢损伤。
6. 身体虚弱的老年患者可能会遭受并存的损伤，如颈椎和肋骨骨折，这会对治疗结果产生不利影响。

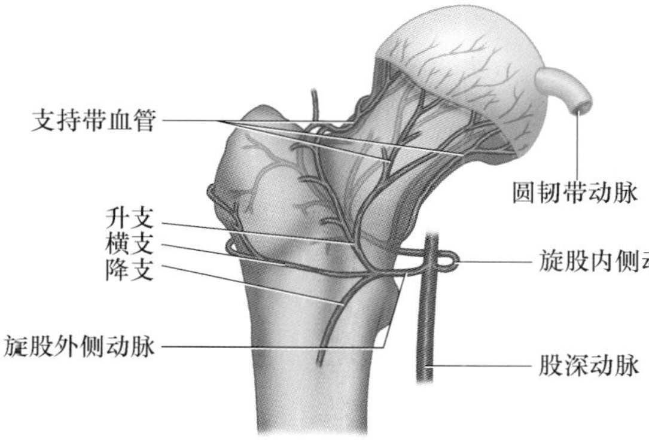

图 33.1　股骨头和股骨颈的血供

7. 在移位的骨折中，患肢短缩并外旋。
8. 必须对所有肢体进行全面的神经血管检查，并对所有关节进行触诊和活动范围检查。

B. 解剖

1. 股骨颈颈干角约为 130°，前倾角 10°。
2. 通常股骨头直径为 40～60 mm，有 3～4 mm 的透明软骨。
3. 股骨头颈部血供（图 33.1）主要来源于旋股内侧动脉分支，其次来源于旋股外侧动脉和圆韧带动脉。支持动脉起源于旋股内侧动脉的终末分支，为股骨头的承重部分提供重要的血液供应。
4. 股骨距是沿颈部后内侧的一个坚固的骨支柱。
5. 大粗隆是髋关节外展肌肉（臀中肌和臀小肌）的附着点。
6. 髂腰肌止于小粗隆。
7. 股骨颈和股骨头被髂股韧带、坐股韧带和耻股韧带组成的厚厚的关节囊包裹（见第 32 章“髋关节脱位”，图 32.3）。
8. 环形纤维软骨盂唇的存在增加了髋臼关节的包容性。

C. 影像学

1. X 线片应包括骨盆正位、髋关节正位和侧位，以充分显示骨折形态。
2. 如果很难区分股骨粗隆间骨折和股骨颈骨折，则可能需要额外的影像学检查——可以完善内旋时的前后位牵引 X 线片或 CT，以进一步对骨折类型进行分型。
3. 应拍摄股骨全长 X 线片（正位和侧位），以评估是否存在任何可能影响治疗的先天畸形、金属 / 假体或过度前弓。

4. 对于疑似隐匿性股骨颈骨折，MRI 是首选的检查方法，在无移位骨折方面，MRI 比 CT 有更高的灵敏度。

D. 分型

1. 头下型：毗邻股骨头的骨折（图 33.2a）。
2. 经颈型：经股骨颈中部骨折（图 33.2b）。
3. 基底型：股骨颈基底部骨折（图 33.2c）。
4. Garden 分型（图 33.3）：基于移位和缺血性坏死的风险，随着等级的增加而增加
 （1）Garden Ⅰ型：不全骨折，外展嵌插骨折。
 （2）Garden Ⅱ型：完全骨折，无移位。
 （3）Garden Ⅲ型：完全骨折，部分移位。
 （4）Garden Ⅳ型：完全骨折，完全移位。
 （5）更准确地定义为未移位的Garden Ⅰ型、Garden Ⅱ型和移位的 Garden Ⅲ型、Garden Ⅳ型。
5. Pauwels 分型（图 33.4）基于骨折线与水平线的夹角。夹角度数增加导致承重过程中传递的剪切力增加，导致不稳定性增加。

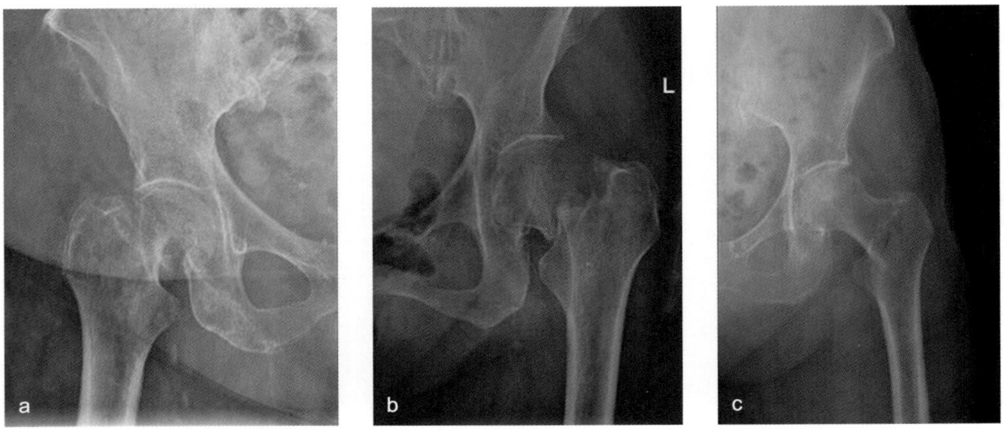

图 33.2 **a**. 股骨颈头下型骨折；**b**. 股骨颈经颈型骨折；**c**. 股骨颈基底部骨折

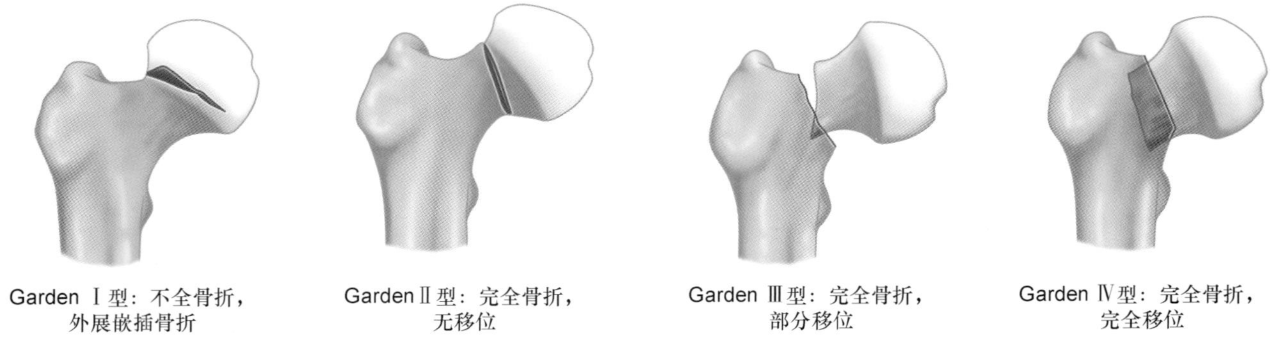

图 33.3 股骨颈骨折的 Garden 分型

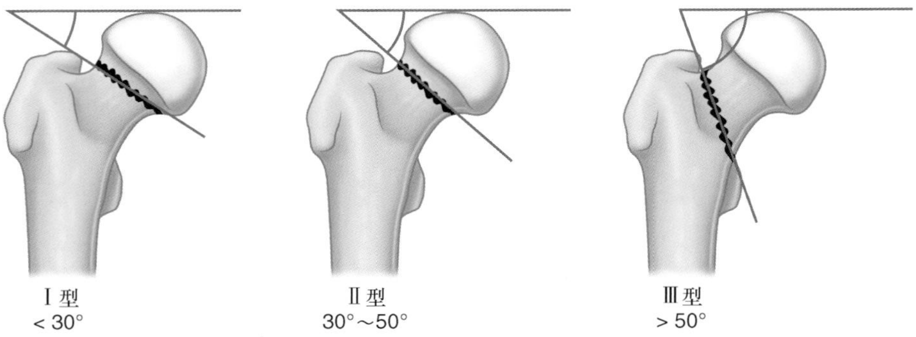

图 33.4 股骨颈骨折的 Pauwels 分型

（1）Ⅰ型：＜30°

（2）Ⅱ型：30°～50°

（3）Ⅲ型：＞50°

6. 股骨颈疲劳性骨折：当骨骼受到超过生物修复能力的反复异常应力时发生疲劳性骨折。

（1）高危患者

① 新兵、跑步者和女性。

② 活动持续时间、频率或强度迅速增加的年轻休闲运动员。

③ 女性运动员三联征：进食障碍、闭经和骨质疏松症。

（2）检查

① 病史

- 月经不调。
- 评估钙和维生素 D 水平并相应补充。

② X 线片：最初不能诊断，但随着疲劳性骨折的进展，可能显示骨内膜 / 骨膜改变或一条细黑线）

③ MRI：金标准。

④ 骨扫描：敏感但无特异性。

（3）分型

① 压缩性骨折：骨折始于股骨颈的下侧面。

- 保守治疗直到无症状，然后逐渐恢复活动。
- 如果骨折线超过股骨颈直径的 50%，则采用经皮穿针治疗（如手术治疗部分所述）。

② 张力性骨折：始于股骨颈上部的骨折，使用经皮穿针治疗。

③ 移位性骨折：切开复位内固定。

Ⅱ. 治疗

A. 初步治疗

1. 急诊处理始于完整的病史和体格检查，以及相关损伤和内科合并症的评估。
2. 超过一半（50%～70%）的高能量损伤合并股骨颈骨折的非老年患者会存在其他明显损伤。
3. 应避免过度髋关节检查，以减少不必要的不适和骨折进一步移位的风险。
4. 为了患者的舒适，应该放置尿管；排便到便盆可能是困难和痛苦的。
5. 建议合理地使用止痛药，尤其是在容易过度镇静的老年患者中。

B. 最终治疗

1. 保守治疗

（1）稳定、无移位、外翻嵌顿性骨折的一种选择。

① 6～12 周使用助行器进行部分负重行走，应该可以获得充分愈合。

② 未来骨折移位导致骨不连、缺血性坏死和功能结局不佳的风险增加。

（2）具有多种内科合并症的老年患者围手术期心肺并发症高风险

① 使得活动更加困难。

② 考虑通过区域麻醉（神经阻滞和置管）辅助疼痛管理。

③ 应与患者和家属讨论这种治疗方式，强调与长时间卧床相关的高风险并发症。

④ 对于这些患者来说，考虑转移到临终 / 舒适护理中心。

2. 手术治疗和固定

（1）标准治疗。

（2）稳定的骨折可以更早地活动，降低发病率和死亡率（通常在长时间卧床时发生），并改善患者的功能。

（3）改善预后与 24～48 h 手术固定有关。

C. 手术入路和固定技术（图 33.5）

1. 切开复位内固定：年轻移位股骨颈骨折患者的理想选择。

（1）前外侧入路（Watson-Jones）入路（图 33.6）

① 外侧切口以大粗隆为中心，沿股骨干向远端延伸 6～8 cm，向近端延伸 6～10 cm，略微向前弯曲（切口位于髂前上棘后方 3 cm 处）。

② 浅层解剖：在切口的远端切开髂胫束，并向大粗隆的前半部分进入。近端沿阔筋膜张肌后缘切开筋膜。

③ 深层解剖：前方牵开阔筋膜张肌（臀上神经），后方牵开臀中肌（臀上神经）。根据需要，向内侧牵拉股直肌（股神经）反折头，露出髋关节前关节囊。

④ 从外部旋转股骨，并进行关节囊切开术以显露股骨颈。

⑤ 为了改善股骨颈基底部的视野，切开臀中肌止点和股外侧肌起点的前 1～2 cm。这

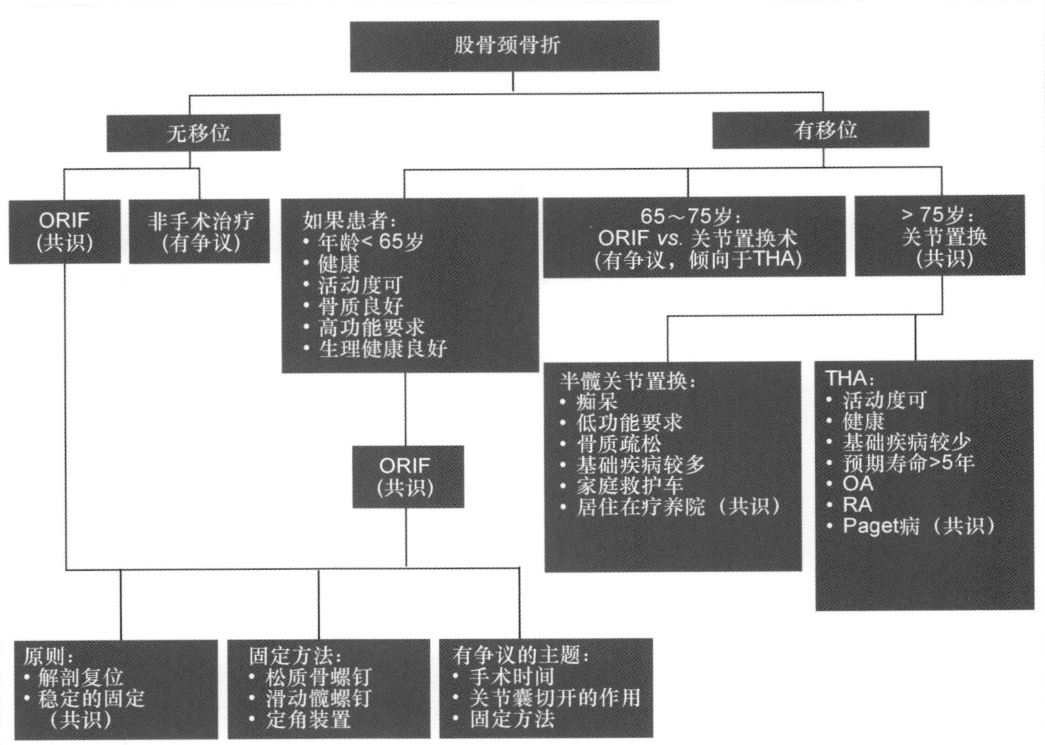

图 33.5 股骨颈骨折的治疗流程。THA，全髋关节置换术；OA，骨关节炎；RA，类风湿关节炎

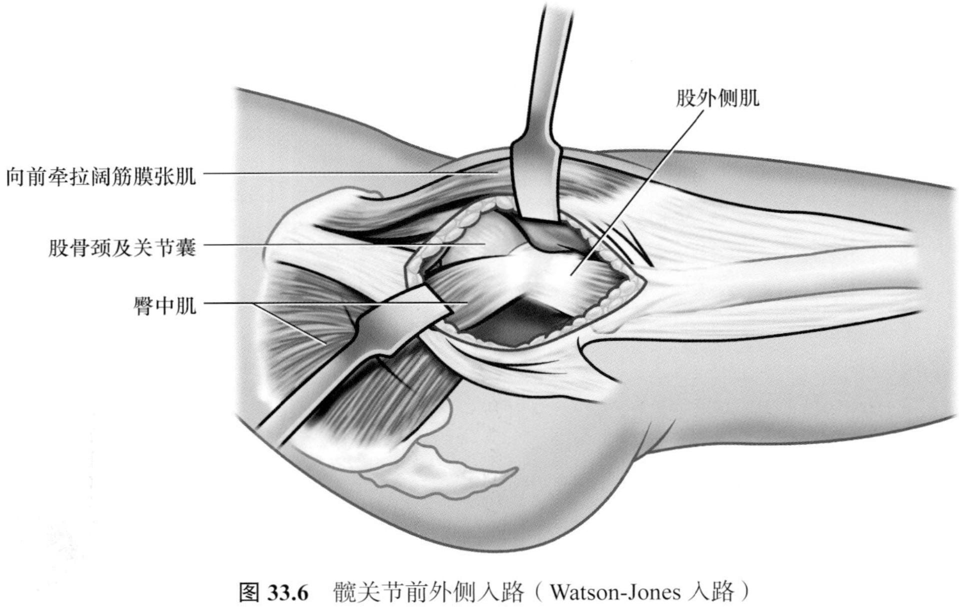

图 33.6 髋关节前外侧入路（Watson-Jones 入路）

也便于放置侧方钢板（用于滑动髋螺钉固定）或插入松质骨螺钉。

⑥ 这种方法只能提供有限的股骨颈头下型骨折的视野。

（2）前入路（Smith-Petersen 入路）（图 33.7）

① 髂嵴前方切口，距髂前上棘近端 2～3 cm，向髂前上棘延伸，然后向髌骨外侧缘方向向远端 10 cm。

② 浅层解剖：确定并显露出缝匠肌（股神经）内侧和阔筋膜张肌（臀上神经）外侧之间的间隙。

③ 避免损伤穿透髂前上棘附近的筋膜及位于缝匠肌表面的股外侧皮神经。

④ 根据需要结扎旋股外侧动脉的升支。

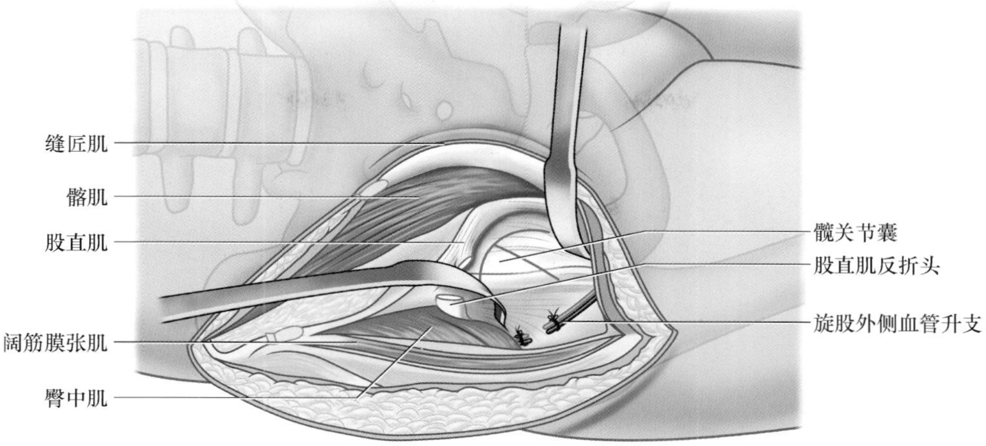

图 33.7 髋关节前入路（Smith-Petersen 入路）

⑤ 深层解剖：将臀中肌（臀上神经）向外侧牵拉，股直肌（股神经）的两个头向内侧牵拉显露髋关节囊。
- 直头起自髂前下棘，应向内侧牵拉。
- 反折头起自髋臼上缘，可能需要分离以显露头下型股骨颈骨折和股骨头骨折。

⑥ 牵引并向外旋转股骨，使髋关节囊伸展。
⑦ 进行关节囊切开术显露股骨颈。
⑧ 这种方法为大多数股骨颈骨折提供了极好的显露，并有助于骨折复位，然而，内固定物固定通常需要单独的侧方切口。

2. 经皮螺钉固定（图 33.8）

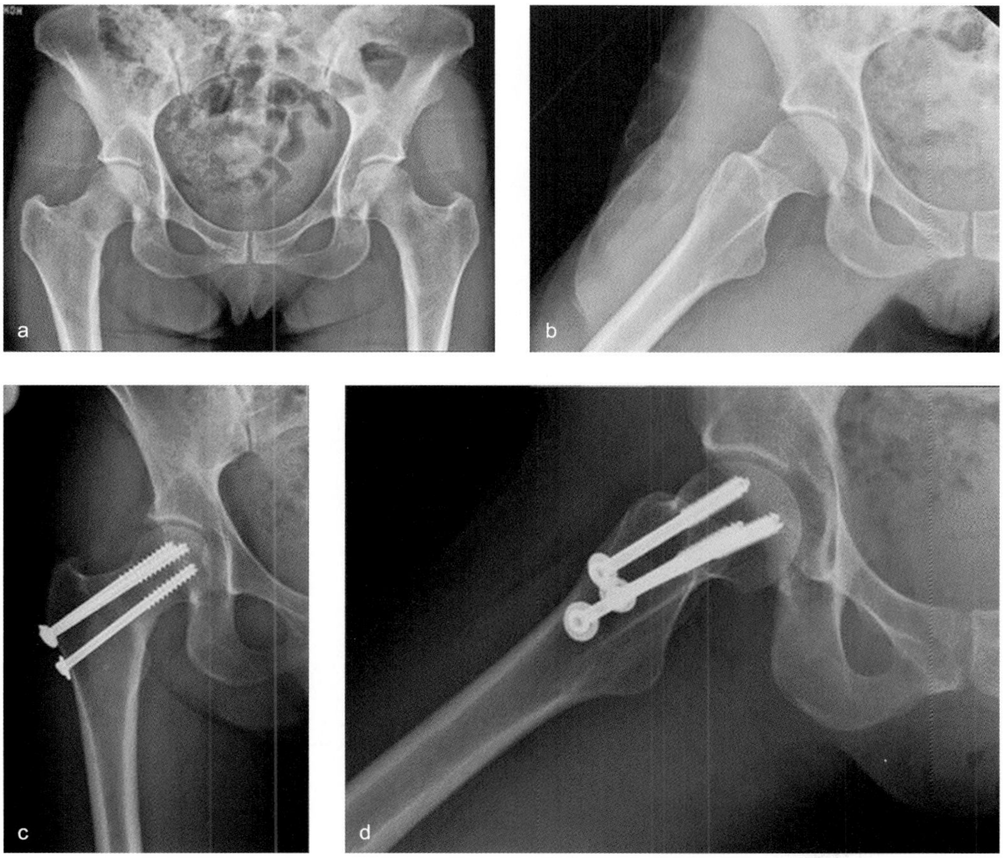

图 33.8 **a**. 一名 36 岁女性，股骨颈骨折无移位，骨盆前后位 X 线片；**b**. 右髋关节侧位；**c**. X 线片显示股骨颈骨折，术后右髋；**d**. 侧位 X 线片光显示经皮 7.3 mm 半螺纹空心螺钉

（1）通过有限的外侧切口放置多个松质骨螺钉（通常为空心螺钉）可在解剖复位或外翻嵌插的骨折中提供稳定的固定。

（2）如果需要进一步复位骨折，则需要将切口延伸至前外侧入路（Watson-Jones 入路）或单独的髋关节前入路（Smith-Petersen 入路）以显露股骨颈。

（3）患者仰卧在手术台上，对侧腿呈剪刀样或置于截石位，允许适当的透视成像通道（图 33.9a）。

（4）C 臂从非手术侧以大约 45°的角度引入，以获得患侧髋关节的合格正位和侧位 X 线片（图 33.9b）。

（5）切口和导针入口的适当位置可以通过在皮肤上放置导针产生的线性交点来标记，该线与正位和侧位投影中的股骨头中央和颈部一致（图 33.9c，d）。

（6）通过皮肤和阔筋膜做一个直的横向切口，用于放置导针，随后用空心螺钉取代。

（7）将第 1 枚螺钉放置在股骨矩 3 mm 内的中央下方位置，然后以倒三角位置放置 2 枚平行的上方螺钉（前上方和后上方）。

（8）用合适的测深器测量深度，然后选择合适尺寸的松质骨螺钉（6.5～8.0 mm）。

（9）半螺纹螺钉允许充分加压骨折。垫圈可沿外侧皮质放置，以增加螺钉头的把持力或调整螺钉长度。

（10）如果需要，随后可以放置全螺纹螺钉以保证长度稳定。

3. 动力髋螺钉（图 33.10）

（1）患者仰卧在手术台上。

（2）沿着大腿外侧近端做一个直的外侧切口，深至筋膜。与经皮螺钉技术相比，需要较大的切口。

（3）使用该装置合适的瞄准导向器（基于股骨颈干角度），将导针放置在前后位及侧位的中心位置，距离软骨下骨 5 mm 以内。

（4）考虑插入防旋转螺钉，防止骨折旋转移位。

（5）小心过度进针，以保导针的尖端在软骨下骨中。

（6）敲击出螺钉入路。

（7）放置适当长度的加压螺钉，接着放置由 2 个或多个螺钉固定的滑动钢板。

（8）这项技术可以为经颈骨折和基底部骨折提供更稳定的固定。

4. 关节置换术（图 33.11）

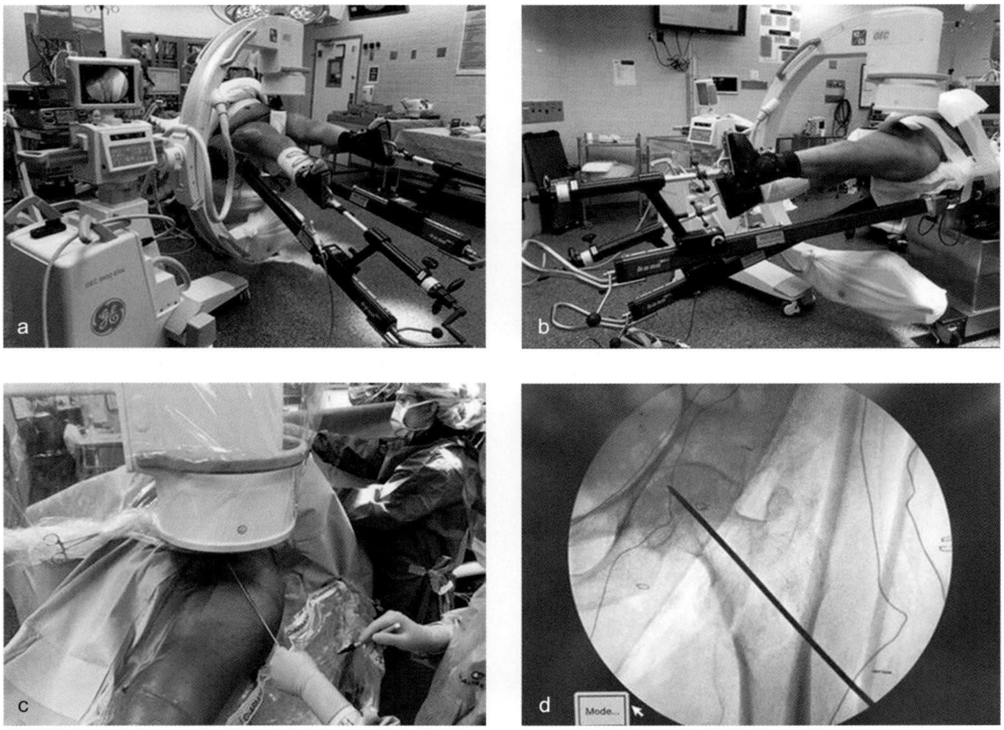

图 33.9 **a**. 处于剪刀样位置的患者；**b**. C 臂从非手术侧进入；**c**、**d**. 标记切口和导针入口位置

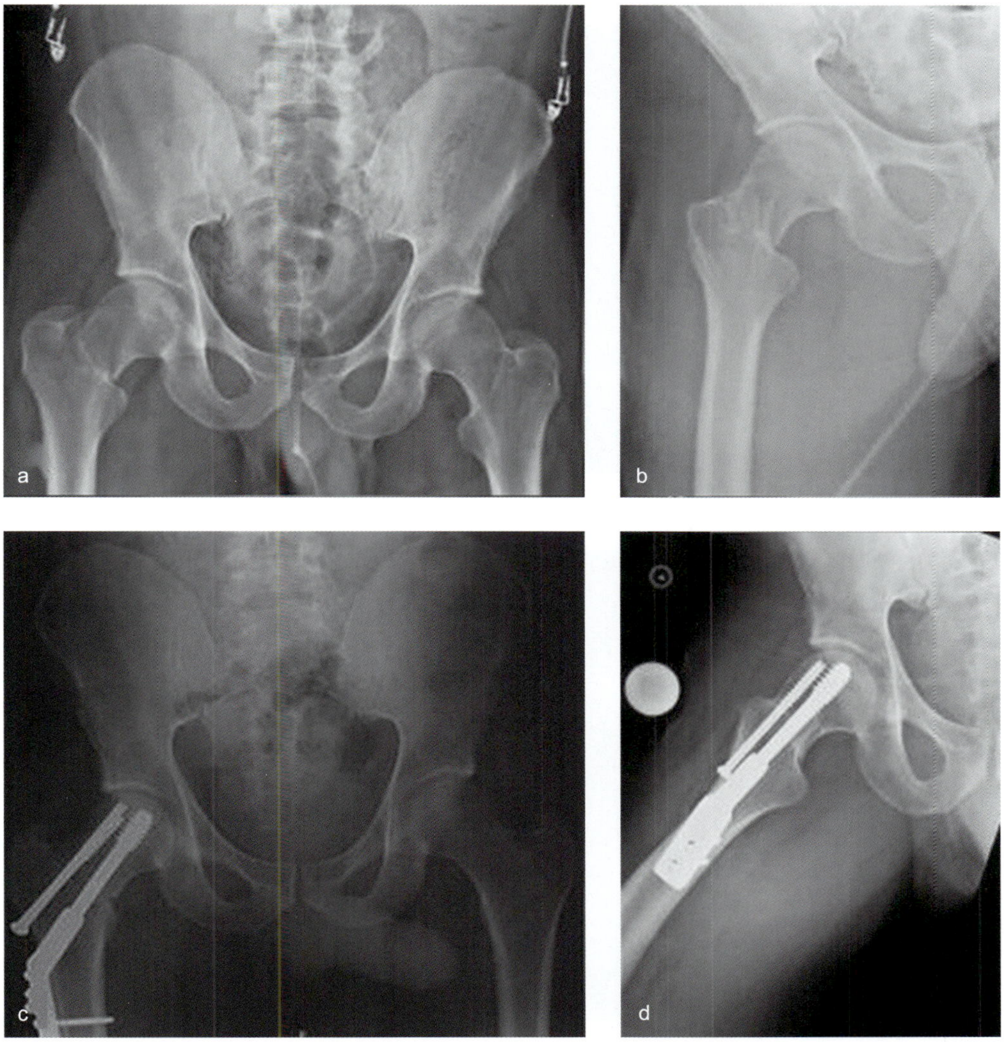

图 33.10 一名 35 岁的健康男性，骨折端移位的股骨颈骨折。骨盆前后位（**a**）和髋关节侧位（**b**）X 线片显示移位的股骨颈骨折。术后 3 个月右髋前后位（**c**）和侧位（**d**）X 线片显示 1 枚动力髋螺钉和 2 枚直径 7.3 mm 空心螺钉

（1）年龄较大的移位性股骨颈骨折患者可以通过假体置换治疗。

（2）半髋关节置换手术一般适用于功能需求低且既往没有髋关节关节炎的老年患者。

（3）对于活动较多的患者，应考虑全髋关节置换术

①疼痛缓解更明显。

②与半髋关节置换术相比，功能结局得到改善。

③随着髋臼骨关节炎的进展，需要翻修手术的风险降低。

（4）手术入路多样（前侧、前外侧、直接外侧和后侧），各有不同的优缺点。前侧和前外侧入路已有描述，后侧入路在髋臼一章中有详细描述）。

（5）后外侧入路

①即分离髂胫束和臀大肌。需要切断短的外旋肌群。

②大多数外科医生都很熟悉。

③需要修复后关节囊和外旋肌群，以尽量减少脱位的风险。

（6）前路

①缝匠肌（股神经）与阔筋膜张肌（臀上神经）之间的间隙。

②在一些研究中改善了早期活动。

③显露股骨更加困难，增加术中股骨骨折的风险。

④学习曲线较长。

（7）前外侧入路

①阔筋膜张肌与臀中肌之间的间隙。

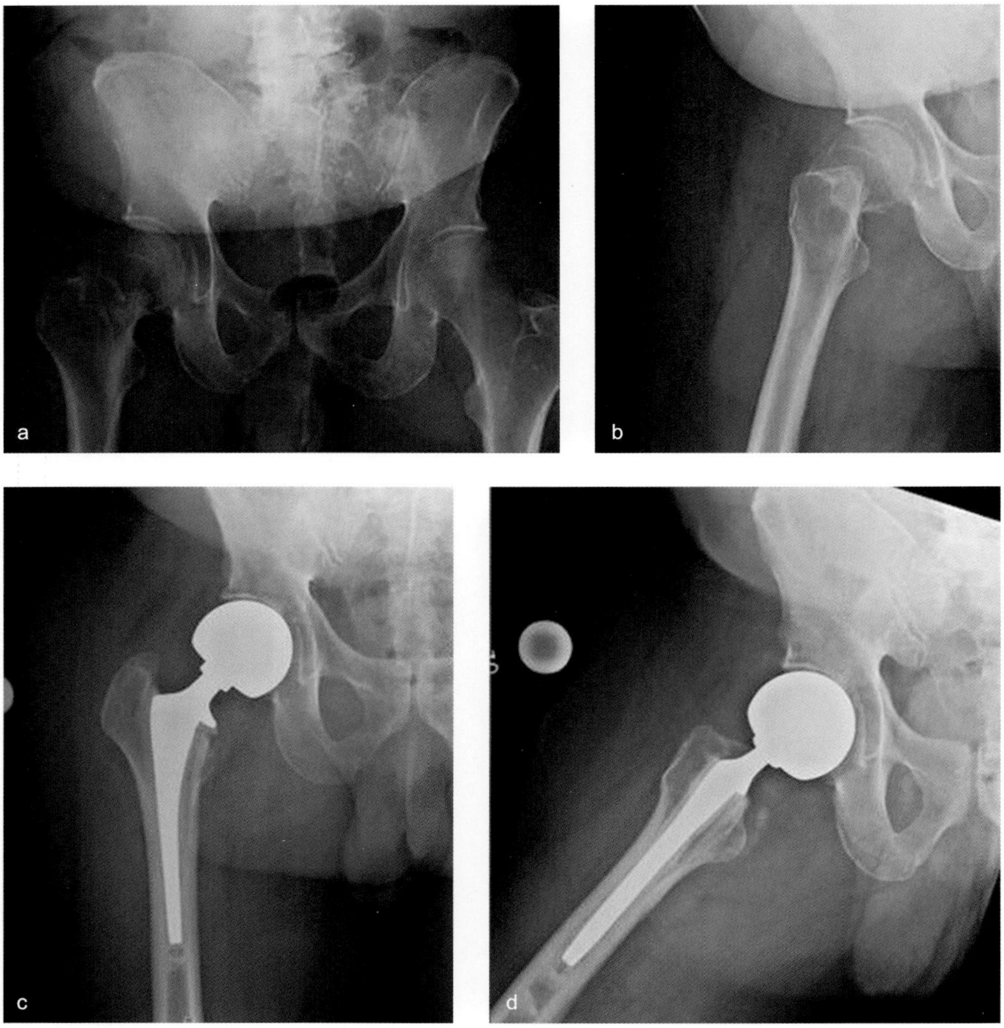

图 33.11　一名 69 岁男性，股骨颈骨折移位。骨盆前后位（**a**）和右髋关节侧位（**b**）X 线片显示移位的股骨颈骨折。半髋关节置换术后 3 个月右髋前后位（**c**）及侧位（**d**）X 线片

② 降低脱位风险。

③ 损伤外展肌群可能导致术后跛行。

（8）直接外侧入路

① 分离臀中肌和股外侧肌。

② 降低脱位的风险。

③ 损伤了外展肌，可能导致术后跛行和异位骨化的高发生率。

D. 并发症

1. 缺血性坏死

（1）10%～30%。

（2）股骨颈囊内骨折不同程度地损伤了股骨头的血供。

（3）随着移位和头下骨折的增加，股骨头无菌性坏死的风险增加。

（4）通过及时解剖复位降低风险。

2. 固定失败

（1）10%～20%。

（2）后部粉碎程度、初始移位、年龄和骨质疏松增加风险。

3. 骨愈合不良

（1）10%～20%。

（2）与固定失败的危险因素相同。

4. 脱位

（1）1%～10%。

（2）与髋关节炎选择全髋关节置换术相比，骨折全髋关节置换术的脱位率更高。

① 缺乏与关节炎相关的术前僵硬感。

② 基本认知功能障碍（即痴呆和酒精中毒）。

（3）与人工股骨头置换术相比，全髋关节置换术的脱位率更高——人工股骨头置换术中使用的较大股骨头增加了跳跃距离。

5. 髋臼侵蚀（人工股骨头置换术）

（1）10%～40%。

（2）如果选择人工股骨头置换术治疗功能需求较低的患者，问题就较小。

6. 假体失效（部件磨损和松动）：2%～8%。

7. 感染

（1）1%～5%。

（2）关节置换术风险增加。

8. 死亡率：老年患者 1 年内死亡率为 30%。

E. 康复

1. 股骨颈骨折的最佳治疗允许早期活动并即刻负重，以减少与卧床相关的并发症。
2. 通常情况下，老年患者术后会立即在可以承受的范围内负重，因为他们无法遵守更长时间的限制。
3. 年轻患者承受更高的能量和粉碎性骨折，通常需要进行 6～12 周的负重训练。
4. 关节置换术后，建议患者尽量负重。运动范围取决于所选择的手术入路。
5. 大多数年龄较大的患者需要在康复机构长期住院。这些患者中有一半需要永久性步态辅助设备，并且总体活动能力和功能会有所下降。

F. 结局

1. 关于股骨颈骨折的最佳治疗，文献中存在争议：

（1）年轻成年人（＜50 岁）松质骨（空心）螺钉固定与动力髋螺钉固定。

（2）中年人（50～65 岁）内固定与关节置换术。

（3）老年患者关节置换术的选择。

2. 一般来说，原股骨头和股骨颈的解剖学复位将产生最佳结果，然而，随着年龄的增长和骨质量的下降，由于潜在的固定丢失、骨愈合不良和缺血性坏死，固定的结果并不可靠。
3. 在高龄患者中，人工全髋关节置换取得了令人满意的结果，且降低了因固定失效而再次手术的需求。
4. 在低功能需求的老年患者中，人工股骨头置换术的治疗可能就足够了，并且与全髋关节置换术相比，脱位的风险更低。

股骨头骨折

Ⅰ. 术前

A. 病史和体格检查

1. 股骨头骨折通常由高能量创伤引起，如机动车事故（仪表板损伤）、行人与机动车相撞以及从高处坠落。这些创伤患者应根据适当的高级创伤生命支持（ATLS）方案进行评估。
2. 除了穿透性损伤，这些损伤均是由股骨头对髋臼的剪切力引起的。
3. 通常，在受伤时会伴有髋关节后脱位。然而，髋关节前脱位或中心性脱位以及对髋臼壁的撞击也会导致股骨头骨折。
4. 髋关节后脱位时，肢体会变短并内旋。如果伴有股骨干骨折，情况可能并非如此。
5. 坐骨神经可能因股骨近端持续移位或先前移位而紧张，因此必须彻底检查患肢，包括神经血管状态。

B. 解剖

见股骨颈骨折解剖部分。

C. 影像学

1. 骨盆正位 X 线片：如果确认髋关节脱位，髋关节闭合复位应优先于进一步的影像学检查。
2. 髋关节侧位 X 线片和全长股骨 X 线片。
3. 髋臼的斜位评估相关的髋臼骨折，包括常见的相关后壁骨折块。
4. 如果有骨盆环损伤，可考虑骨盆入口和出口位 X 线片。
5. 复位后骨盆 CT

（1）进一步评估骨折特征和复位。

（2）检查关节内骨折块和相关的髋臼和股骨颈骨折。

（3）将最终决定手术计划。

D. 分型

Pipkin 分型（图 33.12）：

（1）Ⅰ型：骨折线位于圆韧带下方。

（2）Ⅱ型：骨折线位于圆韧带以上。

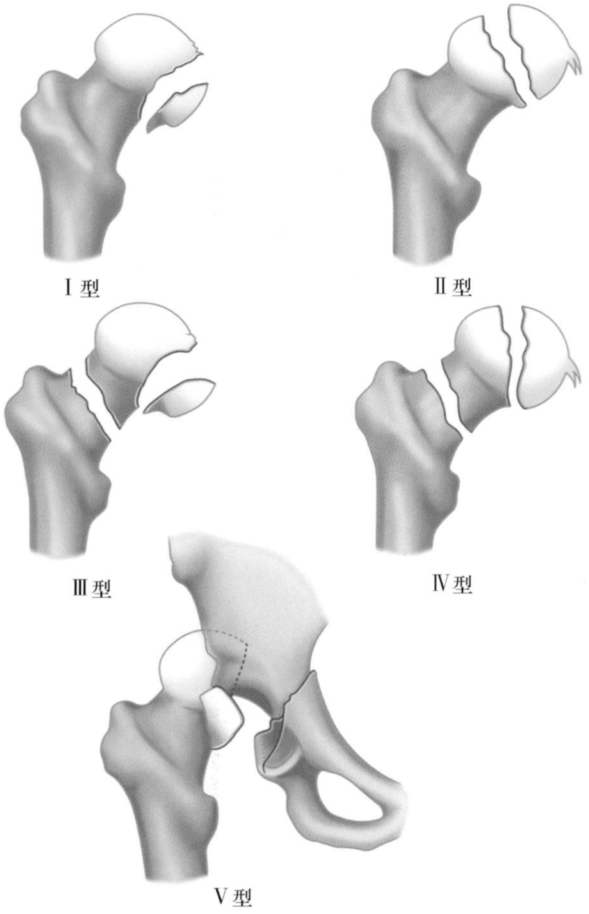

图 33.12 股骨头骨折的 Pipkin 分型

（3）Ⅲ型：合并股骨颈骨折。

（4）Ⅳ型：合并髋臼骨折。

Ⅱ. 治疗

A. 初步治疗

1. 创伤患者应使用 ATLS 方案进行评估。
2. 应注意不要忽视相关损伤，如同侧股骨干骨折、膝关节损伤和股骨颈骨折，这些损伤在复位过程中可能会进一步移位。
3. 髋关节脱位应急诊复位，可麻醉状态下在急诊科或手术室进行。
4. 对于关节内骨折或不可复性脱位，应进行骨牵引。

B. 最终治疗

1. 保守治疗

（1）大多数符合以下标准的 Pipkin Ⅰ型骨折：

① 股骨头负重区部分压缩。

② 髋关节稳定。

③ 中央凹上方没有游离体。

（2）Pipkin Ⅱ型骨折，移位＜1～2 mm，符合上述标准。

（3）8～12 周触地负重，连续拍摄 X 线片。

2. 手术治疗

（1）Pipkin Ⅱ型骨折移位≥ 1～2 mm。

（2）大多数 Pipkin Ⅲ型中央凹上骨折考虑上述手术指征。

（3）大多数 Pipkin Ⅳ型或任意Ⅳ型合并髋臼骨折。

3. 骨折块清除术适用于关节内骨折块和股骨头非承重部分的小面积粉碎骨折，可在关节镜下进行。
4. 对于生理年龄较大的 Pipkin Ⅲ型骨折患者，应考虑进行关节置换术，或作为尝试切开复位内固定（ORIF）后的补救措施。

C. 手术入路

1. 前侧入路（Smith-Petersen 入路）（图 33.7）

（1）参考前文关于股骨颈骨折的部分对这种方法的描述。

（2）放置在股骨近端的 5 mm Schanz 针和股骨头中的克氏针（操纵杆）可以帮助复位。

（3）前侧入路通常可以最好地显露典型的前部和内侧骨折块，但不推荐同时治疗相关的后壁骨折。

2. 后侧入路（Kocher-Langenbeck 入路）

（1）外侧位置。

（2）请参见髋臼章节中对该方法的完整描述和说明。

（3）关节囊切开术允许进入股骨头的通道有限，但通常骨折形式会要求单独的前入路或髋关节脱位以充分观察和固定骨折。

3. 髋关节脱位后入路手术（见第 32 章“髋关节脱位”，图 32.6a，b）

（1）浅表入路与上述相同（Kocher-Langenbeck 入路）。

（2）保留了髋关节外旋肌群。

（3）采用大粗隆截骨术和髋臼周围关节囊切开术，使髋关节前脱位，可显露髋臼和股骨头（进一步描述请参见推荐阅读 5）。

D. 固定技术（图 33.13）

1. 解剖复位和骨折块间加压提供稳定的复位并允许早期髋关节运动。

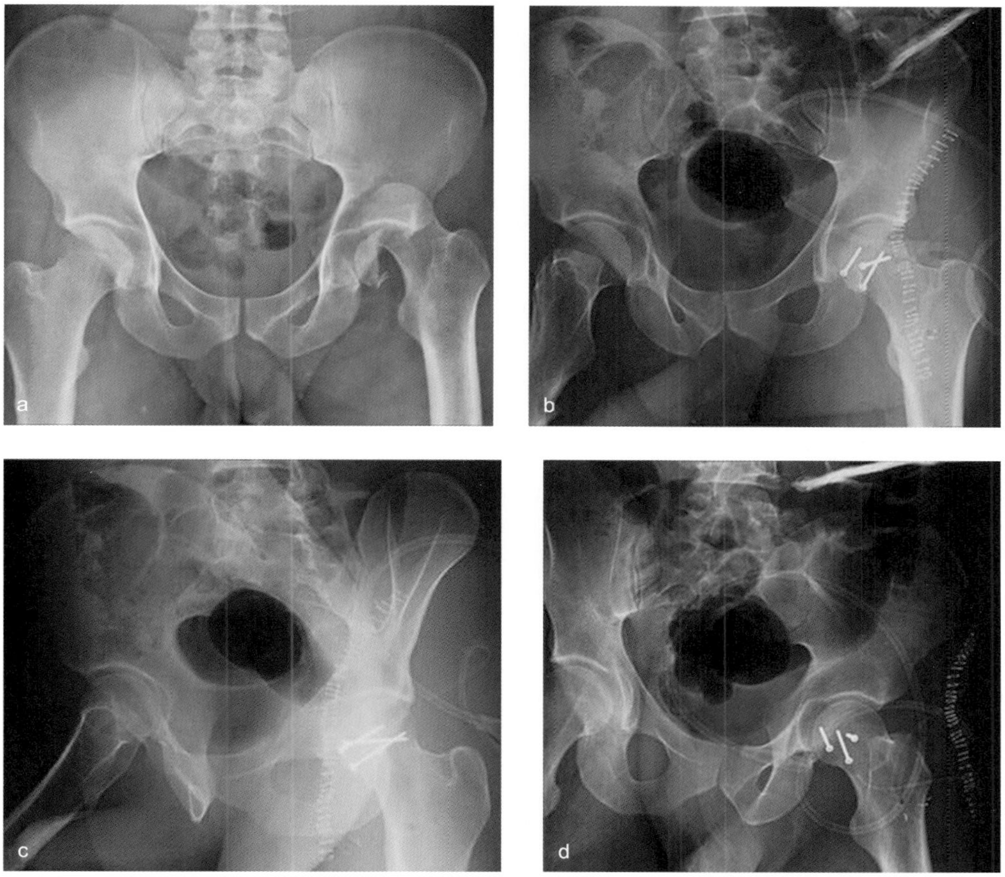

图 33.13 一名 27 岁男性左侧股骨头骨折 / 脱位，骨盆正位（**a**）显示股骨头骨折和脱位。术后骨盆正位（**b**）和 Judet 位（**c**，**d**）显示使用 2.7 mm 埋头螺钉固定股骨头

2. 常使用小号内固定物（2.7～3.5 mm），并且应该是无头的或埋头的，以避免后期关节运动时对关节面造成损伤。微型内固定物（2.0～2.7 mm）也可用于固定小的骨软骨骨折块。

E. 并发症

1. 创伤性骨关节炎
   （1）20%～50%。
   （2）采用关节置换术与髋关节融合术治疗。
2. 缺血性坏死
   （1）0～23%。
   （2）随着髋关节复位延迟而增加。
3. 异位骨化
   （1）6%～64%。
   （2）前入路的风险增加，通过限制髂骨肌肉组织剥离来降低风险。
   （3）预防性非甾体抗炎药或放疗可降低风险。
4. 坐骨神经麻痹：10%。

F. 康复

1. 8～12 周触地负重。
2. 在 8～12 周避免髋关节屈曲超过 70°，以避免骨折愈合处的剪切力。
3. 长期随访 2 年，排除缺血性坏死的可能性。

G. 结局

1. 由于损伤罕见和缺乏长期随访数据，目前关于股骨头骨折治疗的结论有限。
2. 大约一半的股骨头骨折和相关损伤的患者可以在中期获得良好到极好的结果。
3. 如上所述，创伤后关节炎、缺血性坏死和异位骨化可能需要额外的手术治疗和最终的髋关节置换术。

总结

股骨颈和股骨头骨折的治疗目标是解剖复位，

稳定固定，并维持髋关节的同心圆。治疗方案取决于患者的骨折模式、生理年龄和内科合并症。对于年轻的成年人来说，切开复位和内固定是理想的选择。关节置换术（半髋关节或全髋关节）是存在移位骨折类型和内科合并症的老年患者的推荐治疗方法。

推荐阅读

Asghar FA, Karunakar MA. Femoral head fractures: diagnosis, management, and complications. Orthop Clin North Am 2004; 35(4):463–472

Baker RP, Squires B, Gargan MF, Bannister GC. Total hip arthroplasty and hemiarthroplasty in mobile, independent patients with a displaced intracapsular fracture of the femoral neck. A randomized, controlled trial. J Bone Joint Surg Am 2006;88(12):2583–2589

Bhandari M, Devereaux PJ, Swiontkowski MF, et al. Internal fixation compared with arthroplasty for displaced fractures of the femoral neck. A meta-analysis. J Bone Joint Surg Am 2003;85(9):1673–1681

Fixation using Alternative Implants for the Treatment of Hip fractures (FAITH) Investigators. Fracture fixation in the operative management of hip fractures (FAITH): an international, multicentre, randomised controlled trial. Lancet 2017;389:1519–1527

Gardner MJ, Suk M, Pearle A, Buly RL, Helfet DL, Lorich DG. Surgical dislocation of the hip for fractures of the femoral head. J Orthop Trauma 2005;19(5):334–342

Ly TV, Swiontkowski MF. Treatment of femoral neck fractures in young adults. J Bone Joint Surg Am 2008;90(10):2254–2266

Swiontkowski MF. Intracapsular fractures of the hip. J Bone Joint Surg Am 1994;76(1):129–138

34 股骨粗隆间、粗隆上和粗隆下骨折

Thomas A. Russell
王　琦　译　苏博源　李具宝　校

引言

在美国，髋部骨折的发生率每年超过 250 000 人次，其中大约一半的病例发生在股骨粗隆上/粗隆下，其余的病例为股骨颈和股骨头骨折。95% 的髋部骨折发生在 65 岁以上的人群中。女性髋部骨折的终生发生率为 20%，男性为 10%。男性的死亡风险是女性的 3 倍。

关键词：股骨粗隆间骨折，股骨粗隆上骨折，股骨粗隆下骨折，髋关节骨折，髋关节骨折内固定，髋关节骨折固定装置，老年骨折，髋关节骨折手术

Ⅰ. 术前

A. 病史和体格检查

1. 主诉是腹股沟或臀部疼痛，可能放射到膝盖，不能行走或不能负重。
2. 损伤机制：平地跌倒（老年患者）或高能量创伤（通常是年轻患者）。
3. 既往病史可能包括骨质疏松症的诊断、既往对侧髋关节或其他脆性骨折以及既往双膦酸盐治疗。
4. 体格检查结果可能包括下肢畸形伴外旋和短缩，大腿近端或臀部外侧有瘀伤，以及因疼痛无法将患腿抬离床面。
5. 听诊测试是一种有用的筛查工具。用听诊器覆盖在耻骨联合上敲击两个髌骨。四肢之间的声音或音高的差异意味着股骨和骨盆之间存在骨折缺损，导致打击传导减弱。
6. 如果四肢畸形或听诊试验阳性，要经过影像学检查评估后才能再行体格检查。

B. 解剖

1. 股骨粗隆间-粗隆下骨折髋部起源于股骨颈囊外，延伸至股骨骨干的近端 1/3（在小粗隆以下 5 cm）。
2. 髋部骨折的组成部分包括以下内容：
   （1）股骨粗隆干骺端原发性骨折线。
   （2）股骨头和股骨颈囊内骨折块。
   （3）大粗隆和侧壁。
   （4）小粗隆。
   （5）粗隆下骨干（髓内管的起源）。
3. 股骨近端不稳定。它由一层皮质组成，该皮质邻近并覆盖从头部延伸穿过股骨颈并终止在小粗隆下方皮质增厚的管状骨干内的松质骨小梁网（图 34.1a，b）。两种主要的骨小梁拱廊模式是致密的松质骨柱，它们是根据站立和坐姿的负荷转移而形成的。失去这些拱廊结构会导致髋部结构减弱和骨折的倾向（图 34.2）。
   （1）后内侧皮质小梁柱（距）。
   （2）前外侧皮质骨小梁柱。
4. 股骨颈干角在前后位视图上平均为 128°～132°，大多数成年人的股骨头和股骨颈相对于股骨冠状面呈 0°～30°的前倾角（平均 15°）。理解这些角度在复位和固定流程中很重要。
5. 这些骨折很少累及神经和血管结构。
6. 局部已存在的疾病，来自骨畸形、软组织挛缩、关节病和微结构病理（骨软化症和骨质疏松症），可能会影响手术策略和预后。

C. 影像学

1. X 线片是诊断的主要依据
   （1）骨盆正位包括髋部（与健侧相比）。
   （2）髋关节正位和侧位。
   （3）牵引内旋正位可能有助于理解骨折类型，尤其是在出现缩短或过度旋转时。
2. CT 扫描可能对高能量创伤引起的多平面骨折有用。
3. MRI 扫描对诊断髋部隐匿性骨折最有用。

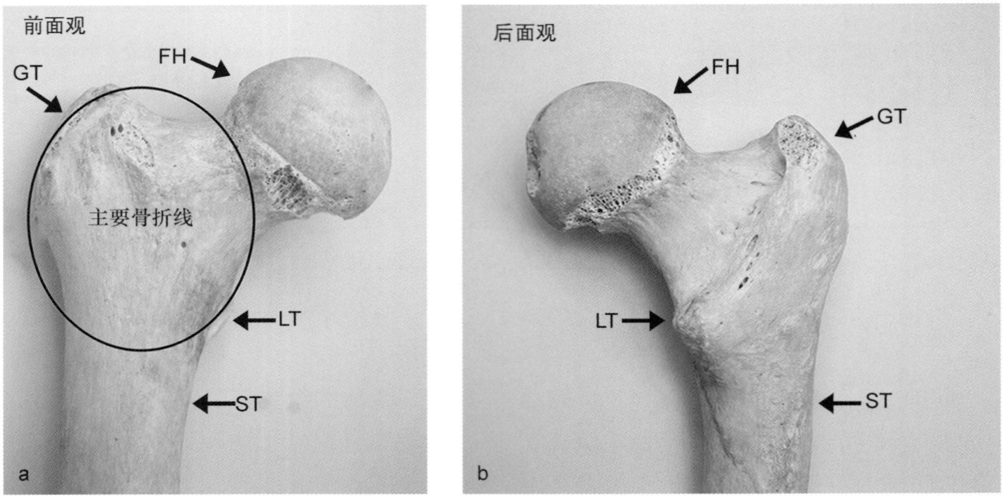

图 34.1 **a**. 髋关节的前面观。注意干骺端骨折区和大粗隆的组成部分（GT）、小粗隆（LT）、股骨头和股骨颈（FH）、粗隆下（ST）。**b**. 髋关节的后面观。血管孔从 1 点钟至 9 点钟位置进入股骨颈后，作为旋股内侧动脉的分支

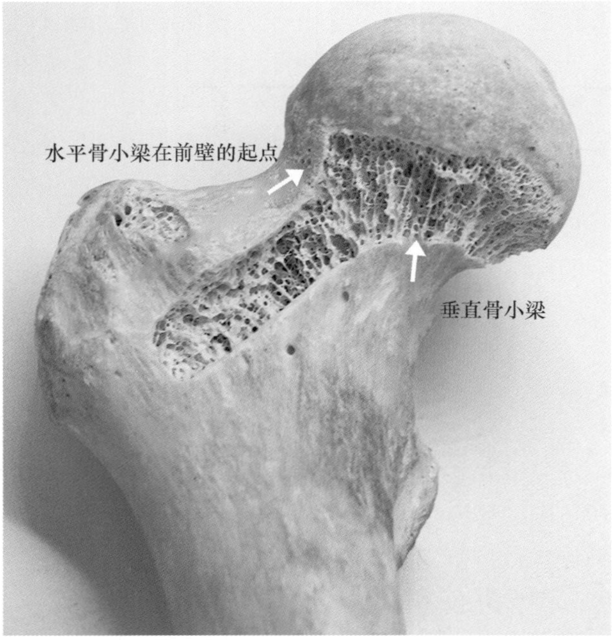

图 34.2 髋关节的前后位。注意薄的（2～4 mm）皮质壁和小梁内部结构的中断。如 Hammer 所述，垂直小梁柱与股骨矩相对应，水平小梁柱从前壁延伸到股骨颈部和股骨头

D. 髋部骨折分型

1. 正位和侧位 X 线片用于对骨折进行分型，以深入了解固定策略和内固定物选择。它们还与复位的复杂性和施加到内固定物上的负荷有关。
2. 股骨粗隆间和粗隆下髋部骨折的常见分型（表 34.1）。
3. AO/OTA 骨折和脱位分型 Compendium-2018 是最常用于股骨粗隆骨折的字母数字分型。髋关节近端干骺端骨折归入 31A 类别（图 34.3a～c）。
   （1）31A1 骨折是具有完整外侧壁（壁厚＞ 20.5 mm）的粗隆间骨折。应该可以获得稳定的复位。动力髋螺钉（sliding hip screw，SHS）钢板和髓内钉（cephalomedullary nails，CMN）同样有效。
   （2）31A2 骨折是指股骨粗隆间多碎片骨折，外侧壁功能不全（壁厚≤ 20.5 mm）。这些骨折不稳定，通常用 CMN 治疗。替代内固定物包括粗隆支撑板、螺旋刀片板和锁定板与 SHS。
   （3）31A3 由于该组中的逆粗隆间形式和粗隆下延伸，A3 粗隆间骨折使用标准 SHS 钢板是不稳定的。通常建议使用 CMN。
4. 股骨粗隆下骨折的 Russell-Taylor 分型（1988 年）是基于股骨近端骨折中大粗隆和小粗隆的受累情况来考虑内固定物的选择（图 34.4）。
   （1）小粗隆下方且不涉及大粗隆和侧壁的骨折（ⅠA 型）可以用传统的静态交锁钉治疗（图 34.4a）。
   （2）对于小粗隆和内侧壁的骨折，但大粗隆区域完整（ⅠB 型），内固定物需要增加结构设计强度，例如 CMN（图 34.4b）。
   （3）Ⅱ型骨折与大粗隆区域和梨状肌窝受累有关。
   （4）如果大粗隆骨折块稳定并且没有小粗隆骨

表 34.1 股骨粗隆间和粗隆下髋关节骨折的常见分型

名称	年份	分型	标注
Boyd 和 Griffi	1934	1. 稳定的两部分 2. 不稳定后内侧粉碎 3. 粗隆下向外侧延伸并反向倾斜 4. 粗隆下 / 粗隆间多平面	接骨板固定引起的内固定物失效率从 1 级增加到 4 级
OTA/AO 31A	2018	A1：外侧壁完整的单纯粗隆间骨折 A2：外侧壁功能不全 A3：反向倾斜或横向模式	仅正位 X 线片
Russell 和 Taylor	1988	1A：GT 完好无损：LT 完整 1B：GT 完整：LT 不稳定 2A：GT 不稳定：LT 完整 2B：GT 不稳定：LT 不稳定	粗隆下分型与交锁钉、CMN 和钢板 / 螺钉固定的最佳稳定性有关

CMN，髓内钉；GT，包括外侧壁的大粗隆区域；LT，小粗隆和相邻壁。

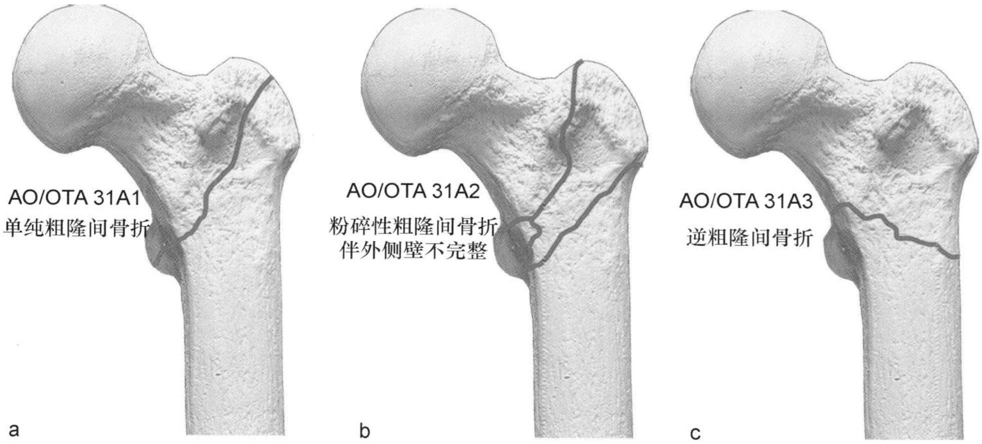

图 34.3 2018 年股骨粗隆间骨折的 AO/OTA 分型。**a.** 31A1：单纯股骨粗隆间骨折，外侧壁完整；**b.** 31A2：多节段股骨粗隆间骨折，外侧壁不完整；**c.** 31A3：逆股骨粗隆间骨折（Adapted from Meinberg E，Agel J，Roberts C. Fracture and dislocation classification compendium 2018. J Orthop Trauma 2018；32（1）：1-170.）

折粉碎（ⅡA 型），则通常使用粗隆入路 CMN（图 34.4c）。

（5）在ⅡB 型骨折中，大粗隆侧壁复合体不稳定，小粗隆区域有内侧壁粉碎骨折（图 34.4d）。

① 这是最不稳定的骨折类型，可能需要使用带有辅助固定的粗隆支撑型钢板进行切开复位。

② 另外，CMN 通常用于这种骨折类型，然而，存在一些挑战：在此类骨折中可能难以使用螺钉，因为近端骨折处的分裂不允许螺钉稳定地固定在股骨近端。

5. 术中分型改变可能导致治疗策略改变：

（1）钢板应用过程中的外侧壁破坏在术中发生率高达 74%，可能需要更换为粗隆支撑或 CMN。

（2）手术期间小粗隆下方的骨折线延伸需要更改为粗隆延长和更长的钢板，如果原计划是短钉，则转换为更长的钉。

Ⅱ. 成人治疗

A. 治疗的重点是调节患者的麻醉条件在损伤后 24～48 h 的时间窗进行手术达到前内侧壁解剖复位和有效稳定固定，允许早期无痛负重康复，目的是恢复骨折前的功能独立性。

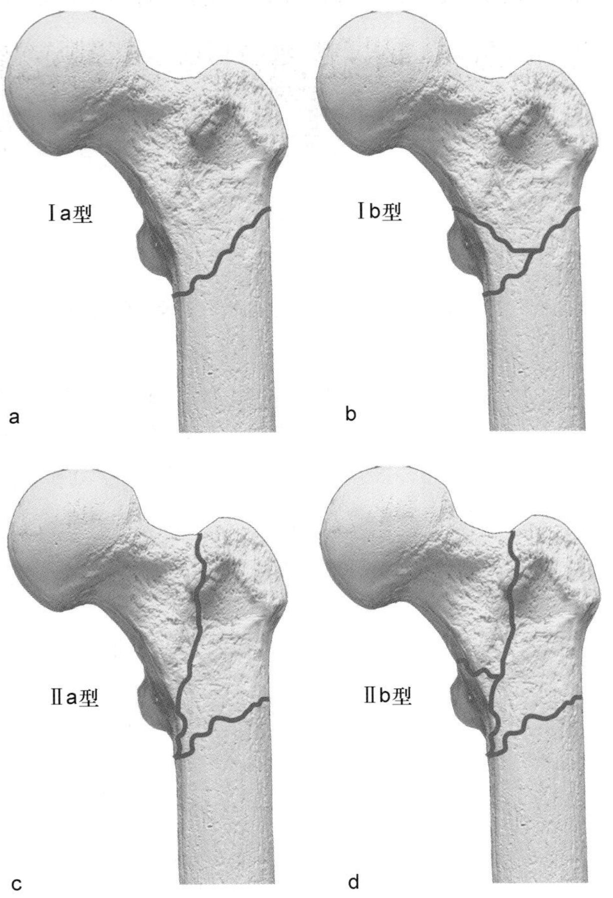

图 34.4 a～d. 粗隆下骨折的 Russell-Taylor 分型

B. 初步治疗改善了患者的身体条件，为手术治疗做准备

1. 诊断后，将四肢轻轻对齐放置，无需牵引，在受伤的臀部下面放一个枕头可能会有帮助。继续进行医疗调查和体格检查，排除其他受伤和先前存在的疾病。胸片、心电图、血液电解质的检查、血型鉴定和尿液分析都是标准化需要的。完成静脉注射，开始脱水消肿和电解质补充。
2. 为老年人提供咨询服务并配备骨科护理是最大程度地提高患者安全性和优化医院效率的最佳方式。
  （1）常见的相关外伤损伤包括低能量跌倒时的头部（颅内损伤和撕裂伤）、颈部（骨折和颈椎病）和上肢（肱骨近端和桡骨远端骨折）损伤。
  （2）老年人群中的许多患者患有并发紧急手术的内科合并症。最常见的排除情况是：
    ① 抗凝血症或凝血功能障碍。
    ② 不稳定的心律失常。
    ③ 肾功能障碍。
    ④ 肝功能障碍。
    ⑤ 脱水 / 电解质紊乱，特别是低钾血症。
    ⑥ 全身性细菌感染。

C. 最终治疗

1. 保守治疗很少有指征，但可能适用于长期不能行走的患者或手术后不太可能存活的患者。
  （1）保守治疗及高强度护理，仅靠枕头支撑将肢体固定在伸展位置。
  （2）压疮、营养不良、肾和血栓栓塞并发症的风险很高，然而，大多数患者在前 3 周后疼痛减轻。
  （3）内翻畸形和肢体缩短在保守治疗后很常见，但很少有不愈合。
2. 手术治疗：通过手术切开复位和稳定固定的手术治疗可最大限度地减少疼痛，并允许次日移动到椅子上或辅助下床活动。这是目前对所有在伤前具有行走能力且无内科禁忌证的患者的建议。
  （1）手术入路
    ① 直外侧入路或 Watson-Jones 入路（第 33 章“股骨颈和股骨头骨折”，图 33.6）普遍用于股骨粗隆间骨折治疗。
    ② 入路可采用仰卧位或侧卧位，并在透视床下使用或不使用牵引架。
    ③ 髋关节切口的时钟图像（图 34.5）在概念上将大粗隆尖端与股骨头中心对齐，并表示为时钟指针（0）的中心，股骨干与 6 点钟位置和接近 12 点钟的位置是钟面到骨盆髂骨边缘的延伸。
      - 如果需要对股骨颈前内侧进行更多的延伸显露，股骨粗隆间骨折钢板和髓内钉的髋关节入路在 12-0-6 或 1-0-6 线上。
      - 皮下间隙是通过髂胫束在 SHS 板 0-6 区域和在阔筋膜张肌（TFL）和臀中肌之间的 1-0-6 间隙。
      - 对于髓内钉，沿 12-0-6 间隔使用两个较短的切口，在大粗隆（0）尖端近端 2 cm 处的近端切口长约 2 cm，第二个切口在大粗隆（0）尖端附近 2 cm 处。0-6 区域在 C 臂透视中与小粗隆区域平行。

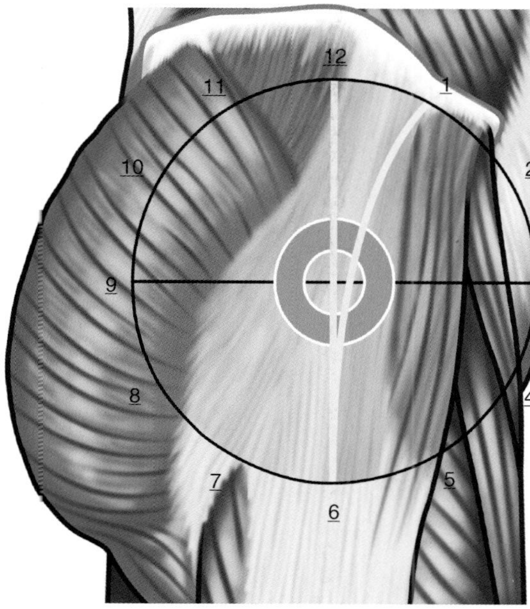

图 34.5 基于髋关节侧位片用于骨折内固定的髋关节手术入路的时钟图。钟面的中心为 0，代表与股骨头中心对齐的大粗隆尖端。12 点位置位于髂骨边缘，6 点钟位置位于股骨干轴线上方

（2）手术复位操作

① 牵引：在腿上施加轴向牵引力以恢复长度；老年患者过度牵引 C 臂透视从髋臼牵引以避免过度牵引。

② 角度：使用手工操作或在髋部和（或）骨干使用夹具和（或）操纵杆将肢体与头部 / 颈部部位对齐，避免足内翻。

③ 平移：将骨干向前抬起以与头颈部部位对齐，并足够通过横向的 C 臂进行侧位透视确认。

④ 旋转：旋转轴和（或）头 / 颈部结构以复位下肢髋关节前内侧壁，以完成股骨颈部前内侧解剖复位。如果不确定，直接触诊或观察到紧邻股外侧肌前外侧起点的前内侧颈。股骨颈和大粗隆前嵴的解剖前内侧复位保证了粗隆间骨折的正确长度、角度、平移和旋转。

D. 固定技术

固定装置包括钢板和螺钉组合以及 CMN 和螺钉组合。他们可根据其插入技术和相对机械稳定性进行分组。

1. 钢板和螺钉装置（图 34.6）通常包括连接到股骨外侧的专用钢板和用于固定到股骨头和股骨干的专用螺旋刀片或螺钉。Russell 等提出了一种基于钢板和螺钉装置的失效模型和旋转稳定性的机械分型。
2. 钢板和动力髋螺钉设计是治疗功能需求低的患者稳定骨折的较经济的内固定物。
3. CMN（图 34.7）螺钉设计在生物力学上表现不同并在以下情况运用：
   （1）侧壁功能不全。
   （2）逆股骨粗隆间骨折。
   （3）股骨粗隆下骨折。
4. 距拉力螺钉尖端的“尖–顶距”（对于带有外侧钢板或 CMN 的 SHS 装置）应＜ 25 mm。尖–顶距定义为在正位和侧位 X 线片上从拉力螺钉尖端到股骨头顶点的距离。

E. 并发症

1. 伤后 1 年死亡率为 12%～37%，随着年龄的增长而升高。
2. 19% 的病例会发生术后并发症，主要是心血管、肺动脉和血栓栓塞。
3. 不愈合率为 1%～5%。
4. 畸形愈合率被低估，但超过 50%

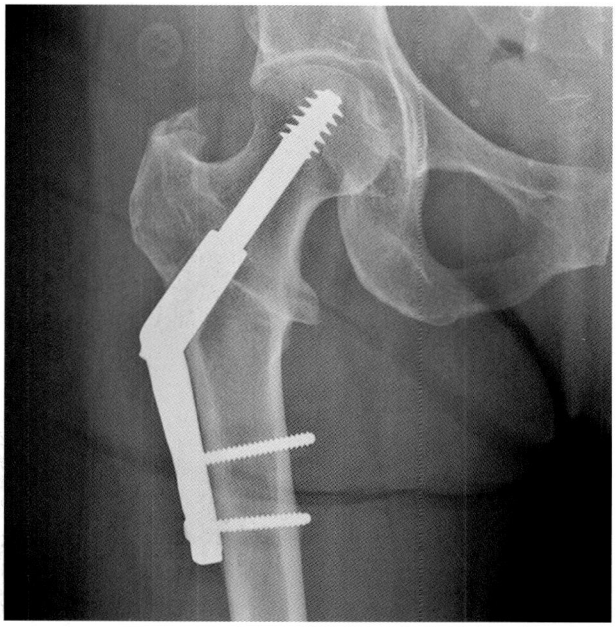

图 34.6 髋关节正位片显示使用动力髋螺钉固定股骨粗隆间骨折

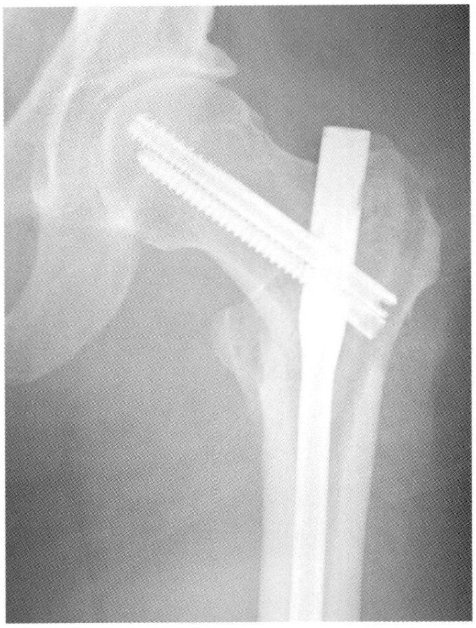

图 34.7 髋关节正位片显示用髓内钉固定股骨粗隆间骨折

（1）继发复位不良。

（2）继发进行性骨折塌陷引起的短缩和内翻而导致固定失效。

（3）髋关节骨量减少性骨折的内固定中加入了骨科药物，这可能是减少畸形愈合的外科治疗的重要补充。

5. 植入螺钉断裂、拔出或钢板失效的失败率为 5%。
6. 1%～2% 的病例报告为深部感染，1% 为浅表感染。
7. 35%～65% 的髋部骨折患者会发生谵妄、痴呆和（或）抑郁。

F. 使用负重辅助装置进行术后康复

1. 在固定稳定的情况下，患者可以积极活动以减少并发症。术后第一天开始每天两次使用轮椅，借助助行器 / 拐杖和辅助行走，直到患者独自活动。
2. 患者可以完全负重，并根据疼痛程度和骨折固定的稳定性自行调节负重。如果患者在辅助负重或休息时出现过度疼痛，应重新评估固定的稳定性。
3. 大多数 65 岁以上的患者需要住院 3 天接受急诊治疗，然后转移到骨科康复中心 2～4 周，具体取决于他们的一般健康状况和伤前日常生活能力。

G. 结局——一般性评估

1. 95% 的患者在 8～16 周骨折愈合，这取决于患者的一般健康状况和营养状况以及骨折粉碎程度。
2. 充足的蛋白质营养和维生素 D 治疗对康复至关重要。
3. 包括骨质疏松在内的骨代谢异常必须得到诊断和治疗，以防止将来发生骨折。
4. 社会经济影响

（1）50% 的患者受伤后无法独立生活。

（2）50% 的患者需要永久的拐杖 / 助行器帮助。

（3）髋部骨折第 1 年的平均直接医疗费用为 4 万美元。

Ⅲ. 特殊注意事项：小儿髋部骨折

1. 儿童髋部骨折罕见（＜ 1% 的儿童骨折）。
2. 髋关节骺板仍处于未闭合状态，这些骺板会影响骨折的分型和治疗。
3. Delbet 分型系统（1928）被广泛用于Ⅳ型骨折，最接近于成人的股骨粗隆间骨折。
4. 这些骨折通常在小儿骨科中心用儿童髋关节螺钉（动力髋螺钉）进行治疗。尽量减少股骨颈固定的深度，以避免螺钉侵入骨盆内。对于小儿和治疗依从性差的患者，还可以使用髋人字石膏。
5. 骨坏死和髋内翻是儿童髋部骨折后最严重的并发症。

总结

髋部骨折是骨科急诊住院的最常见原因。它是手术治疗最频繁的长骨骨折，术后死亡率最高。经过 100 年的外科治疗和进步，大多数患者都不能恢复到伤前的功能。成人几乎普遍采用手术治疗，由于大多数患者年龄大于 65 岁，术后并发症很常见。手术包括使用专门为独特的髋关节解剖结构设计的髓外或髓内装置进行复位和固定。治疗的目标是功能恢复到受伤前的状态，没有残余的畸形，然而，在骨质疏松的老年患者中，术后复位不良和内固定物的失败率仍然比较高。在优化形态和生物力学内固定物设计方面的进展开始显示出内固定物存活率和固定稳定性的改善。精确复位前内侧壁和保留大粗隆结构的外侧壁是成功的关键。前内侧壁的修复可以恢复股骨颈干角和旋转。只有当精确复位时，内固定物才有最佳的效果。骨畸形愈合比骨不连更常见，术后可能会进展。针对这些患者的老年骨科团队的发展正在提高手术效率和减少术后并发症，康复治疗主要是使患者重拾肢体恢复的信心，这对功能恢复至关重要。未来增强矫形器的研究可能会改善骨折固定界面，加速骨折愈合。

推荐阅读

Ahrengart L, Törnkvist H, Fornander P, et al. A randomized study of the compression hip screw and Gamma nail in 426 fractures. Clin Orthop Relat Res 2002(401):209–222

Baumgaertner MR, Curtin SL, Lindskog DM, Keggi JM. The value of the tip-apex distance in predicting failure of fixation of peritrochanteric fractures of the hip. J Bone Joint Surg Am 1995;77(7):1058–1064

Hammer A. The structure of the femoral neck: a physical dissection with emphasis on the internal trabecular system. Ann Anat 2010;192(3):168–177

Palm H, Jacobsen S, Sonne-Holm S, Gebuhr P; Hip Fracture Study Group. Integrity of the lateral femoral wall in intertrochanteric hip fractures: an important predictor of a reoperation. J Bone Joint Surg Am 2007;89(3):470–475

Reindl R, Harvey EJ, Berry GK, Rahme E; Canadian Orthopaedic Trauma Society (COTS). Intramedullary versus extramedullary fixation for unstable intertrochanteric fractures: a prospective randomized controlled trial. J Bone Joint Surg Am 2015;97(23):1905–1912

Russell TA, Mir HR, Stoneback J, Cohen J, Downs B. Avoidance of malreduction of proximal femoral shaft fractures with the use of a minimally invasive nail insertion technique (MINIT). J Orthop Trauma 2008;22(6):391–398

Sadowski C, Lübbeke A, Saudan M, Riand N, Stern R, Hoffmeyer P. Treatment of reverse oblique and transverse intertrochanteric fractures with use of an intramedullary nail or a 95 degrees screw-plate: a prospective, randomized study. J Bone Joint Surg Am 2002;84(3): 372–381– Recent articles

Sanders D, Bryant D, Tieszer C, et al. A multicenter randomized control trial comparing a novel intramedullary device (InterTAN) versus conventional treatment (sliding hip screw) of geriatric hip fractures. J Orthop Trauma 2017;31(1):1–8

35 股骨干骨折

Marcus F. Sciadini，Christopher Lee
苏博源　译　李具宝　王渭君　校

引言

严重损伤通常是由高能量损伤机制所致，高能损伤往往会危及生命。据报道，股骨干骨折的发生率为每 37.1/10 万人年。在第一次世界大战初期，该损伤的死亡率可高达 80%。股骨干骨折的治疗随着 Thomas 夹板的引入取得进展（图 35.1）。随后，股骨干骨折采用维持数周或数月的牵引治疗。Gerhard Kuntscher 于 1939 年首次引入了髓内固定术。

关键词：股骨干骨折，治疗

Ⅰ. 术前

A. 病史和体格检查

1. 年龄和并发症
  （1）骨质疏松症老年患者的股骨可能有过度的前弓（较小的曲率半径）。
  （2）包括病态肥胖在内的并发症可能会影响置钉位置和不同置钉方法。
2. 损伤机制
  （1）年轻患者中的高能量损伤机制经常发生于高速机动车事故。
  （2）低能量机制损伤在老年人群中更常见，大多是平地摔伤导致；同时也需要排除老年人群中的转移性肿瘤病变，尤其是伴随有既往症状者。

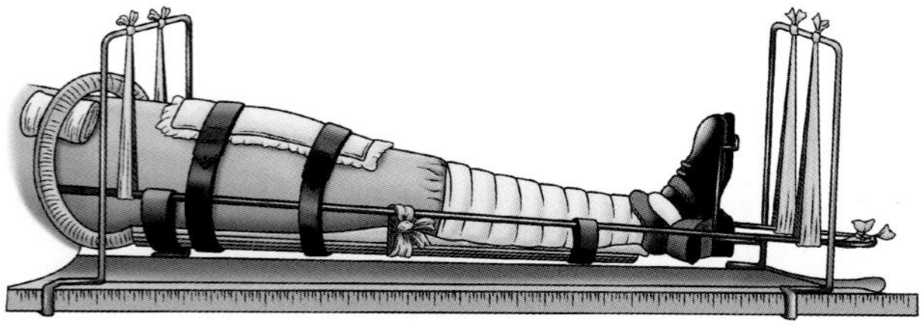

图 35.1　18 世纪末和 19 世纪初用于治疗股骨干骨折的 Thomas 夹板示例

3. 来自病史的其他相关信息
  （1）从受伤到就诊的时间间隔。
  （2）长时间的治疗需求。
4. 体格检查
  （1）在初步评估中要遵循高级创伤生命支持方案。
  （2）检查应包括所有四肢、骨盆和脊柱的视诊和触诊。对四肢进行环形检查，以寻找相关的开放性伤口、脱臼性损伤、瘀斑和擦伤。
  （3）大腿处常表现为疼痛、肿胀，并伴随明显的畸形。闭合性损伤的失血量为 1000～1500 ml。
  （4）对膝关节韧带和相关软组织的重点检查是必要的，不过通常最好在手术结束时进行。
5. 相关骨科损伤
  （1）同侧的股骨颈骨折
    ① 发生率为 2%～6%，漏诊率高达 31%。
    ② 经颈型和基底型好发。
  （2）同侧膝关节损伤
    ① 据报道，韧带松弛发生率高达 50%。
    ② 发生外侧或内侧半月板损伤的风险约为 25%。

B. 解剖

1. 股骨干是人体最长、最强壮的骨骼。
2. 股骨干从小粗隆远端 5 cm 延伸至内收肌结节近侧 5 cm。
3. 前弓为 12°～15°，曲率半径约为 120 cm。曲率半径随着年龄的增长而减小，髓腔的直径随着年龄的增长而增加（图 35.2）。
4. 股骨体背面有一纵嵴称粗线。
5. 外侧皮质受牵拉，内侧皮质受挤压。
6. 结构（图 35.3）
  （1）前部
    ① 缝匠肌、股四头肌。
    ② 最常与大腿骨筋膜室综合征有关。

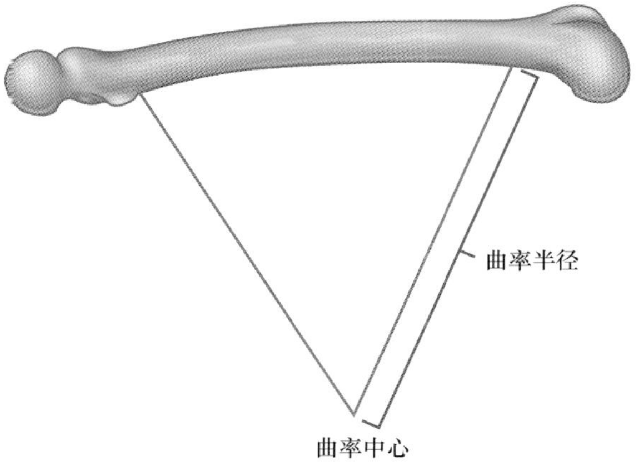

图 35.2 表示曲率半径的股骨侧面图像

（2）后部：股二头肌、半腱肌、半膜肌。

（3）内侧：股薄肌、长收肌、短收肌、大收肌。

7. 主要肌肉牵拉力

（1）近端：小粗隆上的髂腰肌（屈曲、外旋），大粗隆上的臀中肌 / 臀小肌，以及粗线上的臀大肌。

（2）远端：内收肌在粗线和耻骨肌线上，腓肠肌在股骨外侧髁和内侧髁的后部。

8. 血管

（1）髂外动脉穿过腹股沟韧带下方并通过股三角进入前间室，移行为股动脉。

（2）深动脉沿股骨长轴走行，发出众多穿支。

（3）股骨的主要血液供应来自深动脉和营养血管，这些血管从股骨粗线的后方和近端附近进入。

（4）股动脉在距离小粗隆 4 cm 处最靠近股骨内侧。放置逆行股骨髓内钉时，如果近端的主钉末端位于小粗隆下方，从前往后置入的锁钉有损伤动脉的风险。

C. 影像学

1. 初步检查

（1）包括髋关节和膝关节在内的整个股骨的前后位和侧位 X 线片。

（2）髋关节前后位和侧位 X 线片。

（3）膝关节前后位和侧位 X 线片。

2. 进一步影像学检查：提倡使用附加薄层扫描成像（2 mm）CT 扫描作为筛查工具来评估股骨颈骨折。

3. 特殊注意事项：术中行股骨内旋 15°的股骨颈透视 X 线片，术中行骨盆正位 X 线片，手术固定后行股骨正位 X 线片和侧位 X 线片，以评估股骨颈骨折（图 35.4a～d）。

D. 分型

AO/OTA 分型：股骨被定义为“3”区，股骨干被定义为“2”区。

（1）32A 型：简单骨折

① A1：螺旋形骨折。

② A2：斜行骨折，成角≥ 30°。

③ A3：横行骨折，成角＜ 30°。

（2）32B：楔形骨折

① B2：楔形骨折块完整。

② B3：楔形骨折块粉碎性骨折。

（3）32C：粉碎性骨折

① C2：多节段完整。

② C3：多节段粉碎。

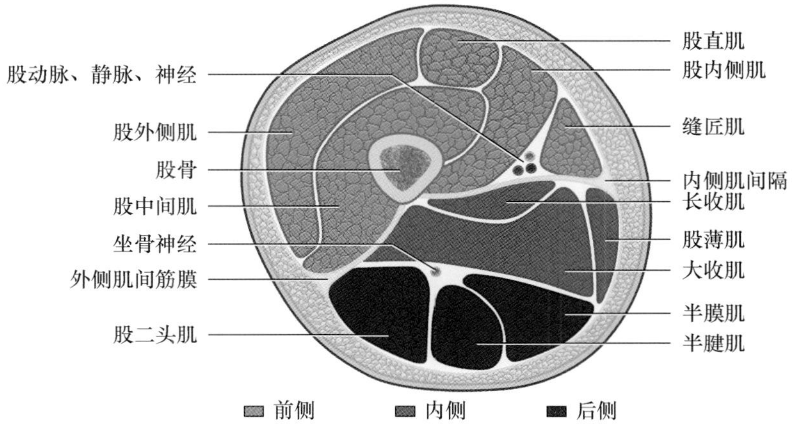

图 35.3 大腿中段的横断面，描述了三个间隔和各自的肌肉

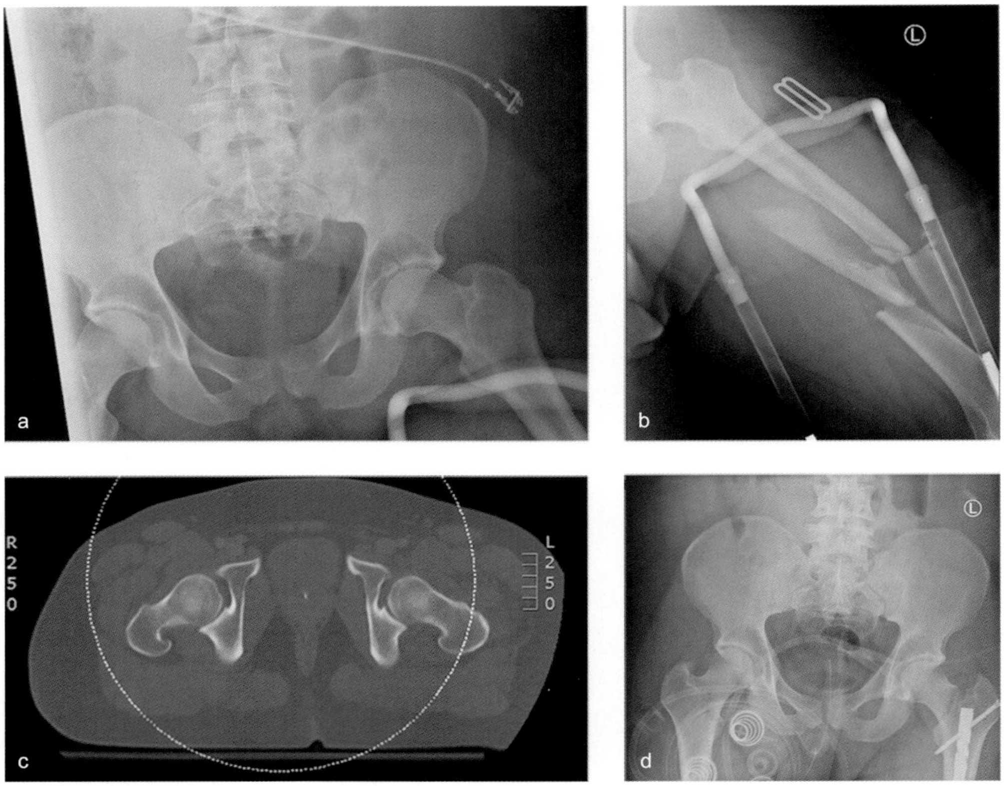

图 35.4 骨盆（**a**）和左股骨干（**b**）正位 X 线片，患者左股骨干骨折，无股骨颈骨折征象。**c.** 骨盆的横断 CT 视图显示没有股骨颈骨折的证据。**d.** 术中骨盆前后位清楚显示左侧股骨颈骨折

Ⅱ. 治疗

A. 初步治疗

包括急诊室治疗：

1. 长腿夹板或膝关节支具用于股骨远端骨折的疼痛控制和软组织稳定。
2. 牵引
  （1）非侵入性牵引通常由急救医疗技术员（EMT）进行（如果长时间处于这种状态，可能很快会导致压疮，这种情况很危险）。
  （2）骨牵引通常置于股骨远端或胫骨近端，有利于维持骨骼长度和缓解疼痛
    ① 由股骨远端的内侧向外侧或者由胫骨近端的外侧向内侧进针是安全的（可疑膝关节韧带损伤时禁止使用）。
    ② 牵引重量通常为体重的 10%。

B. 最终治疗

1. 保守治疗指征很少
  （1）包括牵引、长腿石膏和支具支架。
  （2）可能用于非移位性或单皮质骨折（如枪伤），但即使是预期寿命有限的高危患者通常也会接受手术以控制疼痛。
2. 手术治疗
  （1）绝对指征：所有的移位性骨折。
  （2）相对指征：非移位性骨折。

C. 手术入路和固定技术

1. 外固定
  （1）快速固定骨骼的方法。
  （2）适应证
    ① 严重的软组织损伤。
    ② 骨折部位广泛污染。
    ③ 需要被修复的合并血管损伤。
    ④ 最初即采用损伤控制措施治疗的多发伤患者。
  （3）固定针的型号和数量：直径通常为 5 mm，每个骨折段至少 2 枚固定针。
  （4）固定针位置
    ① 前方：经伸肌肌群放置固定针可能会限制膝关节活动。
    ② 前外侧。

③ 外侧：经髂胫束放置固定针可限制膝关节活动。

（5）针道感染

① 可以口服抗生素治疗。

② 可能导致骨髓炎。

（6）转为髓内钉治疗

① 最好在 2 周内进行。

② 超过 2 周会增加进针部位感染和最终内固定物感染的发生率。

（7）最稳定的结构：近端-远端与杆连接的固定针放置应尽可能靠近皮肤。

2. 顺行髓内钉

（1）患者体位

① 于骨折床上取仰卧位

- 优点：可持续牵引，允许无障碍地接近患者，允许同时进行多个操作，并且易于透视。
- 缺点：进针困难，可导致股骨内旋畸形，由于体位原因，健侧大腿可能发生骨筋膜室综合征。

② 于透视检查床上取仰卧位

- 优点：只需要牵引针而不是手术助手人工牵引，且健侧不会处于被动体位。
- 缺点：进针困难，成像困难。

③ 于骨折床上取侧卧位（图 35.5）

- 优点：进针更容易，可持续牵引。
- 缺点：旋转评估可能有一定难度，透视更加困难，可能不适用于多发伤患者。

④ 于透视检查床上取侧卧位（图 35.6）

- 优点：进针更容易。
- 缺点：需要手术助手人工牵引，透视可能很困难，在胸部或肺部存在病灶的多发伤患者中可能不适用，与此同时，进行旋转评估也很困难。

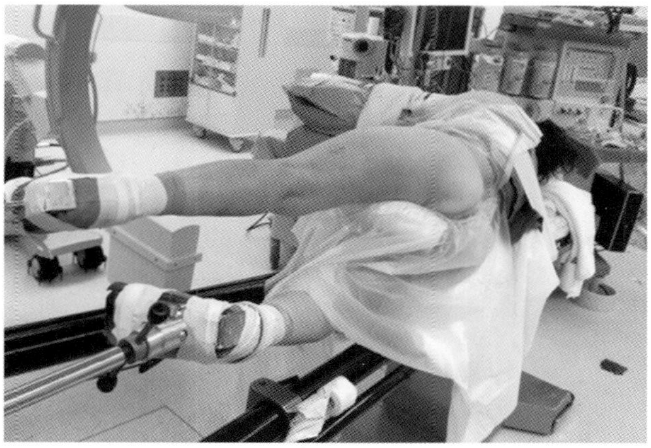

图 35.5 患者侧卧于骨折床上

（2）入路

① 距离大粗隆近端 2～3 cm 切口，在股骨干轴线上。

② 肥胖患者的切口可能需要向近端和远端延伸。

（3）手术技术

① 进针点：梨状肌入路（图 35.7）

- 优点：与股干长轴一致。
- 缺点：进针更困难，尤其是肥胖患者，增加了外展肌损伤的风险，与医源性股骨颈骨折相关，避免在儿科患者中使用，因为它可能导致缺血性坏死。

② 进针点：粗隆入路

- 优点：进针更容易，外展肌损伤更少，透视时间更短。
- 缺点：可能导致骨折端内翻或外翻对线不良。
- 髋关节内收和有限的屈曲角度增加了顺行髓内钉固定时臀上神经和臀中肌损伤

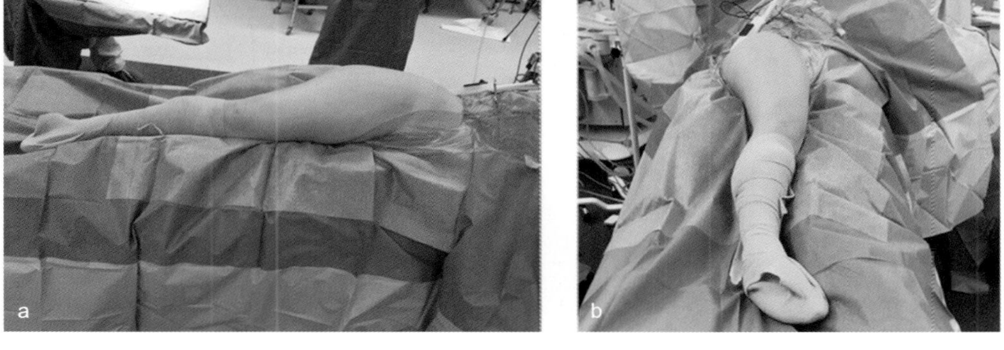

图 35.6 a、**b**. 患者通过塑形垫侧卧于透视床上

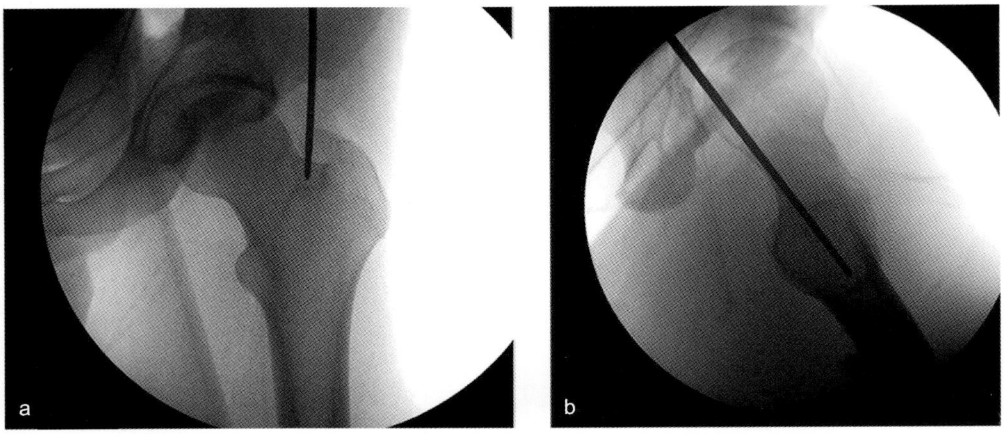

图 35.7　a、b. 术中正位和侧位 X 线片显示梨状肌进针点正确

的风险。

③ 典型骨折畸形

- 骨折近端通常外旋、屈曲和外展。
- 骨折远端通常后移和内收。

④ 复位工具

- Schanz 针。
- 股骨牵引器。
- F 型复位器。
- 弧形钝球头复位器。
- 单皮质钢板
- 金手指复位工具。

3. 逆行髓内钉

（1）适应证

① 同侧股骨颈骨折。

② 双侧股骨干骨折。

③ 股骨干远端 1/3 骨折和部分股骨远端骨折伴简单关节内骨折。

④ 同侧胫骨干骨折。

⑤ 孕妇（减少对胎儿的辐射）。

⑥ 多发性创伤患者，需要对多个肢体进行手术。

（2）禁忌证

① 膝关节活动度极度受限。

② 低位髌骨。

（3）患者仰卧于透视台上，膝关节屈曲 30°～50°。

（4）入路

① 以髌骨尖为起点做 2 cm 切口。

② 髌旁内侧入路与髌韧带纵行切开入路。

（5）手术技术

① 进针点

- 后交叉韧带前方，髁间窝稍内侧，与髓腔一致。
- 影像学检查确定在 Blumensaat 线的顶点进行（图 35.8）。

② 复位手法

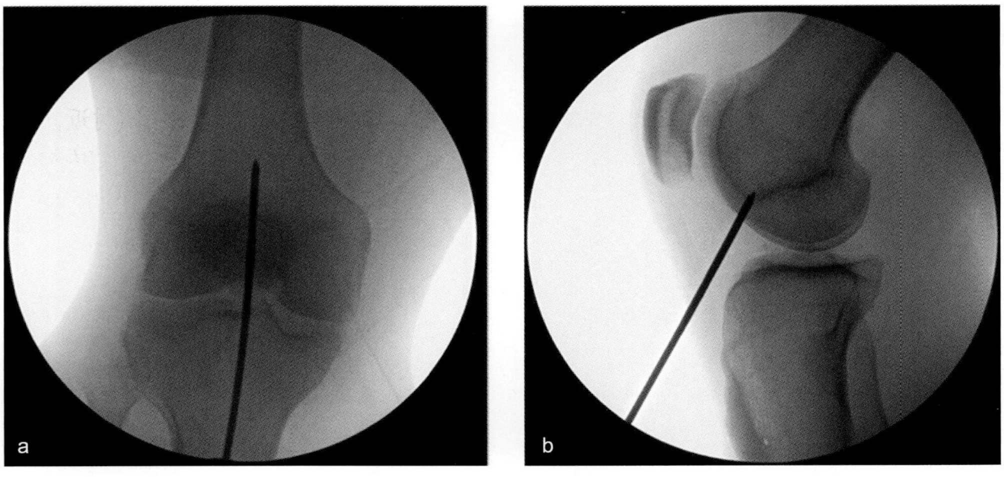

图 35.8　术中透视图像显示在膝关节正位（**a**）和 Blumensaat 线前端的膝关节侧位（**b**）上逆行钉的合适入针点

- 在股骨远端下方放置凸起护垫可以抵消骨折部位的过伸畸形。
- 辅助工具，包括 Schanz 针（图 35.9）、股骨牵引器、关节周围复位夹、锁定螺钉、手指复位工具和人工操作。

4. 钢板固定

（1）适应证

①既往畸形愈合。

②由感染或既往骨折导致的髓腔闭塞。

③假体周围或内固定物周围骨折。

④骨骼发育不成熟。

（2）患者体位

①仰卧位：最适合多发伤患者，但会增加显露的难度。

②侧位：容易显露，但禁用于多发伤患者。

（3）手术入路

①股骨下端入路（图 35.10）。

②外侧入路：切开髂胫束，小心地从股骨粗线剥离股外侧肌，电凝和（或）结扎穿支血管。

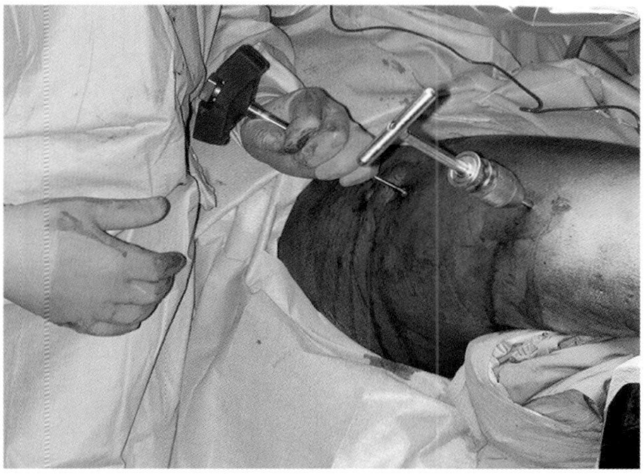

图 35.9 使用 Schanz 针复位股骨干骨折的术中照片

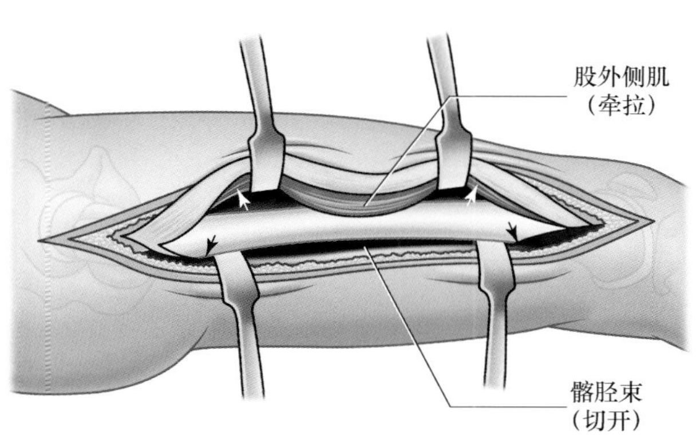

图 35.10 股骨下端外侧入路。切开髂胫束，将股外侧肌向前牵拉，显露股骨

（4）技术

①使用至少 10 孔、4.5 mm 厚的钢板。

②建议在骨折近端和远端采用 8 层皮质固定。骨折近端和远端推荐使用 8 个骨皮质螺钉。拉力螺钉穿过钢板增加固定结构刚度。

D. 并发症

1. 神经损伤

（1）阴部神经麻痹：与在骨折手术台上使用会阴柱和手术时间较长有关。

（2）坐骨神经和腓神经麻痹：与过度牵拉和手术时间较长有关。

2. 肌肉无力和进针部位损伤

（1）顺行髓内钉增加髋关节疼痛。

（2）逆行髓内钉增加膝关节疼痛。

（3）膝关节僵硬

①通常在最初的 6～12 周改善。

②3～6 个月时持续的膝关节僵硬可能需要进行膝关节松解和（或）手术松解。

3. 对线不良：在用髓内钉治疗的段骨近端和远端骨折中更常见。

4. 旋转畸形

（1）通常定义为 15°或以上（临床上外旋耐受性优于内旋）。

（2）发生率从 9% 到 28% 不等。

（3）CT 扫描是测量旋转程度的金标准。

（4）预防：拍摄对侧未受伤肢体的髋部和膝关节。比较正位 X 线片上的小粗隆和股骨颈外观。

5. 异位骨化

（1）顺行髓内钉术后发生率为 9%～60%。

（2）临床上有意义的异位骨化仅出现在 5%～10% 的患者中。

（3）最常见的部位是大粗隆附近。

6. 延迟愈合和骨不连：未扩髓的髓内钉骨不连发生率为 8%，扩髓的髓内钉骨不连发生率为 2%。

7. 感染

（1）闭合性骨折中发生率低于 1%。

（2）开放性骨折中发生率为 2%～5%。

8. 骨筋膜室综合征：罕见，估计为 1%～2%。

E. 康复

髓内钉固定后，可立即负重，髋关节和膝关节的主动和被动活动范围不受限制。

F. 结局

1. 股骨干骨折扩髓后，静态髓内固定的骨折愈合率为 98%。
2. 在大约 4～6 个月时，影像学显示骨愈合，顺行入路和逆行入路之间无显著差异。

Ⅲ. 特殊注意事项

A. 儿童患者

治疗方法因年龄而异。

1. 0～6 个月：Pavlik 吊带。
2. 6 个月至 5 岁：闭合复位和人字形石膏。
3. 5～10 岁：弹性髓内钉和钢板。
4. 10 岁以上：钢板和顺行髓内钉。对于这个年龄段的青少年患者，要避免从梨状肌入口进钉，以防范股骨头缺血的风险增加。

B. 老年患者

髓内钉和股骨干的曲率半径不匹配会导致股骨远端前壁穿孔：非典型双膦酸盐相关性骨折（更多信息见第 10 章“骨质疏松症”）延长了愈合时间。

总结

本章概述了股骨干骨折的初步诊断和治疗方案。除了各种手术方案及其相关并发症外，还回顾了相关的影像学和解剖学知识。在本章结尾处，讨论了儿科和老年患者的特殊治疗注意事项。

推荐阅读

Bone LB, Johnson KD, Weigelt J, Scheinberg R. Early versus delayed stabilization of femoral fractures. A prospective randomized study. J Bone Joint Surg Am 1989;71(3):336–340

Brumback RJ, Uwagie-Ero S, Lakatos RP, Poka A, Bathon GH, Burgess AR. Intramedullary nailing of femoral shaft fractures. Part II: fracture-healing with static interlocking fixation. J Bone Joint Surg Am 1988;70(10):1453–1462

O'Toole RV, Dancy L, Dietz AR, Pollak AN, Johnson AJ, Osgood G, Nascone JW, Sciadini MF, Castillo RC. Diagnosis of femoral neck fracture associated with femoral shaft fracture: blinded comparison of computed tomography and plain radiography. J Orthop Trauma 2013;27(6):325–330

Ostrum RF, Agarwal A, Lakatos R, Poka A. Prospective comparison of retrograde and antegrade femoral intramedullary nailing. Orthop Trauma 2000;14(7):496–501

Stannard JP, Bankston L, Futch LA, McGwin G, Volgas DA. Functional outcome following intramedullary nailing of the femur: a prospective randomized comparison of piriformis fossa and greater trochanteric entry portals. J Bone Joint Surg Am 2011;93(15):1385–1391

Winquist RA, Hansen ST Jr, Clawson DK. Closed intramedullary nailing of femoral fractures. A report of five hundred and twenty cases. J Bone Joint Surg Am 1984;66(4):529–539

36 股骨远端骨折

Aaron Johnson，Gerard P. Slobogean
苏博源　译　李具宝　王渭君　校

引言

股骨远端骨折包括从高能量损伤到低能量脆性骨折的各种损伤模式。高能量损伤可能发生在年轻或老年患者中，而低能量骨折往往发生在老年人群中或以前受过脊髓损伤的患者中。此外，随着人工关节置换术应用的增加，这些骨折可能发生在全膝关节置换术上方的假体周围，全髋关节置换术下方的假体周围，或全髋关节置换术和全膝关节置换术的假体间。

关键词： 股骨远端骨折，股骨远端锁定钢板，股骨远端逆行髓内钉，骨不连，畸形愈合，假体周围骨折

Ⅰ. 术前

A. 病史和体格检查

详细的病史和体格检查可提供关键的信息，有助于指导主治医师决定适当的治疗方案。需要重点关注的方面包括：

1. 患者年龄和内科合并症。
2. 损伤机制。
3. 既往外科手术史（尤其是在髋关节或膝关节周围）。
4. 伤前活动状态。
5. 任何脊髓损伤病史。
6. 相关损伤。
7. 评估远端神经功能（运动和感觉）。
8. 评估皮肤是否有开放性损伤或创伤导致的潜行剥脱。

B. 解剖

了解远端关节的正常解剖结构及畸形的关节结构相对于骨干的关系非常重要。术前进行对侧股骨 X 线透视成像有助于构建正常的关节形态、冠状面轴线、股骨长度和股骨的旋转轴线。

1. 关节解剖学
   （1）股骨远端的关节呈梯形（股骨远端的后侧宽度大于前侧宽度图 36.1c）。
   （2）在恢复关节解剖结构和放置外侧钢板固定时，必须考虑到这一点。
2. 冠状面轴线畸形（内翻–外翻，图 36.1a）
   （1）正常股骨干相对于关节面有 7°～11°外翻角度。将它定义为解剖学股骨远端外侧角（anatomic lateral distal femoral angle，aLDFA）= 79°～83°。
   （2）骨折畸形变化与骨折部位相对于内收肌结节的位置有关。
3. 矢状面排列（图 36.1b）
   （1）正常股骨远端后倾角为 79°～87°。这是由沿股骨干轴线和股骨髁与干骺端相交的前后点之间绘制的线所形成的角表示。
   （2）经过骨折部位通常存在过伸（向后成角）畸形。
   （3）畸形是由腓肠肌牵拉所致。
4. 长度和旋转
   （1）两者均可与对侧比较进行评估。
   （2）长度可以在对侧股骨上进行透光尺测量。
   （3）旋转可以与对侧股骨的小粗隆轮廓相对比，并确保膝关节有同样的旋转轮廓。
5. 股骨和肢体的机械轴
   （1）机械轴上的股骨远端外侧角本身通常为 88°。在术前规划和术中牢记这种关系是很重要的。
   （2）将患侧肢体机械轴与对侧肢体对比通常有利于对粉碎性骨折进行分类。

C. 影像学

1. 常规影像学检查
   （1）膝关节的正位和侧位 X 线片。
   （2）股骨全长正侧位成像。
2. CT：具有重建视图功能的 CT 二维成像有助于识别以下内容：

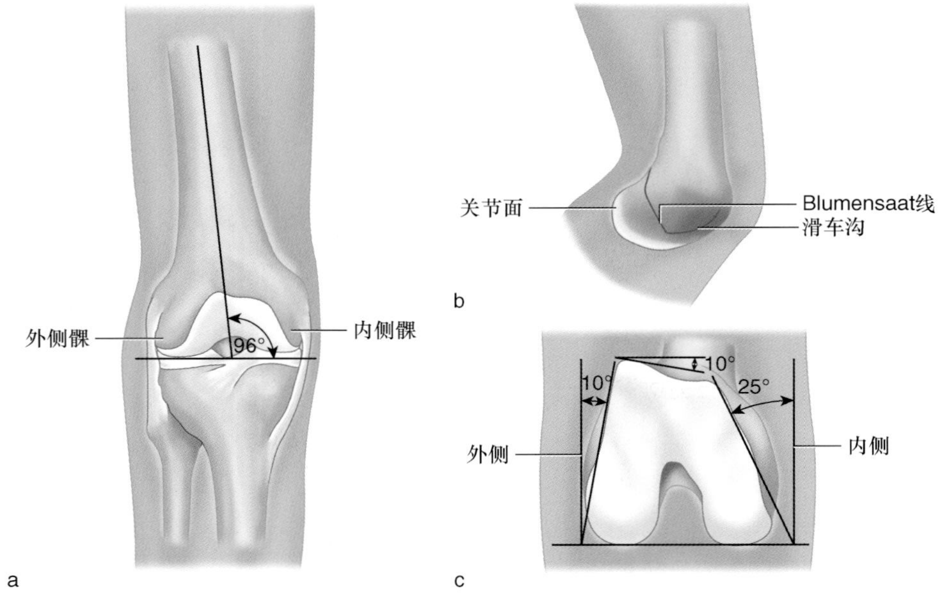

图 36.1　a～c. 图示股骨远端关节面呈梯形

（1）关节冠状面骨折块。
（2）延伸至关节内。
（3）髁间粉碎性骨折。

D. 分型

AO/OTA 骨折分型对于指导治疗最为有用（图 36.2）。

1. A 型：关节外骨折（髁上骨折）。
2. B 型：部分关节内骨折，通常为单髁骨折，可以是内侧髁骨折或外侧髁骨折
  （1）B1 型：外侧髁骨折。
  （2）B2 型：内侧髁骨折。
  （3）B3 型：单纯冠状面骨折（Hoffa 骨折）。
3. C 型：完全性髁间骨折（注：C 型也可能伴有冠状面关节骨折）。
  （1）C1 型：简单髁间骨折，无干骺端粉碎性骨折。
  （2）C2 型：简单髁间骨折伴干骺端粉碎性骨折。
  （3）C3 型：髁间粉碎性骨折伴干骺端粉碎性骨折。

Ⅱ. 治疗

A. 初步治疗

1. 初期治疗应包括对肢体轴线的大致复位和应用固定装置。
  （1）衬垫放置良好的长腿夹板。
  （2）膝关节固定支具。
  （3）如果最终治疗为保守治疗，则使用铰链式膝关节支具。
2. 固定的目的是方便患者护理、活动和减少疼痛。
3. 骨牵引很少使用，因为通常会加剧畸形。

B. 最终治疗

手术与保守治疗
（1）股骨远端骨折通常通过手术治疗。
（2）有一些合并症限制手术治疗的情况：
  ① 麻醉和失血的风险大于获益的内科疾病患者。
  ② 严重虚弱不能活动的患者。
  ③ 截瘫或脊髓损伤患者。
（3）保守治疗应包括衬垫放置良好的支具或膝关节固定器。
（4）每周或每 2 周对神经或脊髓损伤患者进行评估，以确保没有皮肤或软组织压疮。潜在的开放性骨折或皮肤高风险患者应被视为手术治疗的适应证。

C. 手术入路和固定技术

仔细阅读术前影像，术前计划应在手术前确定。患者体位和内固定物选择取决于计划的固定方式类型。此外，是否需要关节复位可能会影响最终选择的手术入路。

1. 关节外骨折（AO/OTA A 型）

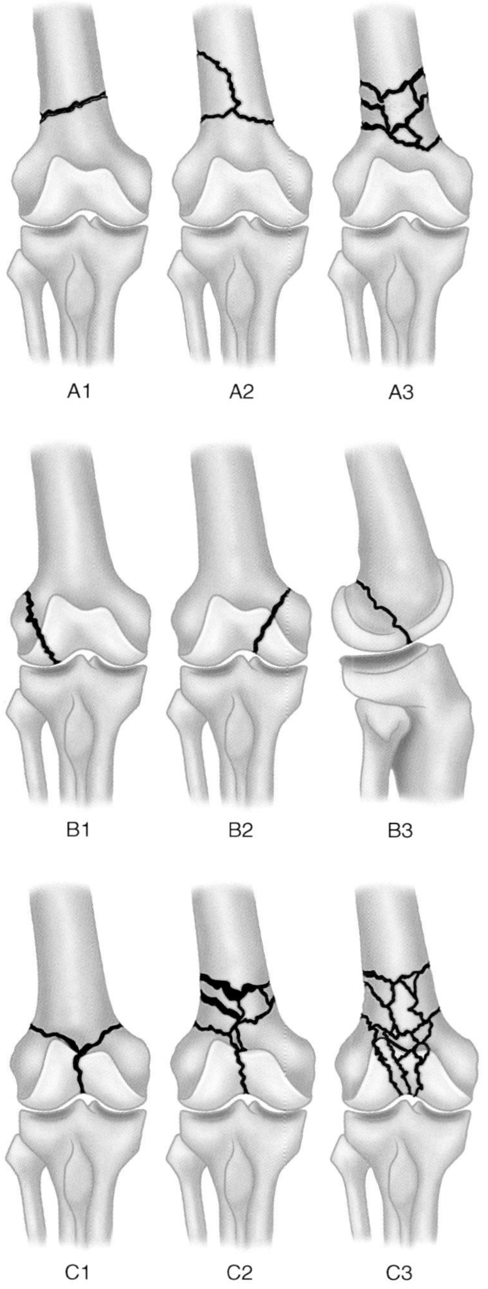

图 36.2 AO/OTA 分型示意图

（1）关节外骨折可采用钢板固定或髓内钉治疗。

（2）髓内钉

① 髓内钉远端是否有空间进行多个锁钉的固定（图 36.3）。

② 远端多平面交锁螺钉可提高稳定性。

（3）可使用与下文所述相同的复位技术，以复位骨块并利于髓内钉固定。在髓内钉放置过程中和放置后，也可以使用阻挡钉以防止骨折碎片后续发生移位。该手术的手术方法与股骨逆行髓内钉相同。

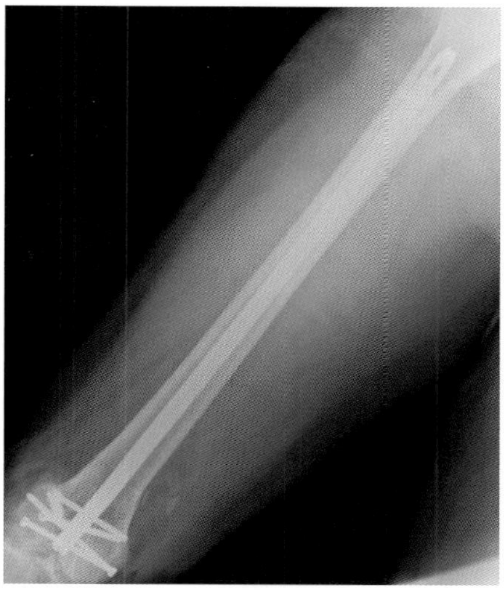

图 36.3 术后 X 线片显示用逆行髓内钉治疗股骨远端髁上骨折后解剖复位

（4）外侧钢板固定

① 复位技术可以是直接的，也可以是间接的。

② 简单的骨折可以使用拉力螺钉和一块外侧中和钢板固定。

③ 伴有干骺端粉碎性骨折的髁上骨折最好采用桥接钢板技术（参见第 4 章“骨折内固定的生物力学”）。

④ 外侧入路通常足以复位和固定。

2. 部分关节内骨折（AO/OTA B 型）

（1）B1 型外侧髁骨折：外侧支撑钢板固定。

① 如果采用外侧入路，则使用放射影像评价关节面复位和骨折对线来评估复位情况。

② 如果采用前外侧入路，则可以直接观察关节面进行解剖复位。

（2）B2 型内侧髁骨折：内侧支撑钢板固定。

① 通常这是唯一需要股骨远端内侧入路的骨折类型。

② 采用标准的股骨前内侧入路，牵拉股内侧肌。

（3）B3 型关节冠状面骨折（Hoffa 骨折）

① 前内侧或前外侧入路显露关节面。

② 可以使用各种尖头复位钳和克氏针临时固定骨折块。

③ 使用无头加压螺钉或关节面下方埋头螺钉来固定微型 / 小的骨折块。通常使用 2～3 枚螺钉，并且应以分散方向放置，以获得最大的稳定性。

3. 完全关节内骨折（AO/OTA C 型）

（1）C 型骨折固定的首要任务是恢复关节面的

完整性。

（2）使用光滑的克氏针、持骨钳、大型的关节周围复位钳或施氏针（通常用作股骨髁中的操纵杆）可实现复位和临时固定。

（3）骨折块特异性固定应使用带有螺纹的克氏针或骨折块间的拉力螺钉（用于微型骨折块或小骨折块固定）。

（4）提前构思最终固定结构以确保骨折块间拉力螺钉不在主要固定结构的轨迹上。

（5）关节面复位后，固定方式与 A 型骨折相似。

（6）选择的内固定物通常是定角固定装置，例如：

① 接骨板。

② 股骨髁滑动管形钢板。

③ 股骨远端锁定钢板。

④ 适用于简单关节内骨折类型的髓内钉。

（7）当发现关节面短缩至骨干时，应考虑以下参数（对侧股骨影像检查可为外科医生提供参照）：

① 股骨总长度。

② 下肢肢体机械轴对线（例如，内翻 / 外翻）。

③ 股骨远端的屈曲 / 伸展。

④ 关节部位相对于骨干的旋转。

4. 手术入路

（1）无论采用何种手术入路，患者通常是仰卧位。侧卧位有利于近端显露，但是侧卧位进行远端关节的操作和复位会更加困难。

（2）可在髋关节下方使用垫块，也可以不使用。

① 如果使用垫块，则更难进行术中成像来与对侧比较长度和旋转程度。

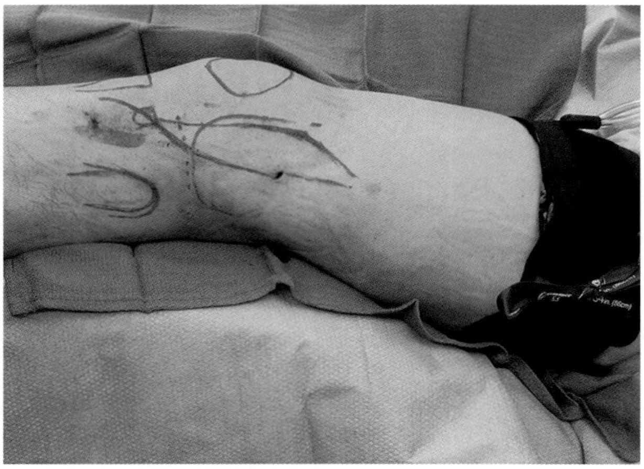

图 36.4 股骨远端直接外侧和前外侧入路的标准切口

② 然而，如果需要使用向股骨嵴延伸的长钢板，那么垫块有助于近端显露。

（3）整个后腿及臀部作为无菌区。

（4）如果使用止血带，最好使用无菌止血带。

（5）外侧入路

① 更适用于不需要直接显露关节软骨的 A 型骨折和简单 C 型骨折。

② 如图 36.4 中所示（后方线条），切口位于股骨远端的外侧中央。

③ 沿其纤维走行切开髂胫束。

④ 向前牵拉股外侧肌，显露股骨远端。

⑤ 在显露过程中，应注意将肌肉固定在后方肌间隔上，以防止深部穿支血管缩回到后方间室。

（6）前外侧入路

① 有助于直接显露关节面。

② 适用于复杂关节内骨折（OTA C2 型、C3 型和部分移位 C1 型）。

③ 如图 36.4 中所示（前方线条），切口从外侧向中线呈弧形。

④ 进行髌旁外侧关节切开，直接显露股骨远端和髌股关节的关节软骨。

（7）任何切口都可以根据需要向近端延伸。许多钢板固定系统具有经皮靶向钻孔模具，允许通过套筒进行近端微创固定，从而最大限度地减少近端软组织剥离。

（8）主要内固定物为髓内钉时的变动

① 必要时使用前外侧入路进行关节复位和固定。

② 另外，膝关节前方入路可通过关节内侧或外侧切开术进入关节。

③ 远端髌旁关节切开可以显露逆行股骨髓内钉的进针点。

5. 复位、内固定物结构和固定方法

（1）第一步是通过直接或间接显露获得关节面的解剖复位。

（2）简单（轻微移位或无移位）的关节骨折

① 复位可通过术中透视成像进行评估，而不需完全的前外侧入路和关节切开。

② 大的持骨钳可通过经皮穿刺切口放置。

③ 可使用克氏针临时维持复位，直到将骨折间的拉力螺钉与骨折线垂直放置完成（图 36.5）。

（3）复杂关节内骨折

① 首先复位冠状面骨折

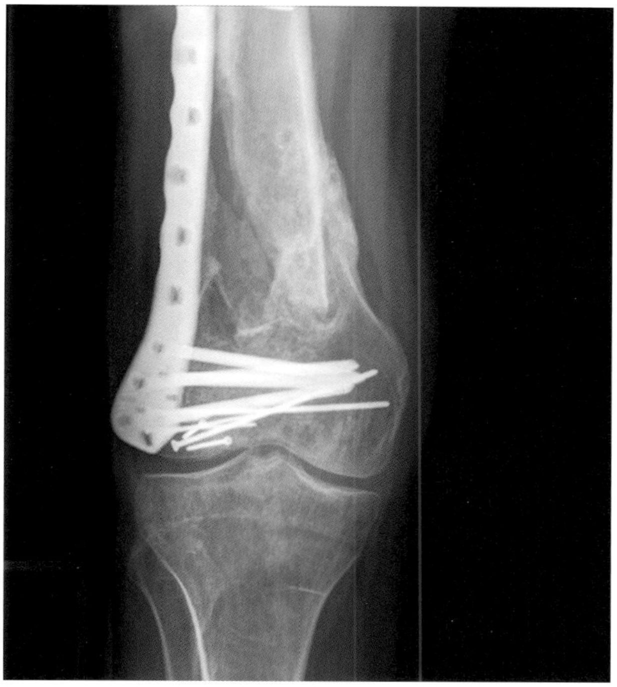

图 36.5 一名 20 岁男性患者术后 6 个月的膝关节正位 X 线片，显示使用了多枚加压螺钉复位固定关节的微小骨折块。外侧锁定钢板桥接固定股骨远端上方的干骺端粉碎性骨折，内侧可见明显的骨痂

- 由前向后垂直于骨折线置入拉力螺钉（下压螺钉头部）。
- 通常是直径为 2.0 mm、2.7 mm 或 3.5 mm 的螺钉。
- 在侧位透视下呈发散状。

② 复位髁间骨折，并用克氏针和（或）大的持骨钳临时固定。

③ 螺钉应由外向内放置，并应放置在髁突周围，以防止阻挡随后放置的外侧钢板。

（4）选择的内固定物通常是股骨远端锁定钢板

① 上面列出了其他选择。

② 有多个产品可供选择，所有产品都可以使用同样的基本理念来应用。

③ 关节复位后（或如果骨折没有向关节内延伸），必须将关节骨折块复位至骨干。

④ 适用于具有足够骨量的简单骨折患者

- 显露股骨，骨折复位或复位钳夹持后，可使用拉力螺钉垂直通过多个小骨折块或大骨折块之间的骨折线以获得绝对稳定。
- 随后放置外侧钢板的作用是作为中和钢板（图 36.6）。

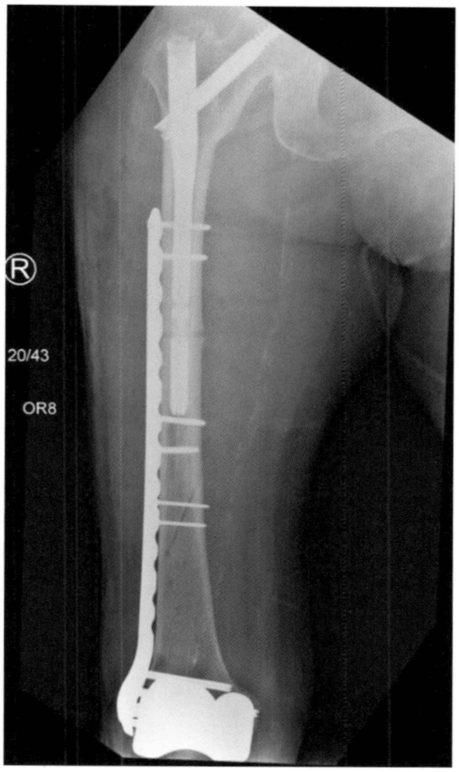

图 36.6 全膝关节置换术后 B 型关节外骨折的正位 X 线片，将长螺旋形髓内钉插入骨干，用拉力螺钉和外侧钢板中和治疗

⑤ 干骺端粉碎性骨折或骨量少

- 外侧钢板桥接固定干骺端区域。
- 必须考虑特定骨折特征所使用钢板工作长度，并且必须调整螺钉位置，以最大限度地降低对钢板产生的过度负荷。

⑥ 钢板长度。粉碎性骨折通常采用长钢板桥接技术固定，钢板较长，近端螺钉较少，关节端螺钉较多。

⑦ 钢板位置

- 大多数钢板提供可选择的靶持臂。将套筒固定在钢板上，将钢板滑动到股外侧肌下方，将其固定在股骨外侧面。
- 通过透视确认钢板位置。
- 大多数钢板被设计放置在股骨远端股骨髁的前方。由于股骨远端呈梯形，应注意避免将钢板放置在股骨外侧髁太靠后的位置，因为这样做可能会增加股骨远端发生内移或“高尔夫球杆畸形”的风险。
- 大多数钢板都有一个远端钉孔，以恢复股骨的解剖轴。置钉时，该螺钉应大致平行于关节线。应该首先放置这颗螺钉，并将其放置在冠状面。

⑧ 将钢板最近端的钉孔固定在骨干上
- 在此步骤中，应纠正矢状面畸形（通常延伸至骨折部位）。
- 毛巾垫或经皮 Schanz 针（彼此交错置入远端和近端）可用于控制过伸畸形。

⑨ 使用皮质骨螺钉将远端骨干段复位至钢板
- 如果钢板是直的，那么它应被放置在股骨的前外侧皮质上。
- 一些钢板有内置 11°的扭转，当骨折被正确复位时，可以将钢板固定在股骨的正侧面。
- 如果预塑形钢板与复位的股骨相匹配，则可以使用皮质螺钉固定到股骨干上。
- 然而，如果钢板没有接触到股骨外侧皮质，而复位与对侧肢体相符合，则考虑在骨干节段性插入锁定螺钉（图 36.7）。这一策略可防止股骨干向钢板方向牵引，造成关节块的内侧平移（“高尔夫球杆”）畸形。

⑩ 可采用电刀电线从股骨头中点牵拉至踝关节中点，以提供整体肢体对齐的粗略评估（图 36.8）。与对侧肢体的比较为患者的自然对齐提供了一个参考。

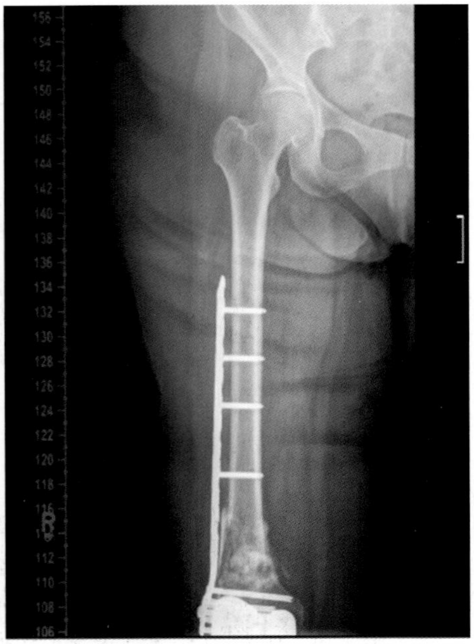

图 36.7 无疼痛、膝关节活动范围 0°～120°、完全负重的患者术后 1 年的影像，钢板固定将骨干侧向锁定，以防止远端关节部位的内侧移位

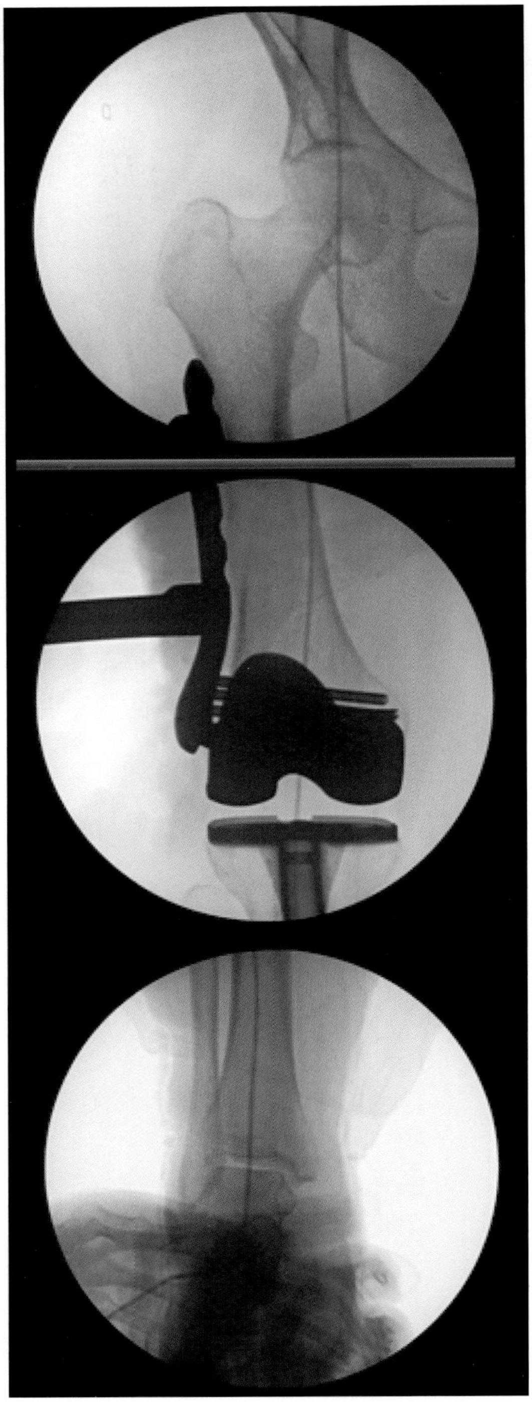

图 36.8 术中髋关节、膝关节和踝关节的透视图展示了具有同一个中心的机械轴

⑪ 一旦对齐是可接受的，钢板远端段可用锁定螺钉填充。内侧髁的斜位图可用来评估螺钉长度。
- 该位置的长螺钉可能会在术后出现症状。

D. 并发症

骨不连是最常见的并发症，文献报道发生率从3% 到 24% 不等。

（1）很少有前瞻性研究描述骨不连的发生率，但现有文献表明骨不连风险取决于以下因素：

① 骨折类型。

② 使用的内固定物类型。

③ 螺钉分布（通常建议在邻近骨折线两端的螺钉间空 1～2 个钉孔）。

④ 肥胖。

⑤ 开放性骨折

- 骨不连治疗：通常用钢板或螺钉固定。股骨远端置换术是一种不太常用的治疗方法。

（2）多达 1/3 的患者会发生畸形愈合，可能是由旋转畸形、成角畸形或远端关节部位内侧移位所致。

（3）膝关节僵硬：物理疗法可能有利于更快地恢复活动，防止挛缩。

（4）闭合性损伤感染率低，开放性骨折感染率高达 7%。

（5）创伤后关节炎并不常见。

E. 康复

1. 术后支具（膝关节固定器或铰链式膝关节支架）是可选的。没有证据表明支具可以改善临床结局。
2. 对于大多数关节内骨折的年轻患者，非负重（落地负重）治疗 6～12 周。
3. 老年患者的负重存在争议。最近的报道显示，在 65 岁以上的关节外骨折或假体周围骨折的患者中，立即负重治疗可以改善疗效。
4. 可耐受的早期主动活动范围。

F. 结局

1. 功能和影像学结果展示了 85%～90% 的良好预后。
2. 合并骨不连、僵硬或感染时，预后较差。
3. 据报道，患者需要第二次手术的比例为 16%～25%。
4. 大多数证据表明锁定钢板和髓内钉的疗效相似。

Ⅲ. 特殊注意事项

A. 开放性骨折

1. 感染和骨不连风险增加。
2. 对于失活的骨骼清创程度存在争议。研究表明，过度清创坏死的骨可能增加骨不连的发生率，而保守的清创则与更高的愈合率相关，但潜在的感染率也会增加。

B. 假体周围骨折

1. 发生在全膝关节置换术以上的骨折应仔细检查以确定假体是否松动。

（1）股骨髁上骨折后膝关节假体松动罕见。

（2）松动的假体可能在正位 X 线片上显示髁突增宽，或者在 CT 上显示骨折线延伸到髁突缘远端。

（3）松动假体应采用全膝关节置换术翻修或股骨远端置换术治疗。

2. 固定良好的装置应按上述方法进行固定。
3. 如果需要，大多数全膝关节置换术假体都可以用逆行髓内钉固定。

（1）假体必须采用开盒式设计。

（2）由于假体的位置，进针点可能比理想进针点更靠后。

（3）在扩髓和插钉过程中，应注意避免骨折部位出现过伸变形。

C. 老年或严重骨质疏松症

1. 对于骨质量差、干骺端粉碎性骨折且骨折范围极广的患者，可以考虑股骨远端置换术。
2. 股骨远端置换术的疗效不如直接行全膝关节置换术，但可以在术后即刻负重。

总结

在治疗这些损伤时，了解股骨远端、股骨解剖轴和肢体机械轴的独特形态很重要。尽管这些损伤都应进行手术治疗，但保守治疗的适应证是详细明确的。对于手术治疗的骨折，针对不同的骨折类型和临床情况提供复位策略和固定技术。手术方法取决于骨折类型是关节外骨折、部分关节内骨折还是关节内骨折。此外，必须考虑患者因素，因为股骨远端骨折呈双峰分布，既影响年轻的健康患者，也影响可能骨质量较差的老年患者。骨折可以用髓内固定、拉力螺钉和中和钢板或桥接钢板来治疗，以获得相对稳定。开放性骨折带来了一个特别的难题，更广泛的清创手术感染率较低，但骨不连的发生率较高。相反，清创范围越小，感染率越高，不愈合率越低。因此，外科医生必须权衡感染和骨不连的风险。85%～90% 的患者股骨远端骨折总体预后良好。虽然不同的治疗类型（如髓内钉和股骨远端锁定钢板）的报告结果没有差异，但当存在复位不良和骨不连时，预后会较差，这种损伤的总体再手术率从 16% 到 25% 不等。

推荐阅读

Collinge CA, Gardner MJ, Crist BD. Pitfalls in the application of distal femur plates for fractures. J Orthop Trauma 2011;25(11):695–706

Nork SE, Segina DN, Aflatoon K, et al. The association between supracondylar-intercondylar distal femoral fractures and coronal plane fractures. J Bone Joint Surg Am 2005;87(3):564–569

Ricci WM, Collinge C, Streubel PN, McAndrew CM, Gardner MJ. A comparison of more and less aggressive bone debridement protocols for the treatment of open supracondylar femur fractures. J Orthop Trauma 2013;27(12):722–725

Ricci WM, Streubel PN, Morshed S, Collinge CA, Nork SE, Gardner MJ. Risk factors for failure of locked plate fixation of distal femur fractures: an analysis of 335 cases. J Orthop Trauma 2014;28(2):83–89

Southeast Fracture C; Southeast Fracture Consortium. LCP versus LISS in the treatment of open and closed distal femur fractures: does it make a difference? J Orthop Trauma 2016;30(6):e212–e216

Starr AJ, Jones AL, Reinert CM. The “swashbuckler”: a modified anterior approach for fractures of the distal femur. J Orthop Trauma 1999;13(2):138–140

37 膝关节脱位

Michael G. Baraga，Hayley E. Ennis，Dylan N. Greif
李具宝　译　王渭君　赵　军　校

引言

膝关节脱位是指胫股关节的分离。急性膝关节脱位是一种骨科急症，如果未治疗，可能会导致严重后果。重要的是，膝关节脱位并不总是伴随着明显的畸形，因此在评估膝关节疼痛的患者时，临床医生必须保持警惕，并了解适当的治疗策略，这些都至关重要。

关键词：膝关节，脱位，半脱位，创伤，多发韧带损伤

Ⅰ. 术前

A. 病史和体格检查

1. 受伤机制：高能量与低能量。
   （1）高能量：机动车事故，行人被汽车撞倒、碾压。
   （2）低能量：运动损伤、踩空跌倒（通常伴有滑倒）、病态肥胖患者。
2. 外观表现
   （1）明显的畸形
      ① 如果有明显的畸形，不必为完成规范的 X 线片检查而耽误治疗，应立即复位。
      ② 如果无法通过闭合方式完成复位，可能是有来自股骨内侧髁间隙的组织穿过内侧关节囊嵌入（图 37.1）。这可能需要在手术室进行切开复位。
   （2）就诊时无明显畸形。请注意，由于约 50% 的膝关节脱位会自动复位，可能仅表现为轻微的外伤征象（肿胀、挫伤、擦伤）。必须高度怀疑，并进行韧带检查判断膝关节稳定性。
3. 血管检查（图 37.2）：及时准确的血管检查至关重要，因为多达 40%～50% 的膝关节脱位可能合并血管损伤。当血供中断超过 8 h，截肢率约

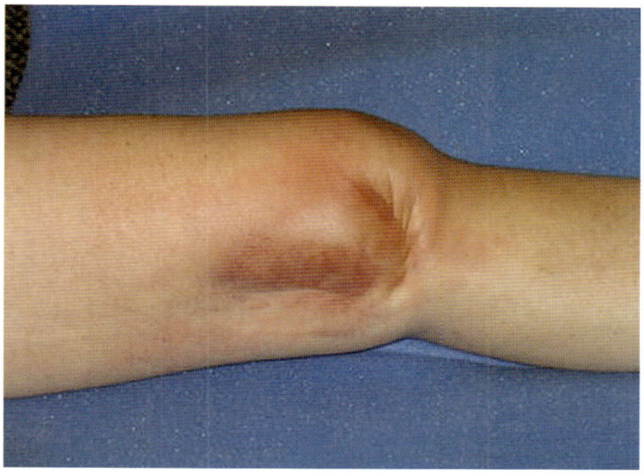

图 37.1　外侧脱位中常见的膝关节“凹陷征”可能提示脱位再闭合方式下无法完成复位（Adapted from Harb A，Lincoln D，Michaelson J. The MR dimple sign in irreducible posterolateral knee dislocations. Skeletal Radiology 2009；38（11）：1111-1114.）

为 85%。
   （1）可扪及搏动
      ① 应立即检查足背动脉和胫后动脉搏动，并与未受伤侧肢体动脉搏动情况进行比较。
      ② 应连续检查血管搏动，5%～15% 的血管损伤患者可能最初存在搏动（侧支循环最初可能掩盖损伤），然而随着时间的推移，搏动会减弱或变得不可扪及。
      ③ 应在复位前、复位后及其后的连续观察中记录血管搏动情况。
      ④ 如果搏动不可扪及，或与对侧（未受伤）肢体搏动情况不一致，则使用多普勒超声进一步检查明确。
   （2）踝肱指数（ankle-brachial index，ABI）
      ① 即使搏动可扪及，也应测量 ABI。
      ② 当 ABI > 0.9 时，不太可能发生血管损伤（99%～100% 的阴性预测值），继续通过系列检查进行监测。
      ③ 当 ABI < 0.9 时，需要进一步检测，如 CT

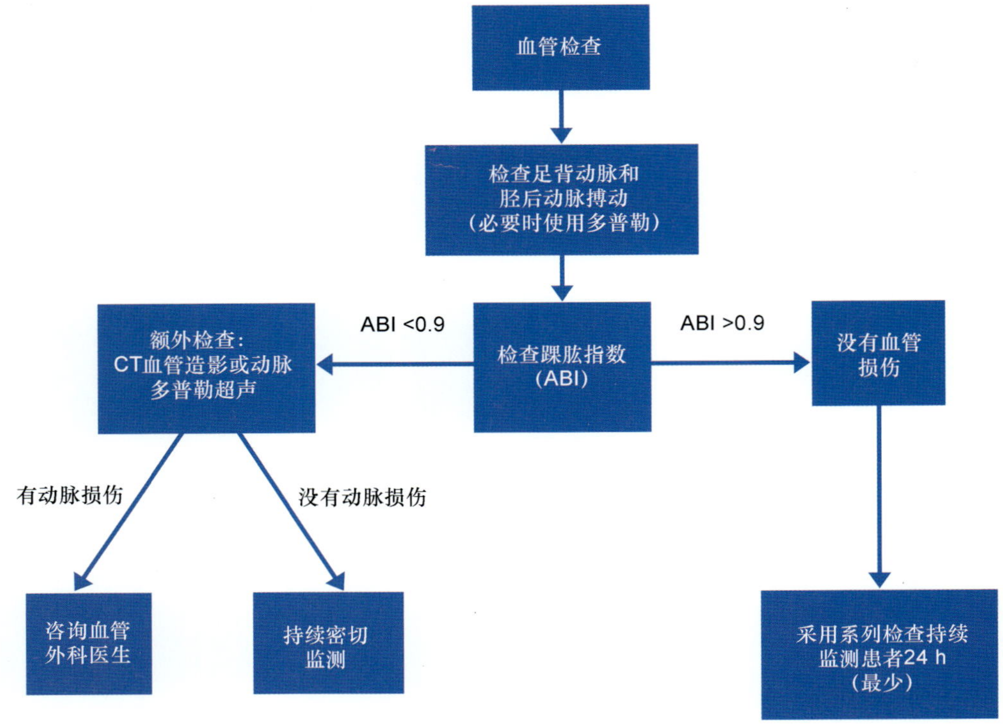

图 37.2 血管检查诊断流程

血管造影或动脉多普勒超声（如果患者不能使用造影剂）。如果诊断出动脉损伤，应请血管外科协助诊治。

4. 神经系统检查
（1）神经系统检查对于检测神经损害和血管损伤非常重要，因为神经损伤与血管破裂显著相关。
（2）腓总神经是最常受损的神经，因为其解剖位置浅表、环绕穿行于膝关节周围的腓骨近端。
① 损伤在膝关节脱位中发生率高达 40%。
② 感觉缺失［足背和（或）第一蹼背麻木］和（或）运动障碍（足下垂）。
③ 与后外侧韧带复合体损伤高度相关。
（3）胫神经由于其位置受到保护和更稳定的血液供应，损伤的可能性较小。

5. 膝关节稳定性检查
（1）交叉韧带
① 前交叉韧带
- 试验：Lachman 试验、前抽屉试验（图 37.3）。

② 后交叉韧带
- 试验：胫骨后沉征，后抽屉试验（图 37.4）。
- 90°胫骨外旋试验（合并后交叉韧带损伤）。

（2）侧副韧带
① 内侧副韧带
- 测试：在 30°屈曲位时施加外翻应力以检查内侧副韧带（图 37.5）。
- 注意：0°位时外翻应力松弛表明除内侧副韧带 / 后内侧角损伤外，还可能存在交叉韧带损伤。

② 外侧副韧带
- 测试：在 30°屈曲位时施加内翻应力以检查外侧副韧带（图 37.6）。
- 注意：0°位应力松弛表明除外侧副韧带 / 后外侧韧带复合体损伤外，还可能存在交叉韧带损伤。

（3）后外侧韧带复合体
① 由外侧副韧带、腘肌腱、腘腓韧带、外侧关节囊、股二头肌、髂胫束和腓肠肌外侧头组成。
② 测试：胫骨外旋试验。
- 膝关节仅在屈曲 30°时足部外旋增加 10°以上（与对侧未受伤肢体相比）＝后外侧复合体损伤；后交叉韧带可能无损伤。
- 膝关节屈曲 30°和 90°时，足外旋增加均

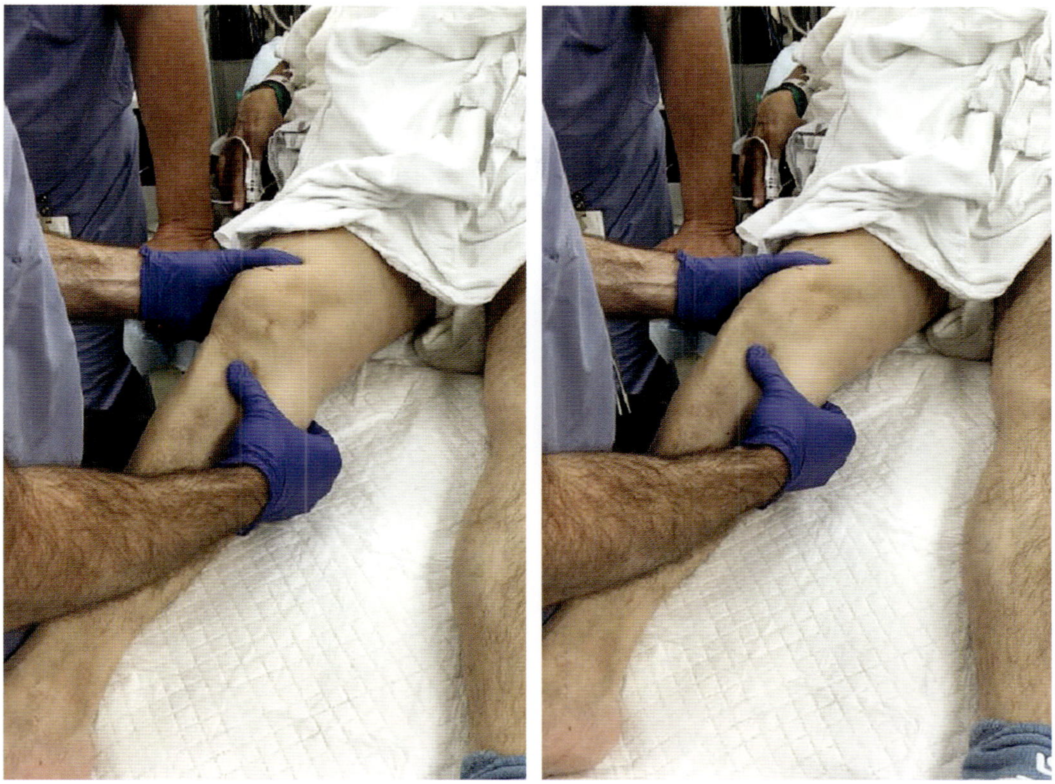

图 37.3 诊断前交叉韧带的前抽屉试验和 Lachman 试验

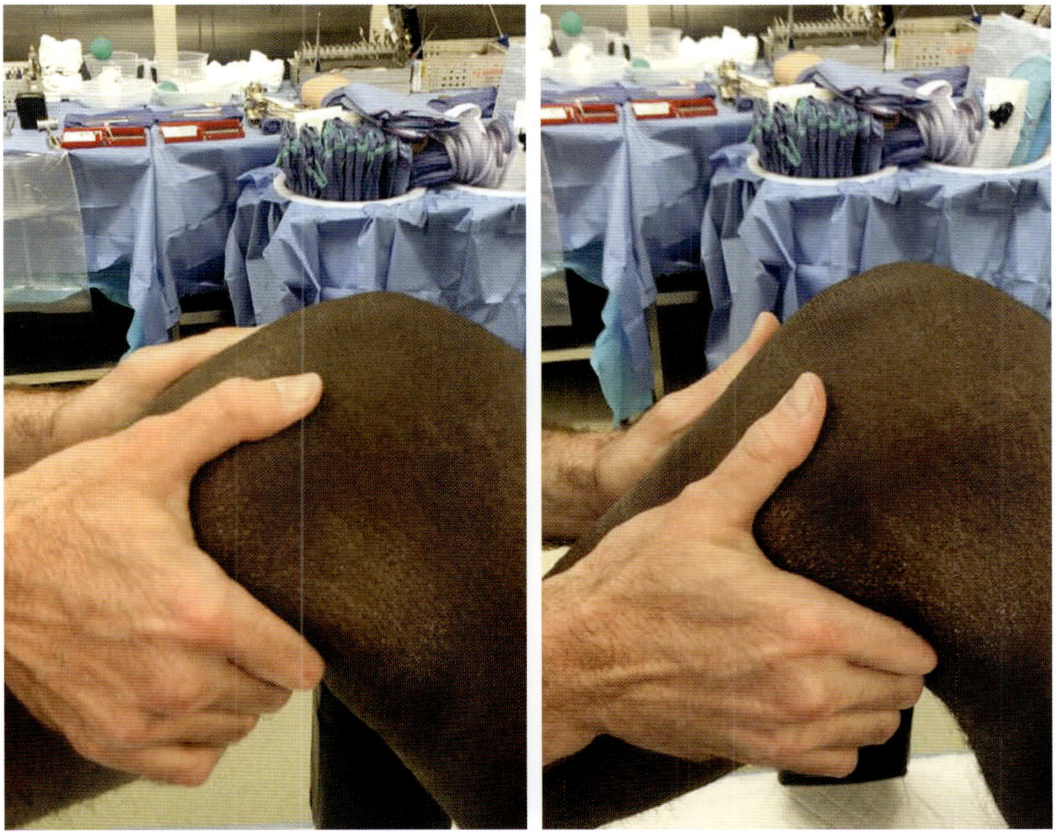

图 37.4 诊断后交叉韧带的后抽屉试验（起始和终末点应力试验）

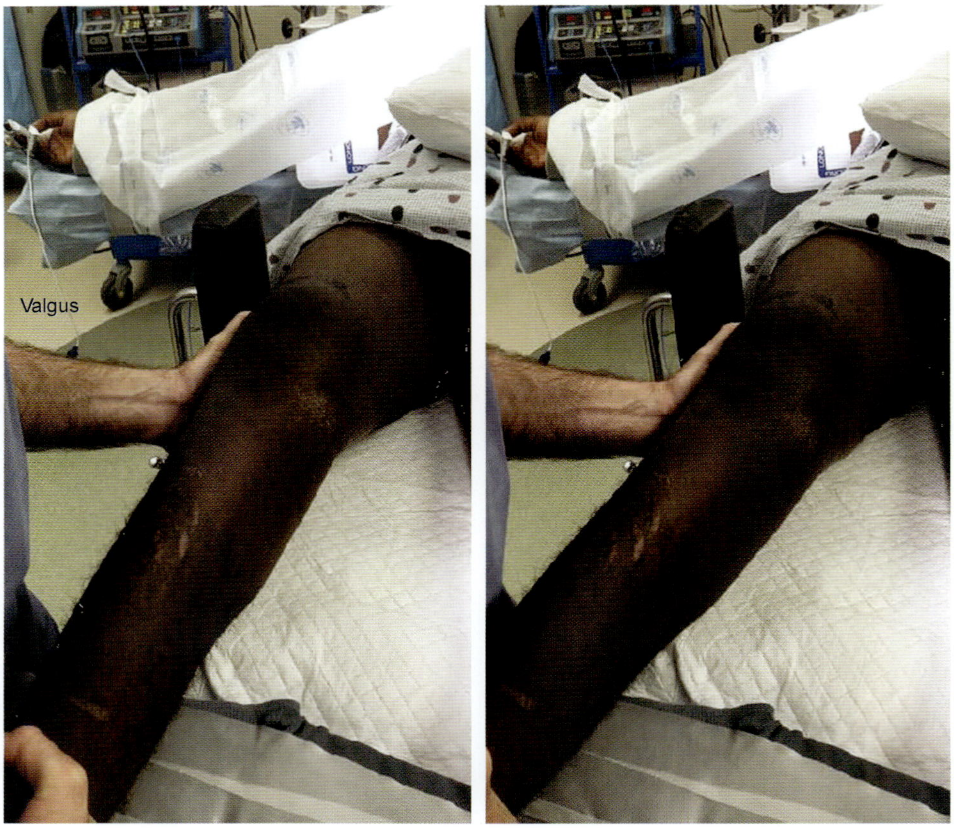

图 37.5　外翻检查内侧副韧带（起始和终末点应力试验）

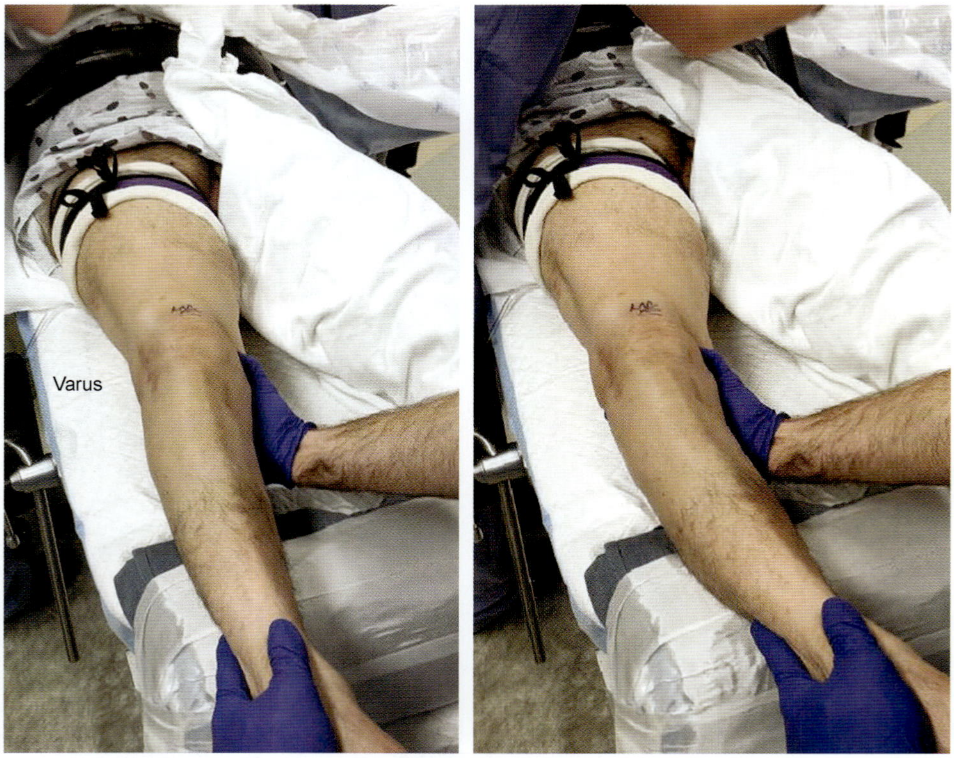

图 37.6　内翻检查外侧副韧带（起始和终末点应力试验）

超过 10°＝后外侧复合体损伤与后交叉韧带损伤。

B. 解剖（图 37.7）

1. 胫股关节在任何方向的脱位——通常导致两条甚至更多条膝关节韧带损伤。
2. 前交叉韧带——起点：股骨外侧髁内侧缘；止点：胫骨髁间嵴之间的前方。
3. 后交叉韧带——起点：股骨内侧髁外侧缘；止点：胫骨陷凹。
4. 内侧副韧带——起点：股骨内上髁的近端和后部；止点：近端：膝关节线远端 1.2 cm；远端：胫骨内侧面距关节线远端 6 cm。
5. 后外侧韧带复合体
   （1）外侧副韧带——起点：股骨外上髁；止点：腓骨头前外侧。
   （2）腘肌——起点：肌肉起源于胫骨近端后内侧；止点：肌腱插入股骨外侧髁，距外侧副韧带股骨起点远端和前方 18.5 mm。
   （3）腘腓韧带——起点：腘肌肌腱交界处；止点：腓骨头。
   （4）弓状韧带——起点：腓骨头后部；止点：腘肌和股骨外上髁。
   （5）外侧关节囊。

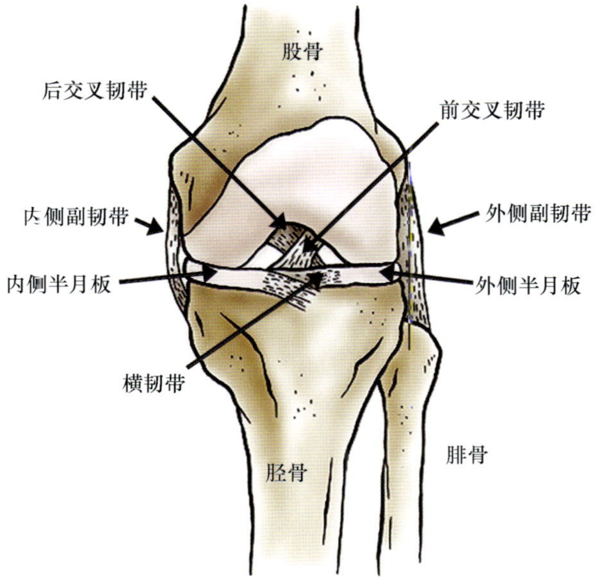

图 37.7 膝关节解剖：前面观（Adapted from Makris EA，Hadidi P，Athanasiou KA. The knee meniscus：structure-function，pathophysiology，current repair techniques，and prospects for regeneration. Biomaterials 2011；32（30）：7411-7431.）

C. 影像学

1. X 线片
   （1）X 线检查畸形明显：不应因为初次未完成 X 线片检查而延迟立即复位膝关节。
   （2）大约一半的膝关节脱位会自主复位，因此应注意 X 线片上膝关节脱位的细微表现：
      ① 撕脱骨折
      - Segond 骨折（图 37.8）——胫骨近端、外侧在关节线附近撕脱，这是胫骨前外侧韧带撕脱所致，被认为是前交叉韧带撕裂的一种病理表现。
      - 弓形骨折——近端腓骨撕脱骨折，对后外侧韧带复合体损伤有重要意义。
      - 胫骨边缘骨折。

      ② 骨软骨缺损。
2. MRI
   （1）对于急诊评估没有必要。
   （2）应在患者病情稳定后检查，以全面评估韧带和半月板损伤，并计划之后的重建。

D. 分型

三种分型方案：

（1）Kennedy（解剖）分型：基于胫骨移位的方向，但不提供韧带受累的信息。
   ① 前侧（最常见）。
   ② 后侧。

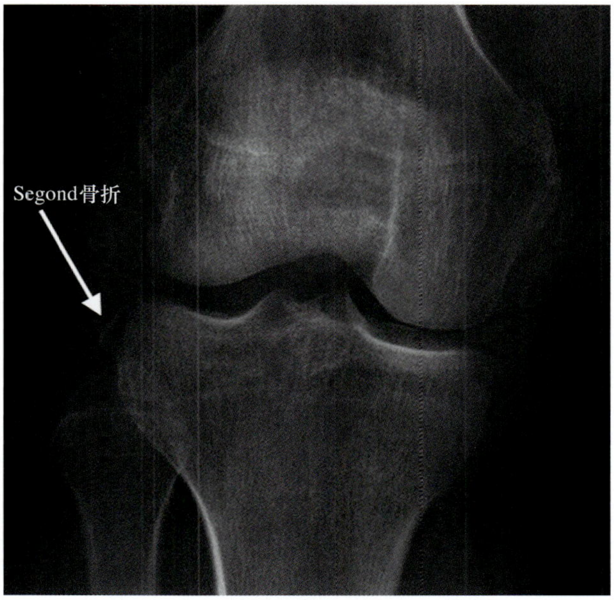

图 37.8 右膝撕脱性骨折提示 Segond 骨折（箭头）

③ 外侧。

④ 内侧。

⑤ 旋转。

⑥ 前 / 后：40%～50% 伴随血管损伤。

（2）Schenck 分型（表 37.1）：基于韧带损伤（Ⅲ级损伤），并容许描述神经或血管损伤。

Ⅱ. 治疗

A. 初步治疗

1. 固定：放射线可透视的膝关节固定器或长腿石膏夹板。

（1）如果膝关节复位后稳定，且血管检查在正常范围内，则可接受。

（2）需要 X 线检查确认膝关节在固定时复位良好。

（3）限制关节活动度（ROM），因为铰链会影响正确的影像学评估。

（4）若患者在重症监护病房，则需连续影像学检查以监测。

2. 跨膝外固定架：不常用。适应证包括：

（1）血管修复。

（2）广泛的软组织损伤。

（3）膝关节固定器或夹板固定后膝关节不稳定。

（4）病态肥胖妨碍夹板 / 固定器固定。

B. 最终治疗

1. 保守治疗

（1）手术治疗比保守治疗效果更好。

（2）保守治疗仅适用于长期坐位和（或）有严重合并症的不宜手术的患者。

表 37.1　Schenck 分型

类型	描述
KD Ⅰ	单交叉韧带（ACL 或 PCL）+1 束侧副韧带
KD Ⅱ	双交叉韧带（ACL+PCL）
KD Ⅲ-内侧	ACL、PCL 和 MCL 损伤
KD Ⅲ-外侧	ACL、PCL 和 LCL+PCL 损伤
KD Ⅳ	ACL、PCL、MCL 和 LCL+PLC 损伤
KD Ⅴ	脱位+骨折
	C =动脉损伤；N =神经损伤

ACL，前交叉韧带；KD，膝关节脱位；LCL，外侧副韧带；MCL，内侧副韧带；PCL，后交叉韧带；PLC，后外侧韧带复合体。

① 患者应固定 6 周，并经常接受 X 线检查，以确认膝关节复位的维持。

② 在膝关节支具保护下逐渐增加活动范围。

2. 手术治疗

（1）时机

① 还未就早期或晚期（3 周或 6 周）的定义达成共识

- 对于撕脱性骨折或相关骨折，首选早期手术治疗。
- 在受伤后 10～14 天使用关节镜时要小心，因为液体外渗可能导致骨筋膜室综合征。
- 在一些研究中，早期干预与 ROM 的丢失相关，但可改善功能结果。
- 晚期或慢性期重建手术导致关节僵硬的可能性较小，然而，患者软骨损伤率较高，且功能评分较低。

② 分期手术治疗

- 包括早期修复 / 增强 / 重建损伤的侧副韧带以及延期重建交叉韧带。
- 研究显示分期手术治疗的失败率更高，因此分期手术的接受度可能不如一期修复所有受伤韧带的手术。

（2）多韧带重建与修复。韧带重建 / 增强（即使用同种异体或自体肌腱移植）与韧带修复相比具有更低的失败率和更高的运动恢复能力。

3. 康复

（1）具体情况取决于重建的韧带和使用的组织类型（同种异体移植物与自体移植物）。

（2）ROM 和负重的康复计划基于外科医生 / 物理治疗师个性化制订。

（3）对于特殊的限制，治疗团队（外科医生 / 物理治疗师）之间保持沟通非常重要。

（4）可能在 9～12 个月后重返运动。

4. 结局

（1）一些研究表明，早期接受韧带重建手术的患者，膝关节功能和恢复工作 / 活动 / 运动方面的功能结果更好。

（2）然而，无论如何针对性治疗，所有膝关节脱位的患者都有发生创伤性骨关节炎和膝关节活动度降低的风险。

Ⅲ. 儿童患者的特殊注意事项

目前还没有关于骨骼未成熟患者 ABI 预测能力的专门报告。目前，在儿童人群中使用了与成人相同的治疗流程，并在重建计划中考虑到骨骺开放。

总结

膝关节脱位是骨科的急症，存在合并血管损伤和发生骨筋膜室综合征的潜在风险，如果不及时发现和治疗，预后很差。膝关节脱位可能并不总是出现明显的畸形，大约一半的膝关节脱位在正式评估前会自动复位。因此，医生在评估膝关节外伤后疼痛的患者时，临床上必须保持警惕，检查膝关节的稳定性，并进行彻底的血管和神经系统检查。治疗流程包括韧带修复和（或）重建，根据患者和损伤特点进行个体化治疗。

推荐阅读

Boyce RH, Singh K, Obremskey WT. Acute management of traumatic knee dislocations for the generalist. J Am Acad Orthop Surg 2015;23(12):761–768

Halvorson JJ, Anz A, Langfitt M, et al. Vascular injury associated with extremity trauma: initial diagnosis and management. J Am Acad Orthop Surg 2011;19(8):495–504

Levy BA, Fanelli GC, Whelan DB, et al; Knee Dislocation Study Group. Controversies in the treatment of knee dislocations and multiligament reconstruction. J Am Acad Orthop Surg 2009;17(4):197–206

Mayer S, Albright JC, Stoneback JW. Pediatric knee dislocations and physeal fractures about the knee. J Am Acad Orthop Surg 2015;23(9):571–580

Mock WR, Ligh CA, Moorman CT III, Leversedge FJ. Nerve injury complicating multiligament knee injury: current concepts and treatment algorithm. J Am Acad Orthop Surg 2013;21(6):343–354

Rihn JA, Groff YJ, Harner CD, Cha PS. The acutely dislocated knee: evaluation and management. J Am Acad Orthop Surg 2004;12(5):334–346

38 髌骨骨折

Benjamin M. Wheatley，Jean-Claude G. D'Alleyrand
李具宝 译 王渭君 赵 军 校

引言

髌骨在伸膝装置中通过增加其力臂发挥着关键作用。它作为一个滑动的杠杆，将股四头肌和髌腱转移到滑车和膝关节旋转轴的前方，并且在髌股关节产生压力。爬楼梯时，这些力量可以超过体重的 3 倍；而下蹲时，这些力量可以达到体重的 7 倍。髌骨骨折是伸膝装置破坏的最常见原因，其发生率大约是股四头肌或髌腱断裂的 6 倍。这些骨折占骨骼损伤的 0.5%～1.5%，其中大多数是由高处坠落或交通事故造成的。

关键词： 髌骨，骨折，张力带，伸膝装置，治疗的并发症

Ⅰ. 术前

A. 病史和体格检查

1. 髌骨骨折大多发生在 20～50 岁的患者中，男女比例为 2∶1。它们可能是直接或间接暴力的结果，也可能是两者的结合。
2. 检查可发现张力较大的关节囊积血。广泛移位性骨折时可导致支持带断裂，因关节囊破裂，积血的张力可能较小。
3. 不能进行直腿抬高试验或主动伸膝。无移位或轻微移位骨折的支持带可以得到保留，患者有能力进行直腿抬高。
4. 可触及缺损。
5. 开放性骨折占髌骨骨折的 6%～30%。大多数开放性骨折（多达 75%）是 Gustilo-Anderson Ⅱ型骨折。

B. 解剖学

1. 骨骼
 （1）髌骨是人体最大的籽骨。关节面被中央脊纵向分开，中央脊分隔内侧和外侧关节面（图 38.1）。奇面是第三个较小的面，位于更内侧。
 （2）髌骨的近 3/4 被软骨覆盖，软骨厚度可达 1 cm。髌骨的远端 1/4 是无关节的并且没有软骨。
 （3）二分髌骨是由髌骨副骨化中心融合失败引起，发生在 2%～8% 的人群中，在 50% 的病例中是双侧，最常见的位置是外上侧。与骨折不同，二分髌骨在 X 线片上表

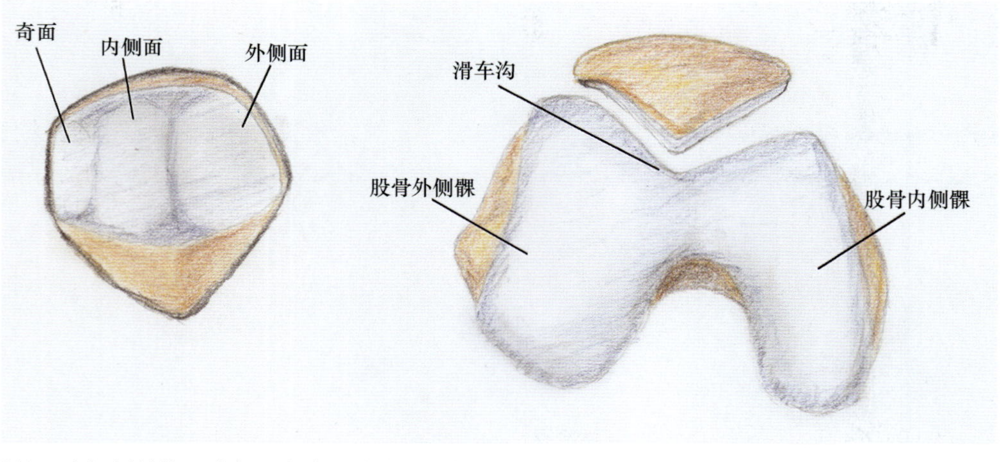

图 38.1 髌骨的正常解剖结构。背侧面包含一个大的内侧面和外侧面，覆盖着一层厚厚的关节软骨，以及第三个更内侧的关节面，称为奇面，没有软骨覆盖。股骨沟的形状在屈曲时提供了一定的骨稳定性

现为皮质良好，MRI 上无水肿（图 38.2）。

2. 神经血管解剖

（1）血液供应由髌骨周围血管吻合环组成（图 38.3）。它由六条动脉汇合而成：膝上动脉、膝上内侧和外侧动脉、膝下内侧和外侧动脉、胫前返动脉。

（2）膝上动脉，也称为膝降动脉，起源于股浅动脉。胫前动脉形成胫前返动脉。其余四支血管来自腘动脉。环的下部由髌下横支形成，其分支在髌下脂肪垫内延伸至髌腱深处。

（3）骨内血液供应来自髌骨中部的血管，从骨的中 1/3 进入前表面，供应近端 2/3 以及从髌下横支分支到髌骨下 1/3 的下方血管。

（4）优势血供通过髌骨下极逆行进入。由于这种逆行血流，移位的横行骨折可能会使近端骨折块有发生缺血性坏死的风险。

（5）隐神经的髌下支为膝前和前外侧腿部提供感觉。它从隐神经远端分支到内收肌管，从内上侧到外下侧走行，在髌骨下约 3 cm 处穿过髌腱。

3. 韧带和肌腱附着物

（1）内侧髌股韧带：起于股骨内收肌结节，止于髌骨内上缘。可限制髌骨向外侧移位（图 38.4）。

（2）外侧髌股韧带：起于股骨外上髁内侧，止于髌骨外上缘。可限制髌骨向内侧移位（图 38.4）。

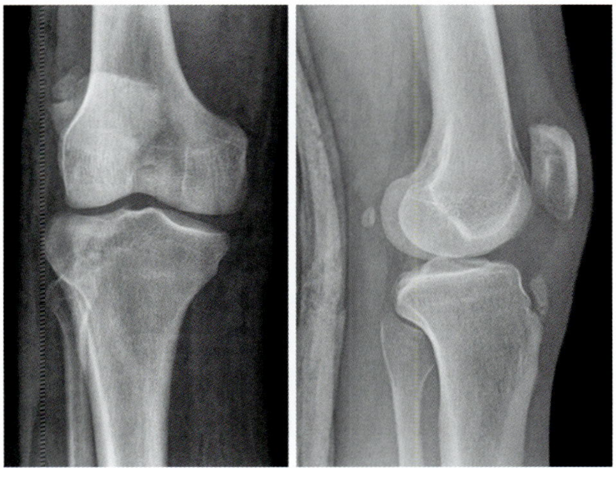

图 38.2 二分髌骨是髌骨副骨化中心融合失败的结果，最常见于髌骨的外上侧部分，如本图 X 线片所示

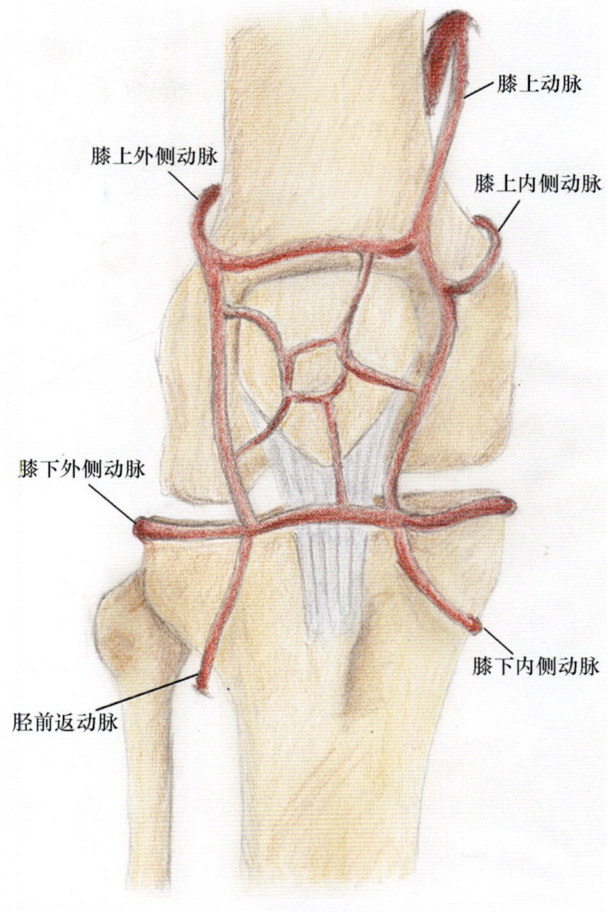

图 38.3 髌骨由髌周动脉环供血。髌周动脉环由 6 条动脉供应：膝上动脉、膝上外侧动脉、膝上内侧动脉、膝下外侧动脉、膝下内侧动脉和胫前返动脉

（3）股中间肌起源于股骨前侧，直接附着于髌骨上极，构成腱膜深层。

（4）股四头肌的其余部分（股直肌、股外侧肌、股内侧肌、股内斜肌和股外斜肌）止于同一腱膜，该腱膜与关节囊的前 1/3 融合，位于股中间肌的浅层。

（5）腱膜走行并附着于髌骨的腹侧表面，继续向远端走行，并与髌腱的浅部相连。

（6）股内斜肌是一种动态稳定装置，可防止髌骨外侧半脱位。

（7）髌腱从髌骨下极延伸至胫骨结节。

C. 影像学

1. 普通平片

（1）正位、侧位和 skyline 位或轴位（图 38.5）。

（2）X 线平片低估了粉碎性骨折和关节移位的

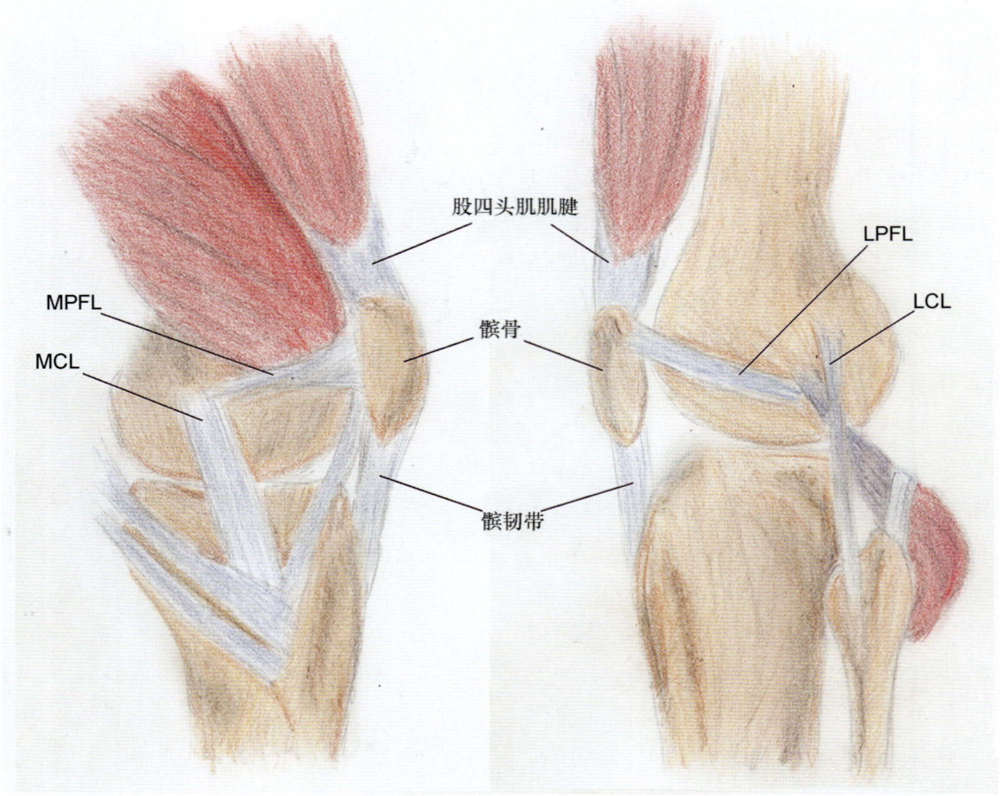

图 38.4 膝关节内侧韧带和外侧韧带的结构。LCL，外侧副韧带；LPFL，外侧髌股韧带；MCL，内侧副韧带；MPFL，内侧髌股韧带

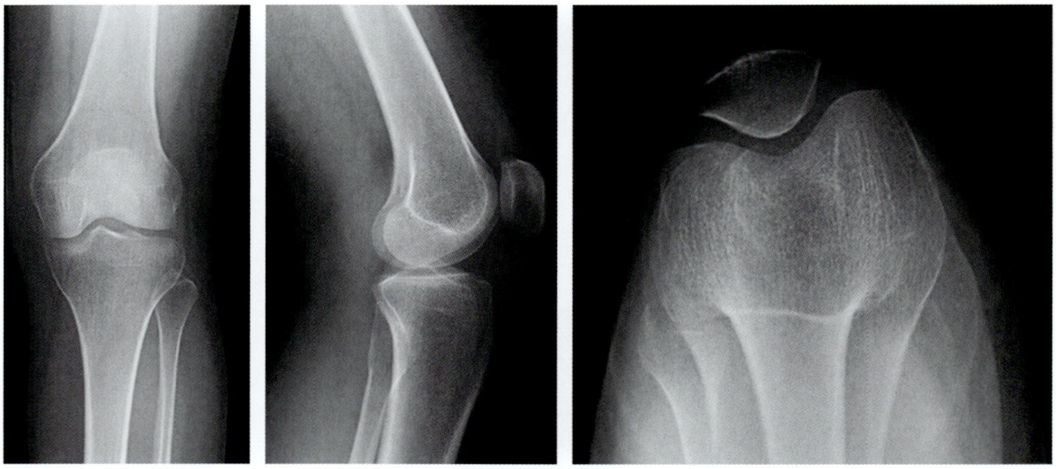

图 38.5 髌骨的标准 X 线片分析：正位、侧位和 skyline 位或轴位

程度。

2. 高级成像

（1）CT 扫描可用于进一步明确粉碎程度。已证实在近 50% 的病例中，如增加 CT 扫描，扫描结果会改变治疗计划。

（2）MRI 不作为常规使用，但可能有助于发现隐匿性骨折或骨软骨骨折。

D. 分型

1. 描述性分型

（1）无移位的、横行的、垂直的、放射状的、远端的和骨软骨的（图 38.6）。

（2）65% 的骨折是无移位骨折。

（3）横行骨折占髌骨骨折的 50%～80%，其中

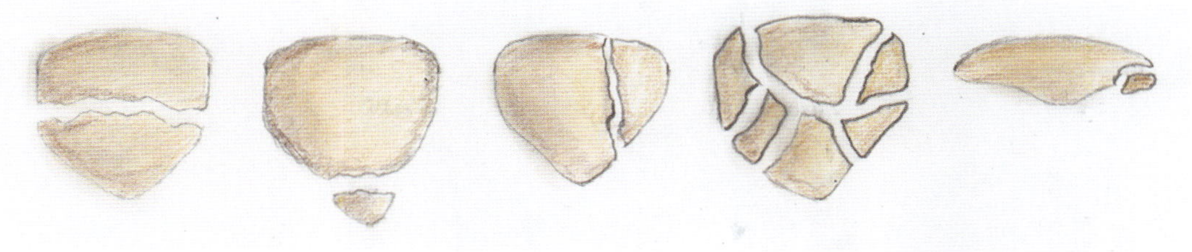

图 38.6 髌骨骨折常用描述性分型系统进行分型。最常见的类型包括横行、髌骨下极、垂直、放射状和骨软骨骨折

大部分骨折位于髌骨的中下 1/3 处。

（4）垂直骨折占髌骨骨折的 20%。垂直骨折通常为无移位骨折，也不会限制伸膝。

（5）30%～35% 的病例可见放射状骨折。

（6）骨软骨骨折由髌骨脱位导致。

（7）冠状面骨折曾有报道，但极为罕见。

2. AO/OTA 骨折分型系统

（1）髌骨标记为 34。

（2）骨折类型包括：A，关节外骨折；B，部分关节内骨折（垂直型）；C，完全关节内骨折（非垂直型）。

（3）然后根据骨折的位置（内侧与外侧、近端与远端）和粉碎程度，进一步对骨折进行细分。

（4）本分型系统主要用于研究，在实践中并不常用。

Ⅱ. 治疗

A. 初步治疗

1. 髌骨骨折通常由高处坠落或车祸导致。
2. 应进行全面的初步检查，以评估是否有其他伤害。
3. 如果骨折是开放性损伤，应按开放性损伤进行治疗，包括清除伤口的严重污染、使用适当的抗生素，必要时使用破伤风疫苗。
4. 在等待进一步治疗期间，应使用膝关节固定器。

B. 最终治疗

1. 保守治疗

（1）适应证：一般原则，移位不超过 3 mm 和（或）关节不平整不超过 2 mm、闭合，以及完整的伸膝装置。

（2）使用膝关节固定器或在伸直状态下锁定关节活动范围（ROM）的支具时，患者在伸直状态下能耐受最初的负重。

（3）可以在 2～3 周后开始被动 ROM 或闭链运动（脚后跟滑动），每周增加活动度。一些外科医生会选择更保守的方法，在第 6 周后才开始膝关节的 ROM。

（4）对于患有移位骨折，但膝关节强直、不能行走或不适合手术的患者，可以选择保守治疗。

2. 手术治疗

（1）适应证：一般原则，移位＞ 3 mm 或关节不平整超过 2 mm、开放性骨折或伸膝装置失效。

（2）治疗的目标是恢复伸膝装置同关节的一致性。

（3）关节复位可以通过触诊来评估，经过通常伴随骨折的断裂的支持带。此外，在支持带完整的情况下，关节镜辅助固定的方法已有描述，利用关节镜来观察复位的质量。

C. 手术入路

膝前入路：

（1）做纵向正中切口。

（2）打开内侧皮瓣和外侧皮瓣。

（3）髌骨位于相对浅表的位置。

（4）如果存在内侧和外侧韧带的撕裂，则确认支持带的撕裂情况。

D. 固定技术

1. 改良前方张力带

（1）这是治疗单纯横行骨折的首选技术，因为髌骨骨折会受到拉伸变形力的影响。

（2）张力带将拉力转化为压力（图 38.7a，b），这有助于稳定性和骨折的愈合。

（3）通过在骨折部位前放置金属丝或缝合线来中和张力，从而在骨折处表现出压力。

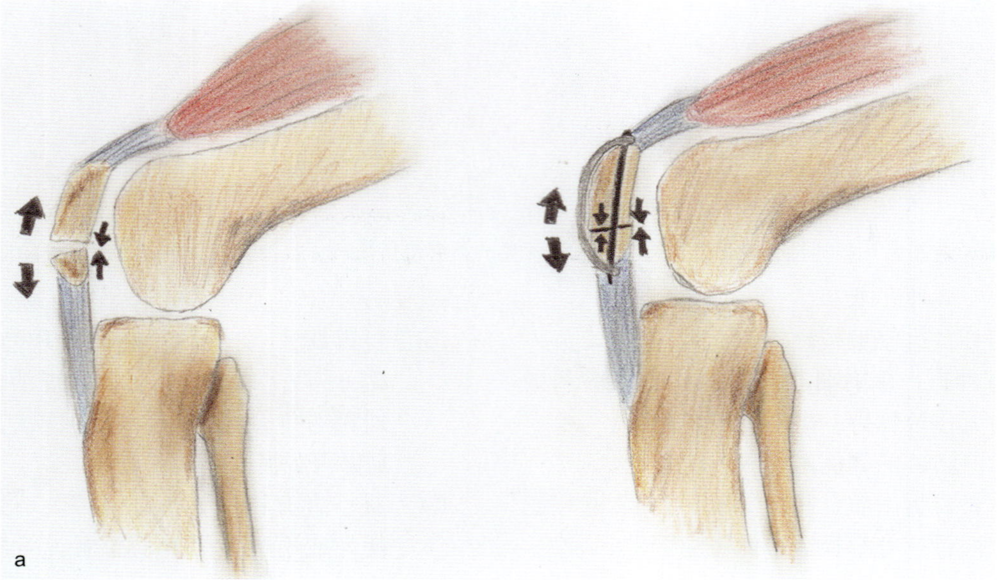

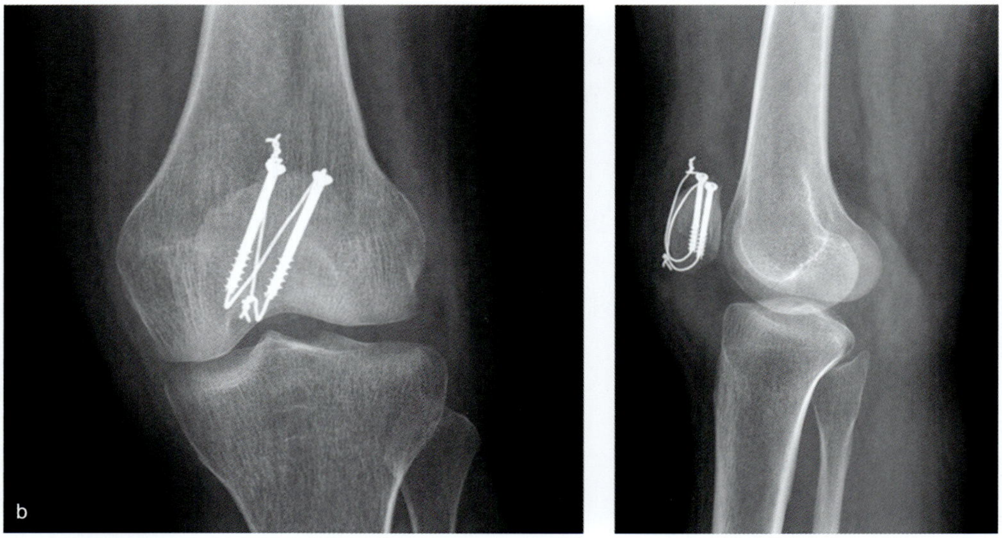

图 38.7 当施加三点弯曲力矩时，它会在一侧产生压力，在另一侧产生拉力。**a**. 张力带原理是将一侧骨折的张力转换为压力，从而使整个骨折面受到相等的压力。拉力保持不变，但会转移到与载荷相反的张力带上。**b**. 使用空心螺钉治疗斜行髌骨骨折的改良张力带技术的 X 线片

（4）改良前方张力带（modified anterior tension band，MATB）由两根克氏针组成，垂直于骨折放置，在近端和远端都略有突出。

（5）将金属丝以“8”字形穿过克氏针末端的后方，穿过髌骨的前表面。

（6）可以用空心螺钉代替克氏针，钢丝穿过螺钉，向前交叉。已经证实，与单独的 MATB 或螺钉相比，空心螺钉张力带具有更高的失效载荷。

2. 拉力螺钉固定最适用于垂直骨折，或作为另一种固定方法的辅助。拉力螺钉同样可以用于粉碎性骨折，形成两个较大的骨折碎片，然后可以用张力带进行修复。

3. 钢板固定

（1）微型（2.0～2.7 mm）锁定板。

（2）最近的研究主张使用髌骨专用的、固定角度的钢板（网状钢板）治疗粉碎性骨折。

4. 部分髌骨切除术

（1）通常用于严重粉碎性的髌骨下极和髌骨上极骨折——对于累及髌骨远端 1/3 的单纯性下极骨折，可以考虑髌骨下极切除术和肌腱修复术（髌腱修复技术见第 39 章“股

四头肌和髌腱断裂”)。
(2)据报道，80%～90% 的患者在最终随访时结果为良至优，患者的股四头肌的平均力量为正常值的 85%。
(3)已证明，切除 40% 以上的髌骨会导致预后不佳。
5. 全髌骨切除术
(1)仅作为挽救性手术。
(2)总体而言，切除髌骨会导致股四头肌力量下降 50%，这可能会导致日常活动变得困难，如从坐姿转化为站姿或爬楼梯时。
(3)全髌骨切除术可能导致膝关节不稳定。

E. 并发症

1. 无论是手术治疗还是保守治疗，僵硬都是常见并发症。
(1)僵硬通常局限于运动范围的末端，不影响功能。
(2)固定时间的长短并非重要因素。
2. 由于髌骨位于皮下，内固定物相关并发症很常见。
(1)据报道，在某些系列研究中，症状性内固定物继发的内固定物移除率高达 70%，但更典型的报道是 20%～50%。
(2)并发症在 60 岁以下的患者中更常见。
(3)使用克氏针固定比使用空心螺钉更常见。
(4)其他内固定物相关并发症包括钢丝断裂或骨折移位。
3. 大多数患者可见膝关节前方疼痛。
4. 髌股关节炎是一种常见的并发症，在多达 50% 的患者中可见，可能是由于初始损伤、关节面的医源性损伤，或者继发于关节面复位不完整。
5. 多达 12.5% 的病例报道骨折不愈合
(1)通常会导致无症状的纤维性骨不连，通常不需要再次手术。
(2)据报道，在开放性骨折中发生率更高。
6. 20%～45% 的手术治疗骨折可能会移位
(1)最常见的原因是固定技术不当、未被检出的粉碎性骨折和患者依从性差。
(2)移位的其他原因包括不适当的康复方案和病态肥胖。
7. 据报道，有 3%～10% 的病例发生感染，伤口延迟愈合的比例可能高达 12%。这在开放性骨折中更为常见，软组织的损伤程度越严重，延迟愈合的可能性越大。

F. 康复

1. 术后康复方案应以术中发现的情况为基础，包括骨折类型和内固定物的稳定性。
2. 几乎所有情况下都可以接受伸直时的即刻承重。
3. 经过一段时间的固定，患者可以开始主动屈曲和被动伸直的治疗方案。这有益于运动，同时可以减少内固定物上的张力。
(1)初始 ROM 限制取决于患者的因素，包括年龄、骨骼质量、合并症和依从性潜力。
(2)典型的术后方案可能允许立即进行 0°～30° 的 ROM，并将全部重量放在锁定的伸直支具中。然后容许每 2 周增加 30° 的 ROM，术后 6 周的 ROM 目标为 0°～90°。
(3)对于骨量减少、骨折块粉碎严重、固定不牢靠或伤口愈合较差的患者，可能需要短时间的固定和较慢的恢复活动范围的速度，尽管这可能会影响患者的最终 ROM。
4. 抗阻力训练应在充分愈合后开始，约 12 周。

G. 结局

1. 术后 6 个月内，临床症状可持续改善。
2. 包括力量、爆发力和耐力在内的功能障碍可以持续 12 个月。
3. 大多数患者在康复训练后，ROM 恢复至接近正常，恢复了一定的力量。

Ⅲ. 儿童和（或）老年患者的特殊注意事项

髌骨套袖状骨折：
(1)最常见于 8～12 岁的患者。
(2)是伸膝装置的偏心负荷所致的撕脱性损伤(图 38.8a，b)。
(3)通常是软骨袖从髌骨的其余部分撕脱。
(4)X 线片可能显示髌骨下垂或高位，撕脱时可能伴或不伴有骨折碎片。
- Insall -Salvati 指数是髌腱长度除以髌骨长度的比率。它是在膝关节屈曲 30°时

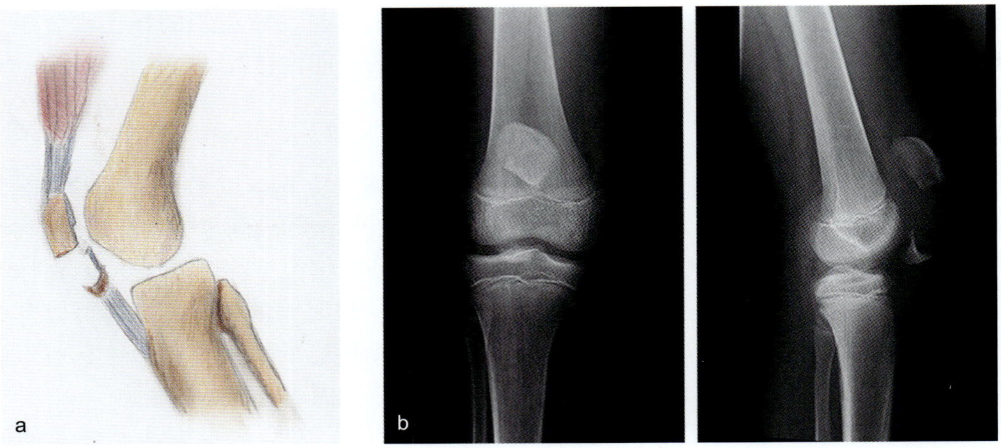

图 38.8 髌骨套袖状骨折通常见于 8～12 岁的患者。**a.** 伸膝装置的偏心负荷所致的撕脱性损伤。通常是软骨袖从髌骨的其余部分撕脱。**b.** 在某些情况下，大部分骨性的下极可能与关节软骨一起撕脱，使它们在 X 线片上很明显

测量的。Insall-Salvati 指数 < 0.8 表示髌骨下移（低位髌骨），而 Insall-Salvati 指数 > 1.2 则表示髌骨上移（高位髌骨）。

（5）患者会报告疼痛，表现出无法负重或直腿抬高。

（6）伸膝装置完整的非移位骨折可采用保守治疗，移位骨折则需要固定。

总结

髌骨骨折造成极其严重的伤害可能比较罕见。髌骨是膝关节伸膝装置的重要组成部分，它的作用是改变股四头肌产生的力量方向，并通过增加肌肉的力臂来放大其效果。髌骨骨折经常会破坏伸膝装置，如果没有适当的治疗，可能会导致行走困难。

推荐阅读

Benjamin J, Bried J, Dohm M, McMurtry M. Biomechanical evaluation of various forms of fixation of transverse patellar fractures. J Orthop Trauma 1987;1(3):219–222

Bryant TL, Anderson CL, Stevens CG, Conrad BP, Vincent HK, Sadasivan KK. Comparison of cannulated screws with FiberWire or stainless steel wire for patella fracture fixation: a pilot study. J Orthop 2014;12(2):92–96

Hoshino CM, Tran W, Tiberi JV, et al. Complications following tension-band fixation of patellar fractures with cannulated screws compared with Kirschner wires. J Bone Joint Surg Am 2013;95(7):653–659

Hung LK, Chan KM, Chow YN, Leung PC. Fractured patella: operative treatment using the tension band principle. Injury 1985;16(5):343–347

LeBrun CT, Langford JR, Sagi HC. Functional outcomes after operatively treated patella fractures. J Orthop Trauma 2012;26(7):422–426

Sutton FS Jr, Thompson CH, Lipke J, Kettelkamp DB. The effect of patellectomy on knee function. J Bone Joint Surg Am 1976;58(4):537–540

39 股四头肌和髌腱断裂

Kyle J. Jeray，Michael D. Hunter
王渭君 译 赵 军 陶 旭 校

引言

股四头肌和髌腱断裂的损伤相对少见，但考虑到维持膝关节伸膝装置功能的重要性，适当的处理是必不可少的。股四头肌肌腱断裂比髌腱断裂更常见，并且容易发生在年龄较大的人身上，患者年龄通常大于 40 岁。二者断裂的危险因素相似，包括长期使用类固醇、糖尿病、肾疾病、狼疮、痛风、甲状旁腺功能亢进症和类风湿关节炎。通常，损伤机制被描述为肌腱对屈膝的离心负荷。随着损伤时屈膝角度的增加，髌腱承受的应力增大，与股四头肌腱相比，髌腱断裂的可能性更大。早期诊断和手术治疗对于完全断裂取得良好效果至关重要。

Ⅰ. 术前

A. 病史

1. 既往病史（狼疮、类风湿关节炎、糖尿病、痛风、甲状旁腺功能亢进症）。
2. 药物治疗史（长期使用类固醇、局部注射类固醇）。
3. 损伤机制（如屈膝、跳跃）。
4. 活动（运动、过度使用史、既往肌腱炎）。
5. 高度怀疑指数（报告的漏诊率为 10%～50%）。

B. 体格检查

1. 股四头肌肌腱断裂
  （1）髌骨近端可触及缺损。
  （2）膝关节积液 / 关节积血。
  （3）股四头肌肌腱触诊压痛。
  （4）膝关节伸直抗阻时无力 / 疼痛。
  （5）完全断裂时不能进行直腿抬高。
  （6）髌骨高度正常或低位。
2. 髌腱断裂
  （1）髌骨下极附近可触及缺损。
  （2）高位髌骨。
  （3）髌腱疼痛。
  （4）膝关节积液 / 关节出血。
  （5）膝关节伸膝无力（部分撕裂）。
  （6）完全撕裂时不能进行直腿抬高。

C. 解剖

1. 股四头肌肌腱
  （1）股直肌、股外侧肌、股中间肌、股内侧肌的汇合。
  （2）在髌骨上极近端 3 cm 处形成肌腱。
  （3）不同层次
    ① 浅层：股直肌纤维。
    ② 中层：股外侧肌和股内侧肌纤维。
    ③ 深层：股中间肌纤维与滑膜相连续。
2. 髌腱
  （1）是股四头肌肌腱的延续，因为它包裹着髌骨（最大的籽骨）并附着在胫骨结节上。
  （2）肌腱平均厚度为 4 mm，胫骨结节处肌腱厚度增加到 5～6 mm。
  （3）与内侧髌股韧带和外侧髌股韧带紧密连接，所以撕裂情况也较为常见。

D. 影像学

1. 股四头肌、髌腱断裂
  （1）膝关节正位和侧位 X 线片
    ① 可显示股四头肌 / 髌腱阴影消失。
    ② 股四头肌肌腱断裂时髌骨正常或低位（图 39.1）。
    ③ 髌腱断裂时髌骨高位（图 39.2）。
2. 关节造影术
  （1）随着 MRI 检查的普及，基本成为历史。
  （2）注射造影剂可显示外渗。
3. 超声
  （1）敏感性高，并且是无创的。

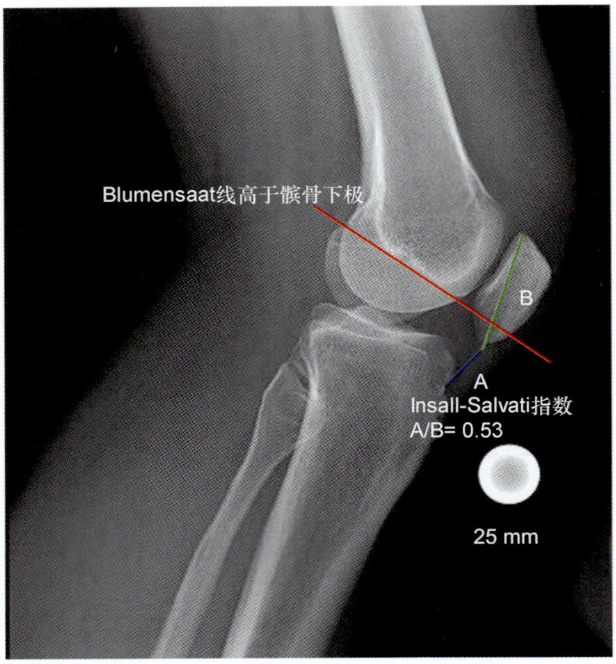

图 39.1 膝关节侧位 X 线片显示低位髌骨和股四头肌肌腱断裂

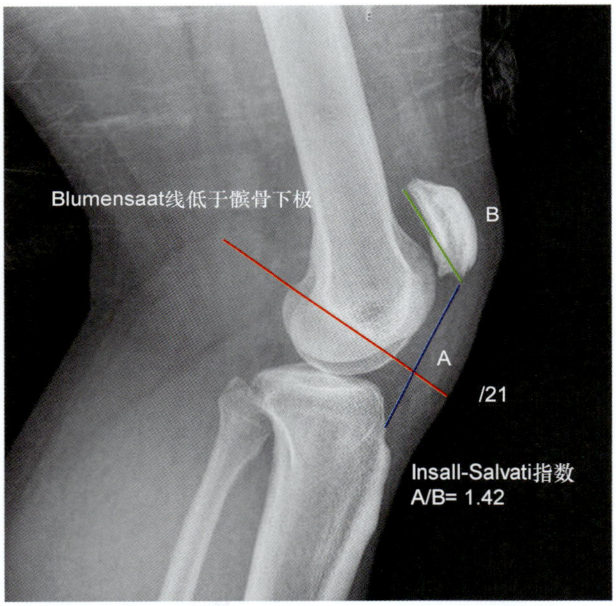

图 39.2 膝关节侧位 X 线片显示高位髌骨和髌腱断裂

（2）能区分完全性撕裂和部分撕裂。

（3）缺点是结果准确性取决于操作员，无法评估相关伤害的严重程度。

4. MRI

（1）灵敏度高，怀疑为部分撕裂时使用。

（2）有助于确定撕裂位置，用于手术计划或合并损伤的诊断。

（3）成本高，大多数情况下不是必需的。

Ⅱ. 治疗

A. 初始和最终治疗

1. 股四头肌肌腱撕裂

（1）部分肌腱撕裂且无功能缺失

① 可以闭合、保守治疗。

② 使用支具伸直位固定 6 周，然后进行物理治疗。

③ 积极应用冰敷、加压包扎、抗炎、必要时穿刺等方法治疗股四头肌失活所致的积液。

④ 待股四头肌恢复力量后，停止使用支具。

（2）完全性撕裂或部分撕裂并伴有功能缺失

① 立即固定在伸膝位。

② 冰敷、加压包扎和关节穿刺抽液可能有助于缓解疼痛和股四头肌失活，但穿刺抽液的益处尚未得到证实。

③ 保守治疗效果差。

④ 在 2～3 周进行手术固定效果较好。

⑤ 延迟手术修复会导致并发症增加，效果满意度较差。

⑥ 各种手术方法之间的益处没有明确的差异，手术方法选择的具体情况取决于撕裂的位置。

2. 髌腱断裂

（1）髌腱部分撕裂，伸膝装置完整

① 可以闭合、保守治疗。

② 完全伸直位固定 2～4 周，然后在第 4～6 周进行 ROM 锻炼。

③ 休息、冰敷、抬高、加压包扎和关节穿刺抽液可以缓解早期疼痛和改善活动度；然而，这些方法尚有争议。

（2）完全性撕裂或部分撕裂伴功能障碍

① 立即以完全伸直位固定。

② 关节穿刺抽液、冰敷和加压包扎的益处存在争议。

③ 此类情况不能通过非手术方式进行治疗，因此早期计划手术很重要。

④ 这些损伤需要及时手术修复，以避免因延迟治疗导致的回缩或并发症。

⑤ 根据撕裂的部位选择不同的手术方式，包括使用髌骨钻孔技术和缝合锚钉技术。

B. 手术入路

1. 股四头肌肌腱断裂：股四头肌肌腱上方正中切口。
  （1）作全厚皮瓣切开，显露整个肌腱。
  （2）清除血肿并清理肌腱断端。
2. 髌腱断裂：髌骨中部至胫骨结节中线切口。
  （1）作全厚皮瓣显露肌腱和可能撕裂的支持带（图 39.3）。
  （2）清除血肿并清理肌腱的游离断端（图 39.4）。
  （3）如髌骨下极撕脱，应清理游离骨缘。

C. 固定技术

1. 段四头肌肌腱断裂
  （1）韧带体部撕裂：使用不可吸收缝线直接端端缝合。
  （2）股四头肌肌腱的腱骨连接部撕裂。
    ① 两根不可吸收缝线以 Krackow 方式编织肌腱，在远侧的残端留下四条游离缝线（图 39.5a）。
    ② 粗糙化髌骨上极以促进腱骨愈合。
    ③ 在髌骨的纵轴上钻三条平行的 2 mm 通道，并将外侧和内侧束穿过外侧和内侧钻孔通道。
    ④ 中心两束穿过中间钻孔通道，两边分别固定在下极上。
    ⑤ 缝合支持带，屈伸活动膝关节，以确保髌骨轨迹合适。
    ⑥ 新兴的技术包括使用缝合锚钉，因为它使用便捷，可缩短手术时间。
    ⑦ 如果修复较弱，翻转阔筋膜作为移植物对股四头肌肌腱进行加强。
2. 髌腱断裂
  （1）中间部分撕裂
    ① 两根不可吸收缝合线采用 Bunnell 或 Krackow 的方式穿过肌腱。
    ② 术中的张力可以通过比较手术侧和对侧膝关节侧位 X 线片中的髌骨高度来评估。
    ③ 一旦得到适当的张力，撕裂的韧带可以一种简单的方式用不可吸收缝线缝合固定。
  （2）髌骨的腱骨连接撕裂
    ① 两根不可吸收的缝合线以 Krackow 的方式穿过肌腱。
    ② 缝线穿过髌骨中的三个垂直骨隧道，其方式与上述相似（图 39.5b）。
    ③ 缝线固定在髌骨上极（图 39.6）。
    ④ 术中的张力可以通过观察手术侧和对侧膝关节的侧位 X 线片的髌骨高度来比较。
    ⑤ 一旦获得适当的张力，韧带撕裂可以用不可吸收缝线以一种简单的方式缝合（图 39.7）。
    ⑥ 经胫骨结节附近由内侧向外侧钻孔，使用 Mersilene 带（Ethicon，美国）或 5 号 Mersilene 缝线穿过，并插入髌骨或股四头肌肌腱来减少修复髌腱的张力的方法已经逐渐成为历史。
    ⑦ 尸体研究显示缝线锚钉的强度更大，但临床上报道的再断裂率较高，因此该方法有效性存疑。

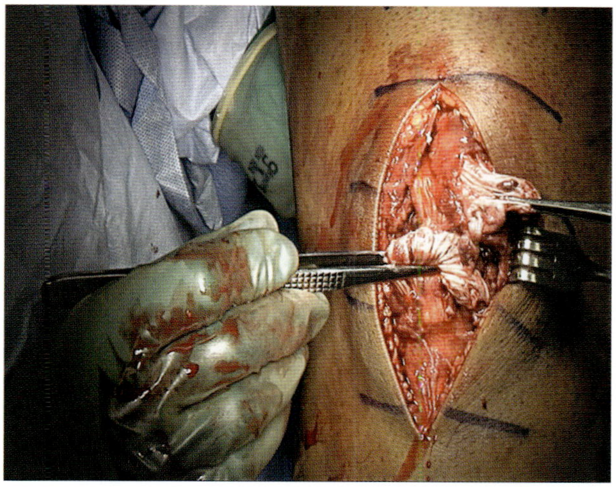

图 39.3 采用髌骨上方的正中切口，带全厚皮瓣和髌腱

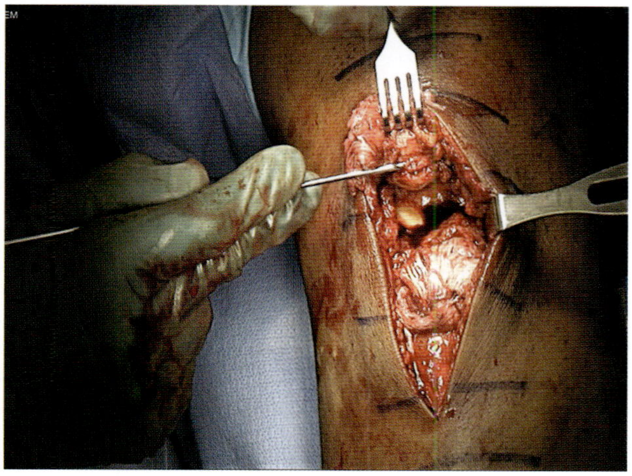

图 39.4 髌腱游离缘和腱骨连接处清创

D. 并发症

1. 股四头肌肌腱修复
  （1）最常见的并发症是关节活动度丢失。

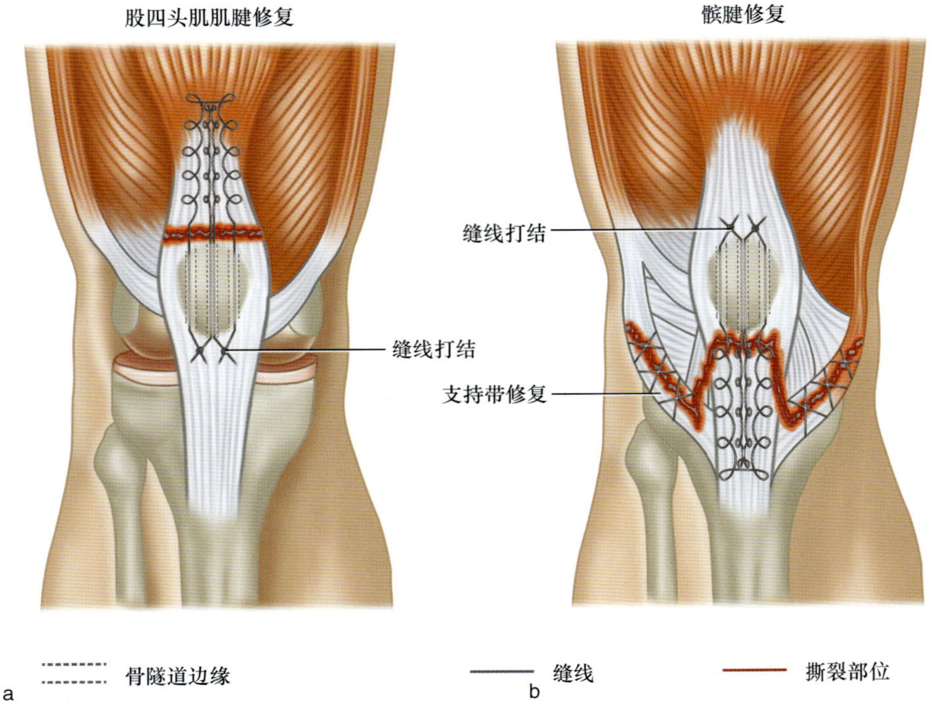

图 39.5 **a**. 采用三条髌骨隧道及 Krackow 缝合的股四头肌肌腱修复技术。**b**. 采用三条髌骨隧道、Krackow 缝合及单纯支持带缝合的髌腱修复技术

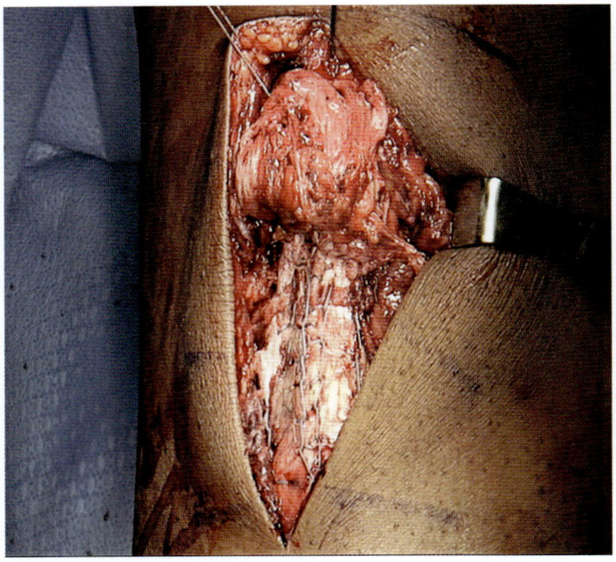

图 39.6 Krackow 缝线穿过髌骨，在上缘打结固定

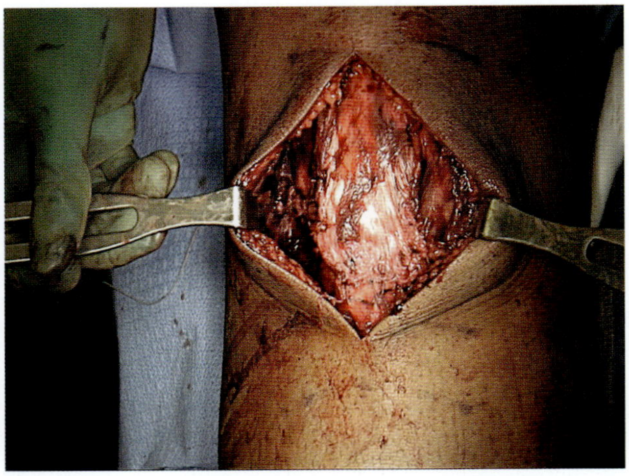

图 39.7 髌腱上缝合内侧和外侧支持带

（2）经骨隧道的髌骨骨折。

（3）股四头肌肌腱再断裂。

2. 髌腱修复

（1）关节反复出血需引流。

（2）伤口并发症和感染。

（3）肌腱再断裂。

（4）因过度牵拉导致低位髌骨和 ROM 降低。

（5）经骨隧道的髌骨骨折。

E. 康复治疗

1. 股四头肌肌腱修复

（1）术后使用卡盘支具固定膝关节，在完全伸直位允许负重。

（2）通常在术后 4～6 周开始 ROM 锻炼。

（3）治疗的重点是加强 ROM 和股四头肌肌力的恢复。

（4）通常在12周左右，待股四头肌功能恢复良好，患者能够进行直腿抬高时去除支具。

2. 髌腱修复

（1）患者术后用拐杖支撑情况下，伸膝位可接触负重——许多外科医生允许患者在膝关节锁定伸膝的情况下立即负重。

（2）第1天开始腘绳肌等长收缩训练。

（3）第2周开始0°～45°范围内主动屈膝和被动伸膝。

（4）第3周开始主动伸膝。

（5）如果之前受到限制，从第6周开始可完全负重。

（6）最近的研究报道，延长制动时间可增加股四头肌和髌腱修复的并发症发生率和修复失败率。

F. 结局

1. 股四头肌肌腱修复效果

（1）早期手术修复可在活动度和力量方面获得更满意的结果。多中心研究报道，83%～100%的患者获得良好到优秀的修复，并且重返运动。

（2）延迟2周进行手术修复的效果良好，延迟4周、12周、14周的效果则不理想。

（3）多达85%的患者能够重新从事以前的职业，但可能会有多达12%的股四头肌力量和10°的活动度丢失。

2. 髌腱修复效果

（1）7天内修复，结果为80%优秀、16%良好。

（2）延迟修复者股四头肌的萎缩时间更长。

总结

股四头肌和髌腱断裂是较为罕见的损伤，可能诊断困难。识别出患者是否存在糖尿病和长期使用类固醇等风险因素可以降低漏诊率。对膝关节伸肌装置进行适当的体格检查，有助于确定是部分撕裂还是完全撕裂，以及是否存在功能缺失。X线片有助于诊断，如果怀疑有部分撕裂，MRI可以辅助诊断。无功能障碍的股四头肌和髌腱的部分撕裂，完全伸直位固定4～6周后开始物理治疗。对于股四头肌腱完全撕裂或部分撕裂伴功能障碍，早期手术至关重要。手术方法包括使用不可吸收缝线缝合肌腱，穿过髌骨上的钻孔或使用带线锚钉。对于完全性髌腱撕裂，使用不可吸收缝线，随后缝合支持带。股四头肌肌腱的康复包括卡盘支具固定在伸直位负重6周，然后进行活动度训练和力量训练。髌腱的康复包括从3周开始逐渐恢复主动伸膝训练。手术并发症包括僵硬、再断裂和髌骨骨折的风险增加。总体而言，通过适当的诊断和治疗，患者可以取得良好的效果，并恢复到以前的活动水平。

推荐阅读

Ciriello V, Gudipati S, Tosounidis T, Soucacos PN, Giannoudis PV. Clinical outcomes after repair of quadriceps tendon rupture: a systematic review. Injury 2012;43(11):1931–1938

Gilmore JH, Clayton-Smith ZJ, Aguilar M, Pneumaticos SG, Giannoudis PV. Reconstruction techniques and clinical results of patellar tendon ruptures: evidence today. Knee 2015;22(3):148–155

Ilan DI, Tejwani N, Keschner M, Leibman M. Quadriceps tendon rupture. J Am Acad Orthop Surg 2003;11(3):192–200

Konrath GA, Chen D, Lock T, et al. Outcomes following repair of quadriceps tendon ruptures. J Orthop Trauma 1998;12(4):273–279

Matava MJ. Patellar tendon ruptures. J Am Acad Orthop Surg 1996;4(6):287–296

Rauh M, Parker R. Patellar and quadriceps tendinopathies and ruptures. In: DeLee JC, ed. DeLee and Drez's Orthopaedic Sports Medicine. Philadelphia, PA: Sanders; 2009:1513–1577

40 胫骨平台骨折

Camden Burns，Stephen Oleszkiewicz
王渭君 译 赵 军 陶 旭 校

引言

胫骨平台骨折约占所有骨折的 1%，其发病率与跟骨骨折和肱骨干骨折相似。胫骨平台骨折后连续的神经血管监测非常重要，因为高能量损伤导致的骨折有发生骨筋膜室综合征的风险。手术治疗的目标包括恢复关节面、对线和关节稳定性。强调通过分阶段手术、采用双切口和微创手术技术进行软组织管理。

Ⅰ. 术前

A. 病史和体格检查

1. 受伤机制
  （1）低能量：扭伤、滑倒和从站立高处跌落受伤。
    ① 内外翻力可将股骨髁推动到相应的胫骨平台下方。
    ② 这些损伤通常发生在患有骨质疏松的老年人群。
  （2）高能量骨折：高处坠落，滑雪 / 运动受伤，机动车事故。
    ① 膝关节的轴向负荷暴力可能会导致双侧胫骨平台骨折。
    ② 通常发生于骨密度较高的年轻患者。
2. 承重状态：患者通常无法承重。
3. 患者合并症
  （1）吸烟状况。
  （2）病史。
4. 患者的就业和活动水平。
5. 检查
  （1）全面观察软组织（包括膝关节后侧），确保没有明显的伤口或撕裂伤。
  （2）明显的关节积液通常提示存在关节积脂血症（源于下方暴露骨髓中的脂肪和血液成分）。
  （3）可能会出现明显的软组织肿胀和挫伤。
6. 触诊
  （1）胫骨近端触诊有明显压痛。
  （2）可触及皮下骨折块的骨擦音。
7. 活动范围
  （1）由于骨折引起的疼痛和不稳定性，严重骨折患者通常会延迟活动。
  （2）在移位较小或无移位的骨折中，患者活动时可能有一个有限的痛弧。
8. 神经血管检查
  （1）全面的神经血管检查非常重要。
  （2）神经学
    ① 运动：应记录踝关节背伸（腓深神经）、踇长伸肌（腓深神经）、腓肠肌（胫神经）、踇长屈肌（胫神经）和腓骨肌群（腓浅神经）。
    ② 感觉：应记录腓肠神经、隐神经、腓深神经、腓浅神经和胫神经的大体感觉。
  （3）血管
    ① 触诊足背动脉和胫后动脉脉搏。脉搏性质应与对侧肢体进行比较并记录。
    ② 如果无法触摸到动脉脉搏，则应使用多普勒超声检查是否存在动脉脉搏并记录。
    ③ 如果动脉脉搏与对侧肢体相比有任何不一致，则应测量踝肱指数（ABI）。
    ④ ABI ＜ 0.9 需要进一步进行血管检查（血管造影）和会诊。
9. 稳定性检查
  （1）在严重粉碎的高能量骨折中，由于患者的不适，可以先跳过此步骤。
  （2）在移位最小或临界手术的骨折中，应在膝关节完全伸直位，通过施加内翻和外翻应力来测试膝关节的稳定性。
  （3）由于骨折疼痛和大量关节积液，这种操作可能让患者感到不适。为了获得可靠的检查，可以使用大口径针（18～21 号）穿刺抽出关节积血，并向膝关节注射 10～20 ml 的局部麻醉药（1% 利多卡因加或不加肾上腺素，0.5% 布比卡因加或不加肾上腺素）。

（4）与对侧相比，内翻或外翻应力检查关节松弛度大于 10°都被认为是不稳定。

10. 骨筋膜室综合征监测

（1）据报道，高能量双侧胫骨平台骨折的发生率高达 20%。

（2）需要小心监测和迅速诊断，随后进行手术骨筋膜室减压。

B. 解剖学

1. 定义

（1）根据 AO/OTA 分型，胫骨平台骨折包括胫骨近端关节面骨折和累及关节最宽部位干骺端的骨折（图 40.1）。

2. 骨骼

（1）骨骼解剖包括内髁关节表面、外髁关节表面以及内 / 外髁间嵴（也称为胫骨棘，图 40.2a、b）。

① 胫骨平台的内侧髁比外侧髁大，呈凹面，软骨下骨较外侧坚硬，在侧位 X 线片上位置较低。

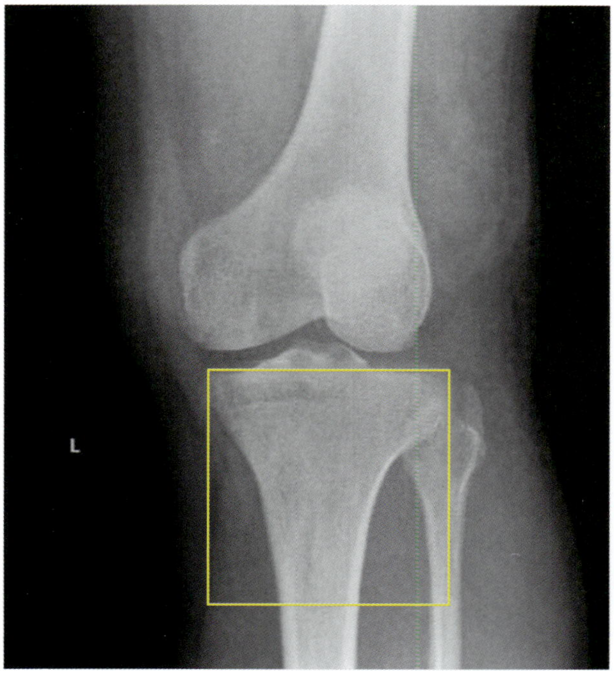

图 40.1 方形轮廓线表示 AO/OTA 41 或胫骨近端关节周围骨折

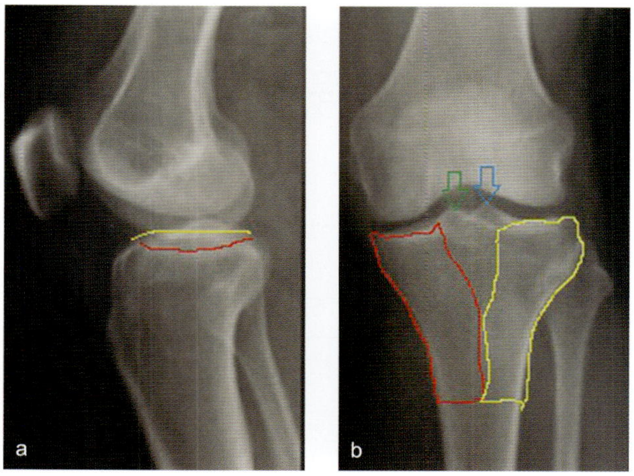

图 40.2 侧位 X 线片（**a**）和正位 X 线片（**b**），以红色表示内侧髁，以黄色表示外侧髁，绿色箭头表示胫骨内侧棘，蓝色箭头表示胫骨外侧棘

② 外侧髁较小，呈凸面，软骨下骨较弱，在侧位 X 线片上比内侧髁位置高。

③ 髁间隆起具有前部和后部区域，分别作为前交叉韧带和后交叉韧带的附着点。

3. 对线（图 40.3）

（1）胫骨近端关节面呈 3°解剖内翻，这意味着正位 X 线片上，外侧髁比内侧髁稍高（平均胫骨近端内侧角＝ 87°）。

（2）胫骨近端关节面的后倾角度约为 5°～10°（平均胫骨近端后倾角＝ 81°）。

4. 软组织（图 40.4）

（1）半月板

① 内侧和外侧半月板是位于内侧髁和外侧髁上方的纤维软骨环。

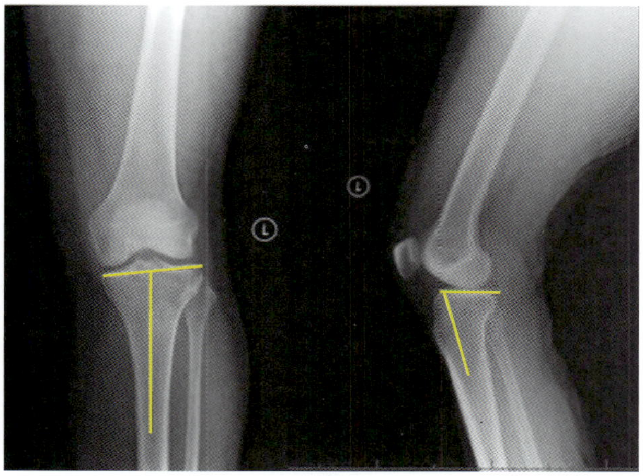

图 40.3 膝关节正位和侧位片，黄线显示胫骨近端内倾角和后倾角

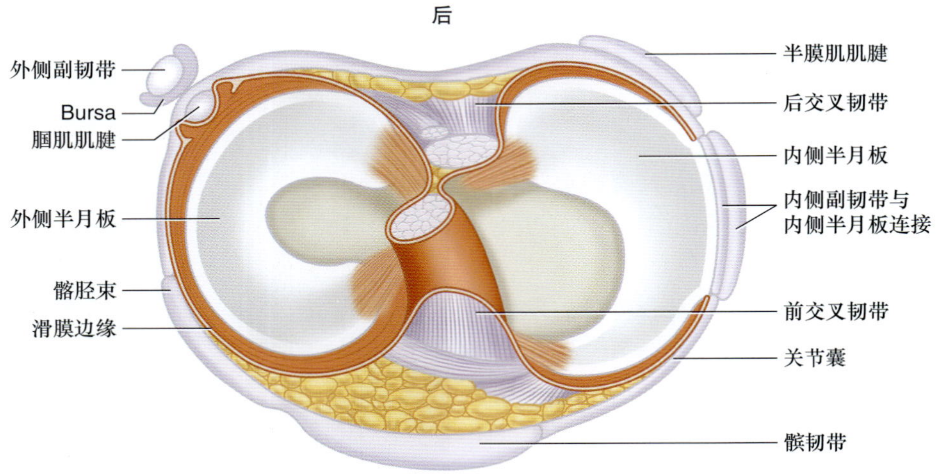

图 40.4 胫骨平台的软组织结构。在胫骨平台骨折中，这些结构也可能受到损伤

② 功能
- 缓冲膝关节的震荡，使股骨远端和胫骨近端之间的关节平顺光滑。
- 应力分布。
- 负荷传递。

③ 胫骨平台骨折经常合并这些结构撕裂（通常报道的发病率为 40%，但也有报道描述高达 80%），最常见的撕裂部位是附着于膝关节囊的边缘（半月板滑膜缘撕裂）。

（2）韧带

① 膝关节周围有四条主要的韧带。这些结构可能在其近端或远端骨附着处损伤，同时仍附着骨块（撕脱骨折），也有可能在韧带中部撕裂（韧带内部撕裂）。
- 前交叉韧带：对抗胫骨相对于股骨的过度前移。
- 后交叉韧带：对抗胫骨相对于股骨的过度后移。
- 内侧副韧带
  - 功能：对抗膝关节过度的外翻应力。
  - 临床意义：外侧胫骨平台骨折时可能存在损伤。
- 外侧副韧带
  - 功能：对抗膝关节过度的内翻应力。
  - 临床意义：内侧胫骨平台骨折时可能存在损伤。

（3）肌腱

① 髌腱：在胫骨结节处止于胫骨近端前侧。
- 功能：使膝关节伸直。

② 髂胫束：在“Gerdy 结节”处止于胫骨近端前外侧。
- 功能：“后外侧角”的组成部分，即一组肌腱、韧带和膝关节囊结构，使膝关节在伸直位 / 轻微屈曲时保持稳定。

③ 腘绳肌肌腱：称为鹅足肌腱，由三个腘绳肌肌腱（股薄肌、半腱肌、缝匠肌）组成，止于胫骨近端的前内侧。
- 功能：使膝关节屈曲。

5. 神经血管结构

（1）腓总神经：绕过腓骨颈（腓骨上部），是胫骨平台骨折中最常见的神经损伤位置。

① 腓总神经最常因膝内翻损伤而被牵拉。

② 产生的神经损伤通常可以保守治疗。

③ 功能
- 腓深神经控制踝关节背伸，支配足背的踇趾和第二趾之间的感觉。
- 腓浅神经控制踝关节外翻，支配踝关节外翻活动及大部分足背感觉。

（2）胫神经和腘动脉

① 沿膝关节后侧，紧贴着膝关节囊后侧走行。

② 可能会因移位的骨折碎片或伴有骨折的膝关节脱位被拉伤。

③ 腘动脉被切断较罕见。

C. 影像学评估

1. X 线片

（1）膝关节和胫骨的高质量正位和侧位片，包含骨折上方和下方的关节。

（2）胫骨平台 X 线片：X 线的角度与膝关节正位片相似，但向尾端倾斜 10°。这是由于胫骨近端关节面的倾斜度约为 10°。

2. CT 扫描

（1）通常用于需要手术的骨折，用于术前计划时精确评估骨折块及移位情况。

（2）帮助外科医生确认在平片上可能会漏掉的隐匿性骨折

① CT 上显示关节积脂血症提示存在隐匿性骨折。

② 特别有助于识别需要在手术时做额外切口和手术固定的后内侧剪切骨折（图 40.5）。

（3）如果存在严重的软组织损伤或骨折移位，并计划外固定架固定，则应在外固定架固定后行 CT 扫描，以确定骨折的类型（请参阅本章后面的"外固定"部分）。

3. MRI

（1）MRI 在胫骨平台骨折中的作用是有争议的。

（2）识别在 X 线或 CT 上看不见的软组织损伤（半月板和韧带撕裂）。

（3）通常在手术过程中，可检视外侧半月板（请参阅"切开复位内固定"）。然而，在后内侧入路中，内侧半月板并不是常规可见的。

D. 分型

1. CTA/AO 分型：骨折可分为 A、B 或 C 型。

① 关节外骨折（A 型）：关节面未骨折，但胫骨近端干骺端存在骨折，其骨折最远端到膝关节面的距离等于或小于最大的关节宽度。

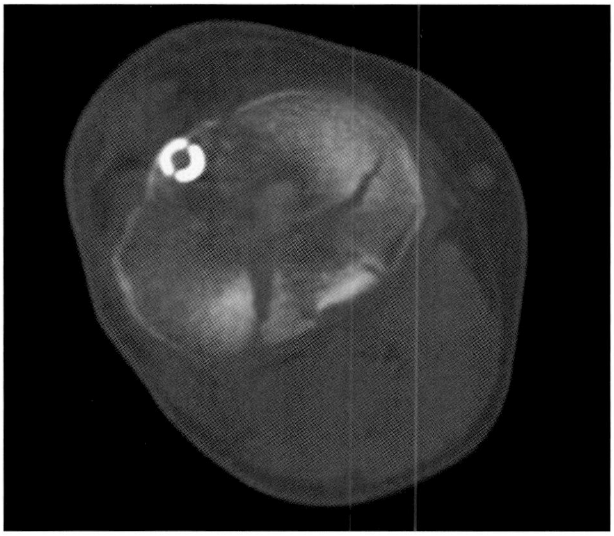

图 40.5　CT 扫描提示胫骨平台后内侧骨折

② 部分关节内骨折（B 型）：胫骨的关节面存在骨折，但一部分关节表面与干骺端 / 骨干端保持连续。

③ 完全关节内骨折（C 型）：关节面存在骨折，并且关节表面的任何部分都没有附着在下面的干骺端 / 骨干上。

2. Schatzker 分型（图 40.6）

（1）这种分型是描述胫骨平台骨折一般特征的最常用方法。

（2）该分型旨在描述骨折严重程度随着骨折数量增加而增加。

① Schatzker Ⅰ型：外侧胫骨平台单纯分裂骨折，常发生于软骨下骨比较坚硬的年轻患者。

② Schatzker Ⅱ型（图 40.7）：外侧胫骨平台分裂骨折伴有关节面的塌陷，最常见的胫骨平台骨折。

③ Schatzker Ⅲ型：外侧胫骨平台的单纯塌陷性骨折。

- 骨折类型相对少见。
- 通常发生在老年人和（或）骨质疏松症的人群中。
- 需注意伴有移位的外侧胫骨平台劈裂骨折与伴有塌陷的外侧胫骨平台骨折之间的区别，因为它们在影像学上容易混淆。

④ Schatzker Ⅳ型（图 40.8）：内侧髁骨折通常伴有延伸至髁间隆突的劈裂骨折。

- 这些骨折往往高度不稳定，因为它们可能合并骨折脱位。
- 神经血管和韧带损伤的发生率最高。
- 需要高度警惕以避免造成严重的并发症。

⑤ Schatzker Ⅴ型：内侧和外侧胫骨平台骨折（"双髁骨折"），通常胫骨棘与骨干保持连续。这类骨折相对罕见。

⑥ Schatzker Ⅵ型（图 40.9）：内侧和外侧胫骨平台骨折（"双髁骨折"），关节面与骨干没有保持连接。

- 通常伴有严重的软组织损伤。
- 内侧和双髁胫骨平台骨折（Schatzker Ⅳ～Ⅵ型）的骨筋膜室综合征发生率最高。

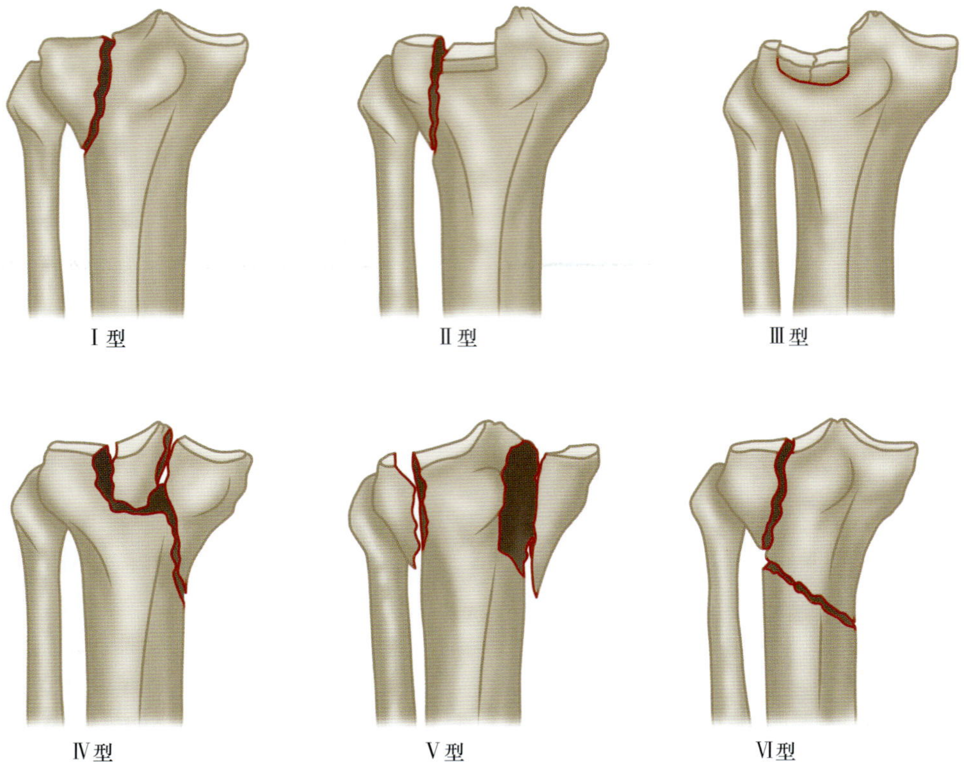

图 40.6 胫骨平台骨折的 Schatzker 分型（Ⅰ～Ⅵ型）。Ⅰ型：外侧劈裂骨折；Ⅱ型：外侧劈裂＋塌陷骨折；Ⅲ型：外侧塌陷骨折；Ⅳ型：内侧平台骨折；Ⅴ型：内侧和外侧平台骨折；Ⅵ型：双髁骨折，伴干骺端骨折移位

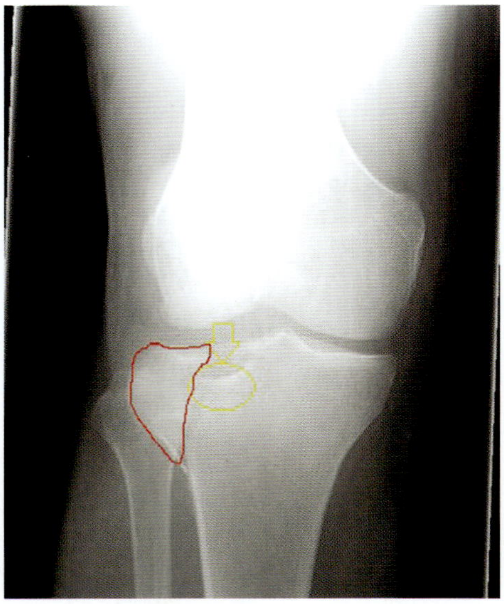

图 40.7 Schatzker Ⅱ型骨折，红色轮廓显示骨折块，黄色轮廓显示塌陷部分

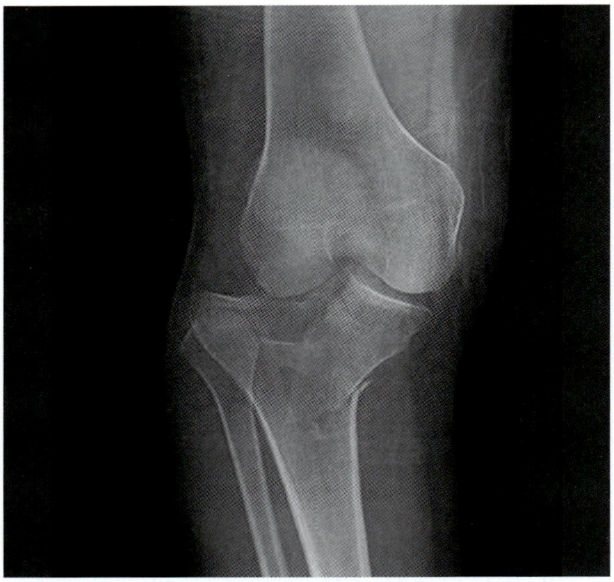

图 40.8 Schatzker Ⅳ型内侧胫骨平台骨折

Ⅱ. 治疗

A. 初步治疗

1. 应该采用膝关节固定器或者长腿石膏夹板将膝关节固定于轻微屈曲位，以减轻患者的不适。
2. 对有发展为骨筋膜室综合征风险的患者进行连续性检测。

B. 保守治疗

适应证：

（1）无移位或移位较小的外侧平台骨折，且侧

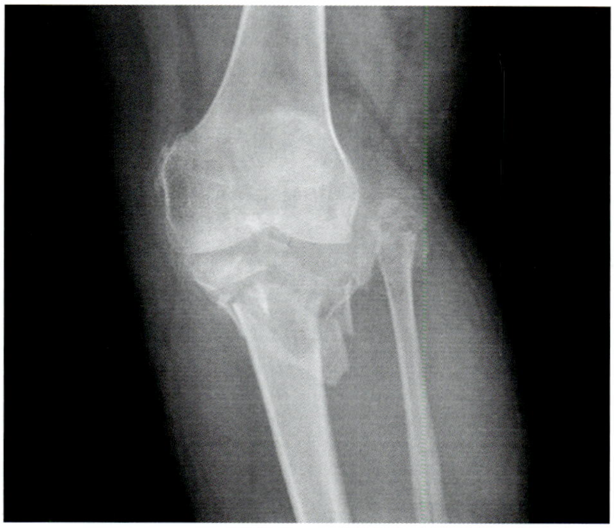

图 40.9　Schatzker Ⅵ型内外侧胫骨平台骨折

方应力检查稳定。

① 长期研究表明，关节不稳定对创伤后骨关节炎的发生有重要的促进作用。

② 适用保守治疗的胫骨平台增宽和关节塌陷的确切数值尚不清楚。但是，任何导致关节不稳定的关节塌陷和胫骨平台增宽都是手术的适应证。普遍接受的指南关于骨折移位包括以下内容：

- 关节塌陷 5～10 mm。
- 胫骨平台增宽大于 5 mm。

（2）不涉及大量关节面的胫骨平台撕脱性骨折（通常为微小移位的髁间棘骨折）。

C. 手术治疗

1. 适应证

（1）绝对适应证

① 开放性胫骨平台骨折。

② 伴有骨筋膜室综合征或动脉损伤。

（2）相对适应证

① 双髁平台骨折。

② 无移位或移位的内侧胫骨平台骨折。无移位的内侧平台骨折在保守治疗时容易延迟继发移位。

③ 伴有关节不稳的外侧平台骨折。

④ “浮膝”损伤（胫骨平台骨折合并股骨骨折）。

⑤ 多发伤患者的胫骨平台骨折，便于患者活动。

2. 治疗选择

（1）外固定

① 适应证

- 高能量骨折，软组织明显肿胀，长度不稳定（骨折明显缩短），或骨折伴有关节脱位或半脱位。通常是 Schatzker Ⅳ～Ⅵ型骨折。

② 目的

- 在最终固定之前，允许软组织休息。
- 通过骨折块的软组织附着，间接复位骨折（软组织整复）。
- 恢复骨折的长度和对线，有助于 CT 扫描后进行术前计划。

③ 技术

- 从前方或前外侧位置将两个 Schanz 针放置在股骨中，并将两个 Schanz 针放置在胫骨前嵴正内侧。
- 固定针通常放置在预期内固定位置以外。

（2）切开复位内固定（ORIF）

① 方法

- 前外侧（图 40.10）：“S” 形或曲棍球棒形切口，起自胫骨结节水平的胫骨嵴外侧，斜行跨过 Gerdy 结节，然后沿着股骨外侧一直向上延伸或在关节线转向后方。
- 切口锐性切开至筋膜水平。
- 前室筋膜和髂胫束与皮肤切口一致切开。
- 将前室肌肉组织从胫骨近端分离拉开，暴露前外侧胫骨平台下方。
- 此时可以进行半月板下关节切开，以进入关节并直接观察关节表面。可以看到外侧半月板并检查是否有撕裂。

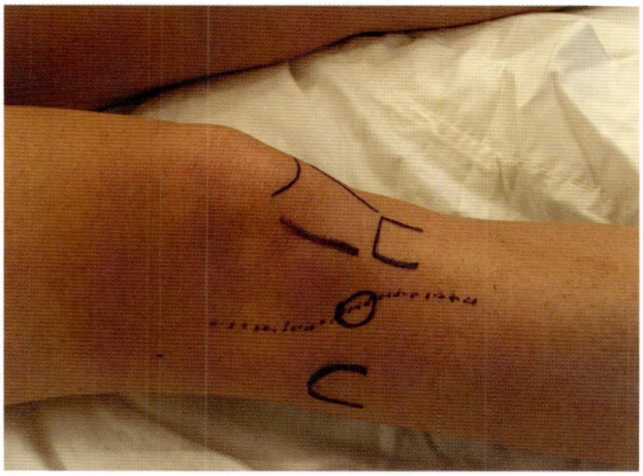

图 40.10　胫骨平台前外侧切口

② 后内侧（图 40.11）

- 在胫骨后内侧缘后方 2 cm 做直切口，延伸至股骨内侧髁收肌结节。切口也可以在关节线处向后弯曲 90°。
- 锐性切开皮下组织至筋膜和鹅足肌腱。注意皮下组织中的隐神经和隐静脉。
- 需要切开鹅足肌腱增加其活动度，以便在鹅足肌腱和腓肠肌内侧头之间的间隙进行操作。或者，一些外科医生会选择切断肌腱以增加显露，并在手术结束时对其进行修复。
- 沿胫骨后内侧锐性切开腓肠肌筋膜，显露出下面的胫骨平台和骨折位置。
- 常规情况下，内侧入路术中不能显露关节面。需采用术中透视检测骨折复位情况，或使用关节镜辅助确定。

③ 正后方：可能用于罕见的后方骨折类型。

④ 复位技术

- 胫骨平台塌陷部分被抬高至其原始位置。这可以通过使用骨填塞和撑开器来实现。
- 进入塌陷部分需要打开胫骨平台骨折块（“开书样”）或使用钻头和（或）骨刀开窗（“皮质窗口”）。
- 用克氏针临时或最终固定关节骨块
  - 靠近关节面放置小螺钉（软骨下螺钉）用于将关节部分固定在适当的位置（“椽”螺钉），以防止再次出现凹陷。
  - 更多的小螺钉比更少的大螺钉（6.5 mm）能更好地支撑塌陷的关节面。
- 在解剖复位凹陷的关节面后，干骺端骨中残留的空隙可以填充不同的物质。
  - 从患者的股骨远端或髂骨嵴获得的自体骨植骨（过去做过，但目前很少这样做）。
  - 生物性骨移植替代品：松质骨块（通常用作手术中处理塌陷的部分）。
  - 人工骨替代物：磷酸钙，硫酸钙。研究表明，与自体髂骨移植相比，人工骨替代物，特别是磷酸钙，具有更高的抗压强度，关节面下沉会更少。

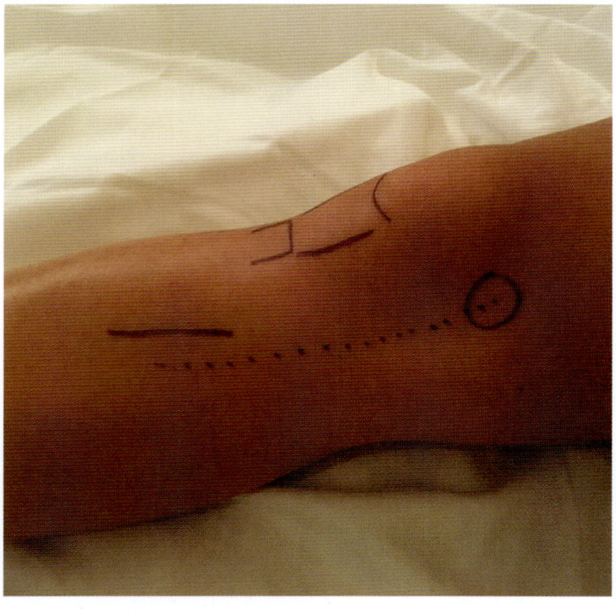

图 40.11 胫骨平台后内侧切口

3. 最终固定的选择

（1）非锁定支撑钢板：适应证为部分关节骨折（AO/OTA B 型），后内侧剪切性骨折（单独或作为双髁骨折型的一部分），在 CT 扫描上呈冠状移位的骨折，年轻、健康的密质骨。

- 手术技术包括使用小段和大段式预塑形的关节周围钢板。常用小段钢板，但在特定情况下也使用大段钢板。

（2）锁定钢板

① 适应证包括骨质疏松性骨质，粉碎性骨折且螺钉把持力不佳。当在双髁骨折中采用两块非锁定钢板固定策略时，可能无需使用预塑形的外侧锁定钢板。

② 技术：对于双髁骨折中单独使用外侧锁定钢板固定和使用双钢板固定以维持力线仍然存在争议。

（3）环形框架（“细丝”固定）/ 混合固定

① 适应证

- 适应证与切开复位内固定相似，但对于严重的软组织受损特别有用（骨筋膜室切开伤口、严重开放性胫骨平台骨折或闭合性高能量胫骨平台双髁骨折伴广泛软组织损伤）。
- 一项前瞻性随机对照试验显示，其长期疗效与切开复位内固定相当，但深部感染和伤口并发症的发生率较低。

② 禁忌证：部分关节面骨折。

③ 技术
- 需要术前 CT 扫描以进行细致的术前计划。
- 作有限的切开用于放置经皮夹具和螺钉。
- 细钢丝用于复位大的骨折块
  - 细钢丝应放置在距离关节面＞ 14 mm 的位置，以免放置在关节囊内。
  - 如果将钢丝放置在关节囊内，则随后的针道感染可能发展为化脓性关节炎。
- Schanz 钉用于通过圆环将关节部分连接至骨干。

D. 术后康复

1. 关节活动度
（1）鼓励早期运动，因为关节软骨通过运动的被动扩散获得营养。
（2）关节活动度训练的确切时间取决于骨折的稳定性和软组织的完整性。
（3）一些外科医生会建议即刻开始活动，而其他一些外科医生可能会将患者固定在夹板中 7～10 天，直到伤口愈合。
（4）如果伴有韧带损伤，考虑使用膝关节支具，一些外科医生通常使用支具来控制疼痛并“保护”修复结果。
2. 负重状态
（1）负重这个话题是有争议的，因为它取决于骨折的特异性和固定的稳定性。
（2）通常大多数外科医生会要求至少 6 周的非负重期。一些外科医生可能会在 6 周时开始部分负重，而另外一些外科医生则可能会使患者不负重直到 12 周。
（3）通常，训练的目标是让患者在 12 周时能耐受负重。

E. 并发症

1. 关节纤维化（膝关节僵硬）
（1）明显的膝关节僵硬定义为＜ 90°的膝关节屈曲度。
（2）在高能量骨折或术后未开始早期运动的情况下更常见。
（3）可能需要在手术室麻醉下行膝关节松解。
（4）应鼓励患者在术后早期卧床休息时保持全膝伸直，以免失去伸膝功能。失去 5°～10°的膝关节伸直度会导致步态异常。
2. 创伤后骨关节炎
（1）在一项长期的队列研究中，尽管有 2/3 的患者没有相关症状，但仍有 31% 的患者发生继发性退行性变。
（2）对线异常超过 5°的患者可能会发展为更严重的关节炎。
（3）研究显示关节移位≤ 4 mm 与解剖复位的结局之间没有差异。
3. 感染
（1）根据骨折类型的严重程度、软组织的完整性、开放性骨折或肢体血管异常而不同。
① 踝部的深层感染率是 5%～10%。
② 当存在骨筋膜室综合征时，感染风险高达 30%～40%。
（2）应用外固定架临时固定，使软组织自我修复下的延迟手术，可降低高能双髁胫骨平台骨折的深部伤口感染率。
（3）可能出现化脓性关节炎，需要紧急手术冲洗和清创。
（4）骨折不愈合
① 通常发生在高能量的干骺端与骨干交界处的骨折。
② 文献报道，在高能量骨折中的发病率约为 5%。

F. 结局

1. 单髁骨折比双髁骨折具有更好的预后。
2. 一组患者在 1 年的随访中平均膝关节活动度为 130°（范围 10°～145°）。
3. 进行 1 年的随访时，大概有多达 90% 的患者会重返工作岗位。

推荐阅读

Barei DP, Nork SE, Mills WJ, Henley MB, Benirschke SK. Complications associated with internal fixation of high-energy bicondylar tibial plateau fractures utilizing a two-incision technique. J Orthop Trauma 2004;18(10):649–657

Canadian Orthopaedic Trauma Society. Open reduction and internal fixation compared with circular fixator application for bicondylar tibial plateau fractures. Results of a multicenter, prospective, randomized clinical trial. J Bone Joint Surg Am

2006;88(12):2613–2623
Lansinger O, Bergman B, Körner L, Andersson GB. Tibial condylar fractures. A twenty-year follow-up. J Bone Joint Surg Am 1986;68(1):13–19
Rademakers MV, Kerkhoffs GM, Sierevelt IN, Raaymakers EL, Marti RK. Operative treatment of 109 tibial plateau fractures: five- to 27-year follow-up results. J Orthop Trauma 2007;21(1):5–10
Russell TA, Leighton RK; Alpha-BSM Tibial Plateau Fracture Study Group. Comparison of autogenous bone graft and endothermic calcium phosphate cement for defect augmentation in tibial plateau fractures. A multicenter, prospective, randomized study. J Bone Joint Surg Am 2008;90(10):2057–2061
Schatzker J, McBroom R, Bruce D. The tibial plateau fracture. The Toronto experience 1968–1975. Clin Orthop Relat Res 1979(138):94–104
Shepherd L, Abdollahi K, Lee J, Vangsness CT Jr. The prevalence of soft tissue injuries in nonoperative tibial plateau fractures as determined by magnetic resonance imaging. J Orthop Trauma 2002;16(9):628–631

41 胫腓骨干骨折

Jonah Hebert-Davies，Conor P. Kleweno
赵　军　译　陶　旭　谢庆祥　校

引言

胫骨骨折是最常见的长骨骨折。胫骨骨折既可由直接高能量撞击引起，也可由低能量扭转或跌倒引起。相对皮下的位置使其容易发生开放性骨折。完善的初步治疗、充分的术前影像学检查和规划，以及良好的手术技巧是确保最佳手术效果所必需的条件。

关键词：胫骨，胫骨骨折，髓内钉，骨筋膜室综合征

Ⅰ. 术前评估

A. 病史和体格检查

1. 通常与高能量损伤有关。
2. 全面的骨科检查，包括对合并骨折的仔细检查。
3. 评估皮肤的完整性，特别注意是否有开放性骨折的征象。
4. 应记录详细的神经、血管和筋膜室的初始状态，复位和夹板后再次行神经、血管检查，并记录。
5. 若有发生骨筋膜室综合征的风险，需频繁复查并详细记录结果。与伤情不成比例的疼痛或被动屈伸时疼痛，检查者应高度警惕骨筋膜室综合征的可能（见本章“并发症”部分）。

B. 影像学和解剖学

1. 优质的胫骨正位 X 线片。
2. 摄片部位应包括膝关节和踝关节，因为合并膝关节或踝关节的损伤很常见（图 41.1a）。
  （1）胫骨远端 1/3 骨折：伴发后踝骨折的概率较高。
  （2）若怀疑合并后踝骨折，而 X 线片并未显示，应行 CT 检查。CT 检查的轴位对固定后踝骨折块的规划很有帮助（图 41.1b）。
3. X 线片帮助识别关于骨折的具体细节
  （1）X 线片可发现疑似开放性骨折、高能量损伤（节段性、粉碎性）以及伴随的严重软组织损伤。
  （2）X 线片显示腓骨骨折可为踝关节骨折受伤机制提供线索。与胫骨骨折同一水平的腓骨骨折往往比远处（近端或远端）骨折的能量更高。

C. 分型

1. AO/OTA 分型有助于描述胫骨干骨折
  （1）A 型：简单型骨折，从螺旋形（A1）到横

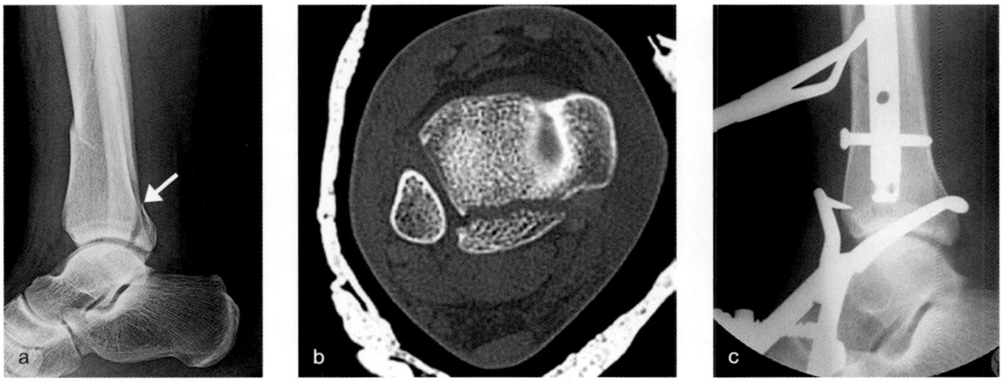

图 41.1　远端胫骨干骨折。**a.** 侧位 X 线片显示伴发的后踝骨折；**b.** 胫骨穹窿 CT 扫描轴向切面，显示伴发的后踝骨折，可引导夹钳和螺钉轨迹；**c.** 放置夹钳后的侧位 X 线片，复位骨折

行（A3）。

（2）B 型：楔形骨折，从 B1 到 B3 复杂性逐渐增加。

（3）C 型：复杂型骨折，从 C1 到 C3 粉碎程度逐渐增加。

2. 开放性骨折通常根据 Gustilo-Anderson 分型进行分型（更多信息请参阅第 2 章“开放性骨折”）

Ⅱ. 治疗

A. 初步治疗

1. 急诊复位，尽早放置长腿夹板。
2. 开放性伤口应使用无菌敷料。清除所有污染物，应在手术室进行正式清创。
3. 给予适当的抗生素（通常是第一代头孢菌素）和破伤风抗毒素。

B. 最终治疗

1. 历史数据表明，许多胫骨骨折可通过复位和石膏固定进行保守治疗。
2. 大多数移位的胫骨骨折采用手术治疗。
3. 手术治疗有以下优点：改善力线、早期活动踝/膝关节，即刻负重，改善功能。
4. 极少数采用保守治疗的骨折应满足以下标准：

（1）闭合性、孤立性、简单性、无移位或轻微移位胫骨干骨折，患者愿意遵从非负重的要求。

（2）能够耐受多次石膏更换和频繁的 X 线随访。

（3）医学濒死患者也适用石膏治疗。

5. 开放性骨折应行紧急手术清创

（1）如果无严重污染存在，Ⅰ、Ⅱ、ⅢA 型骨折通常可以在清创后立即进行最终治疗。

（2）ⅢB 和ⅢC 型通常在最终固定前使用外固定架进行分期治疗，具体取决于污染程度和软组织损伤的严重程度。

（3）为了充分暴露整个损伤区域并便于彻底清创，创伤性伤口应向近端和远端扩创。

（4）在特定部位考虑软组织友好的反向切口进行清创。例如，小型到中型的创伤性前内侧伤口可以通过前外侧入路来处理。

6. 绝大多数关节外骨折采用髓内钉治疗。
7. 近端 1/3 和远端 1/3 骨折（无论是否涉及简单的关节内骨折）可采用切开复位钢板和螺钉内固定或髓内钉治疗。最近的数据表明，切开复位内固定和髓内钉固定之间在对线不良发生率和感染/伤口并发症方面，没有显著的临床差异。
8. 现代髓内钉设计结合了近端和远端多平面交锁钉技术，允许治疗近端和远端骨折（即“极端髓内钉固定”）。
9. 骨筋膜室综合征（有关病理生理学、诊断和治疗的详细讨论，请参见第 13 章“骨筋膜室综合征”）。

（1）胫骨骨折是骨筋膜室综合征最常见的原因。

① 即使是轻微移位骨折，挤压伤的风险也很高。

② 常见于与运动（足球和橄榄球）相关的胫骨骨折。

③ 血运重建后肢体运动障碍。

（2）主要是临床诊断。当临床检查不确定或面对意识不清的患者时，可采用骨筋膜室内压监测仪辅助诊断。

（3）使用筋膜切开术紧急治疗。

C. 手术入路

1. 胫骨髓内钉最常用的入路有以下几种：

（1）髌下入路（或经髌腱）。

（2）髌上入路（“髌后”）。

（3）外侧髌旁入路（支持带松解）。

2. 髌下入路的优点

（1）避免关节受累。

（2）无需特定器械。

3. 髌上入路的优点

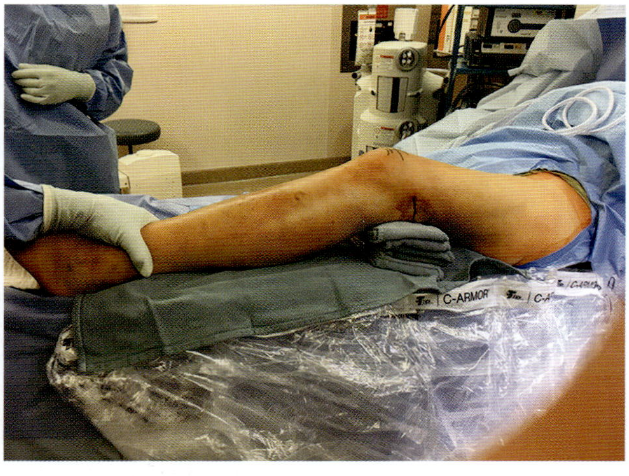

图 41.2 用于髌上和外侧髌旁支持带松解入路的下肢半伸直位的术中图像

（1）下肢半伸展位：髓内钉固定过程中最大限度减少膝关节活动范围（图 41.2）。

①更容易维持起始位置。

②有利于实现和维持骨折复位。

③改善透视成像质量。

（2）在进行髌上入路髓内钉固定之前，应评估髌骨活动度。

4. 外侧髌旁支持带松解术的优点如下：

（1）具有所有半伸直位的优势。

（2）保持在关节外进行手术操作。

5. 如果计划采取钢板固定：

（1）通常，外侧钢板用于近端至中段的骨折。

（2）采用标准的前外侧入路，以 Gerdy 结节为中心。

（3）切开前方肌筋膜，钢板经微创切口、在肌肉下方向远端滑动。。

（4）远端 1/3 骨折也可采用微创技术，直接在内侧或前外侧放置钢板进行治疗。

D. 复位技术

1. 间接复位：标准闭合 / 间接闭合的方法包括牵引、手法复位、万向牵引器和外固定器。

2. 经皮放置的复位钳通过小切口（＜ 1 cm）放置（图 41.3a，b）。

3. 在开放或闭合性骨折中，临时（针对骨干骨折）或永久（针对干骺端骨折）放置单皮质钢板，以辅助和维持复位（图 41.4）。

4. 经过良好的软组织处理后，切开复位仍是一个合适的选择（通常为外侧或后内侧入路，避免前内侧切口）。

5. 扩髓和置钉前必须复位峡部上或峡部下骨折，置钉过程不能纠正复位不良，只会加重复位不良。

E. 固定技术

1. 胫骨干骨折通常采用扩髓、静态锁钉治疗，骨折的上方和下方至少有 1 枚交锁螺钉，最好是 2 枚。

2. 胫骨髓内钉进针点

（1）正位 X 线片上的胫骨外侧髁间棘内侧缘。

（2）侧位 X 线片上的关节前缘或胫骨棘的后方。

（3）导针应沿着骨髓腔插入。

（4）进针点决定最终固定的位置，这对于近端和远端 1/3 骨折的髓内钉治疗来说尤其关键。

3. 获得准确的正位和侧位 X 线片至关重要，因为不恰当的透视图可能导致进针点移位多达 1 cm。

4. 胫骨近端骨折

（1）常常出现的不良复位类型有外翻畸形、前突（向前成角）和远端向后移位。

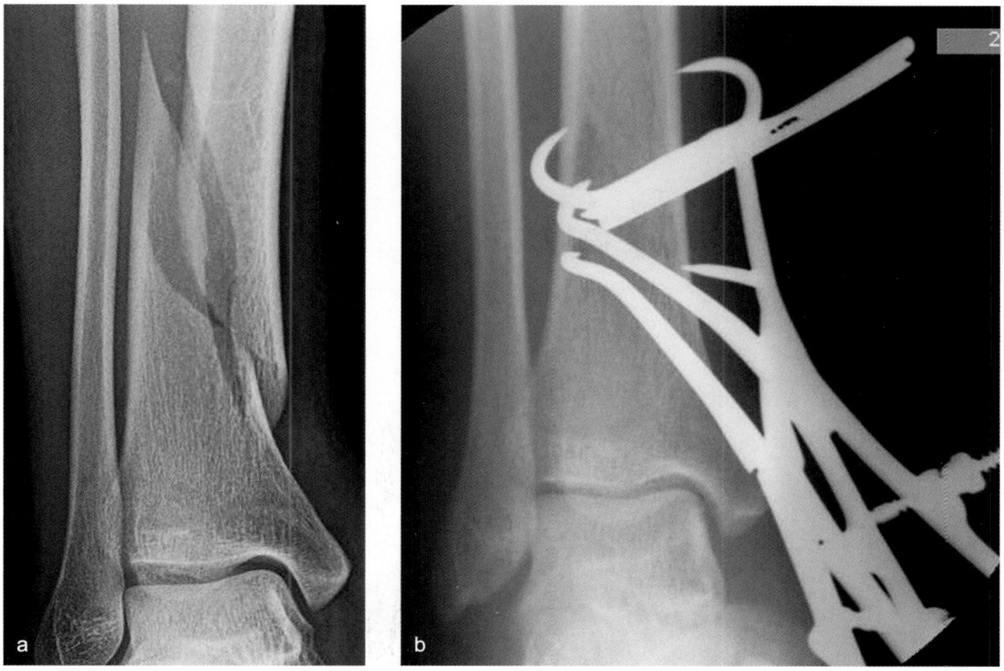

图 41.3 胫骨远端 1/3 螺旋形骨折。**a**. 原始正位 X 线片；**b**. 放置多个经皮复位钳后，放置时要注意软组织保护

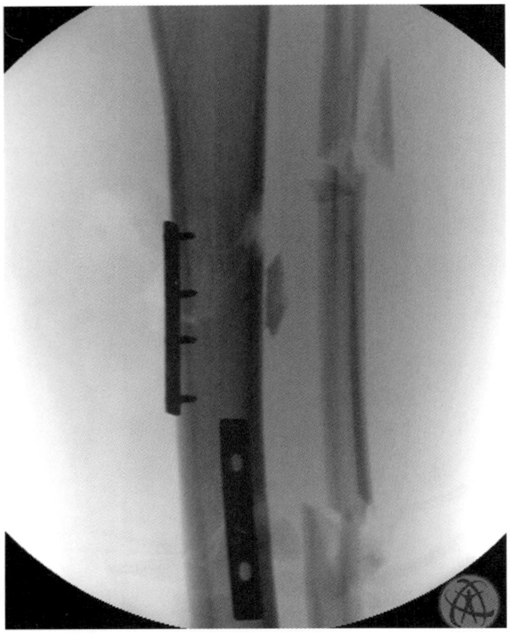

图 41.4 ⅢB 型开放性节段性胫骨干骨折正位术中透视图像。在置钉过程中使用多块 2.7 mm 钢板和单皮质螺钉来暂时维持复位

（2）避免移位的技术如下：

① 准确的进针点（图 41.5a）。

② 半伸直位。

③ 大型万向牵引器。

④ 临时使用单皮质钢板。

⑤ 阻挡（Poller）螺钉（图 41.5a，b）。

⑥ 经皮复位钳。

（3）在近端植入多枚（如果可能，使用 3 枚）多平面交锁螺钉。

5. 胫骨远端骨折

（1）最常见的移位方向是外翻，其次是向后成角和内翻。

（2）避免移位的技术

① 髓内钉远端的精确定位

- 正位 X 线片上位于胫骨 / 距骨的中心或稍外侧。
- 侧位 X 线透视上位于中心。

② 阻挡螺钉。

③ 经皮复位钳。

④ 半伸直位。

⑤ 如果胫骨复位困难，先固定腓骨可帮助改善对位：

- 关于腓骨切开复位内固定是否增加胫骨不愈合风险，研究结果存在冲突。
- 腓骨切开复位内固定可预防晚期畸形愈合，这结论可能与早期髓内钉缺少交锁螺钉有关。

（3）在远端植入多枚（尽可能使用 3 枚）多平面交锁螺钉。

6. 合并后踝骨折

（1）常见于胫骨远端 1/3 骨折（图 41.1a～c）。

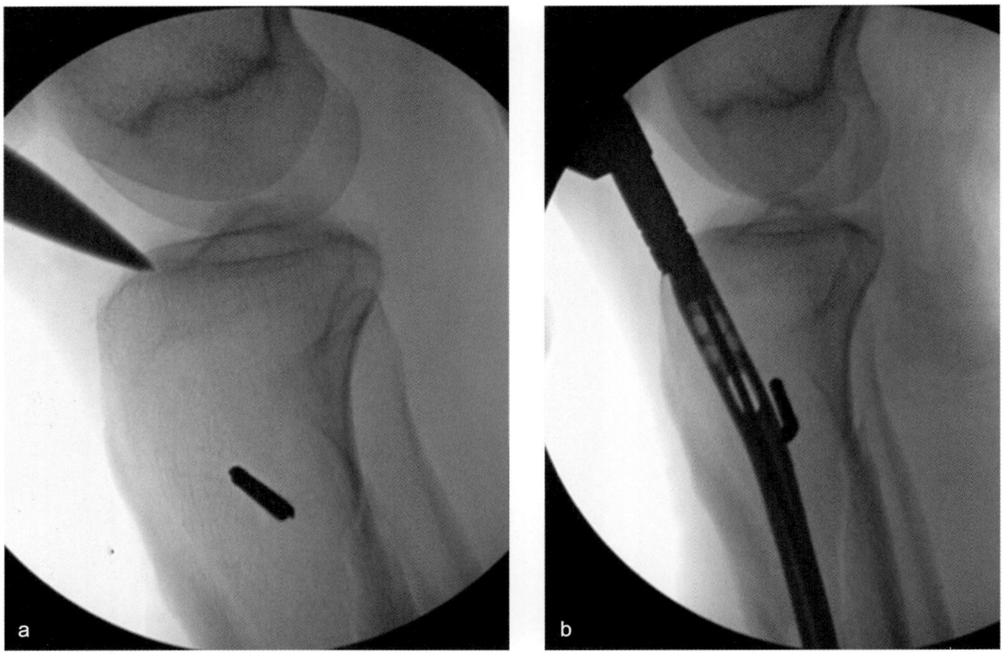

图 41.5 **a**、**b**. 显示如何使用阻挡螺钉来避免髓内钉移位，并且防止和（或）纠正胫骨近端骨折的屈曲畸形

（2）轻微移位并且骨折块较小时，前后夹持骨块复位（图 41.1c），扩髓前优先固定或髓内钉植入后固定。
（3）固定方式：使用独立的前后向螺钉或前后向交锁螺钉。
（4）对于较大的骨折块，应在髓内钉植入前优先复位并固定，可考虑采用标准的踝关节后侧入路进行手术。

7. 骨缺损
（1）在骨缺损处放置抗生素骨水泥，以形成诱导膜，并进行二期植骨（Masquelet 技术）。
（2）通过使用环架进行骨搬运。

Ⅲ. 并发症

A. 骨筋膜室综合征漏诊的后遗症

1. 由于误诊、诊断延迟或治疗不当，可能会导致严重后果，甚至包括截肢的可能。
2. 引起医疗纠纷的常见原因。

B. 骨不连

1. 发生率为 5%～10%（开放性骨折更高，尤其是伴有骨缺损时）。
2. 扩髓可以提高闭合性骨折的愈合率。
3. 胫骨愈合缓慢，需要 6～9 个月的术后随访以确定骨折是否愈合。
4. 治疗方案包括更换髓内钉、自体骨移植和环形固定架（必须排除感染的原因）。

C. 膝关节疼痛 / 跪姿疼痛

1. 病因不明，但是很常见。
2. 报道的发病率差异很大（文献中为 11%～69%）。
3. 术前与患者沟通非常重要。

Ⅳ. 康复

A. 负重和关节活动范围

1. 耐受范围内负重是髓内钉固定的标准。
2. 部分学者建议根据软组织损伤的严重程度，使用夹板固定 1～2 周，保护软组织。足背伸中立位夹板固定，避免出现马蹄足。
3. 鼓励进行踝关节和膝关节的早期活动。
4. 如果使用钢板固定或石膏固定技术，则延迟负重。

B. 治疗方案

训练方案包括加强肌肉力量、拉伸（特别是治疗马蹄内翻足）以及本体感觉训练等，虽然对许多患者不是必要的。

Ⅴ. 结局

功能结局

1. 膝关节疼痛（见上文）。
2. 目标是完全康复，但许多患者出现活动受限。术后 1 年时，超过 3/4 的患者进行日常活动时（跪地、跑步、爬楼梯或较长距离行走）有困难。

Ⅵ. 儿童患者和（或）老年患者的注意事项

儿童患者

1. 常行闭合复位和石膏固定的保守治疗。
2. 如果闭合复位不能接受，可使用胫骨弹性髓内钉或钢板做切开复位内固定。
3. 骨骺几乎完全闭合的患者可以考虑髓内钉治疗。

B. 老年患者

注重于快速恢复负重功能。非负重患者的耐受性较差，患者出现血栓栓塞等并发症的风险较高。

总结

胫骨螺旋形骨折是最常见的长骨骨折。胫骨处于皮下的特征使其有较高的开放性骨折风险，同时也增加了骨筋膜室综合征的发生风险。此类骨折多数采用扩髓髓内钉治疗，部分需要分期治疗、切开复位钢板内固定，或者保守治疗。早期负重和恢复活动度应该是康复的重点。大多数骨折可获得较满意的愈合率，愈合良好的骨折中，功能方面的结局通常令人满意。

推荐阅读

Bhandari M, Guyatt G, Tornetta P III, et al; Study to Prospectively Evaluate Reamed Intramedullary Nails in Patients with Tibial Fractures Investigators. Randomized trial of reamed and unreamed intramedullary nailing of tibial shaft fractures. J Bone Joint Surg Am 2008;90(12):2567–2578

Bone LB, Sucato D, Stegemann PM, Rohrbacher BJ. Displaced isolated fractures of the tibial shaft treated with either a cast or intramedullary nailing. An outcome analysis of matched pairs of patients. J Bone Joint Surg Am 1997;79(9):1336–1341

Chan DS, Serrano-Riera R, Griffing R, et al. Suprapatellar versus infrapatellar tibial nail insertion: a prospective randomized control pilot study. J Orthop Trauma 2016;30(3):130–134

Obremskey W, Agel J, Archer K, To P, Tornetta P III; SPRINT Investigators. Character, incidence, and predictors of knee pain and activity after infrapatellar intramedullary nailing of an isolated tibia fracture. J Orthop Trauma 2016;30(3):135–141

Sarmiento A, Gersten LM, Sobol PA, Shankwiler JA, Vangsness CT. Tibial shaft fractures treated with functional braces. Experience with 780 fractures. J Bone Joint Surg Br 1989;71(4):602–609

42 Pilon 骨折

Jonah Hebert-Davies，Reza Firoozabadi
赵　军　译　陶　旭　谢庆祥　校

引言

Pilon 骨折通常是由距骨对胫骨远端关节面的轴向负荷造成的高能量机制引起。在实施分阶段治疗之前，Pilon 骨折的并发症发生率非常高。尽管这种情况已有所改变，但 Pilon 骨折的治疗仍然具有挑战性，必须严格遵循治疗原则以确保获得最佳临床结局。

关键词：Pilon，穹窿，胫骨远端，分阶段固定

Ⅰ. 术前

A. 病史和体格检查

1. 患者因高能量损伤病史而入院，应该根据标准的高级创伤生命支持（ATLS）指南对患者进行评估。
2. 高处坠落的受伤机制通常合并跟骨和胸腰椎骨折。
3. Pilon 骨折通常合并血管神经损伤，应进行全面的检查。
4. 血供障碍的肢体如果在初始复位后仍没有恢复，应按血管外科方案进行专科检查。

B. 解剖学

1. 当足部处于背屈状态时遭受轴向压缩，导致穹窿前部发生粉碎性骨折。
2. 足部跖屈时的轴向冲击会对穹窿后方造成损伤。
3. 穹窿外侧和内侧的损伤分别与后足的外展和内收有关。当足处于中立位置时会导致前部和后部同时受伤。
4. Pilon 骨折呈典型的骨折形态。尽管存在变异，但大多数骨折是由前外侧骨折块（Chaput 骨折）、后外侧骨折块（Volkmann 骨折）、内踝骨折块和中心游离骨折块（die-punch 骨折）组成的。

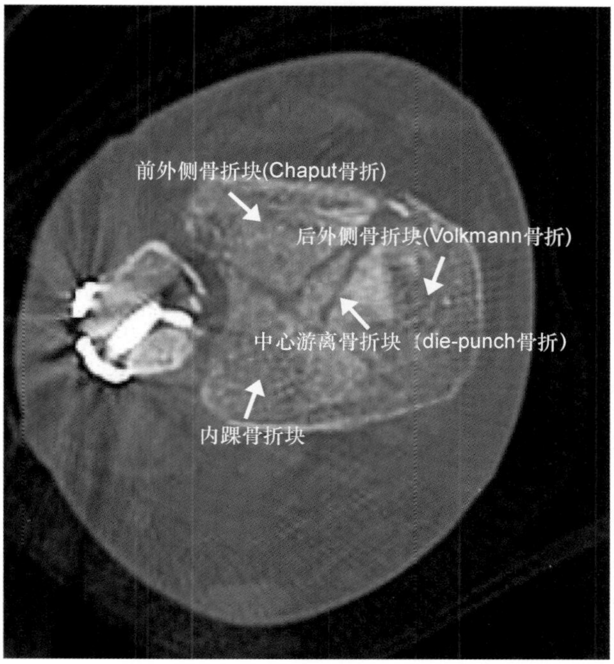

图 42.1　Pilon 骨折 CT 轴位扫描显示典型骨折块

C. 影像学

1. 应拍摄高质量的踝关节多种垂直角度的 X 线片。
2. 由于此类骨折通常是高能量骨折，常规拍摄足部和胫腓骨全长的 X 线片。
3. 复位后进行 X 线片检查，判断复位质量。
4. 临时外固定后行 CT 检查；在某些特定情况下（当考虑进行部分或急性确定性固定时），CT 检查可在固定之前进行。
5. CT 扫描应用于评估关节面骨折块、骨折线位置、撞击程度、合并损伤（肌腱撕脱、距骨对冲伤、其他伴发骨折）和腓骨骨折。
6. 轴位片对手术计划和骨折块评估最有价值。应特别注意评估骨折块内是否有嵌顿的后内侧结构，如胫后肌腱或胫后神经血管束。
7. 分析 CT 检查的冠状位和矢状位，帮助术前计划和评估撞击区域。

8. 如在治疗初期固定腓骨，则可在冠状位 CT 上测量腓骨长度。

D. 分型

AO/OTA 分型对 Pilon 骨折的命名最为适用：A 型为关节外型，B 型为部分关节内型，C 型为完全关节内型。粉碎程度将决定损伤的严重程度（即 43C1 *vs*. 43C3）。

Ⅱ. 治疗

A. 初步治疗

1. 骨折应在急诊科复位，并用大夹板固定。
2. 软组织肿胀可能非常严重。水疱可用非黏性敷料覆盖。
3. 大多数 Pilon 骨折将进行分阶段治疗，首先采用外固定，当软组织肿胀改善后再进行内固定。最近的证据显示，Pilon 骨折急性期（＜ 24 h）的内固定具有相同的结局，但是，结局还没有被广泛印证。
4. 低能量的 Pilon 骨折或其他类型骨折（老年性 / 骨质疏松性）适用于一期固定。
5. Pilon 骨折的外固定应着重于恢复长度、力线和旋转。
6. 牵拉韧带、临时斯氏针固定和适当的牵引将有助于实现复位。
7. 如果软组织允许，腓骨骨折在初次手术时进行切开复位内固定。但在下列情况下，初次手术时不应进行腓骨固定：
   （1）可能发生复位不良的复杂骨折。
   （2）后续治疗将由不同的外科医生进行。

B. 最终治疗

1. Pilon 骨折的保守治疗很少见，除了非移位骨折（移位＜ 2 mm，长度和力线正常），以及患有内科合并症、禁忌证或不能行走的患者。
2. 从历史上看，最终治疗应该推迟到软组织肿胀消退（皮纹征阳性），骨折水疱充分上皮化；部分研究表明，早期固定可能对某些患者产生相同的效果。
3. 由于 Pilon 骨折累及关节面，切开复位内固定（ORIF）是治疗 Pilon 骨折的主流方法。
4. Pilon 骨折的 ORIF 包括四个要点：
   （1）关节面的解剖复位。
   （2）将关节面牢固地固定在骨干上。
   （3）腓骨骨折的固定。
   （4）可能需植骨或用骨替代物来填充干骺端骨缺损 / 丢失。
5. 大多数骨折采用钢板和螺钉固定，部分 A 型和 C1 型（单纯关节型）骨折可能适合髓内固定。
6. 对于最终治疗方式是使用有限的 ORIF 加外固定还是直视关节面和关键骨折块的完全 ORIF，仍有争议。以下内容适用于有限的 ORIF 加外固定：
   （1）较 ORIF 更早进行。
   （2）通常不固定腓骨。固定腓骨被证明有较高的并发症发生率，且无临床益处。
   （3）可使用跨关节外固定架或环形固定器（不跨过关节）。如果使用环形固定器，很多时候最初会加一个临时的“足托”，术后 4～6 周后拆除，允许早期活动踝关节。
   （4）对于严重污染的开放性损伤或伴有严重软组织缺失的损伤，有限的 ORIF 加外固定可能是更好的选择。

C. 手术方法

1. 几种治疗 Pilon 骨折的手术入路已有描述。通常需要这些入路的结合才能充分处理这类骨折。
2. 前内侧入路
   （1）内侧为胫骨前部，外侧为踝关节近端的胫骨嵴。
   （2）切口在踝关节处向内踝尖弯曲。
   （3）很好地显露踝关节和内侧嵴。
3. 前外侧入路
   （1）第三腓骨肌 / 趾总伸肌的外侧，腓骨肌的内侧，与足的第四跖骨轴线一致。
   （2）提供了很好的外侧骨折块的显露。
4. 后内侧入路
   （1）在胫后肌腱与趾总屈肌之间，或在踇长屈肌与趾总屈肌之间。
   （2）为后踝内侧骨块提供了良好的显露和直接固定。
5. 后外侧入路
   （1）利用腓骨肌腱和踇长屈肌之间的间隙。
   （2）有助于在置入钢板时显露腓骨和后踝。
6. 直接内侧入路

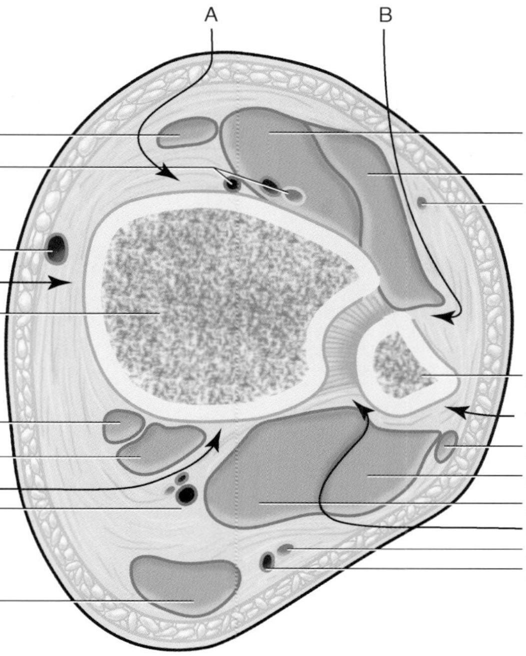

图 42.2 Pilon 骨折常用入路间隙的横截面示意图。A，前内侧；B，前外侧；C，腓骨后外侧；D，胫骨后外侧；E，胫骨后内侧；F，胫骨内侧（Adapted from Howard JK，Agel J，Barei DP，Benirschke SK，Nork SE. A prospective study evaluating incision placement and wound healing for tibial plafond fractures. J Orthop Trauma 2008；22：299-305.）

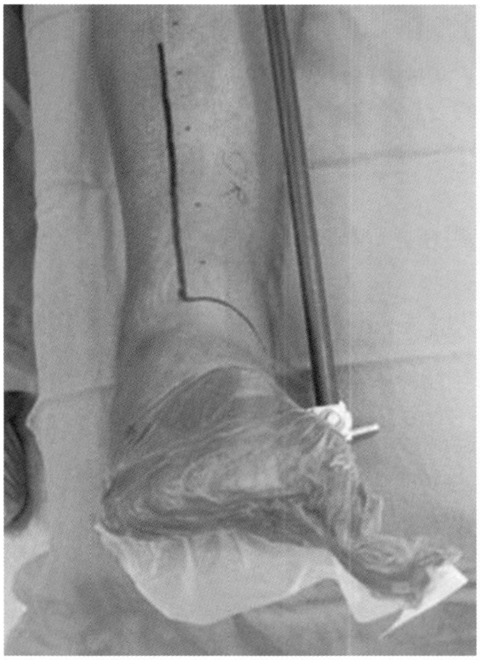

图 42.3 为患者做前内侧入路切口的标记。注意，在本例中，由于前关节面严重粉碎，外固定架留在原位

（1）在胫骨内侧的胫骨前、后肌腱之间。

（2）由于软组织问题，不太常用。

（3）可用于关节外骨折的微创钢板治疗。

D. 固定技术

1. 可使用几种策略来实现这一点，对于 C 型骨折经常使用两种方法：
   （1）将 C 型骨折转换为 B 型骨折
      ① 这涉及将特定的骨块（内踝骨块、Chaput 骨块或 Volkmann 骨块）固定到完整的骨干上。
      ② 随后向完好的骨段重建。
      ③ 对于干骺端很少或没有粉碎的骨折最有效。
   （2）将 C 型骨折转换为 A 型骨折
      ① 在固定之前，解剖复位所有关节内骨块。
      ② 当有明显的干骺端粉碎性骨折时，无论是否伴有关节内粉碎性骨折，均可采用此策略。
      ③ 最常见的固定方式包括前外侧钢板和内侧固定材料（螺钉或钢板固定，图 42.4a、b）。
2. 外固定架可在固定后保持 6 周，以抵消形变力量，帮助维持长度，并在以下情况下保护关节复位：
   （1）严重粉碎性骨折。
   （2）严重的软组织损伤。
   （3）骨量减少的患者。
3. 对于开放性 Pilon 骨折、骨筋膜室综合征或由于软组织并发症的高风险而导致愈合能力差的患

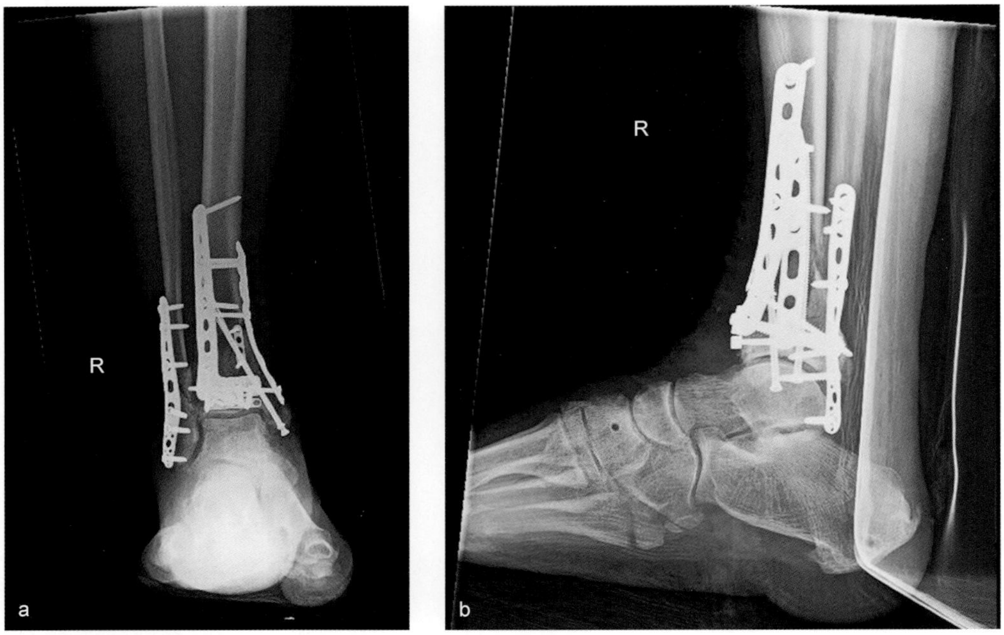

图 42.4　a、b. C 型 Pilon 骨折的固定策略包括前外侧钢板、微型骨折块压边钢板、内侧钢板＋螺钉固定和腓骨钢板固定

者，可考虑使用环形固定架进行最终的外固定治疗，可以配合有限的内固定或者单独使用。

E. 并发症

1. 闭合性骨折的感染率约为 5%～15%。
2. 伤口并发症 / 裂开相对常见，在 30% 的患者中可见。通常可以通过简单的换药来治疗，但有时需要回到手术室进行清创。
3. 创伤性关节炎常见，但患者几年内可能不需要进一步的手术治疗。
   （1）保守治疗方案包括支具固定、非甾体抗炎药、对乙酰氨基酚和皮质类固醇注射。
   （2）保守治疗失败的有症状的创伤性关节炎的重建选择包括融合（最常见）、关节置换术（很少进行）和严重病例的截肢。

F. 康复

1. 患者夹板固定 2～3 周，让软组织休息。随后拆除缝线。
2. 患者保持非负重 8～12 周，逐步过渡到完全负重。
3. 一旦伤口愈合，开始踝关节的轻度活动。

G. 结局

1. 开放性骨折导致更高的并发症发生率和更差的结果。
2. 对大多数 Pilon 骨折的分期治疗和细致的软组织处理对改善预后至关重要。
3. 对移位的关节内骨折行保守治疗会导致不良结果。
4. 复位质量和踝关节活动范围与生活质量（QOL）和 Olerud-Molander 踝关节评分相关。

Ⅲ. 儿科患者的特殊注意事项

1. 儿童 Pilon 骨折较为罕见，需要将其区别于三平面骨折。
2. 移位＞ 5 mm 是儿童 Pilon 骨折与未移位三平面骨折的区别。
3. 应该考虑到骺板损伤。
4. 在青少年人群中推荐行 ORIF。

Ⅳ. 老年患者的特殊注意事项

1. 可能由低能量损伤引起。
2. 应认识到该患者群体中可能发生的撞击程度以及进行同种异体骨移植的必要性。
3. 如果患者在矢状面上有明显的前关节面粉碎性骨折和（或）损伤，导致矢状面观察到距骨向前半脱位，可考虑在内固定后 4 ～ 6 周保留外固定架。

总结

Pilon 骨折是伴严重的高能量软组织损伤的复杂骨折。最佳的治疗需要周密的术前计划和仔细的软组织管理。尽管如此，并发症的风险仍然很高。即使有最佳的治疗方案，功能和疼痛方面的预后也可能很差。

推荐阅读

Cole PA, Mehrle RK, Bhandari M, Zlowodzki M. The pilon map: fracture lines and comminution zones in OTA/AO type 43C3 pilon fractures. J Orthop Trauma 2013;27(7):e152–e156

De-Las-Heras-Romero J, Lledo-Alvarez AM, Lizaur-Utrilla A, Lopez-Prats FA. Quality of life and prognostic factors after intra-articular tibial pilon fracture. Injury 2017;48(6):1258–1263

Duckworth AD, Jefferies JG, Clement ND, White TO. Type C tibial pilon fractures: short- and long-term outcome following operative intervention. Bone Joint J 2016;98-B(8):1106–1111

Eastman JG, Firoozabadi R, Benirschke SK, Barei DP, Dunbar RP. Entrapped posteromedial structures in pilon fractures. J Orthop Trauma 2014;28(9):528–533

Gardner MJ, Mehta S, Barei DP, Nork SE. Treatment protocol for open AO/OTA type C3 pilon fractures with segmental bone loss. J Orthop Trauma 2008;22(7):451–457

Rüedi TP, Allogower M. Fractures of the lower end of the tibia into the ankle joint. Injury 1969;1(2):92–99

Sirkin M, Sanders R, DiPasquale T, Herscovici D Jr. A staged protocol for soft tissue management in the treatment of complex pilon fractures. J Orthop Trauma 1999;13(2):78–84

White TO, Guy P, Cooke CJ, et al. The results of early primary open reduction and internal fixation for treatment of OTA 43.C-type tibial pilon fractures: a cohort study. J Orthop Trauma 2010;24(12):757–763

43 踝关节骨折和脱位

Michael T. Archdeacon，Adam P. Schumaier
陶 旭 译 谢庆祥 赵宏谋 校

引言

踝关节骨折和骨折脱位是承重关节中最常见的关节内骨折，其中约 70% 为单踝骨折，20% 为双踝骨折，10% 为三踝骨折。

关键词：踝关节，穹窿，踝穴，下胫腓联合，踝，胫骨，腓骨，脱位，骨折

Ⅰ. 术前

A. 病史及体格检查

1. 损伤机制（通常是旋转或外展 / 内收）伤后负重能力，疼痛部位，以及踝关节外伤史。
2. 合并症密切相关，包括糖尿病、外周血管疾病和术前活动状态。
3. 检查：检查是否有肿胀、水疱和擦伤。踝关节周围软组织条件较差时，可选择延迟固定以便软组织恢复。
4. 触诊：应触及整个胫骨、腓骨和足部，明确压痛位置。腓骨近端的疼痛可提示 Maisonneuve 骨折，即腓骨近端 1/3 骨折联合下胫腓联合损伤、内踝骨折或三角韧带深层断裂。
5. 血管检查：胫后动脉（内踝后）和足背动脉（踇长伸肌腱外侧）。
6. 神经系统查体
   （1）通常评估足背（腓浅神经）、足底（胫神经）和踇趾间隙（腓深神经）的感觉。
   （2）踝关节骨折后很难评估踝关节的运动功能，但通常可以评估足趾的跖屈和背伸。

B. 解剖学（图 43.1）

1. 骨骼
   （1）腓骨：在踝关节平面位于胫骨的稍后方，形成外踝。
   （2）胫骨：形成内踝和后踝。
      ① 内踝包括前丘、后丘和丘间沟，是三角韧带的附着处。
      ② 切迹：容纳腓骨的胫骨远端凹陷，由前结节（Chaput 结节）和后结节（Volkmann 结节）形成，这两个结节分别是下胫腓前、后韧带的附着点。
      ③ 穹窿：胫骨远端关节面。胫骨穹窿部、内外踝和距骨形成踝穴。
   （3）距骨：距骨体呈前宽后窄，穹顶覆盖关节软骨，位于踝穴内。距骨体骨性结构致密，在踝关节骨折中往往不会受伤。
2. 韧带（图 43.1）
   （1）下胫腓联合：由胫骨远端和腓骨远端间的四条韧带组成，可轻微活动。下胫腓联合韧带损伤被称为“高位踝扭伤”。
      ① 下胫腓前韧带
         - 附着于胫骨前外侧的前（Chaput）结节和腓骨前的 Wagstaffe 结节。
         - 韧带强度比下胫腓后韧带低，常见于撕裂伤而非撕脱伤。
      ② 下胫腓后韧带
         - 附着于胫骨后外侧的后（Volkmann）结节。
         - 韧带强度比下胫腓后韧带高，常见于撕脱伤而非撕裂伤。
      ③ 胫腓横韧带 / 下横韧带：强度仅次于下胫腓后韧带。
      ④ 骨间韧带：位于下胫腓前韧带和下胫腓后韧带间，与近端骨间膜相连。
   （2）内侧副韧带（或三角韧带）：限制外旋的重要结构。
      ① 浅层部分起于内踝前丘，止于足舟骨、距骨和跟骨。
      ② 深层部分主要是横向的，几乎是关节内的，连接内踝后丘和距骨。它是最坚强的成分，也是主要的稳定结构，通常在撕裂之前会

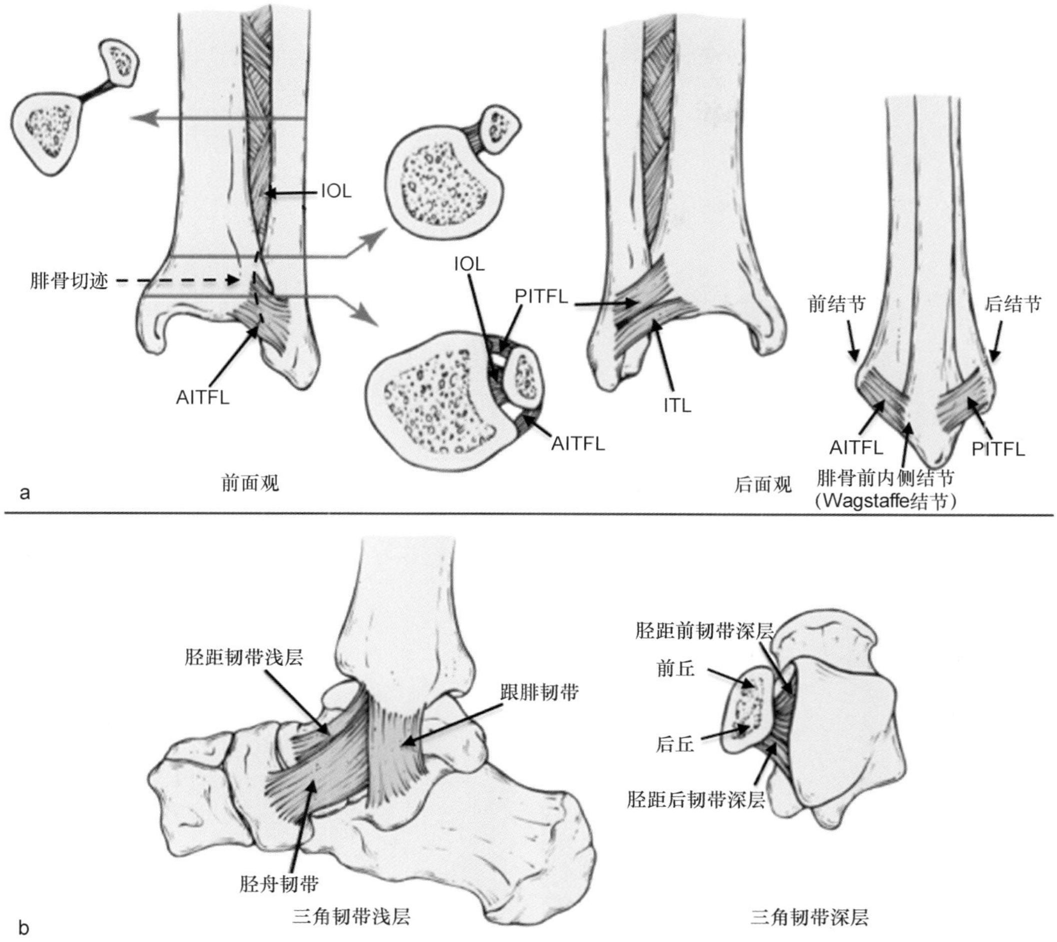

图 43 1 踝关节下胫腓联合韧带（**a**）和三角韧带（**b**）的示意图。AITFL，下胫腓前韧带；PITFL，下胫腓后韧带；IOL，骨间韧带；ITL，下横韧带（Adapted from Browner BD，Jupiter JB，Levine AM，et al. Skeletal Trauma. 4th ed. Philadelphia，PA：Saunders；2009：2516-2517）

先撕脱内踝。

（3）外侧副韧带：所有结构都附着于外踝。

① 距腓前韧带

- 跖屈时，限制踝关节内翻的主要结构。
- 踝关节低位扭伤中最常见的韧带损伤。

② 距腓后韧带。

③ 跟腓韧带：背伸时，限制踝内翻的主要结构。

C. 影像学

1. 行 X 线片检查的适应证：有明显外伤史，受伤后不能承重，两踝均有压痛。

（1）需要正位片、侧位片、踝穴位片

① 踝穴位片：内旋小腿和足 15°～20°，使内外踝与球管的距离相等；此这种方法可以改善关节间隙的可视性。

② 外旋和负重位片评估三角韧带的完整性

- 外旋应力片：手动外旋足部拍摄的踝穴位片（图 43.2）。
- 重力位片：患者取侧卧位、内踝在上，因重力足部下垂没有保护，拍摄踝关节的正位。

（2）正常测量：内侧间隙（＜ 5 mm）、外侧间隙（＜ 5 mm）、胫距间隙（＜ 5 mm）、胫腓重叠距离（＞ 10 mm，图 43.3）。

2. CT 用于评估下胫腓联合损伤、游离体，或复杂损伤（如三踝骨折、严重的骨折脱位）的术前评估。

3. 如果应力检查不明确，MRI 可有效评估软组织情况。

D. 分型

1. 踝关节骨折的经典分型是依据踝受累的数量（单踝、双踝、三踝）。

2. 文献中常见的分型：Lauge-Hansen 和 Danis-Weber。

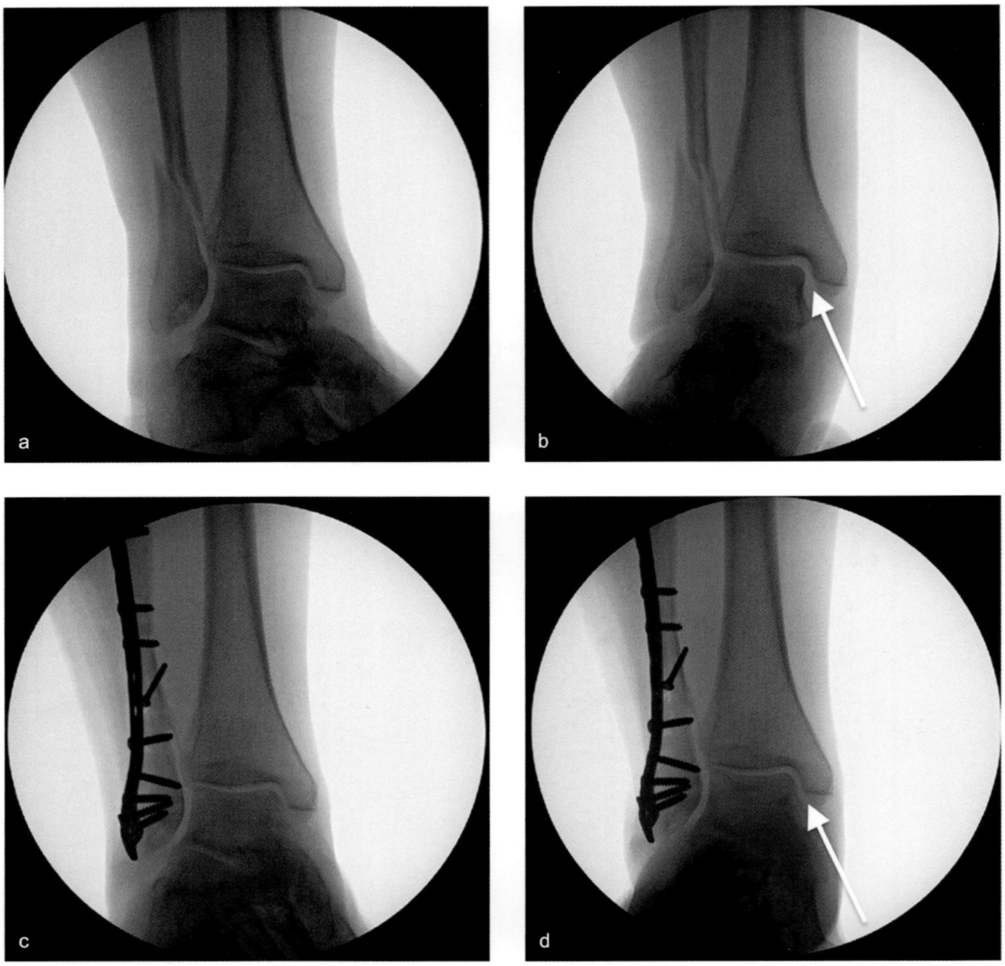

图 43.2 四张平片显示外旋应力位评估踝关节稳定性。**a.** 踝穴位显示腓骨斜行骨折，内侧间隙正常。**b.** 外旋应力位图显示内侧间隙轻微扩大，提示踝关节不稳或“双踝等效骨折”。**c.** 用钢板和螺钉稳定腓骨骨折后的踝穴位 X 线片。**d.** 外旋应力位 X 线片，清晰显示内踝是否增宽

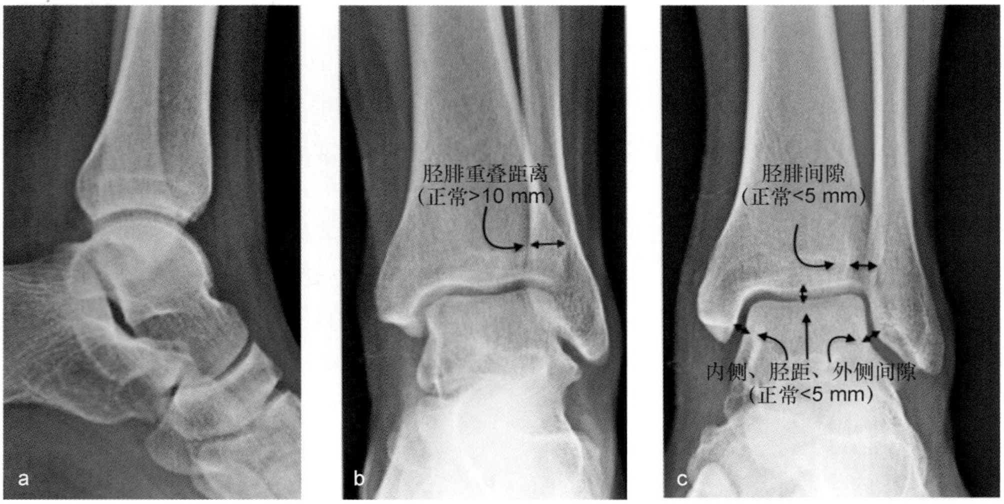

图 43.3 a～c. 正常踝关节的正侧位和踝穴位。黑色箭头表示胫腓重叠距离和胫腓间隙的正常值

（1）Lauge-Hansen 分型：描述了踝关节结构在张力状态下的受伤过程的模型（图 43.4）。踝关节旋后位，外侧结构的初始状态是张应力；旋前位，内侧结构的初始状态是张

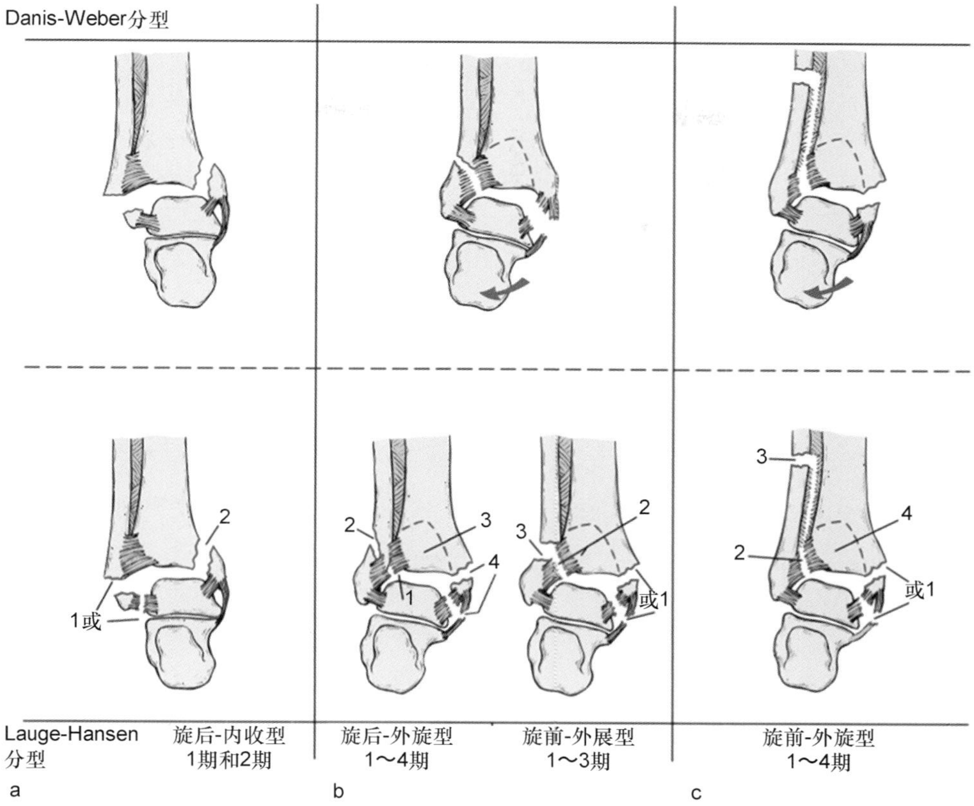

图 43.4 a～c. Danis-Weber 和 Lauge-Hansen 踝关节骨折分型对比。Danis-Weber 分型基于腓骨骨折的水平位置，Lauge-Hansen 分型基于损伤机制（Adapted from Browner BD，Jupiter JB，Levine AM，et al. Skeletal Trauma. 4th ed. Philadelphia，PA：Saunders；2009：2532）.

应力。每种分型均有这两种情况。

① 第一个术语表示受伤时踝的位置。

② 第二个术语表示踝受力方向

- 旋后-外旋型：距腓前韧带断裂［1］→腓骨斜行骨折［2］→距腓后韧带断裂或后踝撕脱［3］→内踝横行骨折或三角韧带断裂［4］。
- 旋后-内收型：距腓韧带扭伤或腓骨远端撕脱伤［1］→内踝垂直骨折［2］。
- 旋前-外展型：内踝撕脱性骨折或三角韧带断裂［1］→距腓前韧带断裂［2］→腓骨横行或粉碎性骨折［3］。
- 旋前-外旋型：内踝横行骨折或三角韧带断裂［1］→距腓前韧带断裂［2］→腓骨高斜行骨折［3］→距腓后韧带断裂或后踝撕脱［4］。

（2）Danis-Weber 分型：基于腓骨骨折水平位置（图 43.4）。

① A 型发生在穹窿水平远端，下胫腓联合通常稳定。

② B 型发生在穹窿水平，下胫腓联合的稳定性无法预测。

③ C 型发生在穹窿水平近端，下胫腓联合通常不稳定。

Ⅱ. 治疗

A. 初步治疗（参阅第 3 章“闭合性骨折的治疗 / 石膏固定”）

1. 骨折脱位应复位并夹板固定

（1）通过牵引和逆损伤机制来复位，重点是恢复距骨在踝穴内的位置。

（2）以下技术适用于大多数骨折脱位：

① 握住踇趾和第二趾使腿悬空，通过重力复位骨折。

② 轻度屈膝以放松腓肠肌。

③ 将患足抵在术者胸前，足踝保持中立位，通过腓骨肌腱和软组织复位腓骨和距骨；对腓骨远端施加从外向内的力有助于复位距骨外侧半脱位。

④ 将患足抵在术者胸前，足踝保持中立位，膝关节略微屈曲，在骨性突起处放置额外衬垫后，行短腿夹板固定。

2. 开放性骨折需要给予预防性注射破伤风、抗生素和清创等治疗。

B. 最终治疗

1. 保守治疗的损伤

（1）轻度移位（< 3 mm）的单踝骨折，选用短腿石膏支具或行走靴固定。如果可能存在旋转稳定性的丢失，可使用长腿石膏固定。

① 通过测量内侧间隙（稳定< 4 mm，不确定 4～5 mm，不稳定> 5 mm）来评估踝关节的稳定性。外旋位和重力位拍摄 X 线片，评估三角韧带的完整性（图 43.2）。

2. 手术治疗的损伤

（1）移位超过 3 mm 的单踝骨折。

（2）双踝骨折、双踝等效骨折和三踝骨折。双踝骨折和合并三角韧带断裂的外踝骨折被认为是等效的。内侧压痛或内侧间隙增宽> 5 mm，提示三角韧带断裂；应力位拍片可评估三角韧带的完整性。

（3）后踝骨折

① 主要是下胫腓后韧带撕脱骨折，通常在外踝固定后复位。

② 当关节面受累超过 25% 时，推荐进行固定。

③ 若下胫腓联合不稳定，不论移位程度，部分学者主张均采用后踝固定。

（4）下胫腓联合损伤

① 通常在内踝和（或）外踝复位后复位。

② 下胫腓联合损伤特征和固定指征：

- 不可修复的内侧结构。
- 内侧间隙或外侧间隙增宽> 5 mm（图 43.5）。
- 术中通过牵引腓骨（Cotton 试验）或腓骨固定后的重力位观察（如上所述）显示踝关节不稳定。胫腓间隙> 5 mm 或胫腓重叠< 10 mm。

C. 手术入路（图 43.6a～d）

1. 前入路（图 43.6a）：切口位于胫骨远端的正前方，固定后踝骨折块可选择从前向后打入螺钉。腓浅神经和足背动脉位于胫骨远端前方。

2. 外侧入路（图 43.6b）：切口位于外踝的正上方，在腓骨后缘向近端延伸。切断腓骨肌腱筋膜，向后牵拉腓骨肌及肌腱。腓浅神经：位置存在变异，常位于腓骨远端前方，距外踝尖约 7 cm。

3. 前内侧入路（图 43.6c）：位于内踝前部的弧形切口。

（1）大隐静脉和隐神经：位于内踝前方。

（2）胫后肌腱：紧贴内踝后方的肌腱结构。

4. 后外侧入路（图 43.6d）：切口位于跟腱稍外侧，用于直接暴露后踝骨折。

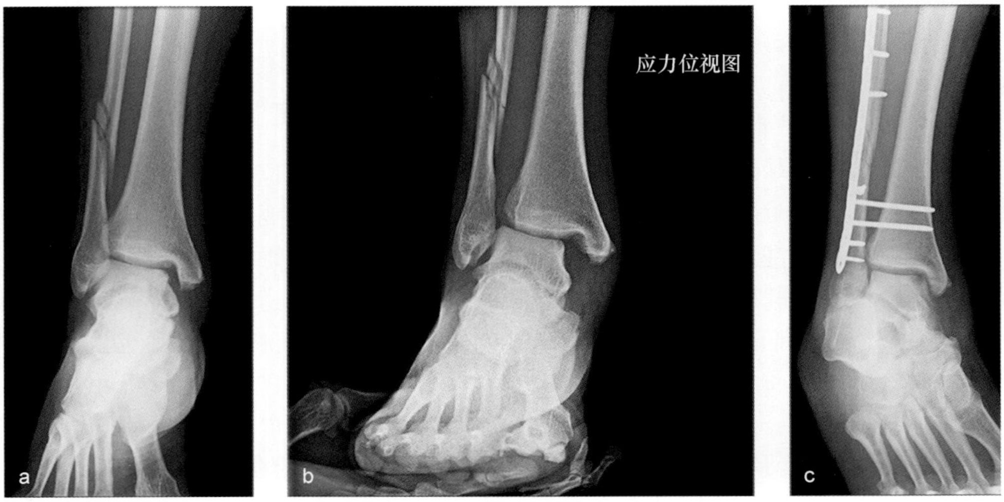

图 43.5 三张 X 线片显示一例典型的 Weber C 型骨折，腓骨骨折伴有下胫腓联合和三角韧带断裂。**a.** 腓骨斜行粉碎性骨折。**b.** 外旋应力位显示胫腓骨间隙和内侧间隙明显变宽。**c.** 术后图像显示骨折通过外侧钢板和 2 枚经 4 层皮质的下胫腓联合螺钉固定

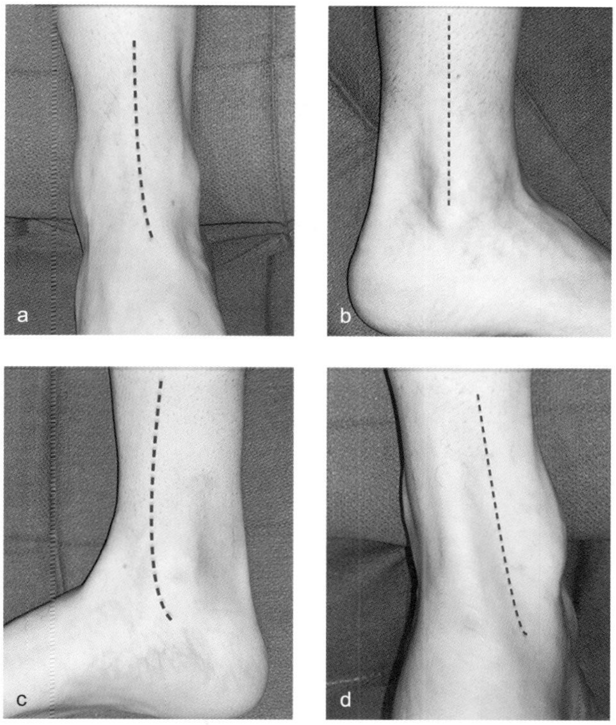

图 43.6 踝关节前、外侧、内侧和后外侧手术切口。**a.** 前侧入路；**b.** 外侧入路；**c.** 内侧入路；**d.** 后外侧入路

D. 固定技术

1. 应先固定外踝，以恢复外侧长度
  （1）固定的选择
    ① 垂直于骨折的拉力螺钉和外侧正中（1/3 管形）钢板。
    ② 带或不带拉力螺钉的外侧支撑钢板（图 43.7）。

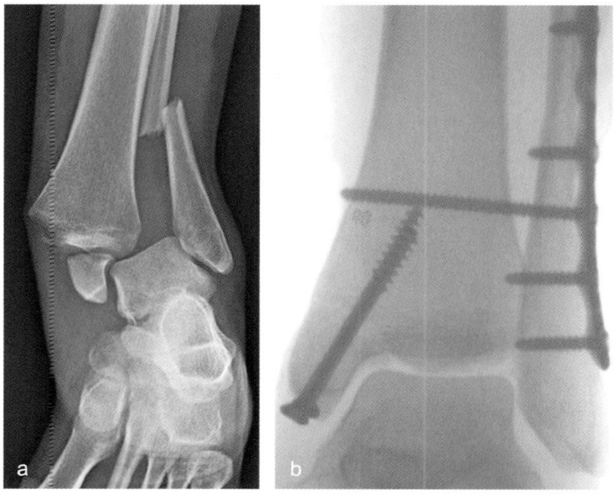

图 43.7 踝关节骨折脱位（**a**）术后透视（**b**）。内踝用 2 枚垂直于骨折方向的拉力螺钉固定，腓骨用 1/3 管形钢板复位。经腓骨钢板穿过胫腓骨双层皮质放置 1 枚下胫腓联合螺钉

    ③ 后侧防滑钢板。
  （2）如果腓骨骨折无法复位，可能是由内踝骨折块或三角韧带阻碍复位导致，应先探查踝关节内侧。
2. 内踝：常用 1～2 颗垂直于骨折线的拉力螺钉固定。对于内踝粉碎性骨折，选用张力带固定或支撑钢板固定更为有效（图 43.7）。三角韧带断裂不需要修复，因为石膏或支具为愈合提供了足够的稳定性。
3. 后踝：常选用从前向后或从后向前的拉力螺钉进行固定；若存在较大的骨折块，可经后外侧入路放置支撑钢板。
4. 下胫腓联合：用 1～2 枚螺钉（非拉力螺钉）在胫距关节面近端几厘米处穿过腓骨和胫骨，此螺钉向前成角 15°～30°，以保持与关节线垂直。
5. 糖尿病神经病变患者：因标准固定的失败率高，可考虑使用经 4 层皮质的多枚螺钉“梳齿”（“comb”）技术（图 43.8）。

E. 并发症

1. 活动范围减少，尤其是背伸活动范围：10% 的患者丢失 10°以上。
2. 创伤性关节炎：多达 14% 的患者存在创伤性关节炎，女性更常见。
3. 内固定物导致的疼痛（高达 30%），有症状的腓骨肌腱炎（高达 5%）。
4. 畸形愈合和骨折不愈合罕见，但以下是其危险因素：糖尿病、周围血管疾病、老年人和局部皮肤病（静脉溃疡）。
5. 糖尿病并发症
  （1）周围神经病变和血红蛋白 A1C ≥ 8% 与术区感染独立相关。
  （2）有并发症的糖尿病患者（神经病变、外周动脉疾病、肾病）：
    ① 与非糖尿病、非神经病性患者相比，感染风险增加了 7 倍以上。
    ② 发生非感染性并发症（畸形愈合、骨不连、Charcot 关节病）的风险超过 3 倍，翻修或关节融合术的风险增加 5 倍。

F. 康复治疗

1. 通常情况下，术后即刻应用后方石膏托 / 两侧

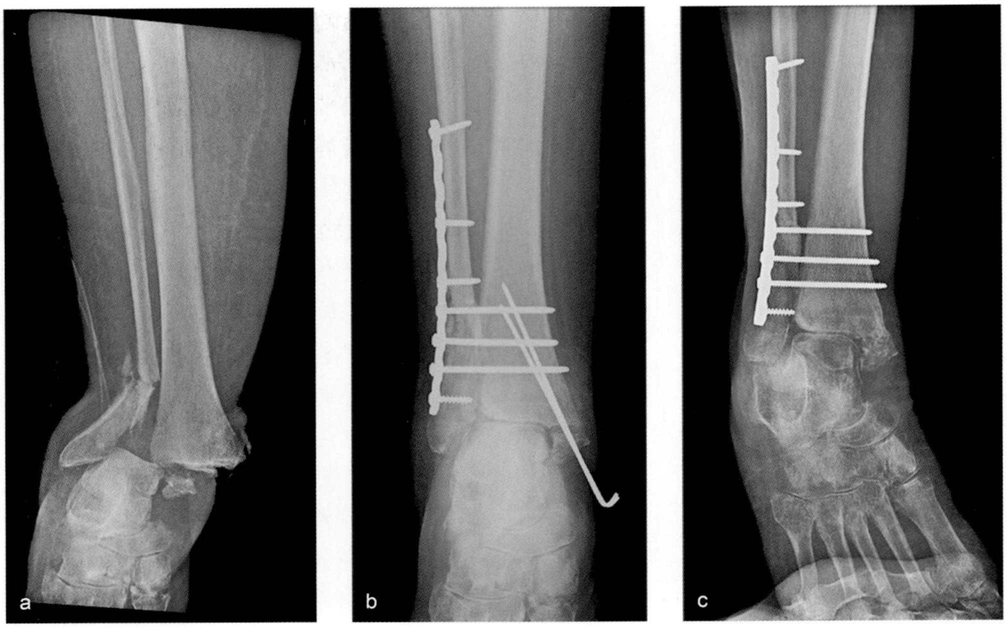

图 43.8 糖尿病神经病变患者的三张 X 线片，显示发生踝关节骨折脱位。**a.** 腓骨和内踝粉碎性骨折伴下胫腓联合断裂和胫距关节脱位。**b.** 术后 X 线片显示“梳齿”技术，即多枚螺钉固定下胫腓联合，每枚螺钉横穿 4 层皮质。**c.** 内踝骨折采用经皮克氏针治疗，术后 6 周时取出

夹板固定，伤口愈合后更换为可拆卸的行走靴。

2. 在大多数情况下，无需手术的腓骨远端骨折可即刻负重。
3. 对于不复杂的、简单的单踝骨折，行稳定的内固定术后，即刻开始负重。
4. 双踝骨折需行非负重限制 4～6 周；若为不伴有下胫腓联合损伤的双踝骨折，伤后 2 周即可完全负重。
5. 三踝骨折、踝关节骨折脱位或下胫腓联合韧带损伤者，需要长达 4～8 周的非负重时间。严重的粉碎性骨折、复杂的内科疾病患者（糖尿病、周围神经病变等）、骨折固定强度不足者需要更长时间的非负重限制。糖尿病患者骨折后 16 周内保持不负重状态并不少见。
6. 伤口愈合后，可行踝关节活动和轻度力量训练，康复训练需要持续几个月才能恢复到伤前状态。

G. 结局

1. 大多数患者最终能恢复良好的正常活动功能。
2. 预后不良的特征包括软骨损伤、严重的关节损伤、距骨复位不良、下胫腓联合不稳定以及三踝受累。

Ⅲ. 老年患者的特殊注意事项

老年患者更容易遭受低能量损伤，功能要求较低，皮肤状况差、骨质疏松或伴随其他疾病，可能不是理想的手术治疗适应证。对部分患者来说，接触式石膏固定是一种可接受的替代治疗，但外固定仍然是降低手术重建风险的可行选择。

总结

踝关节骨折脱位常常需要行手术治疗。初步评估包括病史和查体，以评估关节的稳定性。广义来说，踝关节稳定性取决于内侧结构、外侧结构和下胫腓联合韧带的完整性，其中两个及以上结构损伤需行手术。手术技术包括根据软组织情况选择手术入路，以及钢板和螺钉固定的组合。康复方案因患者而异，负重通常在 2～10 周开始，具体取决于患者和损伤的具体情况。功能恢复可能在受伤后持续 1 年以上。康复的目标是恢复损伤前的功能水平，若出现关节不匹配或踝关节稳定性无法恢复，可能会出现创伤后改变。

推荐阅读

Alton TB, Harnden E, Hagen J, Firoozabadi R. Single provider reduction and splinting of displaced ankle fractures: a modification of Quigley's classic technique. J Orthop Trauma 2015;29(4):e166–e171

Brown OL, Dirschl DR, Obremskey WT. Incidence of hardware-related pain and its effect on functional outcomes after open reduction and internal fixation of ankle fractures. J Orthop Trauma 2001;15(4):271–274

Lauge-Hansen N. Fractures of the ankle. II. Combined experimental-surgical and experimental-roentgenologic investigations. Arch Surg 1950;60(5):957–985

Michelson JD. Fractures about the ankle. J Bone Joint Surg Am 1995;77(1):142–152

Smeeing DP, Houwert RM, Briet JP, et al. Weight-bearing and mobilization in the postoperative care of ankle fractures: a systematic review and meta-analysis of randomized controlled trials and cohort studies. PLoS One 2015;10(2):e0118320

Willett K, Keene DJ, Mistry D, et al. Ankle Injury Management (AIM) Trial Collaborators. Close contact casting vs surgery for initial treatment of unstable ankle fractures in older adults: a randomized clinical trial. JAMA 2016;316(14):1455–1463

44 跟腱断裂

Jannat M. Khan，D. Landry Jarvis，Alejandro Marquez-Lara，Eben A. Carroll
陶 旭 译 谢庆祥 马鸿云 校

引言

跟腱断裂包括急性损伤和慢性损伤。急性损伤常与体育活动有关，慢性肌腱断裂常见于慢性跟腱病的患者中。尽管跟腱病的病因是多因素的，但已经证实，跟腱病与反复力量刺激（如跑步），以及影响细胞外基质的慢性代谢性疾病有关。了解这两种情况之间的差异，对制订治疗策略和优化患者预后至关重要。

关键词：跟腱断裂，影像学诊断，切开修复，微创修复，康复

Ⅰ. 术前

A. 病史和体格检查

1. 发病高峰出现在 30～50 岁。
2. 男性发病率较高（5∶1），肥胖、老年人群（＞60 岁）发病率与跟腱病理学改变呈正相关。
3. 在参加间歇性高强度运动的非运动员（“周末战士”）中很常见。
4. 受伤时，患者可能有拉断的感觉，听到断裂声，瞬间疼痛，之后逐渐消散。
5. 明显的跛行，跖屈和负重困难。
6. 病因尚不清楚，可分为退行性学说或创伤性机制学说。
7. 退行性损伤的风险：近期口服或注射喹诺酮类药物或皮质类固醇，长期存在的跟腱腱周炎，或近期接受跟腱手术。
   （1）肌腱退化可能是由于流向肌腱的血流受阻，这可能导致缺氧和新陈代谢改变。
   （2）在没有施加过度负荷的情况下也会发生断裂。
8. 损伤可能是由直接或间接的急性创伤引起的
   （1）直接创伤：打击伤、撕裂伤或挤压伤。
   （2）间接创伤：伸膝位提踵时（最常见），以较短的初始长度斜向加载达到最大肌肉收缩，最常见的情况是用支撑脚推离地面时（如为了争抢球而出现的失重感）。
   ① 突然意外背屈，比如掉入洞里。
   ② 跖屈的踝关节施加强大的背屈力，比如从高处坠落。
9. 瘀斑和水肿。
10. 休息时呈过度踝背屈。
11. 不能提踵。
12. 美国骨科外科医师学会（AAOS）临床实践指南规定，检查时发现两个或两个以上阳性结果，可明确诊断：
   （1）Thompson 试验（俯卧位小腿受压不能引起被动跖屈）：敏感性 96%（图 44.1）。
   （2）跖屈力量减弱。
   （3）凹陷征阳性（跟腱正点近端可触及缺损）。
   （4）Matles 试验（静止时踝关节被动背伸增加）：敏感度 88%（图 44.2）。

B. 解剖学

1. 跟腱是人体最大以及最强壮的肌腱。
2. 腓肠肌-比目鱼肌复合体
   （1）由腓肠肌和比目鱼肌的肌腱连接形成。
   （2）在膝关节屈曲、踝关节跖屈和后足内翻中

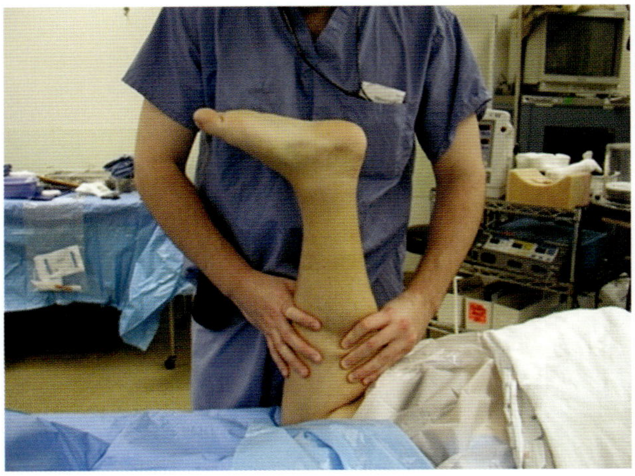

图 44.1 演示 Thompson 试验的临床照片。注意小腿肌肉受压时没有跖屈

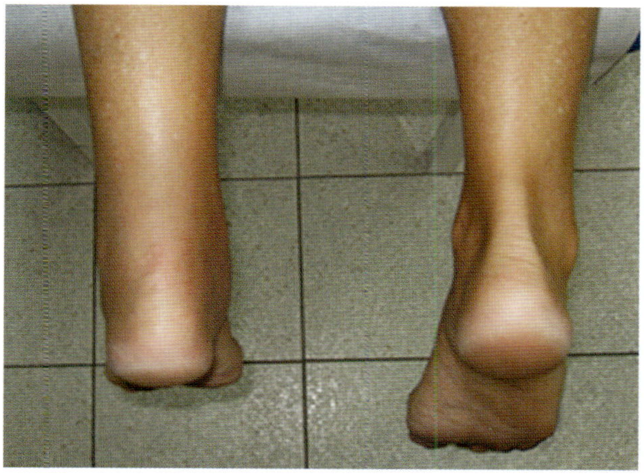

图 44.2　显示右腿 Matles 征阳性的临床照片（Adapted from Wikimedia commons，public domain.）

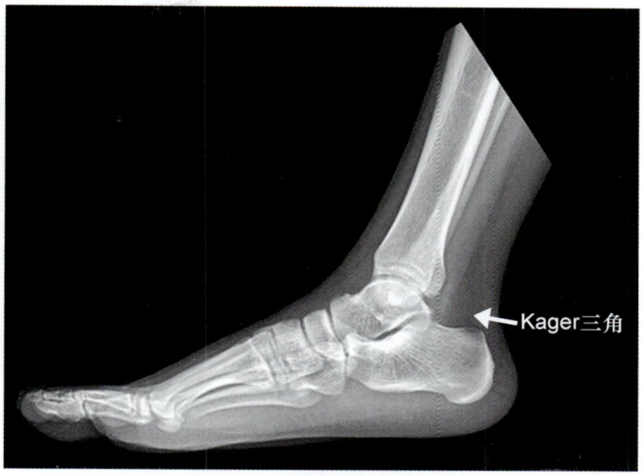

图 44.3　侧位片显示跟腱、胫骨后段和跟骨上段之间的正常间隙（Kager 三角）

起重要作用。

（3）肌腱跨越三个不同的关节：膝关节、胫距关节、距下关节。

（4）腓肠肌起于股骨后髁：伸膝位时，是踝关节有效的跖屈肌。

（5）比目鱼肌来自胫骨、腓骨和骨间膜的后侧，仅横跨踝关节，屈膝位时作为有效的跖屈肌。

（6）腓肠肌-比目鱼肌复合体止于跟骨结节的后上方。

3. 75% 跟腱断裂发生在跟骨侧止点近端 2～6 cm 处。

（1）此区域血流供应不足

① 近端：来源于胫后动脉的肌内动脉分支。

② 远端：来源于腓动脉的骨间小动脉分支。

（2）该区域承受高峰值应力（70 MPa），大多数肌腱承受应力的峰值低于 30 MPa。

4. 组胞外基质

（1）基质金属蛋白酶（MMP）1～3：基质金属蛋白酶 1（MMP1）的增加与Ⅰ型胶原的降解和基质重塑有关。

（2）转谷氨酰胺酶

① 与器官形成、组织修复和组织稳定有关。

② 转谷氨酰胺酶的减少与修复肌腱能力相关。

C. 影像学

1. X 线片：有助于评估 Kager 三角，即跟腱、胫骨后段和跟骨上段之间的间隙（图 44.3）。慢性断裂表现出不规则的形态。

2. 超声检查

（1）有助于区分部分撕裂和完全性撕裂。

（2）跟腱止点附近的低回声信号。

（3）肌腱断端间距＞ 5 mm 提示需要手术干预。

（4）如果怀疑肌腱部分撕裂，不推荐使用（只有 50% 的敏感性）。

3. MRI 检查

（1）由于断裂导致跟腱不连续，T1 像止点近端为低信号，T2 像为高信号。

（2）T1 像肌腱实质信号中断。

（3）T2 像呈广泛的高信号（图 44.4a，b）。

（4）以下患者推荐使用：

① 临床检查结果不确定。

② 亚急性或慢性撕裂发生于就诊前 4 周以上。

③ 事先考虑瘢痕组织的撕裂情况，以便制订适当的手术方案。

D. 分型

Kawada 分型（表 44.1）：

（1）直接显示跟腱，是否与 MRI 相关尚不清楚。

（2）根据撕裂的完整性和间隙大小明确治疗选择。

Ⅱ. 治疗

A. 初步治疗

1. 使用跖屈夹板或石膏固定。

2. 免负重。

B. 最终治疗

1. 保守治疗：与手术治疗相比，保守治疗方法的

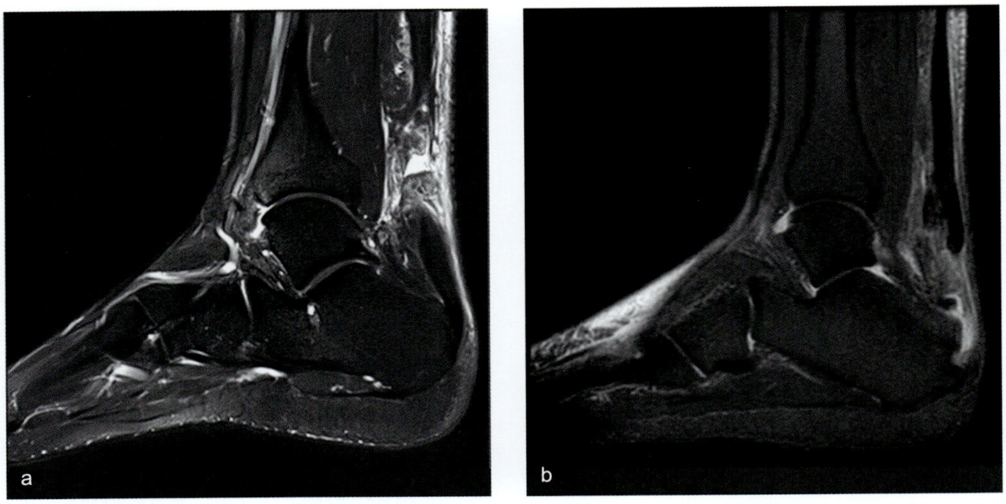

图 44.4 **a.** MRI T2 像矢状切面显示明确的急性跟腱断裂。**b.** MRI T2 像矢状切面显示跟骨止点处急性跟腱断裂

表 44.1 跟腱断裂 Kuwada 分型

分型	损伤	治疗
Ⅰ型	部分撕裂（＜ 50%）	保守治疗
Ⅱ型	完全撕裂，肌腱间隙＜ 3 cm	断端吻合术
Ⅲ型	完全撕裂，肌腱间隙 3～6 cm	踇长屈肌腱瓣术联合或不联合人工移植物，“V-Y”延长术，Bosworth 翻瓣术，肌腱移植术
Ⅳ型	完全撕裂，肌腱间隙＞ 6 cm	腓肠肌延长联合肌腱或人工移植物

临床效果可，并发症发生率较低，对具有较高手术风险因素或中低等体力活动者可考虑。

（1）功能康复

① 2 周时更换为功能性支具。

② 增加负重和加强锻炼。

③ 与手术结果相比，复发率相似。

（2）严格的固定：固定长达 8 周，逐渐增加负重后，行提踵训练会导致力量丧失、力量耐力下降和较高的复发率（适用于活动较少的老年人）。

2. 手术治疗

（1）多项 meta 分析显示，结合功能康复的非手术治疗与早期限制活动范围治疗结果相似。手术治疗的复发率（4%）低于保守治疗（10%）。

（2）最近的研究支持手术可能改善功能结果，特别是与保守治疗相比，小腿肌肉力量能够早期可靠地恢复，更早地恢复活动，这对运动员等高活动量的专业人士有利。

（3）手术最多延迟 30 天不会导致功能受损，重要的是延迟直到肿胀改善。

（4）在跖屈力量和运动恢复方面，开放手术和经皮手术没有显著差异。

C. 手术入路 / 固定技术

1. 开放性手术修复

（1）切口

① 中线纵切口：肌腱修复后压力增加。

② 内侧纵切口：避开腓肠神经和小隐神经丛。

（2）详细解剖（图 44.5）

① 分层解剖皮肤、小腿筋膜和腱旁组织。

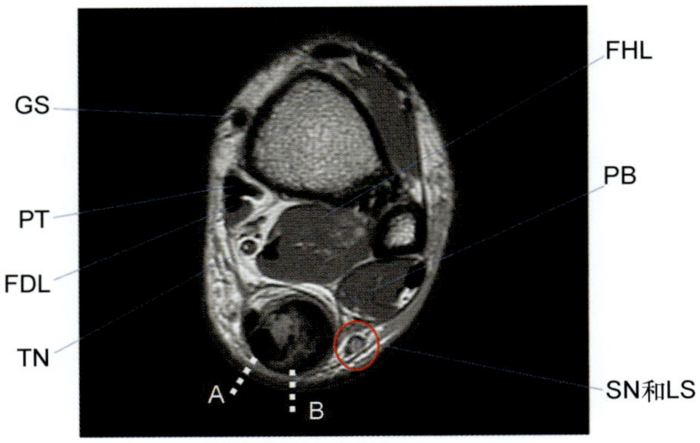

图 44.5 MRI T2 像轴位切面显示跟腱撕裂。以虚线标记的手术切口，后内侧（A）和直接后侧（B）入路。腓肠神经（红圈）位于跟腱外侧（GS，大隐静脉；PT，胫后肌腱；FDL，趾长屈肌；TN，胫后神经；FHL，踇长屈肌；PB，腓骨短肌；SN，腓肠神经；LS，小隐神经）

② 保护腓肠神经。
③ 探查和清除断裂的肌腱末端。
④ 避免明显的牵拉，以防止皮肤并发症。

（3）修复

① 直接修复：针对清创后间隙小于 3 cm 者。
- 不可吸收缝合线。
- 各种可接受的缝合方法：Krackow 法（图 44.6）、改良 Bunnel 法、改良 Kessler 法，三束缝合。
- 调节肌腱末端张力至与对侧相近。

② 增强修复 / 重建
- 增强的类型：踇长屈肌、趾长屈肌和腓骨短肌。
- 踇长屈肌加强修复术通过内侧足弓做切口，从止点处取踇长屈肌腱作为加强物。其穿过跟骨结节附近的骨隧道，并在近端与跟腱交织缝合。

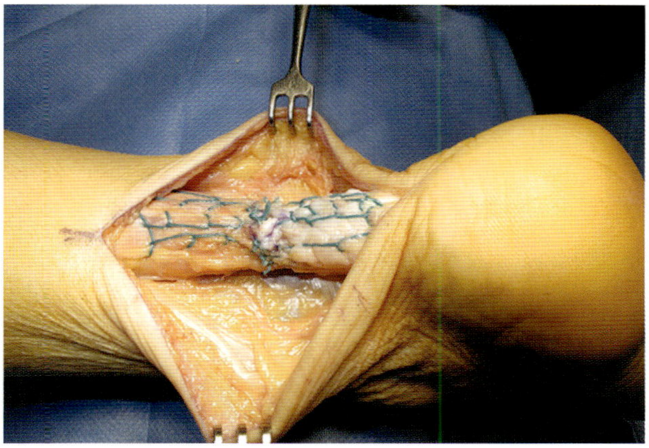

图 44.6　Krackow 缝合法修复跟腱断裂的临床照片

- 腓肠肌-比目鱼肌复合体滑动“V-Y”延长。
- 内侧和外侧筋膜翻转瓣或跖肌腱编织缝合。
- 人体无细胞真皮组织基质。
- 同种异体跟腱移植治疗＞10 cm 缺损（病例报告）。

（4）缝合：分层缝合以防止粘连。

2. 微创技术

（1）伤口并发症明显减少，腓肠神经损伤略有增加。

（2）适用于距跟腱止点处 2～8 cm 的断裂。

（3）不能用于慢性断裂

① 小切口技术（图 44.7a，b）
- 肌腱断裂处 3 cm 水平切口。
- 肌腱末端进行解剖和清创。
- 使用经皮缝合导向器来聚拢和修复肌腱末端。

② 经皮技术（图 44.8）
- 没有暴露跟腱。
- 后内侧和后外侧穿刺入路。
- 经皮缝合跟腱。

D. 并发症

1. 软组织并发症

（1）皮肤坏死（开放修复时可高达 5%）。

（2）浅表感染：开放性修复时更严重。

（3）深部感染（1%～2%）。

（4）肌腱粘连。

2. 复发（3%）：保守治疗为 9.8%。

3. 腓肠神经损伤（3%～9%）。

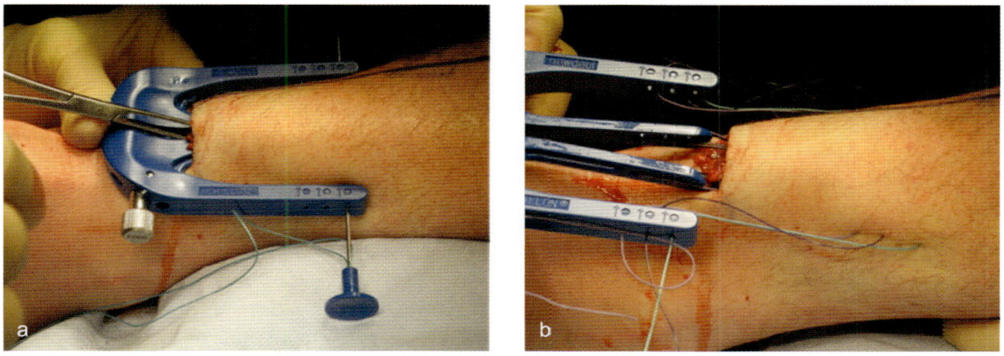

图 44.7　使用 Achillon 夹具行小切口跟腱修复术的临床照片（Reproduce with permission of Integra Lifesciences Corporation, USA.）**a.** 将夹具插入，使中间两个分支位于腱旁下方，便于经皮穿线。**b.** 然后取出夹具，将缝线留在腱旁并穿过肌腱中部（Adapted from Carmont MR, Rossi R, Scheffler S, Mei-Dan O, Beaufils P. Percutaneous & Mini Invasive Achilles tendon repair. Sports Med Arthrosc Rehabil Ther Technol 2011；3：28.）

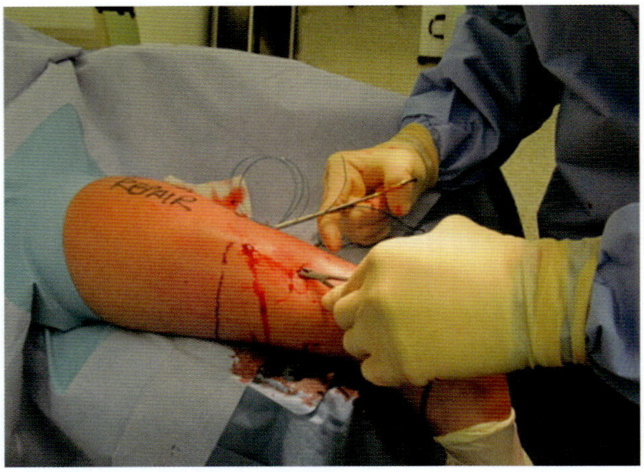

图 44.8 经皮跟腱修复的临床图片（Adapted from Carmont MR, Rossi R, Scheffler S, Mei-Dan O, Beaufils P. Percutaneous & Mini Invasive Achilles tendon repair. Sports Med Arthrosc Rehabil Ther Technol 2011；3：28.）

4. 深静脉血栓形成（< 1%）。

E. 康复

1. 目前有许多不同的康复方案，对于保守治疗，最近倾向于采用快速康复方案。
2. 一般康复方案如下：
   （1）0～2 周，跖屈固定和非负重。手术固定后改为完全负重。
   （2）2～6 周，提踵时根据耐受度负重（WBAT），鼓励踝关节 ROM，避免背伸活动。手术治疗后鼓励早期踝关节活动和自由跖屈。
   （3）6～12 周，完全负重穿鞋和渐进性背屈。
   （4）3 个月，开始慢跑。
   （5）3～6 个月，开始重返运动。

F. 结局

1. 常见观察指标
   （1）客观指标
   ① 单侧提踵试验或提踵耐受试验：分别测量足跟离地 2 cm 或提踵至失败的重复次数。
   ② 踝关节 ROM。
   （2）主观指标
   ① 临床医师：美国骨科足踝协会（AOFAS）踝–后足评分。
   ② 患者报告：跟腱总断裂评分。
   - 已验证的 10 项调查问卷。
   - 得分 0 分提示存在主要局限性和症状。
   - 得分为 10 分表明没有局限性或症状。
2. 预期结果
   （1）几乎所有患者都将恢复到损伤前的活动功能，无论治疗方案如何。
   （2）恢复到运动状态
   ① 无论如何治疗，约 80% 的患者将恢复至伤前运动水平。
   ② 与保守治疗相比，高水平运动员从手术中受益更多，因为他们能更快地恢复运动并降低复发率。

Ⅲ. 儿童和老年患者的特殊注意事项

A. 儿童患者

1. 通常是肌腱撕脱伤，而非肌腱内损伤。
2. 最佳的治疗方式尚未确立。
3. 保守治疗通常有利于早期康复，使患者恢复到日常活动水平。
4. 对高水平青少年运动员考虑早期手术修复。

B. 老年患者

1. 治疗取决于对患者基线体育活动的临床评估，但需要进一步研究确定手术和保守治疗的益处。
2. 通常采用早期康复方案进行保守治疗。

总结

跟腱断裂是影响人们活动的常见损伤，导致严重残疾。这种损伤增加可能与一般人群中较高的体育运动率或人们对这种损伤类型的认识提高有关。快速诊断对确定适当的治疗方法至关重要。本章描述了与诊断此类损伤相关的有效体格检查发现以及适当的影像学检查。跟腱断裂一度采用非手术疗法进行保守治疗，然而，特定患者可从手术治疗中获益。

推荐阅读

Claessen FM, de Vos RJ, Reijman M, Meuffels DE. Predictors of primary Achilles tendon ruptures. Sports Med 2014;44(9):1241–1259
Kuwada GT. Classification of tendo Achillis rupture with consideration of surgical repair techniques. J Foot Surg 1990;29(4):361–365
Lantto I, Heikkinen J, Flinkkila T, et al. A prospective randomized trial comparing surgical and nonsurgical treatments of acute Achilles tendon ruptures. Am J Sports Med 2016;44(9):2406–2414
Maffulli N, Via AG, Oliva F. Chronic Achilles tendon disorders: tendinopathy and chronic rupture. Clin Sports Med 2015;34(4):607–624
Maffulli N, Oliva F, Costa V, Del Buono A. The management of chronic rupture of the Achilles tendon: minimally invasive peroneus brevis tendon transfer. Bone Joint J 2015;97-B(3):353–357
Soroceanu A, Sidhwa F, Aarabi S, Kaufman A, Glazebrook M. Surgical versus nonsurgical treatment of acute Achilles tendon rupture: a meta-analysis of randomized trials. J Bone Joint Surg Am 2012;94(23):2136–2143
Uquillas CA, Guss MS, Ryan DJ, Jazrawi LM, Strauss EJ. Everything Achilles: knowledge update and current concepts in management: AAOS exhibit selection. J Bone Joint Surg Am 2015;97(14):1187–1195

45 跟骨骨折

Christiaan N. Mamczak，Kevin C. Anderson
谢庆祥　译　赵宏谋　傅小勇　校

关键词： 跟骨，移位性跟骨关节内骨折，Essex-Lopresti 骨折，Sander 分型，Bohler 角，Broden 位，Harris 轴位，外侧延长切口，跗骨窦入路，距下关节融合

Ⅰ. 术前

A. 病史和体格检查

1. 疼痛程度
（1）常有中重度后足疼痛。
（2）排除相关的踝关节损伤（如腓骨肌腱半脱位、骨折）。
（3）全身检查对于诊断其他相关的损伤是必要的。
2. 肿胀
（1）骨折肿胀预计在最初 72 h 内达到最大。由于漏诊导致的急性足骨筋膜室综合征（10%），少数患者足趾切除。筋膜室切开减压是有争议的（更多信息请参阅第 13 章“骨筋膜室综合征”）。
（2）肿胀的消退可以决定手术时机和手术入路。
3. 瘀斑：通常局限于在足后跟和中足的足弓。
4. 皮肤风险
（1）骨折引起水疱（图 45.1）：在伤后 24～72 h 发生，血性水疱（与浆液性水疱相比）表明皮内损伤较深。
（2）皮肤隆起
① 多见于后结节性撕脱伤或某些舌型骨折。急诊手术复位固定是预防足跟全层皮肤坏死这一严重后果的关键。
② 外侧壁破裂可能导致由内而外的皮肤压力，可能需要外固定。
（3）开放性创伤性伤口，通常位于内侧，呈横行或斜行。
5. 神经血管损伤
（1）外侧壁破裂后继发腓肠神经感觉异常。
（2）内侧与外侧相比，更容易出现足底神经感觉异常，这种状况通常是由骨筋膜室综合征、内侧开放性伤口或骨折内神经卡压引起的。
（3）动脉血管断裂或损伤很少见。
6. 合并损伤
高能量损伤需要进行全面的体格检查。
（1）脊柱损伤常见于高处坠落伤（X 线 ±CT）。
（2）可并发同侧下肢或其他部位损伤。

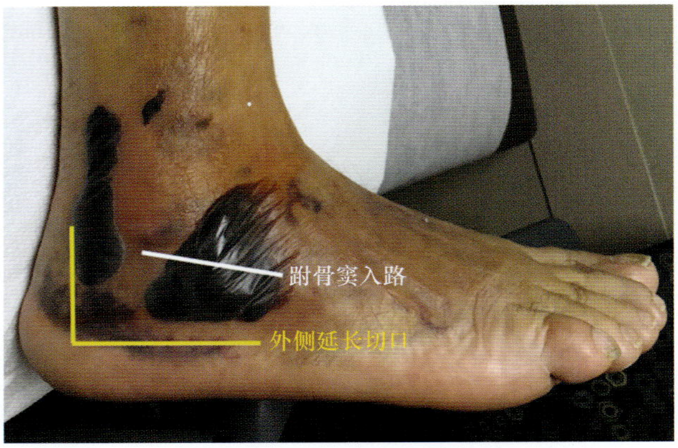

图 45.1　骨折的充血水疱和瘀斑的临床实例。由于感染和伤口并发症的固有风险，应该推迟通过外侧延长切口或跗骨窦入路的手术时间

B. 流行病学和骨折解剖学

1. 跟骨骨折是最常见的跗骨骨折。
（1）关节外 / 关节内的骨折类型取决于损伤机制和能量。
（2）多达 17% 的患者会发生开放性骨折，通常伴有横行或斜行内侧伤口。
（3）双侧跟骨骨折的发生率为 5%～10%。
（4）常见合并伤：脊柱（10%）和下肢（26%）。
2. 损伤机制和骨折线的形成机制
（1）轴向负荷损伤
① 从高空坠落常导致移位性跟骨关节内骨折，因为距骨外侧突被压入跟骨而形成初级和次级骨折线。

- 临床上对相关损伤（脊柱和下肢）有高度怀疑。
- 有必要对患者进行彻底的二次检查。
- 初级骨折线从前侧（临界角）到后内侧（图 45.2）形成斜行剪切力，造成后关节面分离。
  - 稳定骨折块（前内侧）：包括载距突和因韧带连接而保持稳定的解剖结构，在低粉碎程度的骨折类型中可能包括中间和前关节面。
  - 后外侧骨折块：包括移位的后关节面和后结节，粉碎性骨折包括外侧壁。
- 次级骨折线：随着能量的增加出现并发生变化。
  - 舌型：矢状面横行骨折线，可累及或不累及关节面（图 45.3）。
  - 关节塌陷：不同大小/数量的后关节面骨折块。
  - 外侧壁破裂：随着后关节塌陷的增加而发生，并由于足跟宽度的增加会产生外踝下撞击。

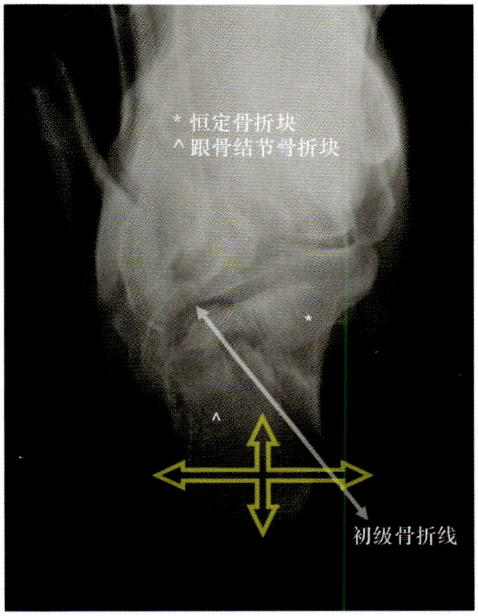

图 45.2 Harris 轴位 X 线片显示，斜行的初级骨折线将前内侧载距突骨折块（*）与后结节（^）分开，通常导致足跟短缩和增宽

② 机动车事故，是由踏板或地面撞击足底所致，导致不同类型骨折（如前所述）。

（2）旋转损伤：通常有多种关节外骨折类型影响跟骨前突和跟骰关节或载距突。

（3）后结节撕脱伤/舌型骨折块

① 小腿三头肌向近心端强烈收缩导致跟腱于后结节止点处不同大小的撕脱骨折块。

② 需要行急诊手术固定，以防止皮肤全层坏死。

C. 骨骼解剖

跟骨是一块不规则骨，与距骨和骰骨有四个重要但不规则的关节面。骨折类型可能会破坏正常的后足功能（图 45.4）。

1. 距下关节

（1）后关节面：最大的主要承重面，形状略有凸起。

（2）前、中关节面可能融合。

2. 跟骰关节

（1）参与后-中足内翻和外翻。

（2）半脱位通常在跟骨高度和长度恢复后通过韧带牵拉复位，但也可能需要切开复位和针对骨折的特异性固定。

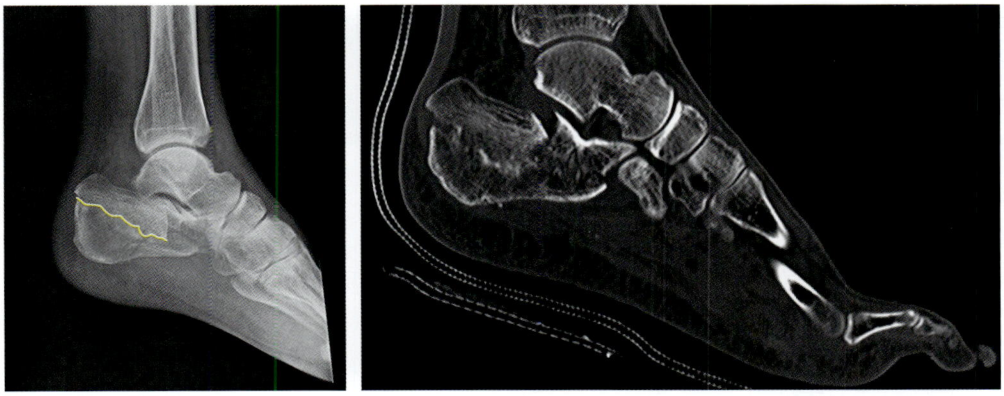

图 45.3 侧位 X 线片和 CT 显示舌型继发性骨折线，伴有关节内受累和后关节面塌陷

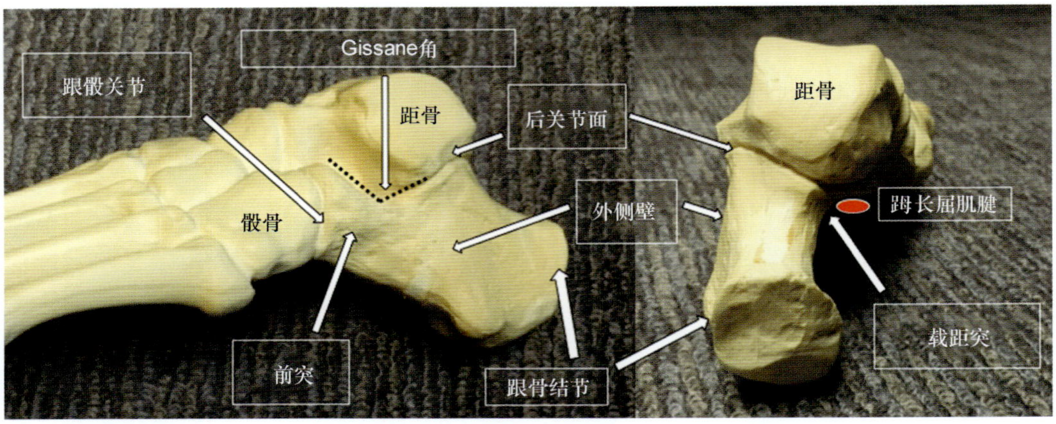

图 45.4 距骨侧位和轴位图显示相关的跟骨解剖结构

3. 载距突

（1）含致密皮质骨的内侧“恒定”骨块。

（2）踇长屈肌在其正下方通过——螺钉长度过长有损伤的风险。

（3）有三角韧带和距跟韧带附着。

4. 后结节

（1）提供跟骨的高度、长度和宽度（通常在骨折时被破坏）。

（2）支撑后关节面。

5. 前突：支撑前、中关节面，与跟骰关节连接。

6. 外侧壁：是不规则的平坦骨皮质面，其上的腓骨肌腱结节有向外侧移位并导致外踝下撞击疼痛的风险。

D. 影像学

1. X 线片

（1）足部和踝关节正位 / 侧位 / 斜位评估邻近关节

① Bohler 角（正常为 20°～40°）：侧位 X 线片上跟骨前突上缘到跟骨后关节面顶部的连线与跟骨后关节面到跟骨后结节顶部的连线之间的夹角（图 45.5）。角度越小，关节面塌陷越严重，骨折复杂性越高，功能评分越差，距下关节炎的风险越高（图 45.6）。

② Gissane 角（正常为 95°～105°）：侧位 X 线片显示支撑距骨外侧突的致密皮质骨（图 45.5）。前、中、后三个关节面的断裂与较大的骨折块有关。

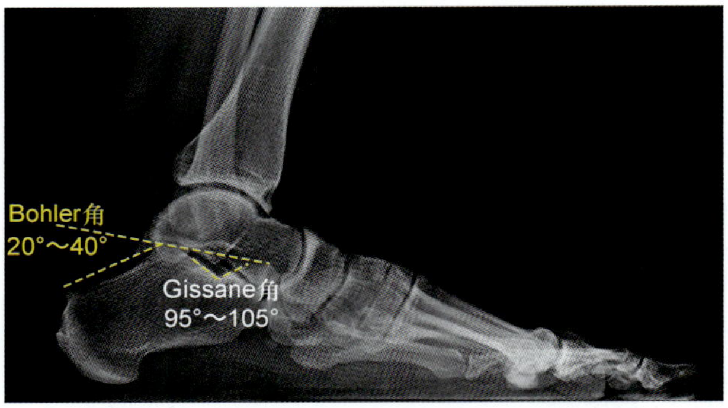

图 45.5 侧位 X 线片显示跟骨完整，Bohler 角正常，Gissane 角正常

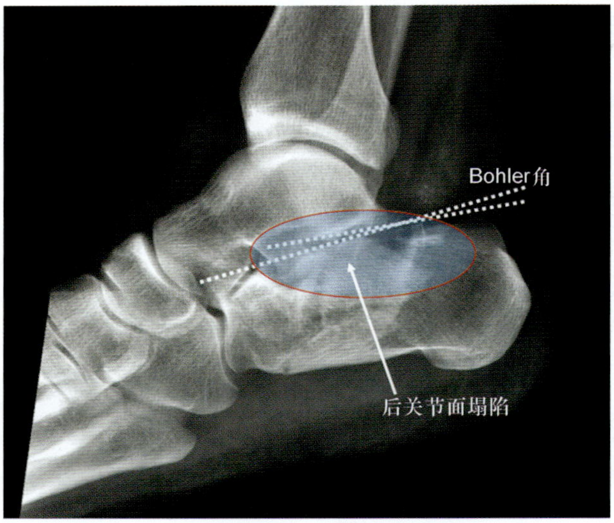

图 45.6 侧位 X 线片显示移位的关节内跟骨骨折，伴有 Bohler 角减小和后关节面塌陷

（2）轴位（Harris 位）（图 45.2）

① 足最大程度背伸，向头侧投射角度呈 45°。

② 观察足跟轴线角度（正常 10°外翻）。

③ 能有效评估：内翻、结节短缩 / 扩大、内

侧粉碎性骨折和外侧壁破裂。

（3）Broden 位：术中辅助（图 45.7d）。

①踝关节处于中度背伸状态，内旋 30°，不同程度向头侧倾斜（10°～40°）下拍摄 X 线片。

②可以观察后关节面复位和安全有效内固定。

（4）典型移位性跟骨关节内骨折的 X 线表现包括 Bohler 角减小，Gissane 角增大，跟骨短缩（长度和高度），足跟增宽（后足内翻），载距突和外侧壁有不同程度的粉碎。

2. CT 扫描

（1）跟骨骨折分型和术前计划的金标准。

（2）为所有移位性跟骨关节内骨折提供指导，Sanders 分型的基础（稍后描述）。

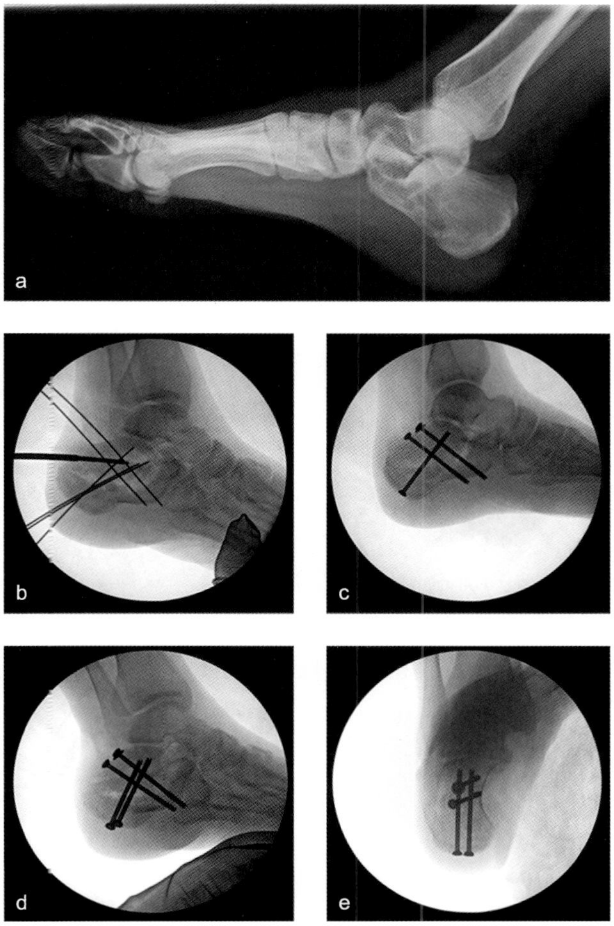

图 45.7 **a**. Essex-Lopresti 舌型骨折。**b**. 复位是通过经皮 Schanz 针技术实现的。**c～e**. 术中侧位、Broden 位和轴位片证实了解剖复位和安全放置内固定物的位置

E. 分型

1. 关节外骨折（25%）

（1）侧位 X 线片可见前突骨折，可见于踝关节外侧扭伤。

（2）跟骨结节（跟骨撕脱）骨折：侧位 X 线片可见，急诊手术固定。

（3）载距突骨折：轴位 X 线片上可见，可见于内踝扭伤。

2. 关节内骨折（75%）

（1）Essex-Lopresti 分型：基于侧位 X 线上的继发性骨折线。

①关节塌陷：后结节不附着于后关节面。

②舌型：后结节附着于后关节面（图 45.7 a～e）。

（2）Sanders 分型：基于冠状位 CT 图像上显示的距骨下关节面最宽部分的后关节面骨折块的数量 / 位置进行分型。三条潜在骨折线（A、B 和 C），有四种可能的骨折块（外侧、中间、内侧、载距突，图 45.8）：

①Ⅰ型：非移位性骨折（罕见），保守治疗。

②Ⅱ型：两个骨折块，在合适的患者中考虑切开复位内固定（ORIF）。

③Ⅲ型：三个骨折块，在合适的患者中考虑 ORIF。

④Ⅳ型：高度粉碎，理想患者考虑 ORIF± 一期距下关节融合术。

Ⅱ. 治疗

A. 初步治疗

1. 创伤治疗的高级生命支持方案：高能量损伤机制（如高坠伤、机动车事故）。

2. 加厚的 Jones 夹板保护软组织（中立背伸位）。

3. 抬高患肢和免负重：抬高患肢和免负重对于软组织处理至关重要。

4. 外固定：对于复杂的相关损伤和即将发生的皮肤损伤，外固定是必要的。

5. 开放性骨折

（1）早期静脉注射抗生素（最好在受伤后 1 h 内）。

（2）彻底冲洗和清创 ± 外固定或临时克氏针固定。

（3）一期缝合与创面负压治疗。

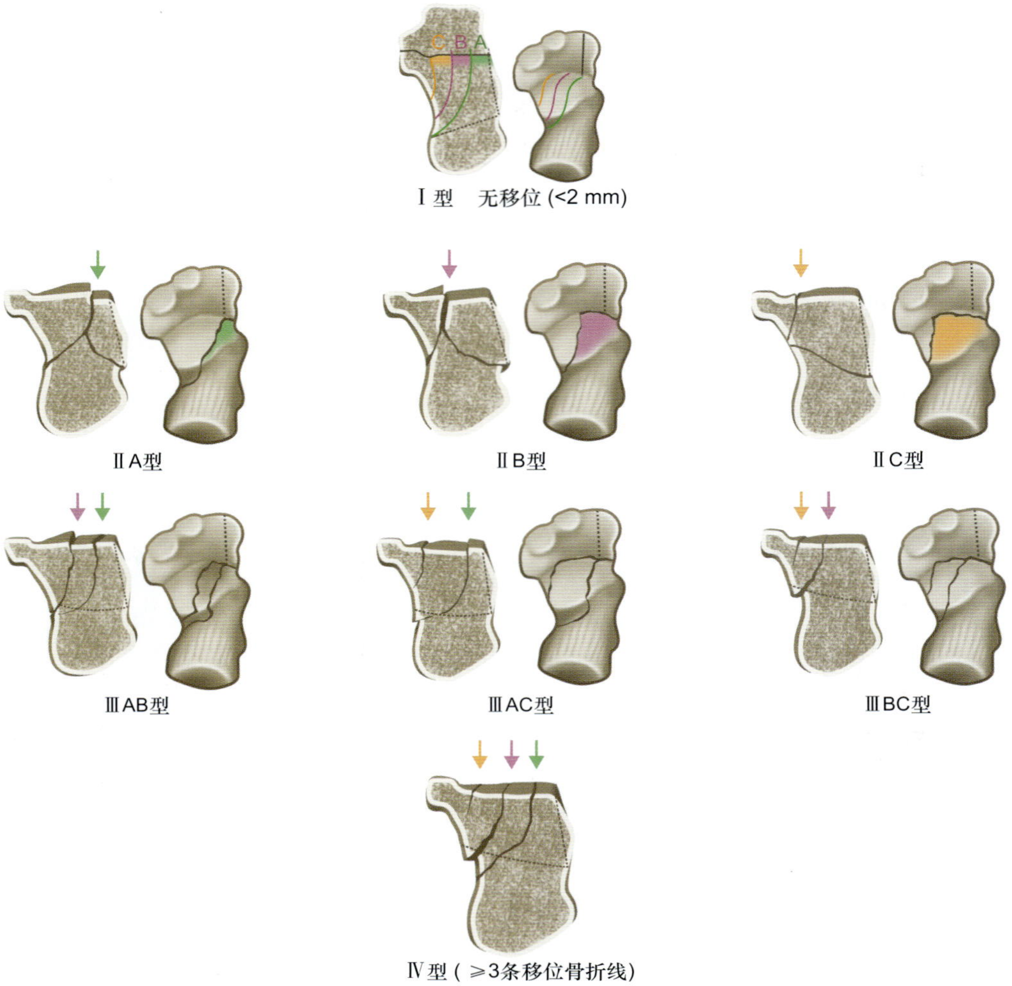

图 45.8 用冠状位和轴位片再现移位的跟骨关节内骨折的 Sanders CT 分型。根据其在后关节面内的位置和骨折模式的范围显示次级关节内骨折线

B. 最终治疗

1. 保守治疗

（1）适应证：非移位性骨折、轻微移位的关节外骨折、功能要求低的骨质疏松患者、存在风险大于收益的合并症（即糖尿病、尼古丁戒断综合征、外周血管疾病和皮肤受损）。

（2）进行短暂的夹板固定，早期关节活动，以防止僵硬。

（3）术后 8～12 周，患者可耐受负重。

（4）晚期并发症：创伤后关节炎、与不良的穿鞋习惯有关的足跟增宽、足跟内翻可能导致踝关节外侧疼痛、疼痛性骨刺。

2. 手术治疗

（1）ORIF

适应证：具有良好软组织条件的年轻患者虽有移位但可重建的骨折类型。

（2）一期 ORIF 联合距下关节融合术（图 45.9）

① 与未进行融合术的 ORIF 相比存在争议。

② 在 Sanders Ⅳ型骨折患者中应当考虑该手术方式，以预防后期额外延迟的距下关节融合术（即那些“负担不起”第二次手术的劳动者，他们需要停工恢复）。

③ 手术目标是通过 ORIF 联合距下关节清创和融合，使用大规格空心螺钉恢复其高度、长度和外翻。

C. 手术入路

1. 经皮闭合复位内固定

（1）经 Essex-Lopresti 技术治疗舌型骨折。

（2）关节外骨折（即后结节撕脱）。

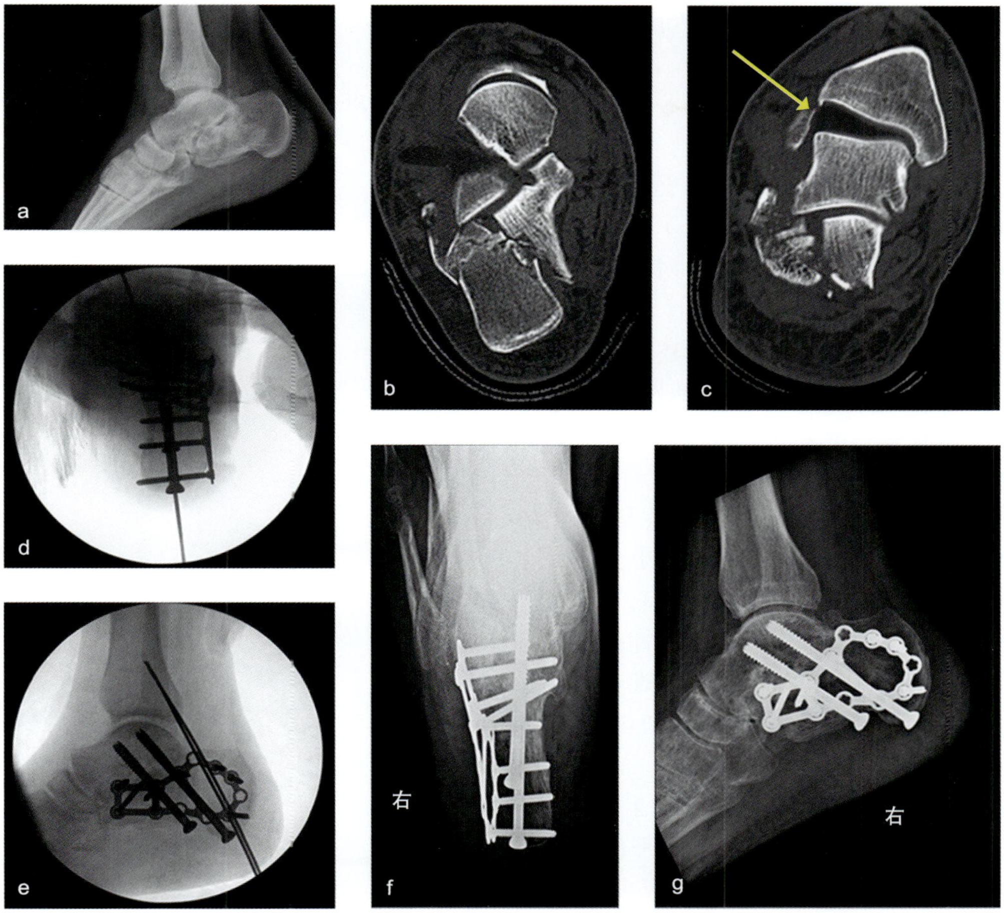

图 45.9 **a**. 车祸后跟骨关节内骨折移位，距下关节明显嵌顿；**b**. CT 扫描显示后关节面外侧有明显骨折；**c**. 合并踝关节半脱位；**d**、**e**. 采用扩大外侧入路行踝关节切开复位内固定 + 经皮下穿针距下关节一期融合；**f**、**g**. X 线片显示融合成功，恢复了跟骨高度、长度和外翻

2. 经外侧延长切口的 ORIF

（1）跟腱前 1 cm 的垂直切口。

（2）沿足底皮肤过渡区的水平切口（皮肤红白区交界线）。

（3）不破坏皮肤底层；通过骨膜下剥离形成包含腓骨肌腱和腓肠神经的全层皮瓣，并使用克氏针维持掀开状态（“非接触式”，图 45.10）。

（4）直接显露外侧壁骨块，通常取出外侧壁骨块以显示嵌顿和移位的后关节面。

（5）从临界角度开始重建前关节面和中间关节面。

（6）用结节 Schanz 钉和克氏针复位原发骨折线，恢复结节的高度、长度和足跟外翻，并固定到载距突或前突中。

（7）直视下复位后关节面，考虑单独拉力螺钉。

（8）外侧壁更换为锁定钢板和螺钉。

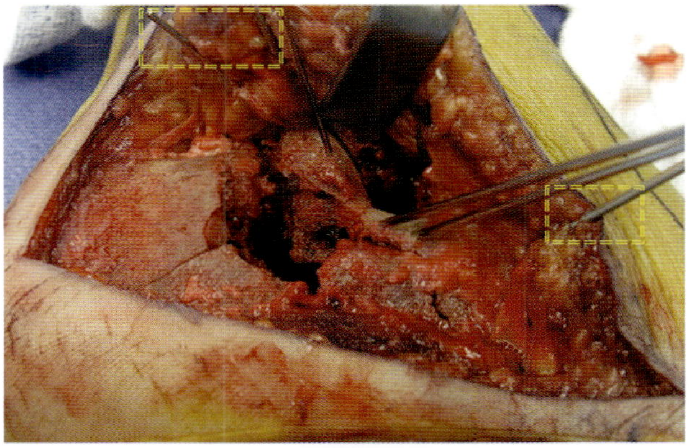

图 45.10 术中图像显示使用粗大的克氏针（黄色高亮部分）牵拉外侧延长切口皮瓣。这种“非接触式”技术有助于防止牵引器的持续张力，从而实现显露和复位（Reproduced with permission from Yoo BJ，Meeker JE. Calcaneus. In：Mamczak CN，ed. Illustrated Tips and Tricks for Intraoperative Imaging in Fracture Surgery. Philadelphia，PA：Wolters Kluwer Health；2018：297-308.）

（9）采用无张力皮肤 Allgower-Donati 缝合技术，深部创面分层缝合并安置引流管以防止术后血肿。

3. 经距下关节入路的 ORIF

（1）小切口：腓骨尖到距下关节远端的斜行切口。

（2）在下方进行手术操作，保护腓骨肌腱和腓肠神经。

（3）除保留外侧壁外，其他如前所述复位。

（4）专门设计的内固定物配有辅助性经皮空心螺钉，维持跟骨长轴方向的固定和结节高度（图 45.11）。

（5）与外侧延长切口相比，在不牺牲复位的情况下创面愈合并发症和手术时间更少。

（6）手术时间通常早于外侧延长切口，但仍然取决于软组织条件；对于某些骨折类型，受伤时间越长，复位可能会越困难。

4. 内侧入路：神经血管束后方的斜行切口，有限切开，用于固定载距突和内侧后结节。

5. 经皮穿刺技术 / 髓内植入物（图 45.12）：减少皮瓣坏死的发生率，允许更早的手术干预。

① 使用经皮牵引器进行间接透视或小切口复位可恢复跟骨高度并减少足跟内翻。

② 足跟底部切口，无需担心损伤区外的皮肤坏死。

③ 用扩髓钻和导针沿跟骨纵轴走行，用“由内向外”的方式复位后关节面。

④ 髓内植入物用两个交锁装置支撑后关节面，维持复位，减少伤口并发症。

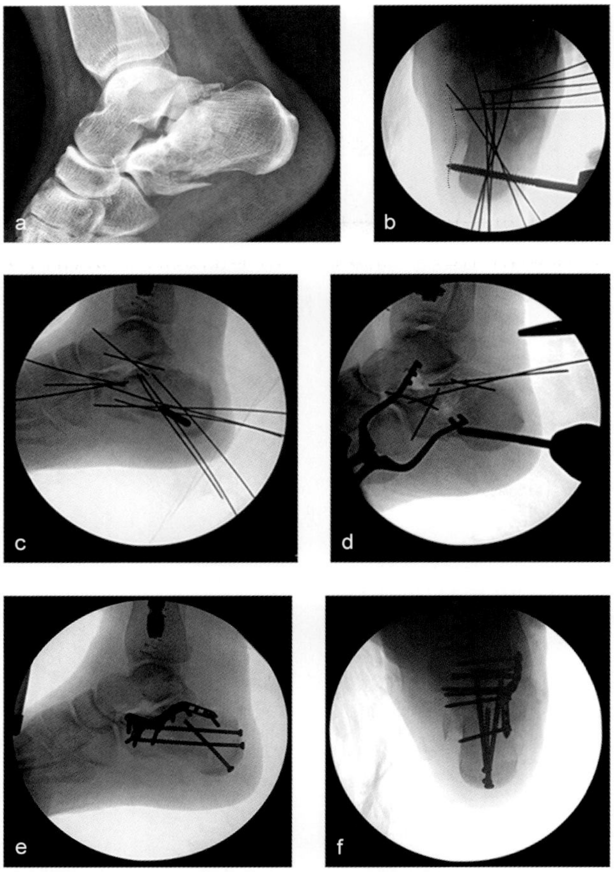

图 45.11 **a**. X 线片显示跟骨关节内骨折移位（Sanders Ⅱ型）伴后关节面塌陷。**b**～**d**. 术中轴位、侧位和 Broden 位显示，跟骨高度、长度、宽度和外翻随着关节复位而恢复。**e**、**f**. 最后两个视图强调使用一种低切迹、跗骨窦专用钢板和经皮空心螺钉支撑纵轴和后关节面复位

D. 并发症

1. 距下关节炎

（1）与粉碎性骨折的严重程度和解剖复位相关。

（2）治疗：非甾体抗炎药、矫形器或后期距下关节融合术。

2. 伤口渗液 / 裂开

（1）外侧延长切口入路最常见，跗骨窦入路和经皮入路较少见。

（2）早期口服抗生素并进行伤口护理，可能需要正规的冲洗和清创或皮瓣移植。

3. 腓骨下撞击

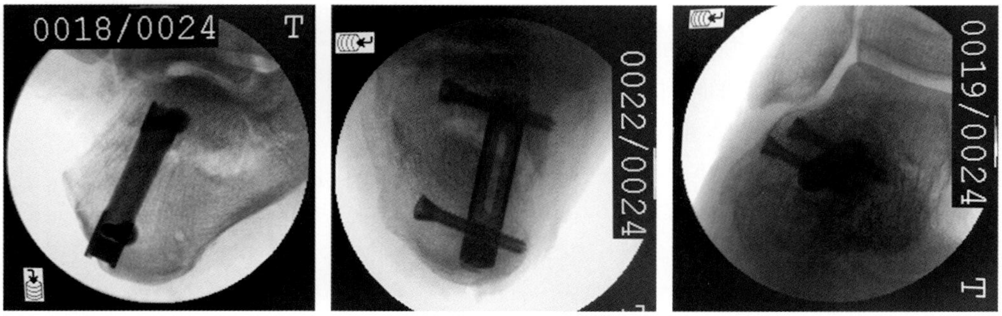

图 45.12 术中透视图像显示，经皮使用跟骨髓内钉系统，恢复 Bohler 角、后足外翻和后关节面复位

（1）取决于外侧壁移位程度。
（2）后期切除术治疗。
4. 足跟宽度增加
（1）继发于畸形愈合。
（2）穿鞋困难。
（3）可考虑跟骨滑移截骨术。
5. 保留内固定引起疼痛：较大的外侧延长切口入路钢板固定更常见，螺钉穿过内侧皮质（如跗长屈肌）。
6. 骨髓炎
（1）最常见于开放性骨折和外侧延长切口皮瓣坏死。
（2）积极的手术清创，延长静脉注射抗生素疗程。
（3）皮瓣坏死可能需要皮肤移植或皮瓣覆盖。
（4）因挽救失败而行胫骨截肢术。
7. 慢性疼痛：复杂区域疼痛综合征，创伤后关节炎，保留内固定物，站立时后足僵硬、功能受限。

E. 术后管理和康复

1. 患肢大规格石膏夹板固定、抬高和止痛（局部麻醉 ± 麻醉剂）。
2. 外侧延长切口术放置引流管。
3. 2～3 周拆除缝线，更换为行走靴，并尽早进行踝关节 / 足部 ROM 训练。
4. 免负重 8～12 周，然后考虑使用矫形器逐渐行走。

F. 结局

1. 患者选择：患者选择对于评估治疗途径的风险和益处至关重要。
（1）深入讨论潜在结果、预后和常见并发症。尽管进行了解剖复位，但慢性疼痛、创伤后关节炎、内固定物刺激和创伤相关并发症仍然很常见。
（2）在某些患者中，手术治疗与保守治疗仍然存在争议。
2. 预后不良的预测因素分析
（1）工伤的赔偿金。
（2）初始 Bohler 角小于 0°。
（3）粉碎性骨折（如 Sanders Ⅳ型）。
（4）体力劳动者。
（5）尼古丁依赖者。
（6）周围血管疾病。
（7）无法控制的糖尿病。
（8）男性预后不良多于女性。
3. 后期距下关节融合的预测因素：Bohler 角小于 0°，Sanders Ⅳ型，工伤赔偿金，保守治疗，男性劳动者。

总结

跟骨骨折本质上代表了复杂的解剖结构，并具有创伤后和手术后遗症的风险。软组织条件、骨折类型和患者特征是决定手术治疗还是保守治疗的关键因素。患者的正确选择、对跟骨解剖复位的深刻理解和外科医生的经验可以优化手术结局。无论如何，应常规告知患者创伤后关节炎和后足正常功能的变化。最近的研究试图确定哪些患者和骨折特征可以从手术固定中受益。对于哪些患者应该接受手术以及在急性情况下使用一期距下关节融合术，仍然存在争议。应明确评估保守治疗与早期或晚期手术治疗的风险和益处，以提高患者和外科医生的现实期望。75% 的病例发生移位性跟骨关节内骨折，此种骨折是最复杂的损伤。手术目标包括恢复距下关节面的解剖一致性，Bohler 角正常，减小足跟宽度，并重建无内翻的后足。现代手术技术的进步扩大了手术入路、固定装置和固定时机的选择，以减少这些损伤可能出现的并发症。手术后最常见的后遗症包括伤口裂开、创伤性关节炎和由保留内固定物、足跟宽度异常和僵硬引起的慢性后足疼痛。无论是否手术，单一方法来治疗这些骨折不够充分，并最终限制获得积极临床结局的可能性。

推荐阅读

Buckley R, Leighton R, Sanders D, et al. Open reduction and internal fixation compared with ORIF and primary subtalar arthrodesis for treatment of Sanders type IV calcaneal fractures: a randomized multicenter trial. J Orthop Trauma 2014;28(10):577–583

Csizy M, Buckley R, Tough S, et al. Displaced intra-articular calcaneal fractures: variables predicting late subtalar fusion. J Orthop Trauma 2003;17(2):106–112

Howard JL, Buckley R, McCormack R, et al. Complications following management of displaced intra-articular calcaneal fractures: a prospective randomized trial comparing open reduction internal fixation with nonoperative management. J Orthop Trauma 2003;17(4):241–249

Loucks C, Buckley R. Bohler's angle: correlation with outcome in displaced intra-articular calcaneal fractures. J Orthop Trauma 1999;13(8):554–558

Schepers T, Backes M, Dingemans SA, de Jong VM, Luitse JSK. Similar anatomical reduction and lower complication rates with the sinus tarsi approach compared with the extended lateral approach in displaced intra-articular calcaneal fractures. J Orthop Trauma 2017;31(6):293–298

Sanders R, Fortin P, DiPasquale T, Walling A. Operative treatment in 120 displaced intraarticular calcaneal fractures. Results using a prognostic computed tomography scan classification. Clin Orthop Relat Res 1993(290):87–95

Tufescu TV, Buckley R. Age, gender, work capability, and worker's compensation in patients with displaced intraarticular calcaneal fractures. J Orthop Trauma 2001;15(4):275–279

Zhang W, Lin F, Chen E, et al. Operative versus nonoperative treatment of displaced intra-articular calcaneal fractures: a meta-analysis of randomized controlled trials. J Orthop Trauma 2016;30:e75–e81

46 距骨骨折

Laura S. Phieffer，Shan Lansing
谢庆祥　译　马鸿云　傅小勇　校

引言

本章概述了发生在距骨的骨折，并提供了一种检查距骨骨折患者的方法，对距骨的解剖及其血液供应进行了研究。治疗方案包括手术入路和内固定技术。

关键词： 距骨骨折，踝关节损伤，距骨手术，距骨颈骨折，距骨体骨折。

Ⅰ. 术前

A. 病史和体格检查

距骨颈骨折

1. 距骨颈骨折占距骨骨折总数的 45%～50%。
2. 距骨颈骨折是由轴向撞击的缓冲力造成的。这也被描述为过度背伸损伤。
   （1）由于过度背伸，距下关节的后关节囊韧带断裂，距骨颈上方被挤压在胫骨远端。随着外力的持续，踝关节后关节囊、距腓后韧带和三角韧带断裂，距骨颈在撞击胫骨远端前缘时发生骨折。
   （2）从历史上看，距骨颈骨折一直被称为“飞行员骨折”，因为这种骨折常见于一战期间飞机紧急迫降后的飞行员。
3. 患者表现为踝关节肿胀和血肿，特别是足背近侧。疼痛和肿胀可能掩盖脱位或骨折移位。
4. 胫距关节和距下关节的关节活动范围（ROM）可能会受到限制。患者会感到疼痛，受伤一侧无法负重。
5. 应评估足部和踝部是否有软组织和神经血管损伤，可通过触诊或多普勒超声评估血供。
6. 应注意瘀斑、擦伤、骨折水疱和畸形。
7. 内踝和跟骨的完整性需要评估
   （1）28% 的距骨颈骨折同时伴有内踝骨折。
   （2）10% 伴跟骨骨折。

距骨体骨折

1. 距骨体骨折约占距骨骨折的 40%。
2. 通常累及滑车的关节面和距下关节的后关节面。
3. 外侧突骨折表现为踝关节外侧疼痛，易误诊为踝关节扭伤。

距骨头骨折

1. 距骨头骨折占距骨骨折总数的 5%～10%。
2. 距骨头骨折通常是跖屈合并轴向压迫所致。
3. 检查时患者会出现距舟关节压痛和肿胀。

B. 解剖

距骨颈骨折

1. 距骨的血供（图 46.1）
   （1）距骨的血供来自胫后动脉、胫前（足背）动脉和腓动脉，三者相互连接吻合。
   （2）内侧的胫后动脉供应如下血管：
      ① 跗骨管动脉：沿距骨颈下方进入。
      ② 三角肌分支：从内侧进入距骨体，通常是距骨骨折后距骨体的单一血供来源。
   （3）外侧的胫前动脉（当它穿过踝关节时成为足背动脉）和腓动脉供应跗骨窦动脉，其为足背动脉远端分支，为距骨头供血。
2. 距骨是足部少数没有肌肉附着的骨头之一。它由周围的骨骼和附着的韧带固定。
3. 骨骼学（图 46.2a～c）：距骨颈短而宽，皮质较薄弱。

距骨体骨折

1. 距骨体的血供见上述距骨颈骨折内容（解剖、血供）。
2. 距骨体骨折主要影响距下关节的关节面和后关节面，但也包括外侧突和后突。
   （1）外侧突与其上方的腓骨远端和其下方的跟骨形成关节。外侧突骨折通常被称为“滑雪板骨折”。
   （2）后突有两个结节（内侧结节和外侧结节），

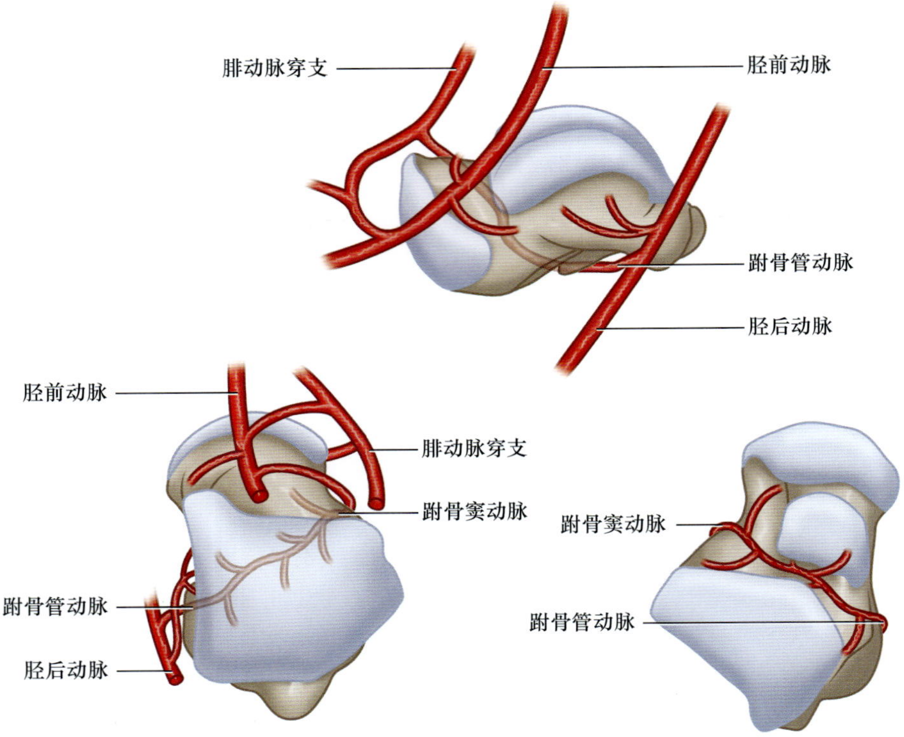

图 46.1 距骨的血供

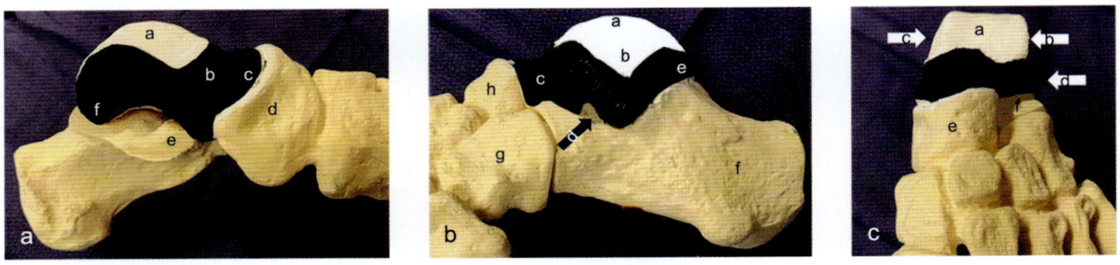

图 46.2 **a**. 距骨内侧视图（a，体部的胫骨关节面；b，颈部；c，距骨头与舟骨形成关节；d，足舟骨；e，跟骨载距突；f，距骨内侧突）。**b**. 距骨外侧视图（a，体部的胫骨关节面；b，外踝关节面；c，距骨颈；d，距骨外侧突，箭头指向跗骨窦；e，距骨后突；f，跟骨；g，骰骨；h，足舟骨）。**c**. 距骨正视图（a，体部的胫骨关节面；b，箭头指向外踝关节面；c，箭头指向内踝关节面；d，箭头指向距骨外侧突；e，足舟骨；f，跟骨）

踇长屈肌从其中通过。

距骨头骨折

1. 距骨头的血供见上述距骨颈骨折内容（解剖、血供）。
2. 距骨近端骨质密度最高，远端距骨颈部和头部骨质密度较低。距骨头最致密的部分是外侧部。

C. 影像学

距骨颈骨折

1. 标准 X 线片包括足和踝关节正位片、侧位片和斜位片。改良的正位片也可用于评估，但通常 CT 扫描已经取代了这些特殊视图。
   （1）内翻 / 外翻应力位：踝关节置于最大背伸位，足内旋 15°，X 线射线束向上呈 75°角。
   （2）距骨颈轴向移位：Canale 位；足内旋 15°，将 X 线与尾端呈 45°角位置。
   （3）距舟关节评估：足背侧视图，X 线束向尾侧倾斜 20°。
2. 大量 X 线片可用 CT 进行冠状面、横断面和矢状面扫描重建替换。
3. MRI 扫描对术前计划没有帮助。

距骨体骨折

1. 标准 X 线片括足和踝关节正位片、侧位片和斜位片。

2. 外侧突骨折可通过标准 X 线片观察，包括踝穴位 X 线片（足内旋 10°的正位片）。
3. 需要冠状面、横断面和矢状面重建的 CT 扫描来确定移位程度和骨折平面。

距骨头骨折

1. 当足处于最大跖屈位，X 线旋前 15°与头部成 70°角时距骨头最清晰。
2. CT 扫描能够确认疑似的距骨头骨折。

D. 分型

距骨颈骨折

1. 距骨颈骨折最常用的分型方法由 Hawkins 提出，后经 Canale 和 Kelly 改良。Hawkins 分型已被证明可以预测最终预后，但仅针对距骨颈骨折。
   （1）Ⅰ型：非移位型。
   （2）Ⅱ型：距下关节脱位（图 46.3）。
   （3）Ⅲ型：距下关节和胫距关节脱位。
   （4）Ⅳ型：距下关节、胫距关节、距舟关节脱位。
2. 骨科创伤协会（OTA）根据所涉及关节的数量对距骨颈骨折进行了额外的分型。OTA 分型系统也可用于所有距骨骨折。
   （1）A 型：关节外骨折——包括距骨突骨折。
   （2）B 型：部分关节内骨折——包括小的软骨骨折。

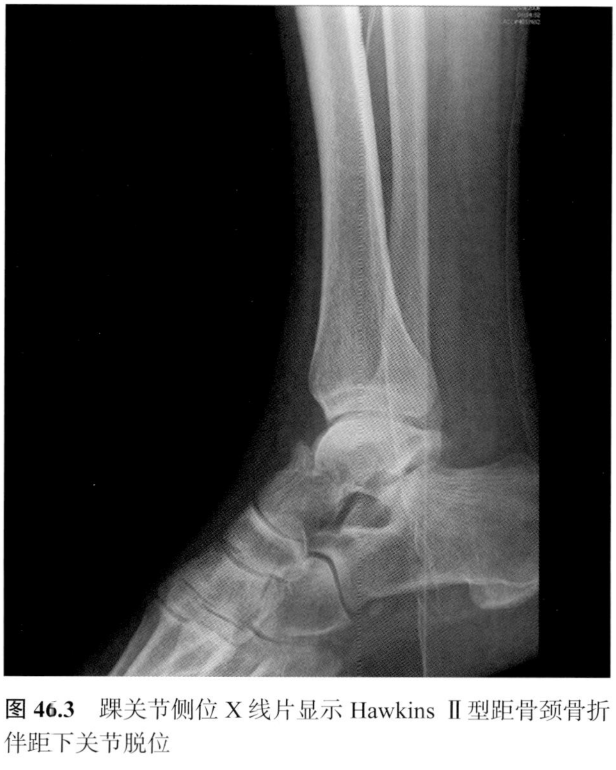

图 46.3 踝关节侧位 X 线片显示 Hawkins Ⅱ型距骨颈骨折伴距下关节脱位

   （3）C 型：完全关节内骨折——包括粉碎性骨折。

距骨体骨折

距骨体骨折分型和 OTA 系统请参阅上述距骨颈骨折分型。

Ⅱ. 治疗

A. 初步治疗

距骨颈骨折

1. 13% 的距骨骨折是开放性的，所有开放性骨折均需一期手术治疗。
2. 距骨骨折脱位患者可选择在急诊室中清醒镇静状态下尝试闭合复位。
   （1）Hawkins Ⅱ型骨折通常可以成功复位。
      ① 距下关节内侧脱位——足可出现旋后。复位可被外侧结构（腓骨肌腱、趾短伸肌腱）阻挡。
      ② 距下关节外侧脱位——足可出现内旋。复位可被内侧结构（胫后肌腱、踇长屈肌腱和趾长屈肌腱）阻挡。
   （2）Hawkins 的Ⅲ型和Ⅳ型复位困难：当距骨颈骨折存在不稳定，却因皮肤受损和（或）可能延迟送入手术室治疗，可以尝试先复位。

B. 最终治疗

1. 保守治疗

距骨颈骨折

   （1）Hawkins Ⅰ型距骨颈骨折通常不需要手术。需要 CT 扫描来确认骨折没有移位
      ① 足部和踝关节可中立位石膏固定，并保持 6～12 周免负重。
      ② 在影像学显示完全愈合或有其他愈合征象（8～10 周）后，可以逐步向完全负重过渡。
      ③ 一些人认为手术是允许早期关节活动和负重的相对指征。
   （2）Hawkins Ⅱ型
      ① 如上所述，如果患者放松，可尝试闭合复位：跖屈并牵引以重新对齐距骨头部和体部，在横断面施加内翻 / 外翻应力以重新对齐颈部。需要 CT 扫描评估确认无移位。
      ② 如果是解剖复位，可以像 Hawkins Ⅰ型那样石膏固定。

距骨体骨折

① 与非移位距骨颈骨折一样，非移位距骨体骨折可采用保守治疗，其方法是将足与踝关节置于中立位并用石膏固定 6～8 周。

② 距骨外侧突骨折，为移位较小或者粉碎性骨折。

距骨头骨折

与其他距骨骨折类似，非移位骨折可以采用保守治疗，使用短腿石膏，不负重，持续 6～12 周。在影像学显示完全愈合或有其他愈合征象后允许负重。

2. 手术治疗和固定

距骨颈骨折

① Hawkins Ⅰ型骨折：非移位骨折可采用经皮螺钉固定，并允许早期关节活动。

② Hawkins Ⅱ型骨折：所有移位骨折均应考虑切开复位。

③ Hawkins Ⅲ型和Ⅳ型骨折：如果有距骨脱出或严重的半脱位，并可能导致软组织（皮肤、神经或动脉）损伤，需要进行急诊手术。

④ 所有开放性骨折都需要手术治疗

距骨体骨折

① 多数移位性距骨体骨折需手术治疗。

② 外侧突骨折移位大于 2～5 mm（有争议），且足够大、能够固定的小骨块（＞ 8～10 mm 骨块）。

距骨头骨折

1. 治疗选择

（1）距骨头受累少于 50% 的骨折切除后愈合良好。距骨头受累大于 50% 的损伤需行切开复位内固定（ORIF）并行小骨折块螺钉固定。

（2）外固定是伴有软组织损伤的粉碎性骨折的一种可供选择的最佳治疗方法。外固定器通常放置 6～8 周。

C. 手术入路和固定技术

距骨颈骨折

1. 对于绝大多数 Hawkins Ⅱ～Ⅳ型骨折，为了避免复位时旋转不良，常需采用内外侧联合入路进行解剖复位。

（1）前内侧入路（图 46.4）

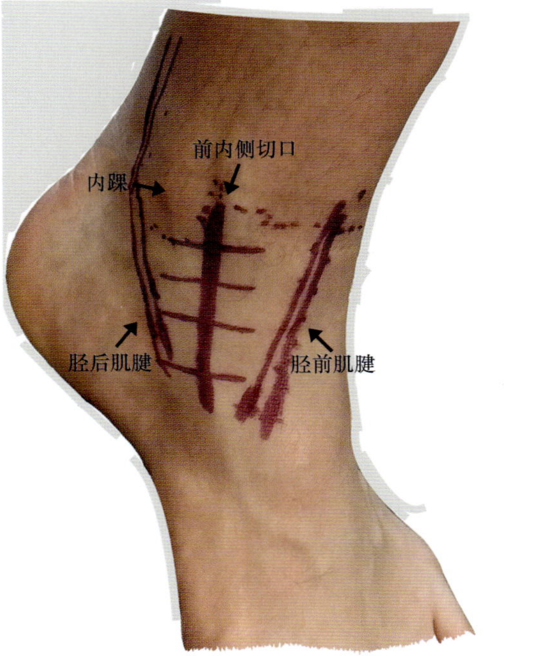

图 46.4 位于胫前、后肌腱之间的距骨前内侧手术入路

① 切口应从内踝前方开始，以曲线向下延伸至舟骨粗隆的背侧，即位于胫后肌腱和胫前肌腱之间。

② 为了显露距骨穹窿，向近端延长切口并进行内踝截骨术。必须注意避免剥离三角动脉。

③ 剥离距舟韧带和胫舟韧带可以显露距骨颈的骨折。

（2）外侧入路

① 前外侧入路（图 46.5）：切口始于外踝，呈曲线向下。

② 跗骨窦外侧入路（图 46.6）：切口在跗骨窦外侧上方的外踝前方倾斜；始于腓骨尖端远端，延伸至跟骨前突。

③ 为了显露距骨的外侧，切开伸肌下支持带，并且趾短伸肌也应优先被分离显露。

④ 在外侧入路时，注意不要切断腓骨肌腱和腓浅神经。

2. 距骨解剖复位后，可以进行距骨颈的固定。

（1）有争议的是，3.5 mm 皮质螺钉、4.0 mm 松质骨螺钉、4.5 mm 螺钉、无头螺钉和微型接骨板都是常规使用的。

① 如果螺钉以集中的方向植入，稳定性会增加。

② 避免将螺钉放置在离跗骨窦太近的地方，这样可以避免中断供应距骨体的跗骨窦动脉。

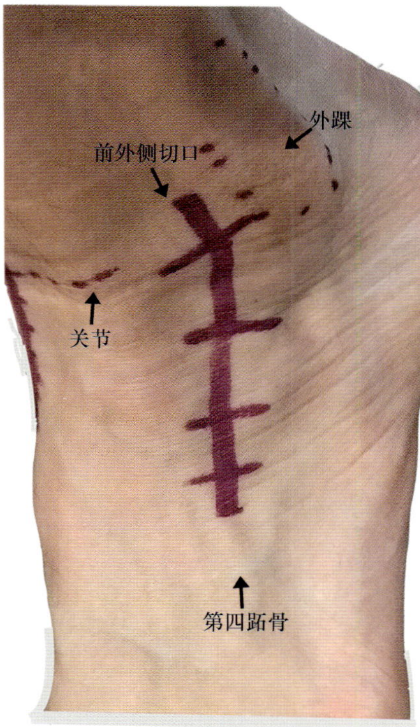

图 46.5　沿第四跖骨方向的距骨前外侧手术入路

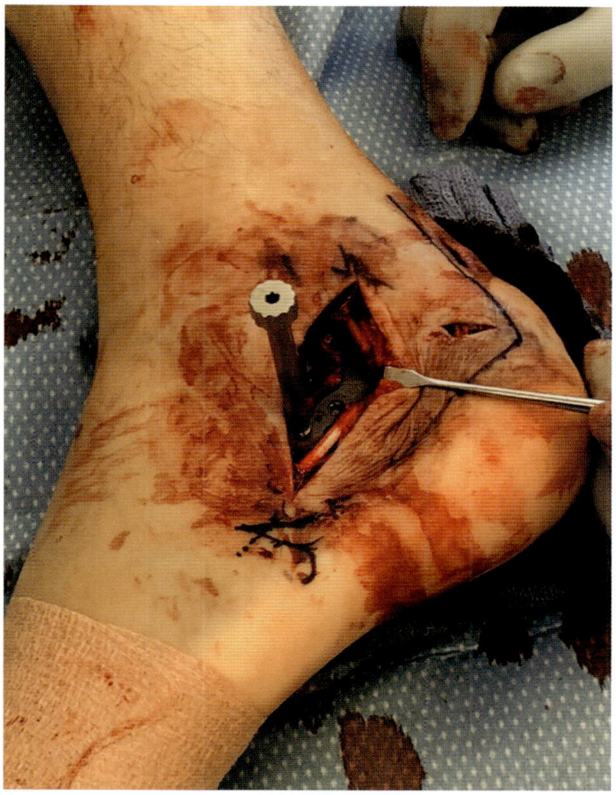

图 46.6　采用外侧跗骨窦入路进行切开复位内固定治疗跟骨骨折

③ 远端距骨颈骨折可能需要螺钉埋入距骨头。

（2）钛螺钉的使用可以允许行术后磁共振成像。

（3）或者，沿颈部内侧或外侧表面使用 2.0 mm 的微型接骨板进行固定。当出现侧方粉碎性骨折时，钢板固定是有帮助的。

距骨体骨折

1. 绝大多数需要内踝截骨术的内侧和外侧入路（图 46.7 a～c）。
2. 移位的距骨体后端骨折可以通过患者俯卧位的后内侧入路进行治疗。
3. 移位的外侧距骨突骨折通过外侧入路治疗。

D. 并发症

距骨颈骨折

1. 感染：主要发生在开放性骨折后。
2. 缺血性坏死：50% 的距骨颈骨折可发生缺血性坏死。

（1）Hawkins Ⅰ型骨折：0～13%；Ⅱ型骨折：20%～50%；Ⅲ型骨折：70%～100%；Ⅳ型骨折：接近 100%。

（2）开放性骨折发生缺血性坏死的风险更高。

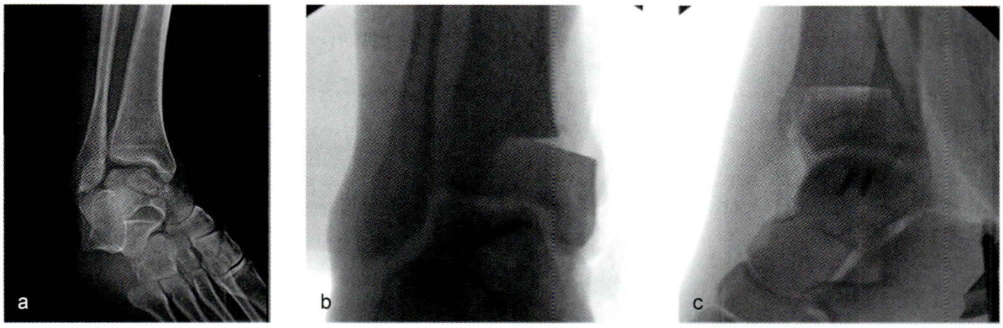

图 46.7　距骨体骨折及固定。**a.** 距骨体骨折的踝关节斜位 X 线片；**b.** 术中通过内踝截骨入路固定距骨体骨折的正位 X 线片；**c.** 术中通过内踝截骨入路固定距骨体骨折的侧位 X 线片

（3）Hawkins 征（图 46.8）：踝关节平片显示距骨穹窿软骨下透亮。

① 术后 6 周 Hawkins 征呈阳性预示着血供丰富，以后不太可能发展为缺血性坏死。

② 术后 6 周 Hawkins 征阴性不能证实或预测缺血性坏死，但表明可能存在血管功能不全。

3. 多达 1/3 的距骨骨折病例可并发距骨畸形愈合和关节对位不良，主要发生在保守治疗后。

（1）距骨颈和距骨体的畸形愈合可导致足部畸形和关节不稳定。

（2）最常见的畸形是距骨颈内翻畸形愈合，这会减少距下和跗横关节的活动度。

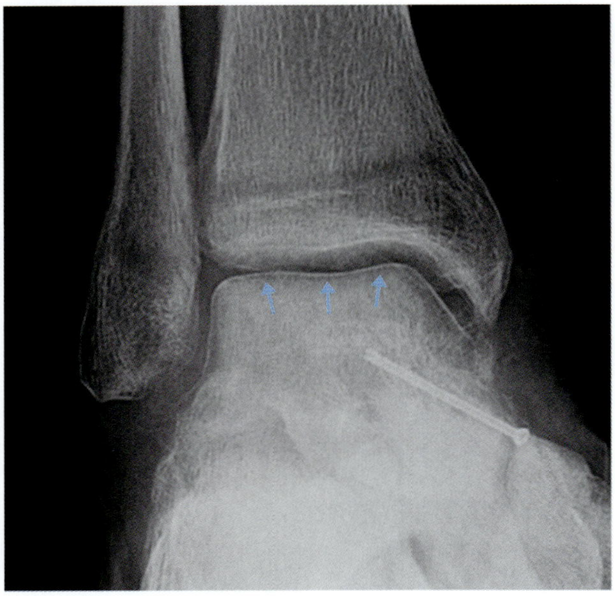

图 46.8 踝关节正位 X 线片显示 Hawkins 征阳性。箭头所指软骨下透明区，显示血管发生了吸收，表明血液供应充足（This image is provided courtesy of George R. Matcuk Jr., M.D.）

距骨体骨折

1. 距骨体骨折的预后通常比距骨颈骨折更差。
2. 缺血性坏死

（1）距骨体骨折无脱位：10%～25%。

（2）距骨体骨折伴脱位：25%～50%。

3. 保守治疗移位的距骨外侧突骨折有不愈合的风险。无论是否患有创伤后关节炎，都可能继续出现症状。

距骨头骨折

距骨头骨折的缺血性坏死发生率只有 10%，可能是因为距骨头的血液供应充足。

E. 结局

距骨颈骨折

1. 尽管一小部分患者报告有疼痛感，但是不合并缺血性坏死或创伤后关节炎的距骨颈骨折对关节活动度和恢复工作的能力影响极小。
2. 距骨颈骨折合并缺血性坏死通常会导致疼痛。跖屈和背伸活动度均显著降低。
3. 创伤性关节炎比较常见，尤其是距下关节。

总结

距骨骨折相对少见，仅占所有骨折的 0.32%，占所有足部骨折的 3.4%。这些损伤通常发生在 30 岁左右，且男性的发生率往往约为女性的 3 倍。超过 90% 的距骨骨折是由高能量车祸伤或从高处坠落造成的。对于非移位的距骨骨折，内固定的时间并不会影响手术的功能预后。脱位时需要手术固定，并且应行急诊手术。大多数病例中，早期固定及早期康复有助于实现较好的结局。

推荐阅读

Canale ST, Kelly FB Jr. Fractures of the neck of the talus. Long-term evaluation of seventy-one cases. J Bone Joint Surg Am 1978;60(2):143–156

Hawkins LG. Fractures of the neck of the talus. J Bone Joint Surg Am 1970;52(5):991–1002

Higgins TF, Baumgaertner MR. Diagnosis and treatment of fractures of the talus: a comprehensive review of the literature. Foot Ankle Int 1999;20(9):595–605

JA III, Leucht P. Fractures of the talus: current concepts and new developments. Foot Ankle Surg 2018;24(4):282–290

Jordan RK, Bafna KR, Liu J, Ebraheim NA. Complications of talar neck fractures by Hawkins classification: a systematic review. J Foot Ankle Surg 2017;56(4):817–821

Rammelt S, Zwipp H. Talar neck and body fractures. Injury 2009;40(2):120–135

47　中足骨折和脱位（Lisfranc 损伤）

John Ketz，Meghan Kelly
赵宏谋　译　傅小勇　周　鑫　校

引言

中足骨折脱位（Lisfranc 损伤）指的是导致中足结构破坏的一系列损伤。这些损伤包含从扭伤等细微的低能量损伤机制到车祸等高能量损伤机制整个范畴。Lisfranc 损伤在初步评估时很容易被漏诊，然而该损伤可能会导致中足不稳定和严重的长期残疾。全面的体格检查、适当的影像学检查以及高度的怀疑对于评估这些损伤尤为重要。治疗方法包括轻微扭伤时的保守治疗到更严重损伤时的切开复位内固定（ORIF）或者关节融合术。

关键词：Lisfranc 损伤，跖跗关节，足，挤压，融合

Ⅰ. 术前

A. 病史和体格检查

1. 损伤机制
  （1）直接暴力：直接施加在跖跗关节上的力。
    ① 通常与显著的软组织损伤相关，如机动车碰撞、挤压伤，容易发生骨筋膜室综合征。
    ② 移位与力的方向相关（可以向跖侧或背侧移位）。
  （2）间接暴力：扭伤或跖屈足时的轴向负荷，如高处坠落、运动损伤。背侧移位是由于背侧韧带比跖侧韧带薄弱。
  （3）神经性病变患者中也可由非创伤性或反复发生的微损伤导致，如确诊为 Charcot 神经病变的患者。
  （4）相关的骨折
    ① Lisfranc 等效骨折：相邻跖骨基底骨折。
    ② 跗骨骨折（骰骨 / 足舟骨骨折）。
    ③ 骰骨骨折：常伴有扭伤机制。Nutcracker 损伤：当第四、五跖骨和跟骨之间发生骰骨骨折时，骰骨骨折往往会伴随 Lisfranc 损伤（图 47.1）。
2. 查体
  （1）明显肿胀。
  （2）无法承重。
  （3）跖跗关节区域压痛。
  （4）足底瘀斑。
  （5）试验
    ① 被动内旋和外展时疼痛。
    ② 琴键试验：握跖骨头时，对前足施加向背侧应力。

B. 解剖

1. Lisfranc 关节复合体（图 47.2a）
  （1）跖侧跖跗韧带：损伤会导致横向不稳定，尤其是介于内侧楔骨和第二 / 第三跖骨间的韧带损伤。
  （2）背侧跖跗韧带：较跖侧韧带薄弱，因此背侧移位更常见。
  （3）跖骨间韧带：第一和第二跖骨之间没有直接连接。
  （4）Lisfranc 韧带：位于内侧楔骨的外侧面至第二跖骨基底的内侧，在旋前和前足外展时变得紧张。
2. 第二跖骨基底的作用（图 47.2b）
  （1）嵌入近端，形成内侧和中间楔骨的榫眼。
  （2）是跖骨基底部罗马式拱桥结构的基石。
3. 相关结构
  （1）足背动脉：位于第一和第二跖骨之间，可能在损伤或修复过程中受损。
  （2）腓深神经：在复位过程中可能被夹在其中。
  （3）胫前肌腱：附着于第一跖骨基底部和内侧楔骨，可能妨碍外侧脱位的复位。
  （4）腓骨长肌肌腱：附着于第一跖骨基底部的跖侧。

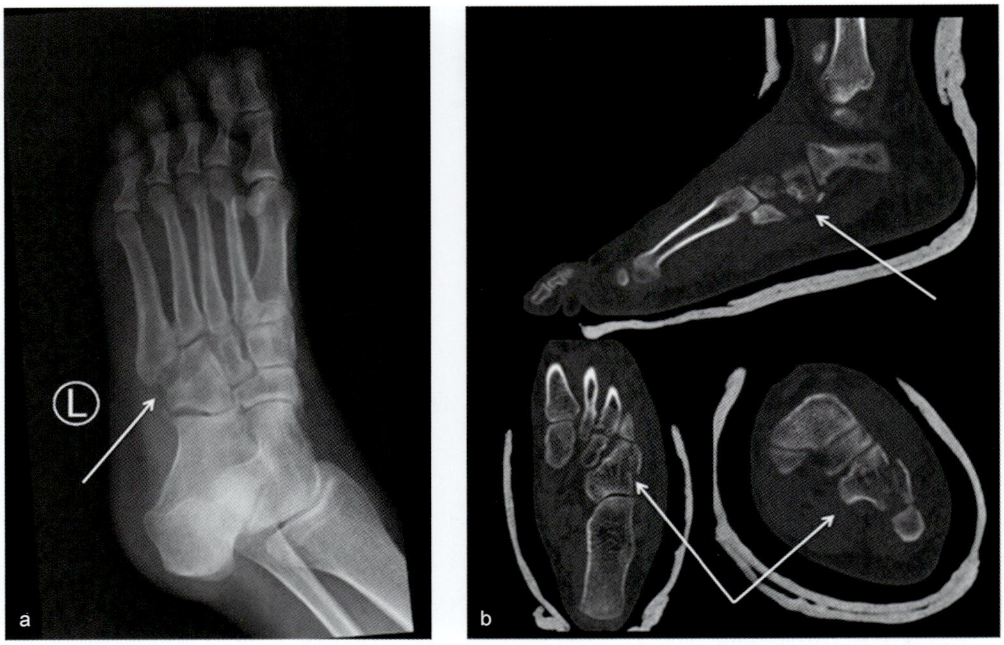

图 47.1 X 线片（**a**）和 CT（**b**）显示多发（第二至第四）跖骨颈骨折伴骰骨骨折（白色箭头）

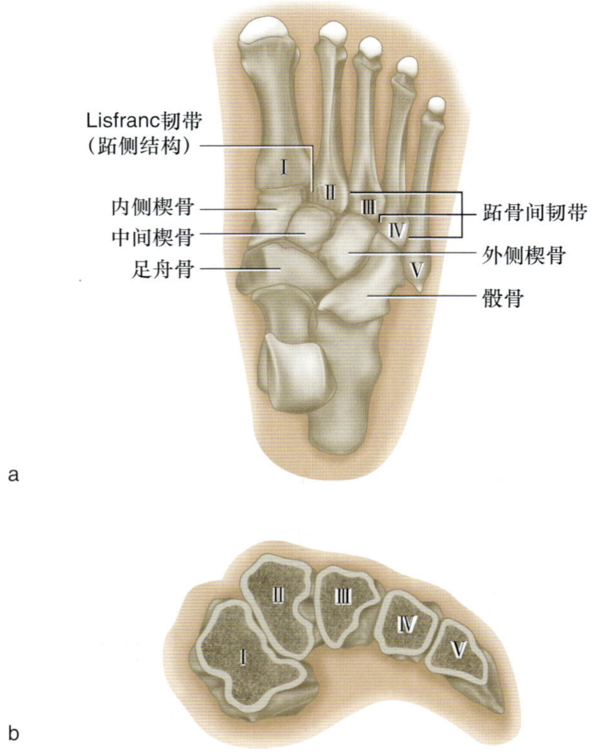

图 47.2 **a**. Lisfranc 韧带复合体及其周围的结构解剖；**b**. 冠状位观察跖骨基底部，显示罗马式拱桥结构

（5）骨间筋膜 / 跖筋膜：提供额外的跖侧支撑。

C. 影像学

1. 正位、侧位和斜位 X 线片：20% 可能被忽视。

（1）正位：最适合观察第一和第二跖楔关节。

（2）斜位：最适合观察第三、第四和第五跖楔关节。

（3）最好在负重状态下拍片

① 如果临床仍有可疑，可以拍摄对侧足部的对比片。

② 很多时候，患者在受伤当日因疼痛无法负重，在随后的 1 周复查负重位 X 线片有助于这种情况的诊断。

2. X 线评估中足稳定性

（1）正位（图 47.3a）

① 第一和第二跖骨基底部间距不超过 3 mm。

② 第一跖骨基底部外缘与内侧楔骨外缘在同一线上。

③ 第二跖骨基底部内缘与中间楔骨内缘在同一线上。

（2）斜位（图 47.3b）

① 第三跖骨基底部内缘与外侧楔骨内缘在同一线上。

② 第四跖骨基底部内缘与骰骨内缘在同一线上。

（3）侧位（图 47.3c）：跖骨与跗骨在同一线上（无背侧半脱位）。

3. 其他影像学表现

（1）第二跖骨基底部骨折。

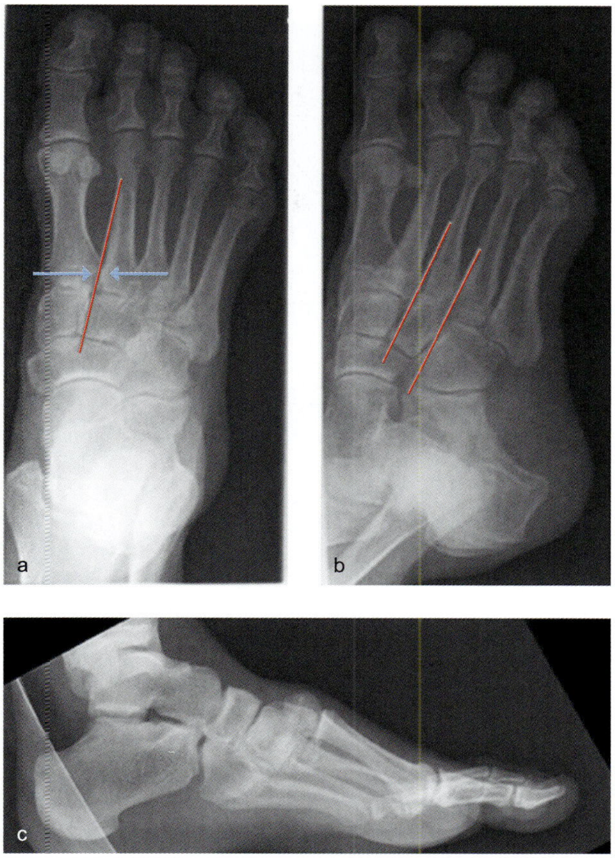

图 47.3 足部正位（**a**）、斜位（**b**）和侧位（**c**）X 线片表现。注意在侧位 X 线片中可以看到跖楔关节的背侧半脱位

（2）第一跖骨间隙变宽（与对侧对比是否不对称）：最好在负重位下拍摄（图 47.4）。

（3）“Fleck 征”（碎屑征）：Lisfranc 韧带的撕脱骨折（图 47.5a）。

4. 其他影像检查

（1）CT：高能损伤或术前计划。

（2）MRI：很少使用，但如果其他影像学检查阴性而临床仍有怀疑，可适当应用。

D. 分型：尚未证实具有预后价值

Quenu 和 Kuss（由 Hardcastle 修订）：

（1）同侧：所有五个跖骨同向移位（通常为外侧）。

（2）单侧：一个或两个跖骨移位。

（3）分离：第一跖骨向内侧移位，第二至第五跖骨向外侧移位。存在矢状面和冠状面两个方向的移位。

Ⅱ. 治疗

A. 初步治疗

1. 固定：绝对非负重。

2. 如果存在皮肤损伤风险，则尝试闭合复位。

（1）改善关节对位和软组织条件。

（2）如果闭合复位失败并存在皮肤损伤的风险，应当在麻醉下进行闭合复位并进行临时经皮固定或切开复位以改善软组织完整性。

3. 对于有严重软组织损伤的患者，可能需要放置外固定器以进行临时固定（如开放性伤口、枪伤等）。

（1）在跟骨（距骨或舟骨）内放置 4.0 mm 斯氏针。

（2）在第一和第五跖骨处置入 2.5～3.0 mm 的斯氏针。

（3）通常需要较小的外固定器托盘，而非常见

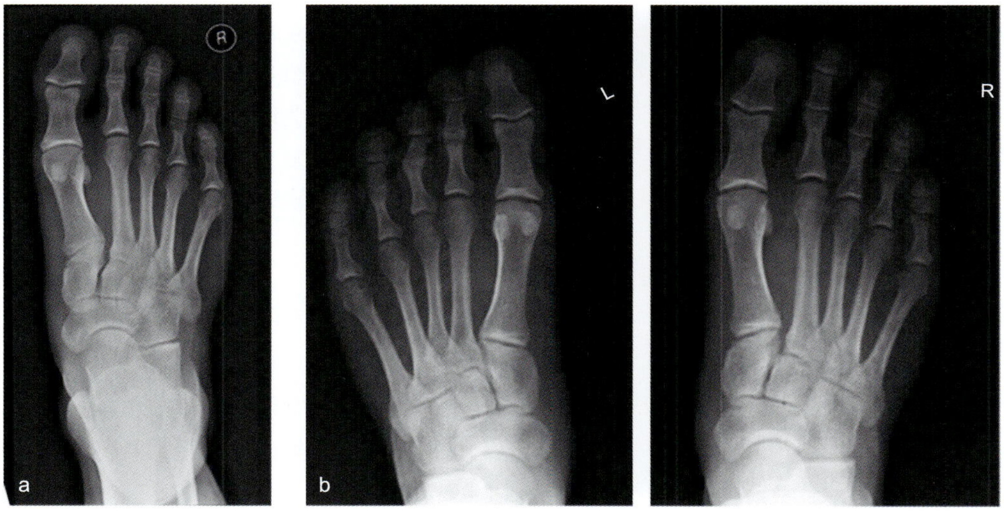

图 47.4 **a**. 第一、二跖骨间隙轻微增宽；**b**. 双足负重位 X 线片中增宽更明显

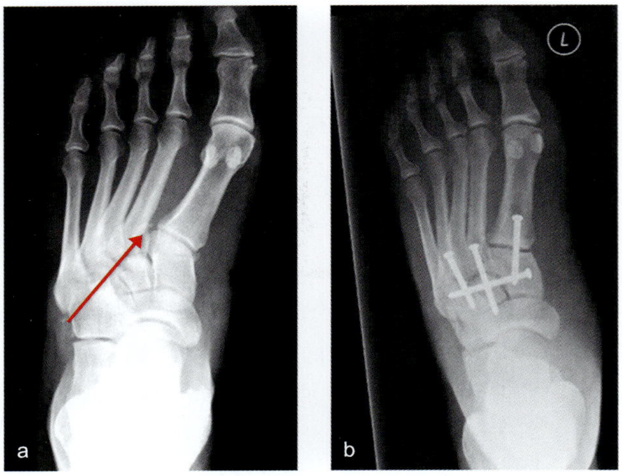

图 47.5 **a.** Lisfranc 损伤，箭头表示“碎屑征”；**b.** 切开复位内固定术后的 X 线片

的大的外固定托盘。

（4）也可以使用跨关节固定板进行临时固定，通常采用微创技术放置。

（5）软组织条件允许时进行最终固定。

B. 最终治疗

1. 保守治疗

（1）存在手术禁忌证的患者（足部感觉麻木、外周血管疾病和不能行走的患者）。

（2）体格检查情况稳定。

（3）无临床或影像学不稳定证据（负重位片增宽＜ 2 mm）。

（4）石膏固定 8 周。逐步过渡到靴子或其他刚性支具负重行走，以限制中足的活动；此外，也可以考虑采用摇底鞋进行改良。

2. 手术治疗

（1）适应证：不稳定的损伤（＞ 2 mm 移位）、开放性骨折、血管受损、骨筋膜室综合征。

（2）可以推迟手术时间至肿胀消退（出现皮纹）。

3. ORIF *vs.* 一期关节融合术

（1）存在争议。

（2）必须考虑到所有涉及的关节。例如，楔骨稳定性——需固定至舟骨上。

（3）ORIF 的注意事项（图 47.5a，b）

① 骨折移位、关节轻度粉碎性损伤的最佳选择：“隐匿性 Lisfranc 损伤”。

② 内固定物常引起症状，多数患者受益于去除内固定物。

- 外侧柱克氏针一般在 4～6 周拔除。
- 内侧柱稳定：螺钉一般不早于 3 个月去除。

③ 优点

- 保留所有关节。
- 相比关节融合，可保留部分活动度。
- 愈合潜力较好（用于治疗多发性骨折）。

④ 缺点

- 需要解剖复位才能成功。
- 通常需要额外手术（内固定物去除）。
- 进展为关节炎。

（4）一期关节融合术的注意事项（图 47.6a，b）

① 相对适应证

- 延迟愈合。
- 单纯韧带损伤。
- 慢性畸形。
- 关节粉碎性骨折（无法修复）。

② 融合第一至第三跖楔关节，不能融合第四、五跖楔关节。

③ 优点

- 内固定物去除率可能较低。
- 不强求解剖复位。
- 中足关节基线活动度最小。

④ 缺点

- 中足内侧柱丧失活动度。

（5）如何处理第四、五跖列

① 外侧柱是中足的活动段，可随内侧柱复位而复位。

② 如果不稳定，可以用克氏针固定。

（6）闭合复位经皮固定

① 作用有限：存在手术禁忌证的患者，严重的皮肤或软组织损伤。

- 粉碎性跖骨骨折。
- 可作为临时外固定，直到进行最终治疗。

② 透视下复位：采用小切口和间接复位技术以保护软组织。

4. 内固定物

（1）螺钉

① 小骨块，3.5～4.0 mm 皮质骨螺钉或空心螺钉。

② 允许直接复位和（或）加压。

③ 将螺钉埋头，以避免背侧皮质骨折。

（2）钢板

① 固定小骨块（3.5 mm）或微小骨块（2.0～

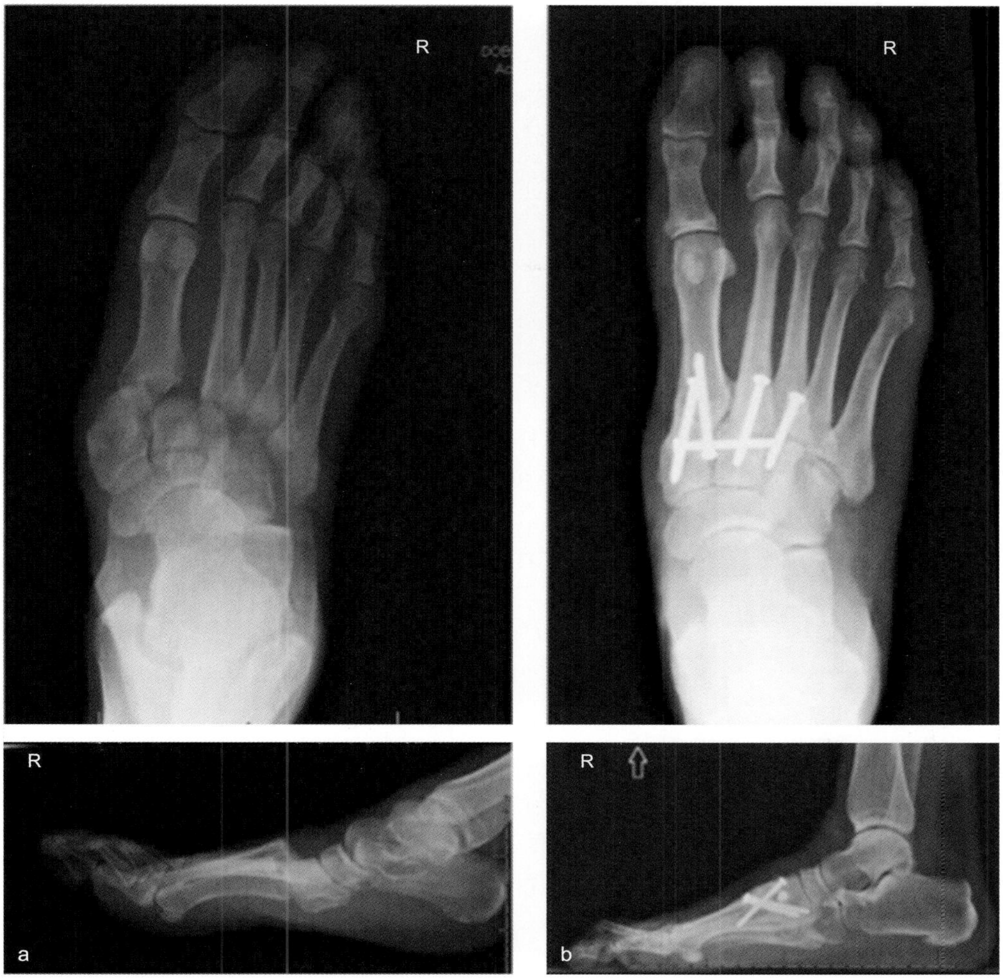

图 47.6　Lisfranc 骨折脱位（**a**）和一期融合后 8 年随访（**b**）的 X 线片

2.7 mm）。

② 用于固定粉碎性骨折。

③ 考虑“保留关节”。

④ 会随着时间的推移而断裂。

（3）其他固定装置

① 内侧柱桥接钢板

- 增加了对内侧柱损伤、Chopart 损伤、舟骨骨折和第一跖骨粉碎性骨折的稳定性。
- 维持内侧柱长度。

② 纽扣钢板：由于无法固定中足关节，使用受限。

C. 手术入路

1. 三要切口：以第一跖跗关节中心，位于踇长伸肌外侧和踇短伸肌内侧（图 47.7a）。
   （1）足背内侧皮神经位于近端。
   （2）足背动脉和腓深神经位于外侧。
   （3）需要全层皮瓣剥离。
2. 辅助切口：定位于第四跖骨中央（图 47.7a），可进入第三跖跗关节和外侧跖骨。
3. 外侧切口可以与主要切口和辅助切口一起用于复位移位的第四、五跖骨（图 47.7b）。

D. 手术复位和固定技术

1. ORIF
   （1）复位楔间关节：如果仍不稳定，可能需要复位到舟骨。
   （2）复位并固定第二跖骨基底部到楔骨。
   （3）复位其余的跖跗关节（先内侧后外侧）。
   （4）一旦内侧柱复位，外侧跖跗关节通常也会复位。如果仍不稳定，可使用克氏针固定第四和第五跖跗关节。
2. 关节融合术
   （1）顺序与 ORIF 相似。

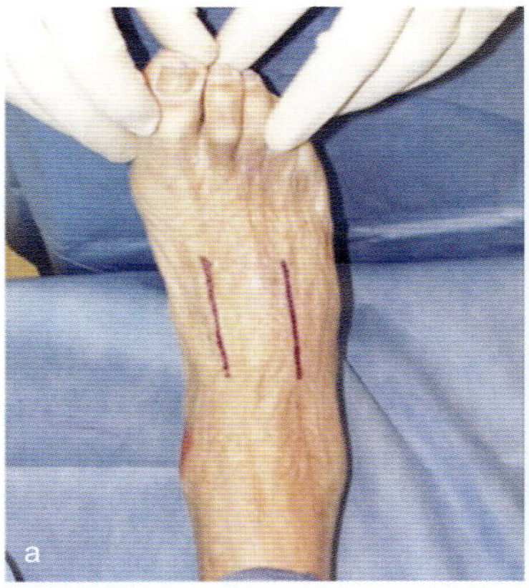

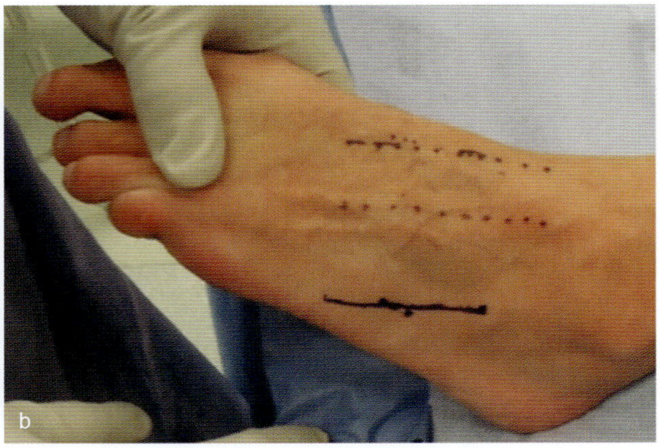

图 47.7 **a**. Lisfranc 固定手术入路的主要切口和辅助切口。**b**. Lisfranc 损伤的手术入路的主要切口和辅助切口（虚线），以及用于治疗移位的第四和第五跖骨骨折的额外的外侧入路（实线）

（2）依次从内侧到外侧显露关节，去除软骨，允许关节加压和稳定。

E. 并发症

1. 创伤性关节炎（最常见）
  （1）通常与复位不良、复位丢失或关节粉碎有关。
  （2）有报告称，影像学证据表明发生率高达 100%（范围为 16%～100%），然而，并非总是有症状的。一项研究表明，解剖复位的患者创伤后关节炎显著减少。
  （3）保守治疗（非甾体抗炎药、支具）。
  （4）手术治疗
    ① 融合第一到第三跖跗关节，作为翻修手术比一期融合更困难。
    ② 切除第四和第五跖跗关节的关节成形术。
2. 症状性僵硬。
3. 骨折不愈合：如果有症状，需进行翻修手术。手术难度大，可能需要进行植骨。
4. 感染：需长期使用抗生素，去除内植物，可能导致截肢。
5. 骨筋膜室综合征
  （1）常见于高能量损伤，尤其是昏迷患者。
  （2）如果不治疗，可能会导致爪形趾、前足挛缩和足痛。
6. 皮肤并发症
  （1）挤压伤中更容易发生。
  （2）局部伤口护理、负压辅助敷料或肌皮瓣修复。
7. 神经炎 / 复杂区域疼痛综合征
  （1）疼痛管理，物理治疗。
  （2）局部麻醉 / 交感神经阻滞。
  （3）没有关于补充维生素 C 预防复杂区域疼痛综合征的正式建议，但可能会有益。
  （4）多见于延误诊断或复位不佳。

F. 康复

1. ORIF
  （1）夹板固定 2 周。
  （2）改为步行靴 2～10 周。
    ① 在 2 周时开始关节活动度训练。
    ② 4～6 周取出克氏针。
  （3）6～10 周时可逐步负重。
  （4）拆除内固定物后可恢复运动，具体时间因症状而定。
2. 关节融合术
  （1）夹板 / 石膏非负重状态固定 6 周。在 6 周时过渡到步行靴，并开始关节活动度训练。
  （2）在 6～10 周时可逐步负重。
  （3）术后 10～12 周恢复正常穿鞋步行。

G. 结局

1. 损伤机制：高能量直接损伤比低能量损伤预后差。低能量损伤恢复更快。
2. ORIF 与一期融合的功能预后相当
  （1）融合术的内植物移除率和翻修手术发生率降低。
  （2）有研究发现，在单纯韧带损伤的情况下，一期融合术可使患者在 2 年内恢复到先前的活动水平，但其他研究未发现显著差异。
3. 内侧柱跖跗关节融合优于内侧柱和外侧柱融合
  （1）外侧柱跖跗关节融合效果不佳。

（2）切除性关节成形术可能是治疗外侧柱跖跗关节炎较好的挽救性手术。
4. ORIF 和一期关节融合术的预后与解剖复位程度有关。

总结

中足骨折通常可通过 X 线片识别，但细微的中足脱位可能会被漏诊，特别是在没有完善双足负重位片的情况下。在急诊情况下，伤后如果怀疑中足损伤，最安全的治疗方案是夹板固定患足、禁止其负重，并嘱患者 1 周内于骨科医生处复诊，在患者能够完成这项动态检查时完善双足（用于比较）负重位 X 线片。对于第一至第三跖跗关节脱位的治疗仍有争议（切开复位内固定 *vs.* 关节融合术），但切开复位内固定总是适用于急性第四和第五跖跗关节脱位。

推荐阅读

Hawkinson MP, Tennent DJ, Belisle J, Osborn P. Outcomes of Lisfranc injuries in an active duty military population. Foot Ankle Int 2017;38(10):1115–1119

Henning JA, Jones CB, Sietsema DL, Bohay DR, Anderson JG. Open reduction internal fixation versus primary arthrodesis for lisfranc injuries: a prospective randomized study. Foot Ankle Int 2009;30(10):913–922

Kuo RS, Tejwani NC, Digiovanni CW, et al. Outcome after open reduction and internal fixation of Lisfranc joint injuries. J Bone Joint Surg Am 2000;82(11):1609–1618

Lewis JS Jr, Anderson RB. Lisfranc injuries in the athlete. Foot Ankle Int 2016;37(12):1374–1380

Ly TV, Coetzee JC. Treatment of primarily ligamentous Lisfranc joint injuries: primary arthrodesis compared with open reduction and internal fixation. A prospective, randomized study. J Bone Joint Surg Am 2006;88(3):514–520

48 前足骨折

Matthew I. Rudloff
马鸿云 译 傅小勇 周 鑫 校

引言

前足骨折是临床上常见的骨折。前足在步态过程中起着复杂的生物力学作用，该区域的损伤可能会导致严重的残疾。虽然前足的许多损伤可以通过非手术方法成功治疗，但在某些情况下手术干预可能是首选。

关键词：趾骨，跖骨，Jones 骨折，假 Jones 骨折

Ⅰ. 病史和体格检查

1. 详细的病史不仅应包括损伤机制，还应包括既往外伤史、手术史、步态以及糖尿病、神经病变或周围血管疾病等可能影响医生决策的合并症。
2. 典型的损伤机制是跖骨和趾骨的直接创伤或扭转暴力，而过度背伸是导致大多数跖趾关节脱位的原因。
3. 体格检查应包括系统检查和足部触诊。与对侧足进行对比有助于发现局部异常。
4. 应该进行全面的神经血管检查。当怀疑存在潜在神经病变时，可以考虑进行单丝试验。
5. 应注意软组织情况，尤其是任何因骨折移位而可能发生的软组织损伤或开放性损伤。
6. 严重或加重的疼痛提示可能存在足部骨筋膜室综合征的风险，需要相应的治疗。

Ⅱ. 解剖学

A. 第一跖骨

1. 较短且较宽。
2. 连同其籽骨共同承担身体 1/3 的重量。
3. 胫前肌和腓骨长肌肌腱附着于第一跖骨，骨折时会产生移位力。
4. 远端无跖骨间韧带提供稳定性。

B. 第二至第四跖骨

靠远端跖骨间韧带提供固有稳定性。

C. 第五跖骨

1. 由于腓骨短肌和跖筋膜外侧束的附着，内翻损伤可导致撕脱骨折（假 Jones 骨折，图 48.1）。
2. 跖骨骨骺由逆行的营养血管供血，形成相对缺血的分界区，易发生愈合困难（Jones 骨折，图 48.1）。

D. 跖趾关节

1. 主要靠背侧关节囊和跖板复合体稳定。
2. 第一跖趾关节进一步靠踇长伸肌、踇长屈肌和踇短屈肌腱稳定。

Ⅲ. 影像学

A. 三个角度 X 线评估

1. 正位，斜位，侧位。
2. 负重 X 线片。
3. 对比对侧 X 线片。

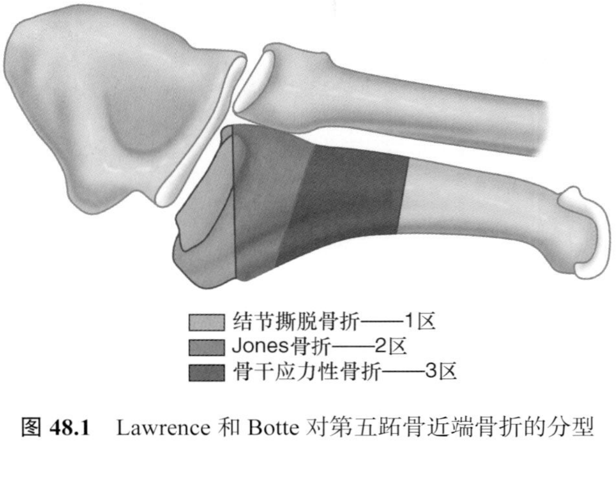

图 48.1 Lawrence 和 Botte 对第五跖骨近端骨折的分型

B. CT

CT 可用于进一步评估骨折粉碎情况，以便手术计划，特别是第一跖骨骨折。

C. MRI

MRI 在可疑应力性骨折评估方面非常有价值。

Ⅳ. 分型

A. 第一到第四跖骨

1. 位置（颈部、体部和基底部）。
2. 移位。
3. 粉碎程度。
4. 成角。
5. 关节受累 / 脱位。

B. 第五跖骨

1. 舞者骨折：第五跖骨远端螺旋形骨折（图 48.2）。
2. 近端骨折（Lawrence 和 Botte 分型，图 48.1）。
  （1）假 Jones 骨折。
  （2）Jones 骨折。

C. 第一跖趾关节脱位（表 48.1）。

D. 较小的跖趾关节脱位和趾骨骨折

描述性分型。

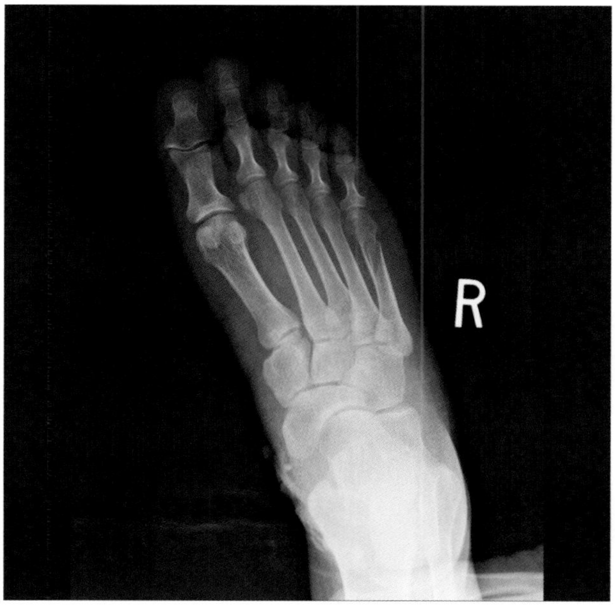

图 48.2 第五跖骨干远端骨折

表 48.1 第一跖趾关节脱位的 Jahss 分型

Ⅰ型	近端趾骨背侧脱位，籽骨间韧带完好
ⅡA 型	近端趾骨背侧脱位，籽骨间韧带断裂
ⅡB 型	脱位伴籽骨骨折

Ⅴ. 治疗

A. 目标是维持或恢复解剖结构，以实现足部的正常负重。

B. 第一跖骨骨折

1. 移位会破坏第一跖骨在前足负重中的关键作用，因此冠状面或矢状面的移位几乎是不可接受的。
2. 初步治疗：如果有开放性或潜在的软组织损伤，可能需要复位或克氏针临时固定，或在特定情况下使用外固定装置（图 48.3）。
3. 最终治疗
  （1）保守治疗适用于轻度移位或非移位骨折。
  （2）畸形愈合会导致转移性跖痛，正常的生理负荷向外转移到小趾侧，导致负重时疼痛。因此，移位性骨折需手术治疗。

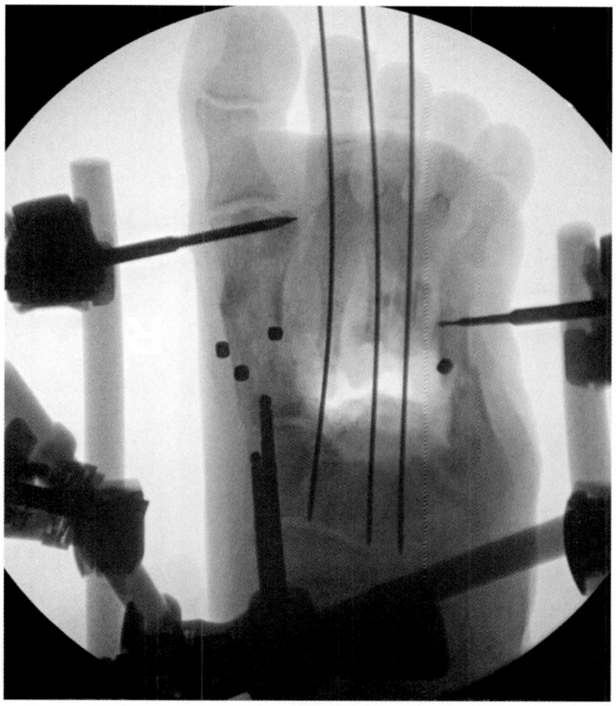

图 48.3 外固定架可以为伴有严重软组织损伤的高能量骨折（例如枪击伤）提供临时稳定性

4. 手术入路

（1）背侧入路：皮肤切口与第一跖列平行。深层间隙位于踇长伸肌和踇短伸肌之间。注意保护踇趾内侧的足背内侧皮神经，保护腓深神经第二趾分支。

（2）内侧入路：皮肤切口与第一跖列平行。神经间隙位于足背内侧皮神经和足底内侧踇神经之间。向跖侧牵拉踇展肌。

5. 固定技术

（1）如果可以实现闭合解剖复位，或者严重的软组织损伤不适合常规开放手术，则可进行闭合复位并使用克氏针固定。

（2）否则，可以用加压拉力螺钉、中和钢板或小型（3.5 mm）、微型（2.7 mm）桥接钢板或解剖钢板进行内固定。

（3）如果骨折累及近端关节面，可以通过横跨跖跗关节的固定来解决（图 48.4）。

6. 并发症：金属内固定物突出。

7. 康复

（1）保守治疗的骨折可首先用石膏或行走靴固定，根据耐受度负重或非负重 4～6 周。

（2）在手术固定后，可以使用夹板固定，直到手术伤口愈合，然后更换为石膏或行走靴。非负重 4～6 周，之后逐渐负重。

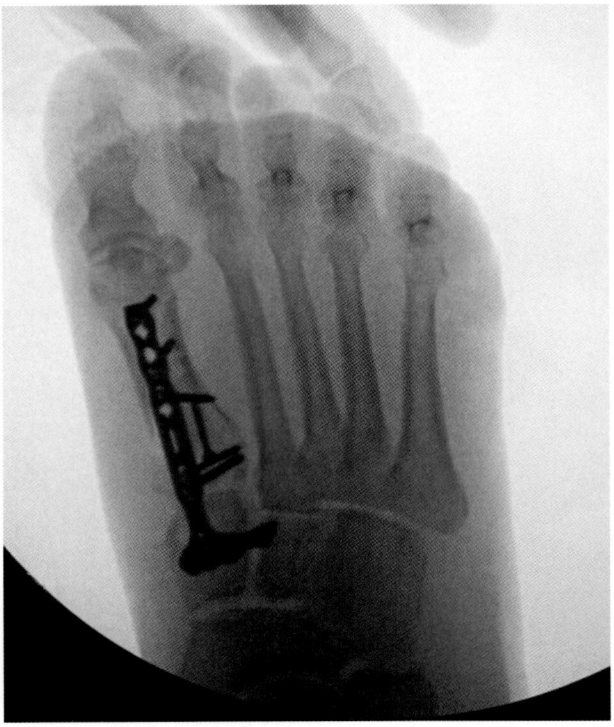

图 48.4 第一跖骨干的粉碎性骨折累及近端关节面

C. 第二到第四跖骨

1. 最终治疗

（1）中间跖骨骨折通常可采用保守治疗，使用硬底矫形器，在分离和轻微移位的情况下，根据耐受度负重。

（2）移位大于 4 mm，矢状面畸形大于 10°，多发跖骨骨折时应考虑手术治疗。

（3）冠状面的移位比矢状面的移位更易耐受。典型的背伸运动导致远端跖骨掌侧屈曲，从而导致异常负重和转移性跖痛。

（4）除多发性或有明显矢状面移位外，单独的跖骨干骨折可采用保守治疗。

（5）跖骨基底部骨折通常更稳定，可进行保守治疗，前提是能排除 Lisfranc 关节更严重的损伤。

2. 手术入路

（1）在透视引导下做经皮穿刺切口，有助于闭合复位操作和固定。

（2）背侧跖骨间入路

① 显露第二和第三跖骨，在这一间隙做纵向切口。深层间隙位于趾长伸肌腱和趾短伸肌腱之间。

② 显露第四跖骨，切口位于足背外侧。

③ 第四跖骨基底部骨折：切口位于第五趾长伸肌外侧，而对于更远端的骨折，深层间隙位于第四和第五趾的趾长伸肌腱之间。

3. 固定技术

（1）跖骨骨折可以用微型钢板（图 48.5）、螺钉或克氏针固定（图 48.6）。在基部严重粉碎的情况下，可使用跨关节钢板。

（2）大多数较小的跖骨颈和跖骨干骨折可以用髓内克氏针固定，少数情况下可用微型钢板固定。

（3）辅助克氏针或经皮放置的卡环可以帮助在固定前进行复位。

（4）髓内克氏针可以采用逆行穿针或逆顺双向的方式置入。

（5）当使用逆行技术时，足趾的背伸有助于显露跖骨头中部作为一个进针点，但可能会导致足趾的过伸。或者，将克氏针置入近节趾骨的基底部，与跖骨的髓腔平行。

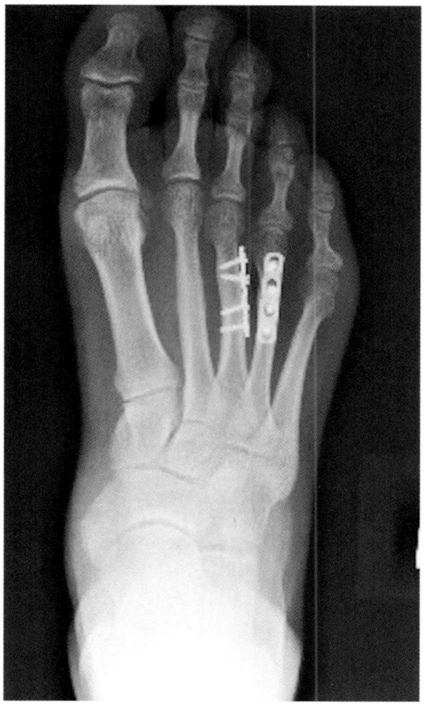

图 48.5 微型钢板固定开放性多发跖骨骨折

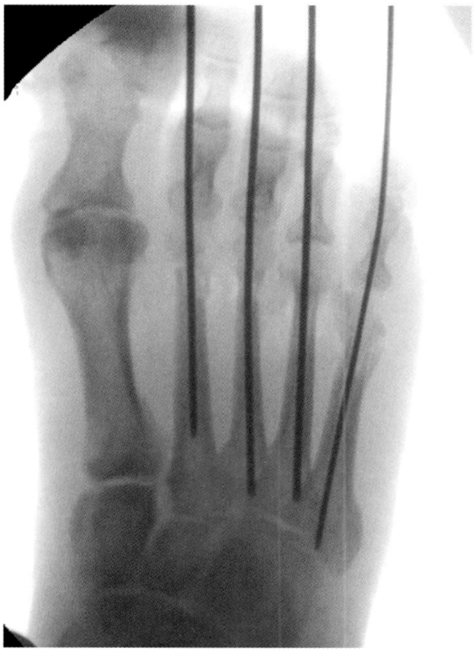

图 48.6 髓内克氏针固定治疗多发移位跖骨骨折

4. 并发症：克氏针固定可能会导致足趾僵硬。骨畸形愈合可能会导致转移性跖痛。

5. 康复

（1）单独的、无移位的或轻度移位的骨折可以采用硬底矫形器治疗，并允许其负重。

（2）采用髓内克氏针治疗的骨折通常先用夹板固定保护，后更换成石膏。允许足跟负重。通常在 4～6 周出现 X 线片愈合征象时拔除克氏针。

D. 第五跖骨

1. 最终治疗

（1）远端骨折的治疗方法与中间跖骨相似，严重成角畸形可能会影响穿鞋。

（2）近端骨折因其易造成骨不连并发症，需要更多的关注。

（3）1 区（撕脱伤：假 Jones 骨折）骨折通常可以采取保守治疗，除非骨折累及范围广泛、移位＞ 2 mm 且大于跖骰关节的 30%。

（4）2 区（干骺端：Jones 骨折）保守治疗的骨折需要石膏固定和非负重至少 6 周，然后逐渐负重。对于骨折移位明显或年轻、功能要求高的患者，手术固定更为合适；对于亚急性骨折、应力性骨折或二次骨折，同样最好进行手术治疗。

2. 手术入路

（1）经皮入路：合适的起始点位于跖骨底部的中心。

（2）第五跖骨外侧入路：切口始于跖骨近端，向远端延伸。切开第五趾外展肌筋膜，向内牵拉肌肉，暴露跖骨。

3. 固定技术

（1）对于急性骨折，通常采用经皮置入髓内螺钉的方法。螺钉的尺寸应允许螺纹穿入骨干的皮质骨中，但不破坏它。

（2）其他方法包括微型钢板和张力带固定，但需要更大的手术切口。

4. 并发症

（1）骨折保守治疗的不愈合率高达 20%。

（2）与内固定物相关的并发症包括内固定物突出、内固定物外露和二次取出。同时也可能发生骨折不愈合和二次骨折。

5. 康复

（1）非负重石膏或行走靴固定至少 6 周，根据 X 线片显示的愈合情况决定是否需要更长时间。

（2）据报道，保守治疗的跖骨干骨折愈合时间为 16 周，而手术治疗的骨折愈合时间为 7～8 周。手术干预可使这类骨折患者更早恢复功能。

E. 第一跖趾关节脱位

1. 最终治疗：应在足趾局部神经阻滞麻醉下尝试紧急闭合复位。若复位失败，应进行手术切开复位。通常情况下是 Jahss Ⅰ 型损伤，第一跖骨头与跖板复合体发生嵌顿（图 48.1）。
2. 手术入路：跖趾关节背侧入路，皮肤切口位于跗长伸肌腱内侧。可能需要从跖骨头上松解跖板进而复位。残留的不稳定很少需要克氏针张力带钢丝固定。
3. 并发症：包括关节僵硬、复位不良以及软骨损伤所致的骨关节炎。
4. 康复：用硬底矫形器固定，4 周内限制背伸活动。如果使用克氏针固定，可以在 4 周后取出。

F. 第五跖趾关节脱位（图 48.7）

最终治疗：与第一跖趾关节脱位治疗方式一致。

G. 趾骨骨折

1. 最终治疗
   （1）几乎所有的趾骨骨折都可以采用非手术方法治疗。无移位或轻微移位的骨折可以用弹性绑带和硬底矫形器进行有效的治疗。
   （2）有明显足趾畸形的移位骨折可在足趾麻醉下进行闭合纵向牵引及矫正成角畸形。
   （3）对有移位的跗趾关节内骨折可考虑手术治疗。
2. 并发症：可能发生骨折畸形愈合，很少会有症状。

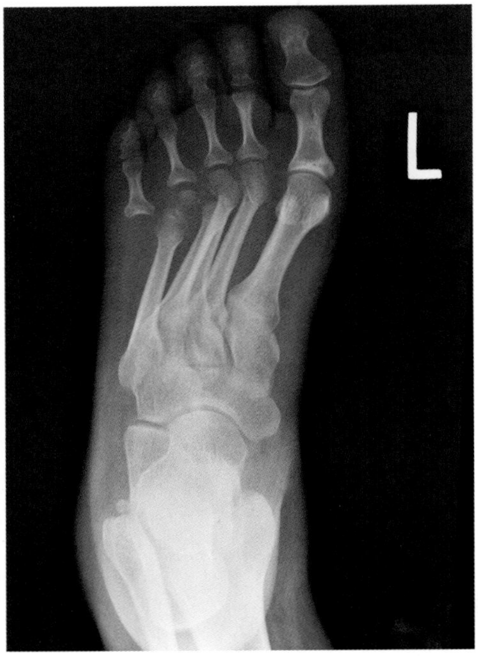

图 48.7 不可复位的第五跖趾关节脱位合并第四跖骨颈骨折，需要切开复位

总结

大多数前足骨折可以采用保守治疗。一般来说，骨折移位越大或存在多处骨折，手术治疗可能会越有益。在急诊科，除单纯趾骨骨折外，最安全的治疗方法是夹板固定，并在骨科医生评估患者之前禁止负重。单独的闭合性趾骨骨折通常可以即刻根据耐受度负重，并采用绑带固定以缓解不适。

推荐阅读

Dean BJ, Kothari A, Uppal H, Kankate R. The jones fracture classification, management, outcome, and complications: a systematic review. Foot Ankle Spec 2012;5(4):256–259

Jahss MH. Traumatic dislocations of the first metatarsophalangeal joint. Foot Ankle 1980;1(1):15–21

Lawrence SJ, Botte MJ. Jones' fractures and related fractures of the proximal fifth metatarsal. Foot Ankle 1993;14(6):358–365

Mologne TS, Lundeen JM, Clapper MF, O'Brien TJ. Early screw fixation versus casting in the treatment of acute Jones fractures. Am J Sports Med 2005;33(7):970–975

Wiener BD, Linder JF, Giattini JFG. Treatment of fractures of the fifth metatarsal: a prospective study. Foot Ankle Int 1997;18(5):267–269

Zwitser EW, Breederveld RS. Fractures of the fifth metatarsal; diagnosis and treatment. Injury 2010;41(6):555–562

49 颈椎损伤

Carlo Bellabarba，Haitao Zhou，Richard J. Bransford
傅小勇 译 周 鑫 王 涛 校

引言

颈椎损伤，特别是与脊髓损伤（spinal cord injury，SCI）相关时，是治疗费用最高的疾病之一。脊柱骨折的治疗应根据骨折类型、合并症和其他患者因素因人而异。本章旨在概述常见的上、下位颈椎损伤的评估和首选的治疗方法。

关键词：颈椎，颈髓，颈部，Hangman 骨折，脊髓损伤

Ⅰ. 术前

A. 病史和体格检查

1. 初步评估

（1）颈椎损伤患者的首要任务是建立和维持气道通畅、恢复通气和维持血压。

（2）创伤患者低血压通常是由血容量不足所致，可以通过输液和输血来缓解。脊髓损伤患者可能还会因交感神经功能丧失而出现神经性休克，表现为低血压和心动过缓，这种情况可以使用血管升压药和阿托品进行治疗。

（3）通过将平均动脉压保持在 80 mmHg 或更高水平来维持足够的脊髓灌注，这可能是将脊髓损伤程度降至最低并促进功能恢复的一个因素。

2. 临床评估

（1）在完成初诊后，复查将详细评估四肢感觉、运动功能和脊柱的完整性。

（2）神经系统检查包括记录美国脊髓损伤协会（American Spinal Injury Association，ASIA）损伤分级（ASIA Impairment Scale，AIS）、神经损伤程度和 ASIA 运动评分，评分基于对四肢的五个关键肌肉群进行手动肌力测试（图 49.1）。

（3）评估所有皮节的针刺觉和轻触觉以及振动觉和位置觉。应检查双臂和腿部的深反射，并记录病理反射。

ASIA损伤分级(AIS)

A=完全损伤：在骶骨节段S4～S5中没有保留任何感觉或运动功能。

B=感觉不完整：感觉功能而非运动功能保留在神经水平以下，包括骶骨节段S4～S5（S4～S5轻触或针刺或深肛门压力），身体两侧运动水平以下未保留3个以上的运动水平。

C=运动不完全：运动功能保留在骶骨最尾部节段进行随意肛门收缩，或患者符合感觉不完全状态的标准[感觉功能保留在轻触觉、针刺觉或肛门深压觉的最尾部骶骨节段（S4～S5)]，在身体两侧同侧运动水平以下有三个以上的运动功能保留（包括确定运动不完全状态的关键或非关键肌肉功能）。对于AIS C级，单个神经损伤平面(NLI)以下不到一半的关键肌肉功能的肌力等级≥3级。

D=运动不完全：以上定义的运动不完全状态，单个NLI以下至少有一半（一半或以上）的关键肌肉功能的肌力等级≥3级。

E=正常：如果用ISNCSCI测试的感觉和运动功能在所有节段均分级为正常，且患者既往有缺陷，则AIS分级为E。没有初始脊髓损伤的人不接受AIS分级。

使用ND：记录感觉、运动和NLI水平、ASIA损伤量表、分级和（或）部分保留区。

图 49.1 美国脊髓损伤协会脊髓损伤神经学分型的国际标准

（4）会阴功能通过肛周针刺感、肛门括约肌自主收缩和提睾反射来评估。完整的肛周功能可能是不完全损伤的唯一表现，除了具有重要的预后价值外，还可能影响手术干预的时机。

（5）在因非贯通性创伤导致的成人患者脊髓损伤后 8 h 内使用大剂量甲泼尼龙是有争议的。特别是在有合并症的患者中，可能弊大于利。

B. 影像学和颈椎间隙检查

1. 无症状患者

（1）临床评估通常是评估隐匿性脊柱损伤的关键。

（2）临床检查的重要因素包括是否存在神经功

能缺陷、颈部或背部疼痛或可触及的脊柱排列异常。

（3）需警惕对于无传导的低能量损伤机制的非老年患者，一般认为生理活动范围内颈部无压痛或疼痛足以在无影像学的情况下判定无颈椎损伤。

2. 有症状和感觉减退的患者

（1）不符合上述描述的患者需进行影像学筛查，该筛查包括各种旨在排除骨折和确认颈椎解剖对位的标准方法（图 49.2）。

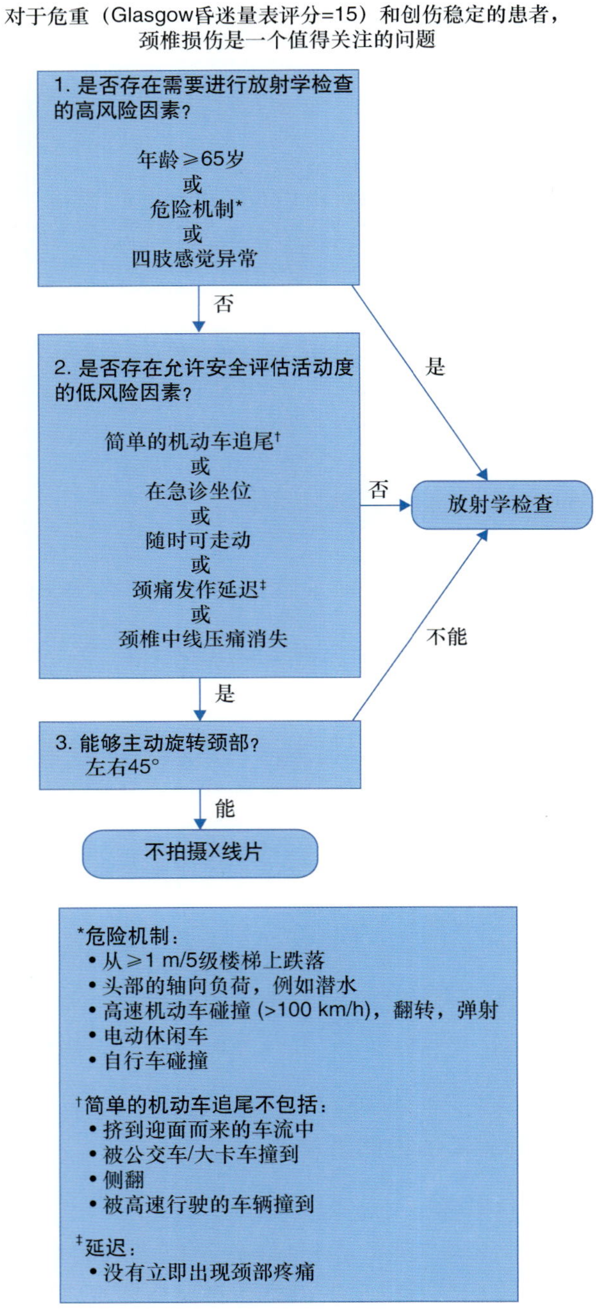

图 49.2 加拿大颈椎损伤排查原则

（2）关于如何对昏迷患者进行颈椎伤情排查仍然是一个有争议的问题。

（3）影像学评估

① 在创伤患者中，由于 X 线片对颈胸交界处的显示有限，以及 CT 检查速度的提高，颈椎正侧位 X 线片已广泛被先进的成像技术取代。

- X 线片被广泛使用，具有相对较高的特异性（94%）和灵敏性（96%）。
- 这些 X 线片评估软组织肿胀、骨折和异常畸形的排列。

② CT 扫描

- 检测颈椎骨折具有高灵敏性（95%～99%）和高特异性（93%）。
- 已成为一级创伤中心的主要筛查方法。

③ MRI

- 适用于评估神经功能损害患者的脊柱和脊髓解剖，以及其他可能影响治疗的不可检测的软组织损伤，如无移位的椎间盘损伤、椎间盘突出和硬膜外血肿。
- 尤其对进行性神经功能损害或与 CT 表现不一致的损伤患者有帮助。
- MRI 上脊髓信号的改变也可能有助于揭示无骨损伤时神经损伤的性质。
- MRI 也可进行脊髓损伤的预后评估。
- 虽然 MRI 具有良好的灵敏性，但其特异性较差，使其在颈椎损伤的筛查中并不理想。

④ 当 MRI 不可用或存在禁忌证，但需要完善神经影像学检查时，则可以采用 CT 脊髓造影。

⑤ 高能量损伤机制的患者也应常规接受胸椎和腰椎的影像学检查，无论是普通 X 线、螺旋 CT，还是重建的胸椎和腹盆腔 CT。

Ⅱ. 按照解剖区域划分的特定损伤类型：分型、治疗、手术适应证、预后、并发症

A. 上颈椎（枕部至 C2）

颈枕（O-C）连接处是一个功能单位，由从颅底延伸至 C2 的骨连接和神经血管结构组成。它包括 O-C 和寰枢关节。O-C 连接处的稳定性主要

是由其不寻常的韧带解剖结构维持，而不是固有的骨稳定性确定的。患者的预后往往更多地取决于相关的颅内结构损伤，而不是脊柱损伤。

1. 枕骨髁骨折

（1）分型：当枕骨髁骨折表现为 O-C 主要稳定结构的撕脱性骨折时，可能不稳定。Anderson 描述了一个分型系统（图 49.3），包括三型：

- Ⅰ型：稳定性、粉碎性轴向负荷损伤。
- Ⅱ型：由剪切力机制引起的潜在不稳定损伤，导致从枕骨髁突延伸至颅底的斜行骨折。
- Ⅲ型：翼状韧带撕脱性骨折，可能是不稳定 O-C 分离的一部分。

（2）手术适应证：手术干预，以 O-C 融合的形式，通常用于合并 O-C 不稳定的Ⅲ型损伤。对于大多数（稳定的）Ⅰ型和Ⅱ型损伤，建议使用颈托固定保守治疗。

（3）结局和并发症：有症状的创伤性关节炎导致颈部疼痛、枕部头痛、O-C 运动受限和斜颈。

（4）密切相关的脑神经（Ⅸ、Ⅹ、Ⅺ、Ⅻ）麻痹已有描述。

（5）如果是部分 O-C 分离，预后更差（见后文）。

2. O-C 分离

（1）分型：Harborview 分型系统基于不稳定程度，可能需要对最小移位损伤（≤ 2 mm）进行牵引试验，以适当地指导治疗和预后。

（2）手术适应证：如果枕骨大孔前缘中点到齿突间的距离或枕骨大孔前缘中点到枢椎体后侧皮质连线的距离＞ 12 mm，很可能发生 O-C 分离，应进行 MRI 检查。

（3）静态成像或激发牵引试验显示寰枕关节移位＞ 2 mm（图 49.4）或存在神经损伤，表明 O-C 稳定。

（4）结局和并发症：大多数 O-C 分离是致命的。

（5）存活者的预后取决于以下内容：

① 相关损伤的类型和严重度，尤其是闭合性颅脑损伤。

② O-C 连接处神经损伤的严重程度。

③ 诊断和固定 O-C 分离的时机很重要，延迟诊断与继发性神经损伤恶化相关，可能导致多达 75% 的患者死亡。

（6）任何上颈椎牵张性损伤都应考虑椎动脉损伤。

3. 寰椎骨折

（1）分型：根据翼状韧带（transverse alar ligament，TAL）的完整性将其分为稳定骨折和不稳

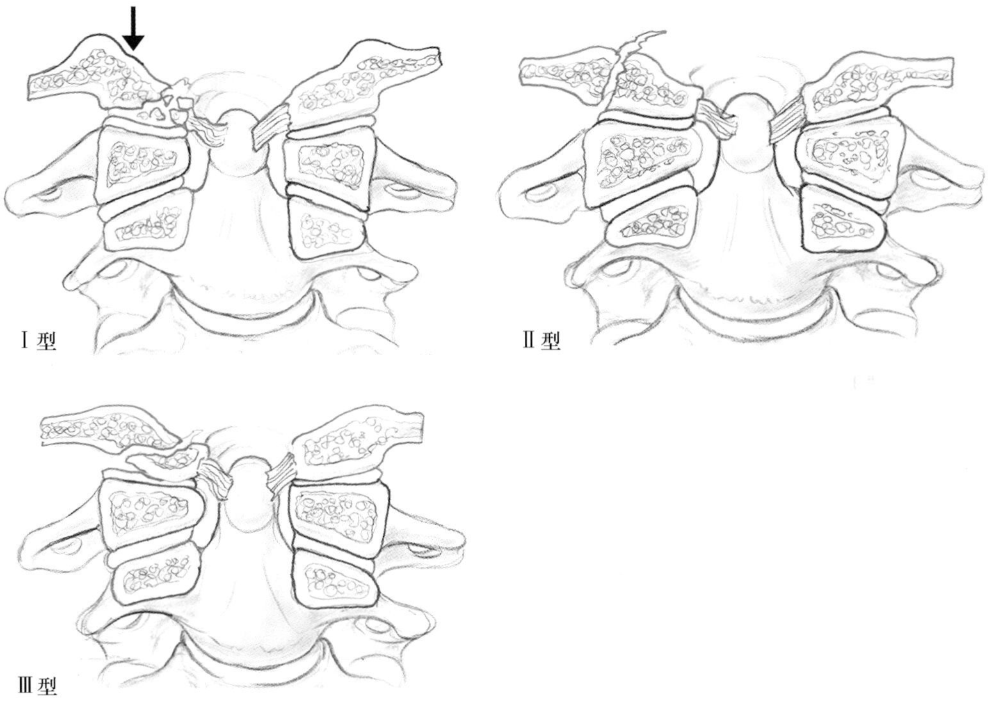

图 49.3 枕骨髁骨折的 Anderson 和 Montesano 分型

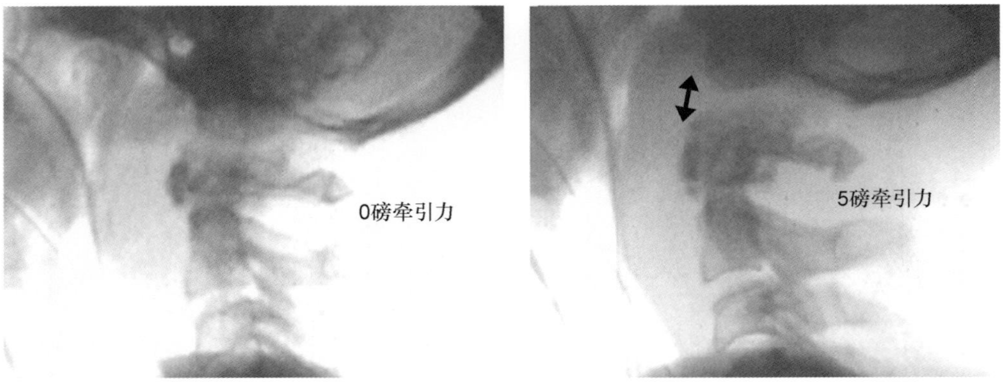

图 49.4 对于不稳定与初始枕颈移位不成比例的患者，则可通过激发牵引试验阳性（表现为寰枕关节牵拉超过 2 mm）来确诊枕颈分离

定骨折。

（2）TAL 功能不全可以通过 CT 扫描上的撕脱骨块或 MRI 上的韧带断裂直接诊断，也可在张口位或冠状位 CT 图像上通过识别 C1 侧块相对于 C2 侧块有 7 mm 的侧方突出来间接诊断（图 49.5）。

（3）C1 骨折也分为轴向负荷型 C1 环形骨折、侧块骨折和后弓骨折。

（4）手术适应证：大多数 C1 骨折采用保守治疗。

（5）如果外固定状态下的直立位 X 线片显示不可接受的侧块移位（≥ 7 mm）或寰齿间距＞ 3 mm，患者通常采用后路 C1～C2 或枕骨 C2 固定。

（6）手术稳定通常包括后路 C1～C2 内固定融合。

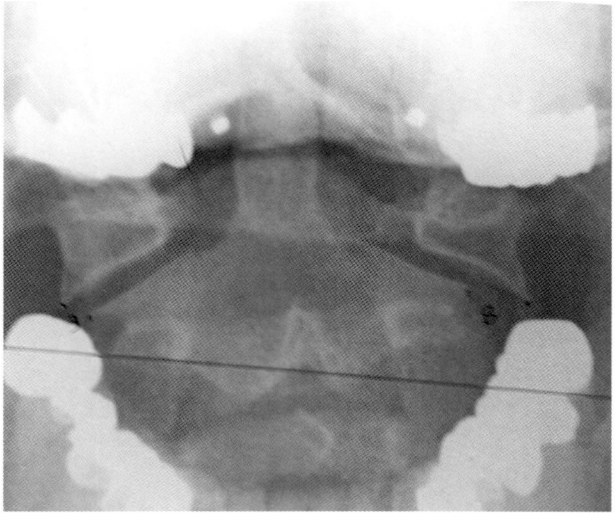

图 49.5 直立张口正位（齿状突位）显示 C1 侧块在 C2 侧块外有 11 mm 的突出，提示寰椎横韧带断裂。虽然也可以在冠状位 CT 图像上测量 C1～C2 移位，但由于脊柱在直立位上的负荷，直立张口位可更好地评估稳定性

（7）结局和并发症

① 严重并发症少见。

② 遗留颈痛的发生率为 80%，可能是由创伤性关节炎导致。

③ 不融合率为 17%。

④ 不稳定寰椎骨折的严重畸形愈合可能导致疼痛性斜颈，需要重新复位和 O-C 融合。

4. 寰枢椎不稳定

（1）分型：三种寰枢椎不稳定形式可以单独发生，也可以共存。

① A 型损伤在横断面上旋转移位。这些畸形本质上通常是非创伤性的。

② 由于 TAL 功能不全，B 型损伤在矢状面不稳定。区分韧带撕裂（Ⅰ型）和撕脱骨折（Ⅱ型）可能会影响治疗（图 49.6）。

③ C 型损伤是一种分离损伤，代表了 O-C 分离的一种变异。

（2）诊断

① B 型：如果 X 线片或 CT 显示寰齿间距大于 3 mm，则考虑为 B 型。

② C 型：如果在影像学检查中观察到分离或 Harris 线大于 12 mm，则考虑为 C 型。

（3）手术适应证

① B 型：横向不稳定——经后路寰枢关节融合术。

② C 型：分离损伤——后路寰枢椎与 O-C 固定融合术。

（4）结局和并发症

① 急性 TAL 功能不全通常是致命的。

② 在存活者中，可能存在严重的神经功能损害或颅脑损伤。

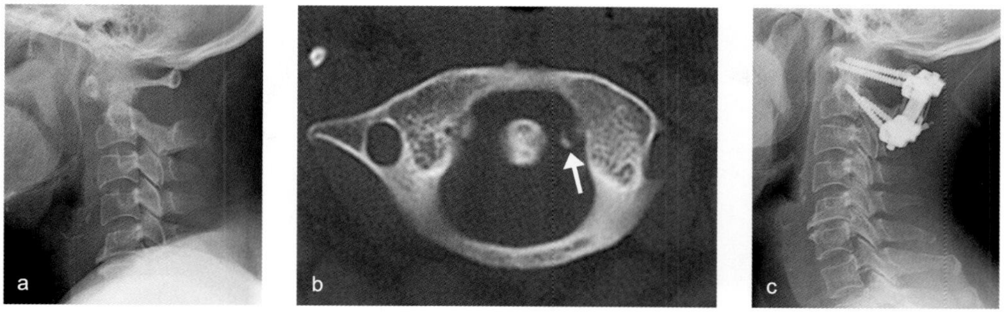

图 49.6 a. 侧位 X 线片显示 C1 相对于 C2 向前移位，寰齿间距增大，并伴有创伤性翼状韧带（TAL）断裂。b. 横断位 CT 显示 TAL 止点部位的撕脱性骨折（箭头），这使得这种损伤可能可以接受保守治疗。c. 由于 C1～C2 移位距离大且不稳定，以及患者为多发性损伤，如术后 6 个月复查侧位 X 线片所示，患者接受了经后路 C1～C2 椎间关节融合术

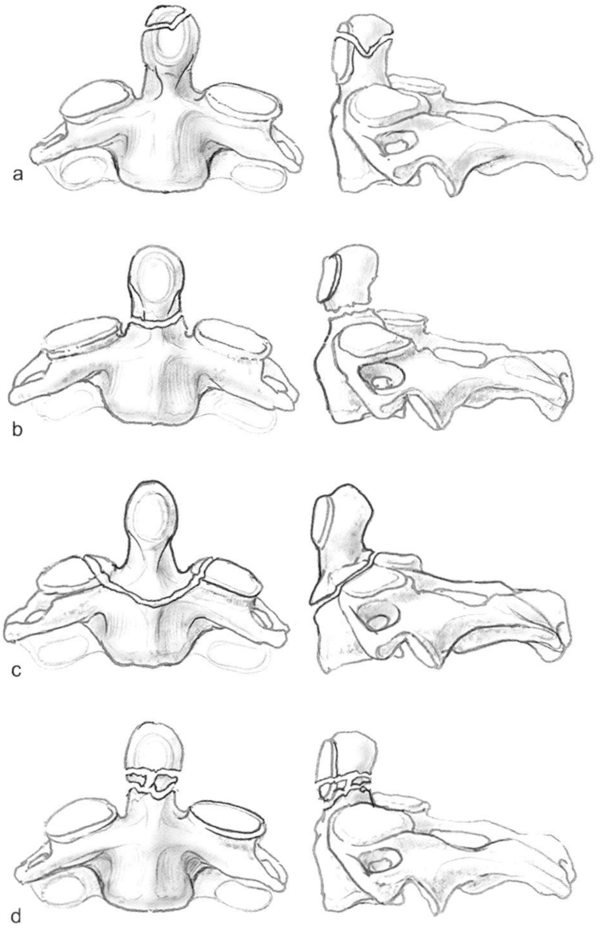

图 49.7 Anderson 和 D'Alonzo 齿状突骨折的分型。a. Ⅰ型 b. Ⅱ型；c. Ⅲ型；d. Ⅱa 型（节段粉碎性）

③ 椎基底动脉系统损伤可导致晕厥和眩晕。

④ 寰枢椎牵引的预后与 O-C 分离相似。

5. 齿状突骨折

（1）分型：Anderson 和 D'Alonzo 的三部分分型（图 49.7）。

① Ⅰ型损伤是翼状韧带的骨性撕脱，可能导致 O-C 分离。

② 由于血管分水岭现象和松质骨表面积较小，齿状突腰部的Ⅱ型损伤有最高的假关节活动倾向。Ⅱa 亚型由高度不稳定的节段性粉碎性骨折造成。

③ Ⅲ型骨折延伸到椎体松质骨，有更宽的、血管化良好的松质骨断裂面。

（2）手术适应证

① Ⅰ型

- Ⅰ型齿状突骨折的治疗与其对 O-C 稳定性的影响有关。因此，手术治疗这些损伤的适应证与治疗 O-C 不稳定性的适应证是相同的。

② Ⅱ型

- 手术适应证仍然存在争议，但最近的证据表明，手术降低了死亡率和并发症发生率。我们主张对有功能需求、分离移位或伴有脊髓损伤的骨折患者的移位骨折进行手术固定（图 49.8）。
- 相对适应证包括多发伤患者、合并闭合性颅脑损伤、初始移位＞4 mm、成角＞10°、出现延迟诊断（＞2 周）、骨不连的多种危险因素、无法外固定、合并颅内或胸腹损伤、其他内科合并症，以及相关的上颈椎骨折。
- 移位的、非粉碎性骨折且具有良好骨质量、骨折成角和适当的体位，是齿状突前路螺钉固定的理想选择。
- 对于广泛粉碎性骨折、骨质量受损或齿状突前路螺钉固定有技术限制的患者，我们倾向于采用经关节螺钉固定或 C1～C2 节段性固定的经后路寰枢关节

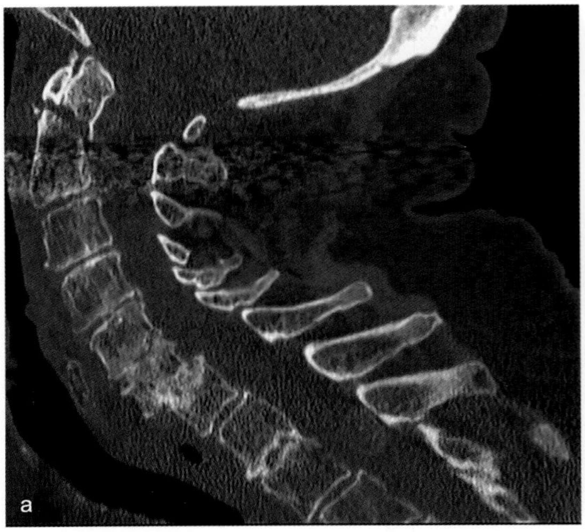

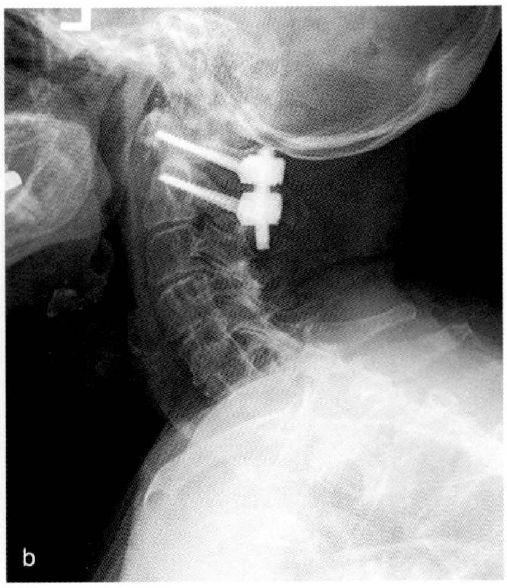

图 49.8 **a**. 矢状位 CT 图像显示移位的Ⅱ型老年齿状突骨折，采用后路复位和 C1～C2 内固定关节融合术治疗。**b**. 术后直立侧位 X 线片显示对位和稳定性恢复

融合术。

③ Ⅲ型

- 通常不需要手术固定，但在严重 / 进行性畸形、脊髓损伤或分离不稳定模式患者中是必要的。
- 在保守治疗的患者中，延迟愈合或假关节的发生率高达一半，也适合后路 C1～C2 或 C1～C3 固定。
- 与 C3 相比，C1～C2 后路脊柱内固定融合（posterior spinal instrumentation and fusion，PSIF）是首选的手术治疗方法，因为前路齿状突螺钉固定对Ⅲ型齿状突骨折失败率较高。

（3）结局和并发症

① 并发症发生率和死亡率较高。

② Ⅱ型齿状突骨折的神经损伤发生率高达 25%，并且严重程度从单纯脑神经损伤到完全性四肢瘫痪。

③ 据报道，老年Ⅱ型齿状突骨折患者的 1 年死亡率高达 40%。

④ 骨折不愈合和损伤漏诊是最常见的并发症。

⑤ 骨折不愈合的风险因素包括早期保守治疗、移位＞ 4 mm、骨折成角＞ 10°、男性、年龄较大和治疗延迟。

⑥ 齿状突螺钉固定的围手术期并发症发生率约为 30%，不愈合率约为 10%。

⑦ 据报告，使用刚性内固定时，C1～C2 融合的骨不连发生率≤ 4%。

⑧ 虽然Ⅲ型齿状突骨折被认为预后更好，但其保守治疗骨折相关的假关节发生率为 9%～13%。

6. 创伤性枢椎滑脱（hangman 骨折）

（1）分型：三种原发性损伤类型和两种“非典型”亚型（图 49.9）。

① Ⅰ型：移位最小，关节内部稳定骨折。

② ⅠA 型：非典型不稳定、斜行移位骨折，骨折线经过一侧延伸至对侧更靠前部进入体部。

③ Ⅱ型：C2～C3 移位大于 3 mm 的关节内移位。

④ ⅡA 型：不稳定屈曲－牵张损伤伴 C2～C3 椎间盘和棘间韧带破坏。脊柱后凸是最常见的畸形，而不是移位（图 49.10）。

⑤ Ⅲ型：不稳定损伤，C2～C3 小关节脱位伴关节间骨折。

（2）手术适应证

① 创伤性枢椎滑脱很少需要手术固定，最常见的是Ⅱ型损伤。

② 大多数Ⅰ型和Ⅱ型损伤采用刚性牵引环或 halo 支架进行 12 周的外固定治疗。

③ ⅠA 型损伤的表现难以预测，保守治疗往往会失败。

④ ⅡA 型损伤通常需要手术固定。

- 禁止牵引，因为会加重脊柱后凸畸形。
- C2～C3 前路椎间盘切除融合术（anterior diskectomy and fusion，ACDF）结合钢板可以在最少的节段间融合（图 49.10）。
- 后路固定更稳定，但除非在 C2 的关节

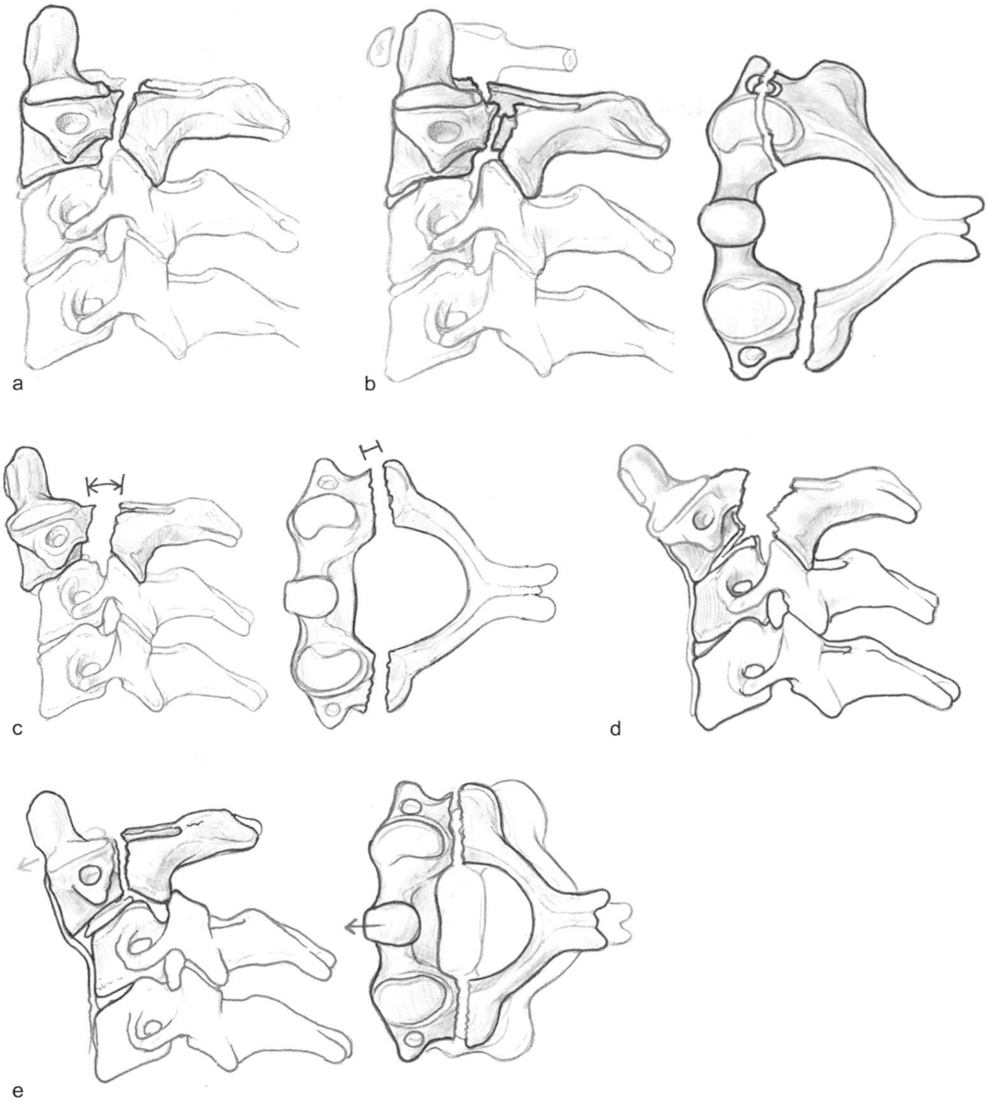

图 49.9　hangman 骨折分型。**a.** Ⅰ型；**b.** ⅠA 型（非典型 hangman 骨折）；**c.** Ⅱ型；**d.** ⅡA 型；**e.** Ⅲ型

内骨折部位实现足够的固定，否则需要延长固定节段至 C1，这样会导致寰枢椎活动丧失。

（3）Ⅲ型损伤一般不能通过牵引复位，需要后路切开复位和固定。固定的方式包括以下方式：

① C1～C3 后路融合。

② 使用拉力螺钉对 C2 骨折进行后路 C2～C3 融合。

③ 如果能自行复位或者通过特定的方法闭合复位，则采取前路 C2～C3 ACDF。

（4）预后和并发症

① 相关的上颈椎（15%）、下枢椎（23%）或颅脑损伤通常比 C2 骨折本身对预后的影响更大。

② 仅在 10% 的患者中明确有神经损伤，但都发生在 60% 的Ⅲ型骨折和 33% 的ⅠA 型骨折中（图 49.11）。

③ 由于常累及横突孔，ⅠA 型损伤也更可能损伤椎动脉。

④ 创伤性枢椎滑脱有 5% 的假关节形成率。

⑤ ⅠA、ⅡA 和Ⅲ型骨折由于骨折方向不典型或伴有韧带损伤，治疗起来更具挑战性。

B. 下颈椎（C2 以下）

1. 下颈椎损伤的分型

（1）下颈椎骨折和脱位尚无公认的分型。

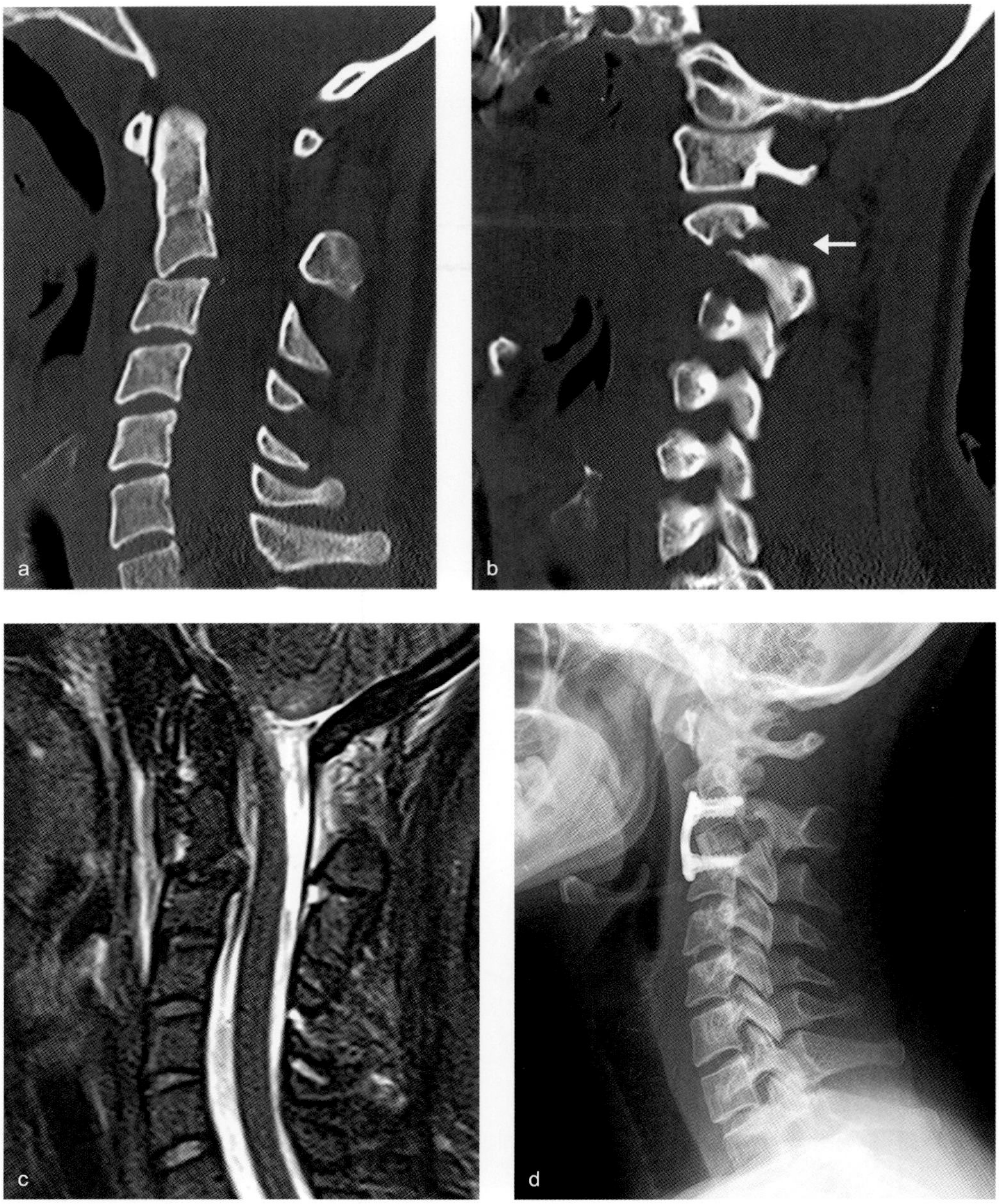

图 49.10　通过正中线（**a**）和峡部（**b**）的矢状位 CT 图像显示椎体后凸与前移程度不成比例，以及峡部水平张力型骨折（箭头），这两种情况都是ⅡA 型 hangman 骨折的特征。这种损伤通常是由屈曲–牵张机制造成，导致 C2～C3 椎间隙从后向前中断，矢状位 T2 加权 MRI（**c**）印证了这一点。**d**. 经前路椎间盘切除术和融合术后 3 个月的侧位 X 线片显示对位良好

（2）最近提出的（2016）AO 下颈椎损伤分型结合了损伤的形态学特征、关节突损伤类型、神经损伤的严重程度和患者的特异性表现（图 49.12）。

（3）AO 分型的简要总结

① 形态学。

② A 型：张力带完整的压缩性损伤（A0～A4）。

③ B 型：无脊柱断裂或移位的张力带损伤（B1 *vs*. B2）。

④ C 型：一个椎体在任何方向相对于另一个椎体的移位，前向、后向、侧向移位或纵向分离（无亚型）。

- 损伤按等级分型，按 C、B、A 排列。
- 然后列出与 B 型或 C 型损伤相关的 A 型（椎体）损伤，因为它们可能影响治疗或预后。

⑤ 关节突损伤（F1～F4）

- 描述关节突损伤的具体特征。

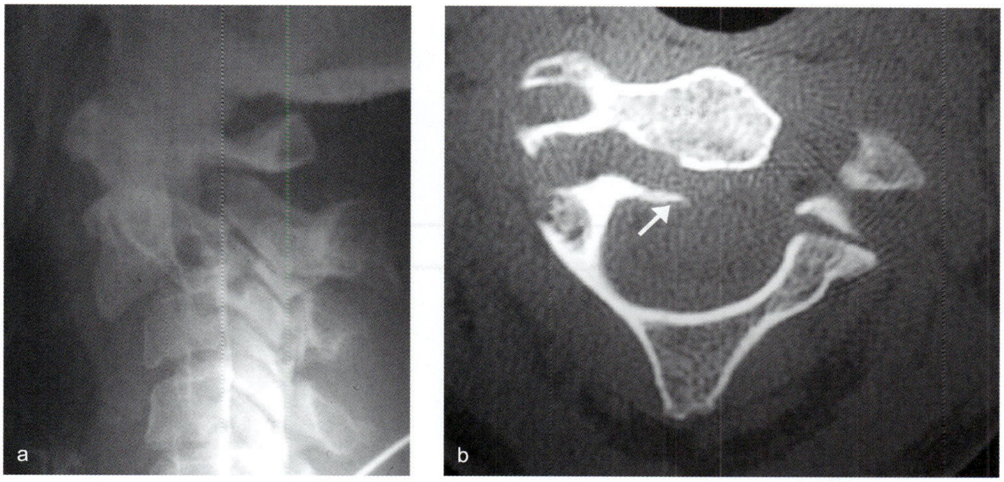

图 49.11 非典型（ⅠA 型）hangman 骨折，如侧位 X 线片（**a**）和横断位 CT 图像（**b**）所示。与Ⅲ型损伤一样，ⅠA 型损伤比其他 hangman 骨折更容易引起脊髓损伤，因为骨折形态可能会形成一个尖峰，随着骨折移位（箭头）冲击脊髓

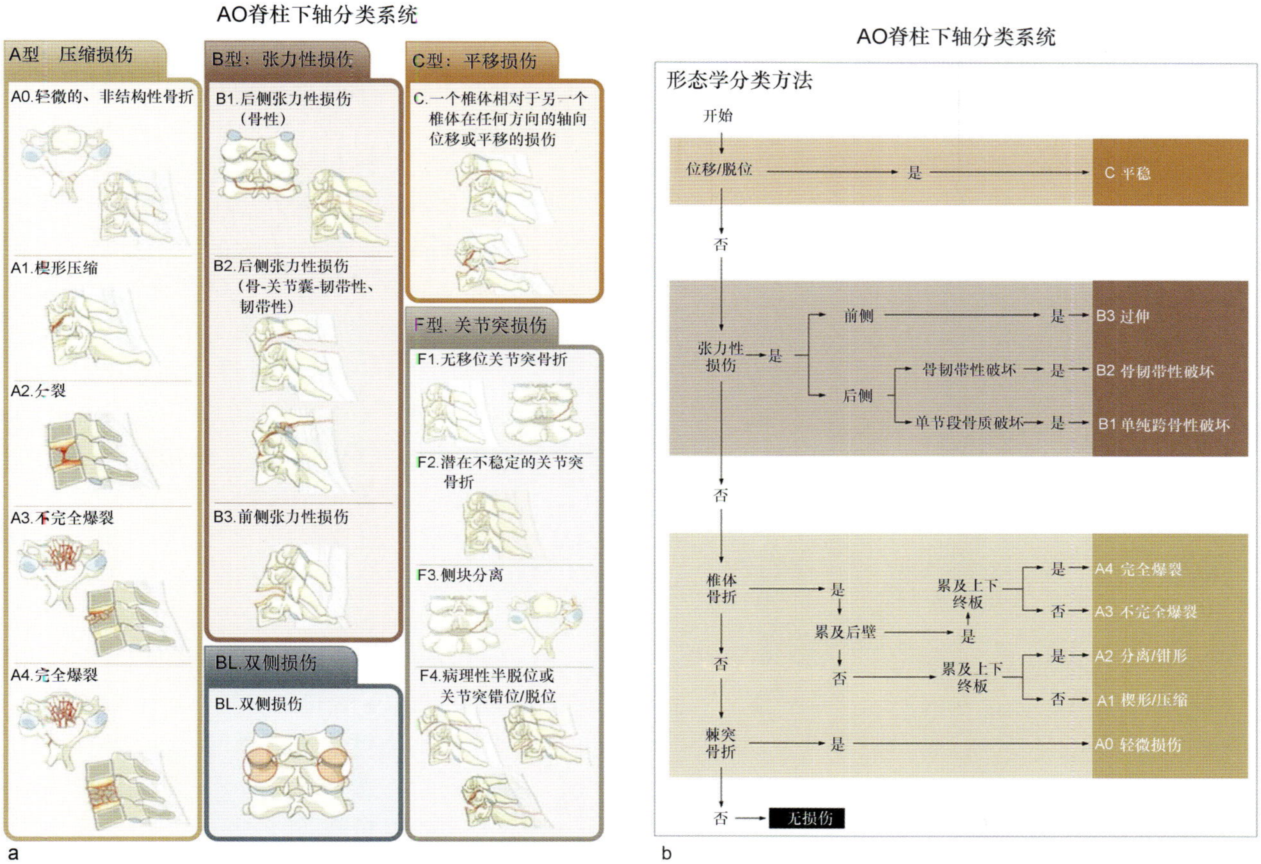

图 49.12 **a.** 下颈椎骨折的 AO 形态学分型。**b.** 确定 AO 下颈椎损伤类型的流程（版权声明——AOSpine International© AOSpine International，Switzerland AOSpine 知识论坛工作声明"AOSpine 是 AO 基金会的一个临床部门，是一个独立的医学指导非营利组织。AOSpine 知识论坛是以病理学为中心的工作组，代表 AOSpine 在其科学专业领域开展工作。每个论坛由一个指导委员会组成，该委员会由多达 10 名国际脊柱专家组成，他们定期开会讨论研究，评估当前实践的最佳证据，并制定临床试验，以促进全球脊柱护理。研究支持直接由 AOSpine 的研究部门及 AO 的临床研究和文件部门提供。此图可在 www.aospine.org/classification 中找到）

- F1 型：无移位的关节突骨折。
- F2 型：可能出现不稳定的关节突骨折。
- F3 型：侧块分离。
- F4 型：病理性半脱位或关节突关节脱位。

⑥ 神经系统检查（Nx 和 N0～N4）

- 描述神经损伤的严重程度。
- AIS 和 ASIA 运动评分的补充。

⑦ 病例特殊表现——可能影响治疗或预后的患者或损伤特征：

- M1：后方关节囊韧带复合体无完全断裂损伤的证据。
- M2：严重的椎间盘突出。
- M3 型：强直性脊柱疾病。
- M4 型：椎动脉损伤。

（4）以 1982 年 Allen 等提出的机制分型系统为基础的机制分型系统在理解不稳定模式方面很有价值。将损伤机制视为沿着脊柱可能受到的四个“基本”力学矢量，即牵张、伸展、压缩和屈曲的连续体发生是有意义的（图 49.13）。

2. 损伤分型

（1）AO 分型中的 A 型损伤：垂直压缩性损伤——爆裂骨折。

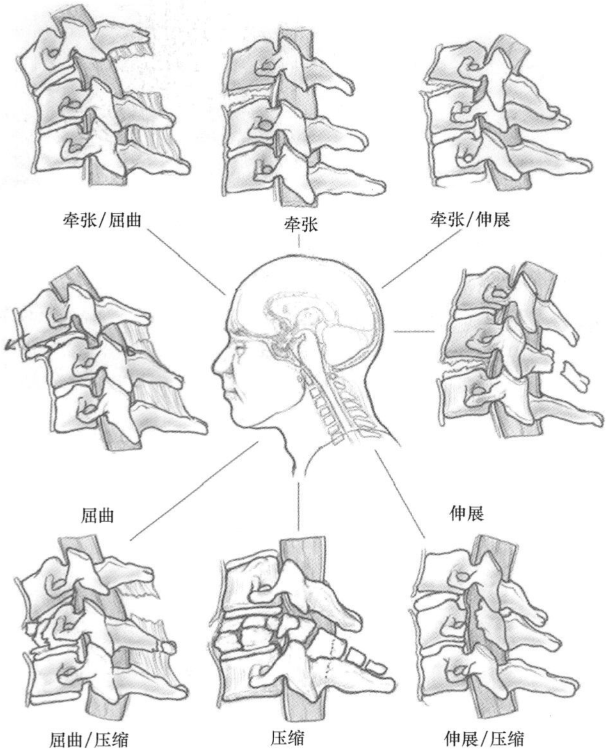

图 49.13 颈椎骨折 Allen-Ferguson 分型是根据受伤时作用于颈部的力而划分，是基于四个主要受力方向（牵张、伸展、压缩、屈曲）的不同作用（通常是联合影响）而导致的一系列骨折模式。此外，还包括一种侧向压缩损伤模式，但未予说明

① 一般注意事项

- 垂直压缩性损伤是由颈椎处于非屈曲位时，头顶部受到轴向负荷所致。如果累及后部皮质，这种骨折模式通常被称为颈椎爆裂性骨折，其特征是椎体前后高度相对对称的损失。
- 这类损伤并不常见，C7 最常受累。
- 与屈曲-压缩（屈曲泪滴）损伤的区别在于相对没有后凸和平移移位。
- 后韧带复合体损伤并不常见。

② 治疗

- 治疗主要取决于是否存在脊髓损伤、椎管受压程度、脊柱的序列和后方软组织的完整性（图 49.14）。
- 如果椎体的整体结构维持良好，后移程度最小且无神经损伤，治疗包括使用刚性颈椎矫形器、SOMI 型支架或 halo 背心固定 12 周。
- 椎体高度损失越严重，离心移位的骨折距离越宽，导致更大的骨块后移进入椎管，脊柱后凸序列失调和神经功能障碍越容易发生。需要通过椎体次全切、椎体间重建和接骨板进行前路减压和稳定。如果怀疑单独前路重建的稳定性，特别是存在后方韧带损伤（B 型损伤）时，增加 PSIF 是合适的。

（2）AO 分型中的 B 型损伤：无侧方移位的伸展或屈曲“弯曲”型损伤。

① 主要由屈曲或伸展暴力引起，施加压缩或牵张力可能会产生特征性形态学特征（图 49.15、图 49.16）。

② 这些损伤的更严重阶段可能涉及矢状面移位，通常影响治疗和预后，因此将其归类为 C 型损伤（图 49.17）。

③ 根据关节突损伤的严重程度分别对其进行量化（图 49.12）。

（3）AO 分型中的 C 型损伤：单侧关节突脱位和伴平行移位的骨折脱位。

① 其特征是横断面上的旋转畸形。

② 单侧关节突损伤的旋转畸形在矢状面影像上表现为受累椎体向前滑脱≤ 25%（图 49.18）。

③ 损伤机制是屈曲损伤，导致牵引后方结构，

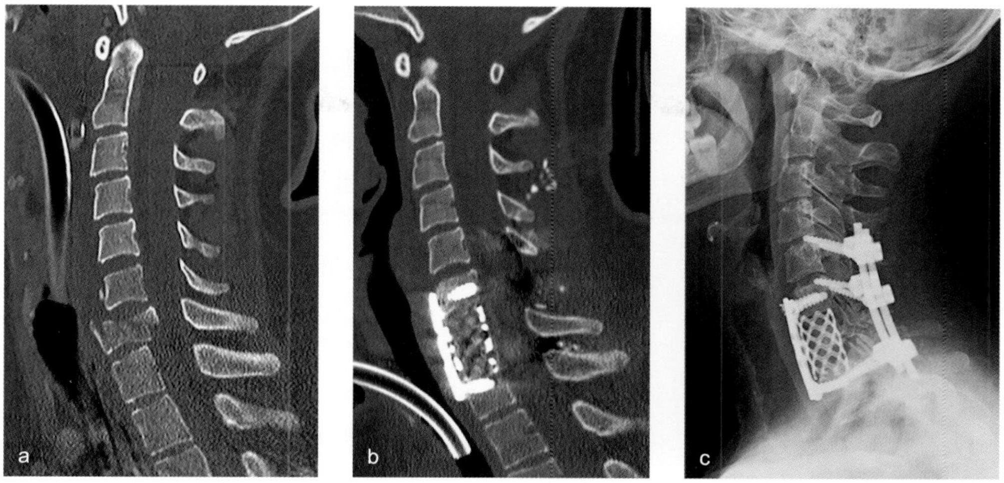

图 49.14 **a**. 矢状位 CT 图像显示 C7 爆裂性骨折。这些典型损伤通常发生在下颈椎。由于骨折的粉碎程度和神经功能损害的存在，患者接受了前后路重建，包括 C7 椎体切除术、C6～C7 椎板切除术和 C5～T1 后方融合术。图 b 为术后矢状位 CT 图像，图 c 为术后 6 个月的侧位 X 线片

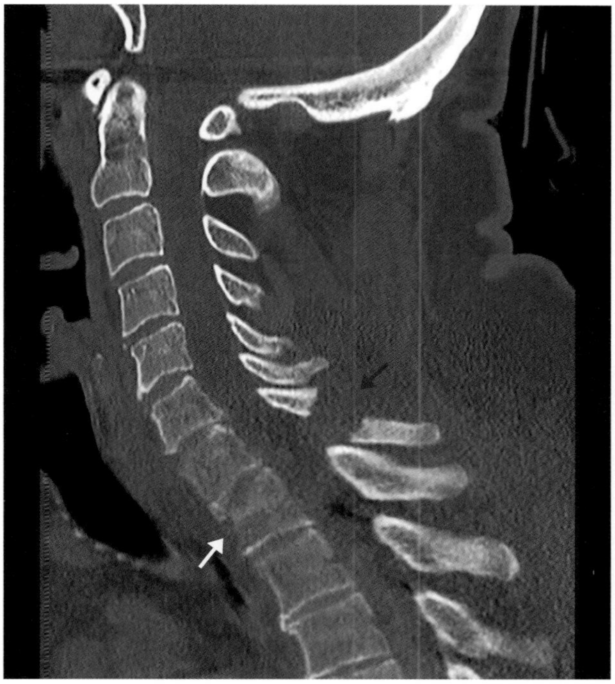

图 49.15 矢状位 CT 图像显示 C7～T1 屈曲–牵张损伤，包括 C7 棘突张力性骨折（黑色箭头）和 T1 上极终板压缩性骨折（白色箭头）

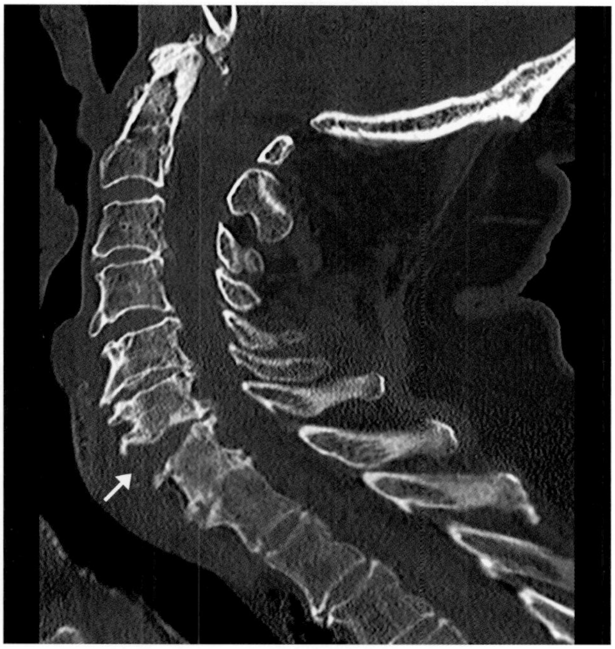

图 49.16 弥漫性特发性脊柱骨质增生症患者的 C6～C7 过伸骨折。有成角无移位的损伤被称为 B 型损伤

并伴有旋转作用力。

（4）AO 分型中的 C 型损伤：双侧关节突脱位和伴平行移位的骨折脱位。

① 通常会导致至少 50% 的椎体前移。关节突骨折多发并伴有单侧和双侧关节突脱位。

② 上关节突相对于下关节突的位置倒置提供了横断位和矢状位 CT 图像上关节突脱位的典型表现。

③ MRI 显示软组织损伤和脊髓受压程度，并可能显示棘间韧带和关节突关节囊破裂，至少有超过 60% 的病例存在部分椎间盘破裂。

④ 纤维环破裂可能会导致椎间盘被挤压到椎管内，这可能会有重要的治疗指导意义，稍后将详细讨论。

⑤ 根据脊髓损伤的表现，MRI 在预测脊髓损伤后功能恢复的可能性方面也起着预示作用。

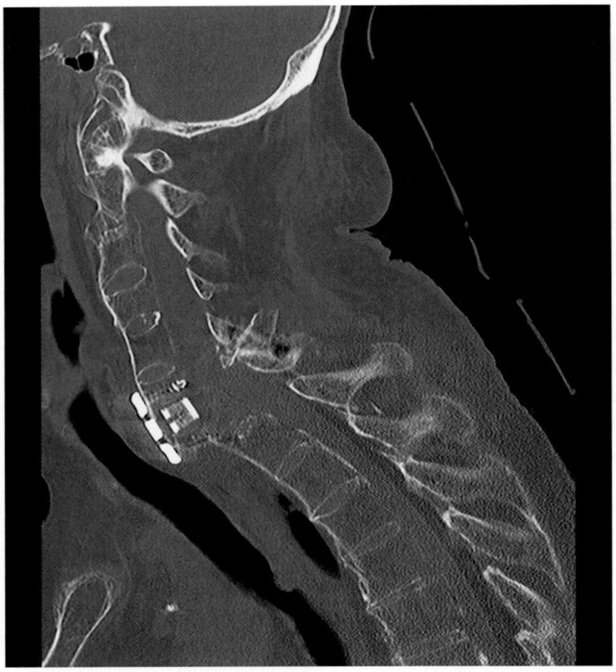

图 49.17 强直性脊柱炎患者 C6～C7 延伸骨折伴平行对位不良（AO C 型）的矢状位 CT 图像，骨折发生在之前融合的 C6～C7 下方

3. 复位前 MRI 的作用

（1）小关节脱位闭合复位前是否需要进行 MRI 扫描以确定椎间盘突出仍然存在相当大的争议。

（2）如果复位导致椎间盘移位到椎管内，则推测在存在向后挤压的椎间盘的情况下，脊柱复位可使脊髓受压，导致脊髓损伤。

（3）然而，不管有无椎间盘突出，如果患者可以进行神经学检查，在临床监测神经系统状态的情况下进行闭合复位已被证明是安全的，一旦有神经系统异常的征象，就要终止复位。

（4）相反，如果患者昏迷、麻醉或在复位过程中无法进行可靠的神经系统检查，则可能需要在尝试复位之前进行 MRI 扫描。如果 MRI 显示有椎间盘突出，则可在脊柱复位和固定之前进行经前路椎间盘切除术。

（5）现有证据不能有力支持关节突关节脱位的任何治疗标准。

（6）必须权衡脊柱复位期间神经功能恶化的风险与脊柱复位延迟对神经功能结局的不利影响。

4. 治疗

（1）闭合复位技术

① 根据上述指南，出现单侧或双侧关节突脱位的患者，尤其是伴有神经损伤时，应尽

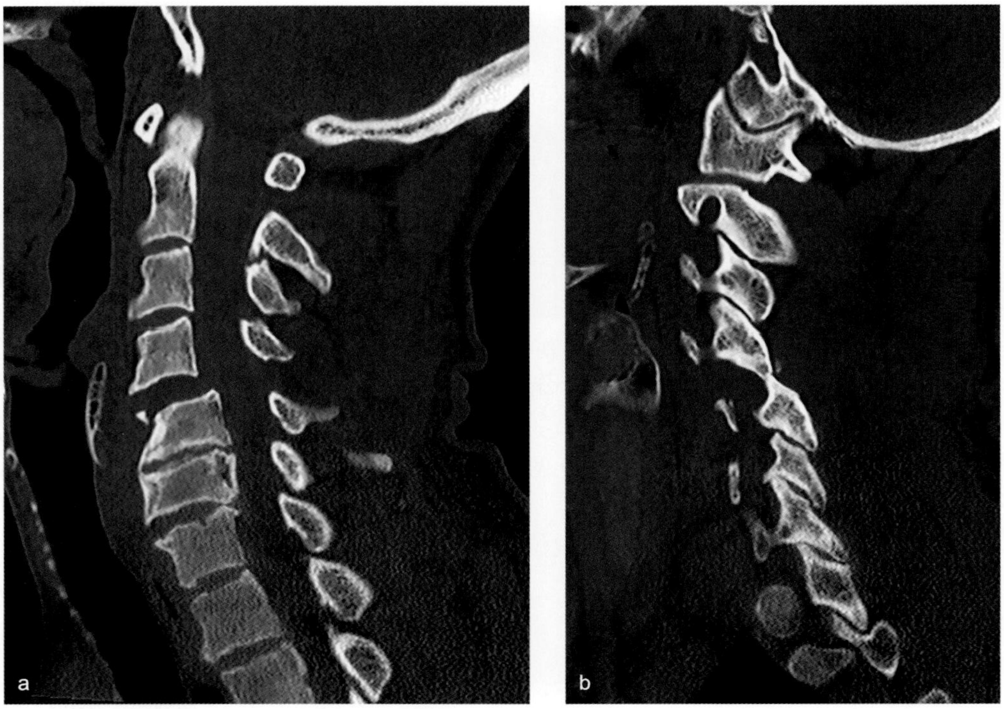

图 49.18 沿中线（**a**）和左侧关节突关节（**b**）的矢状位 CT 图像显示 C4～C5 左侧单侧关节突关节脱位伴关节面悬空。损伤水平上位椎体移位小于 25% 表明存在单侧关节突关节脱位

早尝试闭合复位。

② 理想的复位是在轻度镇静的情况下，在透视室进行。

③ 牵引滑轮的位置允许在复位的初始阶段屈曲颈部，以促进脱位的关节突关节分离。

④ 在最初施加5～10磅（约2.3～4.5 kg）的牵引力后，应仔细检查O-C连接处是否存在未检测到的不稳定性韧带损伤。

⑤ 随着后续重量的增加，应评估损伤水平和所有其他椎间水平是否存在无法接受的牵引。

⑥ 每次增加重量后都必须彻底进行感觉运动评估，并应询问患者是否存在新的或恶化的神经系统症状。任何此类表现都应中止复位，而不是切开复位（见下文）。

⑦ 重量以5～10磅的增量增加，直到脱位的关节突复位。通过降低牵引滑轮的高度或在患者肩胛间下方放置枕垫来增加牵引的伸展力，可能有助于最终的复位。

⑧ 一旦实现复位，牵引重量在透视评估下逐渐减少到15～25磅（约6.8～11.3 kg），具体取决于受累的水平。如果半脱位复发，可能需要更大的重量。

⑨ 无论是否在复位前进行，均应尽早对颈椎进行MRI检查，以评估脊髓是否存在压迫性病变。

⑩ 如果发生客观的神经功能损害，则应尽可能减轻神经刺激。尽管存在争议，但可以根据指南方案使用甲泼尼龙。应进行影像学检查以评估潜在的病因。

（2）最终手术治疗

① 颈椎关节突关节脱位和骨折脱位需要手术固定。

② 在复位后MRI显示没有前部压迫性病变的情况下，经后路固定是合适的，并且在生物力学上可能优于经前路固定。

③ 即使没有椎间盘突出，ACDF也是可以接受的，有时甚至更可取，特别是对于俯卧位可能影响护理的患者，接受ACDF或许可以减少融合节段。

④ 尽管在生物力学上不如PSIF，但使用ACDF治疗（骨折）脱位在很大程度上是等效的，融合率超过90%。

⑤ 在复位后MRI存在明显椎间盘突出的情况下，尤其是伴有相关神经功能损害时，ACDF是最合适的治疗方法。

⑥ 尽管并不总是必要的，但在ACDF后增加PSIF可能适用于高度不稳定的损伤或因骨质疏松症或其他合并症而容易发生固定失败的患者。

⑦ 采用闭合复位技术无法成功复位关节突关节脱位，可能会使前入路与后入路的选择复杂化。

⑧ 传统上，在没有椎间盘突出的情况下，未复位的屈曲-牵张损伤可以通过后入路手术重新复位和稳定。

⑨ MRI显示未复位的椎间盘突出损伤的常规治疗方法是前路椎间盘切除术，然后是俯卧位及后路复位和稳定，随后可能是前路椎间融合术。

⑩ 如果未复位的脱位需要前路手术，作者更愿意在可能的情况下完全从前路完成复位和固定。一旦进行了椎间盘切除术，可以通过各种方式安全地进行复位，例如Gardner-Wells钳牵引，或使用Cobb牵拉器、椎板扩张器或Caspar针直接在椎体上操作。

⑪ 需要复位的外科手术操作在脊髓监测下进行。

C. 屈曲-压缩（屈曲泪滴样）损伤

1. 一般注意事项

（1）伴随屈曲力矢量的轴向负荷损伤，通常由跳水损伤、橄榄球顶撞伤和机动车碰撞造成。

（2）具有不同严重程度的一致损伤模式

① 在较严重的阶段，主要骨折线将椎体的前下角（即所谓的泪滴）与剩余的后移椎体分开，椎体仍与下位椎间盘和椎体对齐。

② 椎体向后滑脱和椎管损伤的严重程度与脊髓损伤的风险相关，其损伤符合AO分型的C型。损伤后椎体向后滑脱超过3 mm时，发生脊髓损伤的可能性超过90%，向后滑脱1/2以上，则100%会发生脊髓损伤。

③ 在2/3的病例中，轴向挤压会导致椎体发生矢状裂以及双侧椎板骨折。椎体矢状裂合并椎弓骨折通常与严重的脊髓损伤有关。

（3）屈曲损伤威胁后方韧带结构的完整性。

2. 分型

（1）屈曲-压缩损伤的严重程度取决于椎体粉

碎、脊柱后凸和椎体向后滑脱的程度。

（2）应仔细检查 X 线片和 CT 扫描以寻找棘间韧带或关节突关节增宽的证据，并应进行 MRI 检查以评估棘间韧带、关节突关节囊和黄韧带的状态。

（3）没有明显成角移位或平行移位或后韧带复合体（posterior ligamentous complex，PLC）损伤的轻度损伤最好归类为 AO 分型中的 A 型损伤。

（4）中度损伤伴 PLC 断裂和脊柱后凸，无椎体向后滑脱，应归类为 AO 分型中的 B 型损伤（图 49.19）。

（5）最高级别的损伤，即 PLC 损伤和脊柱后凸伴椎体向后滑脱，应归类为 AO 分型中的 C 型损伤（图 49.20）。

3. 治疗

（1）存在脊髓损伤或损伤符合 AO 分型中的 B 型或 C 型的患者需要手术治疗。

（2）轻度（A 型）损伤：在没有神经功能障碍的情况下，采用 12 周刚性外固定的保守治疗。

① 保守治疗后进行性脊柱后凸和不稳定的可能性很高，需要周密的影像学随访。

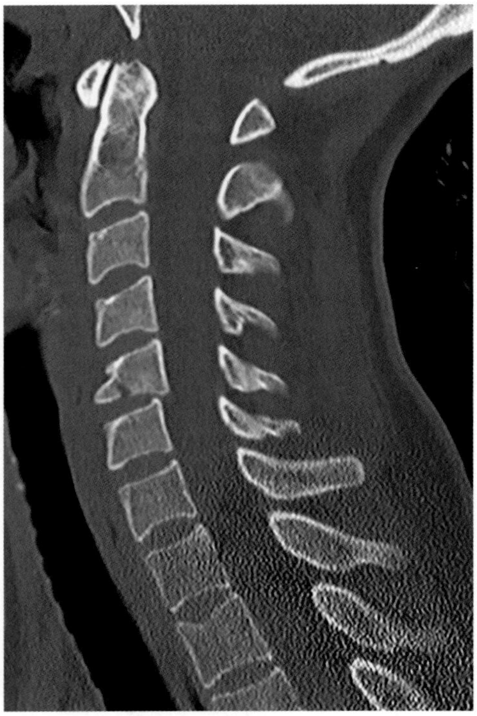

图 49.19 神经系统功能正常患者 C5 屈曲泪滴样骨折的矢状位 CT 图像。由于椎体向后滑脱和脊柱后凸轻微，且无严重的后部结构损伤证据，仅进行前部结构重建

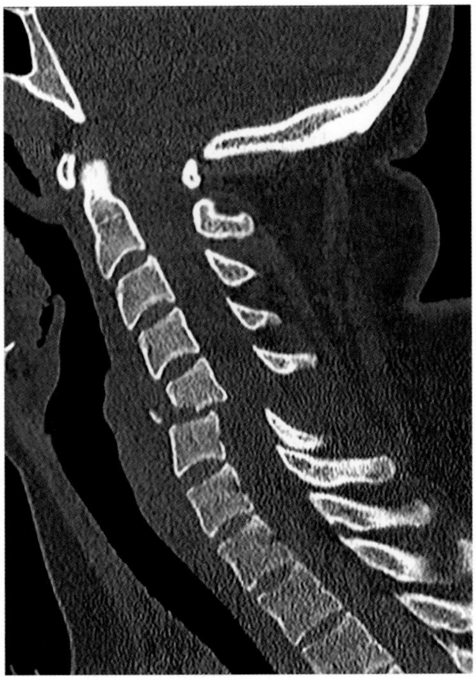

图 49.20 四肢瘫痪患者 C5 屈曲泪滴样骨折伴椎体严重向后滑脱、后韧带复合体断裂及脊柱后凸的矢状位 CT 图像

② 应在 12 周后停止外固定时拍摄过屈过伸位 X 线片。

③ 存在脊髓损伤时需要经前路椎体切除术和内固定术。

（3）中度至重度（B 型和 C 型）损伤：存在脊髓损伤或 PLC 损伤时需要手术干预：

① 前路固定的椎体切除术是屈曲泪滴样损伤的首选手术治疗，并且在保持矢状面对齐和最大限度地减少治疗失败方面优于刚性固定。

② 在更严重的损伤中，在存在代谢性骨病的情况下，如果广泛的后部损伤导致稳定性令人担忧，或者如果为了脊髓减压需要后入路，则可能需要补充后路固定。

4. 结局：据报道，不完全性脊髓损伤患者采用经前路治疗屈曲-压缩损伤的融合率和神经功能恢复率高，与入路相关的并发症很少。

D. 伸展型损伤

1. 一般注意事项

（1）伸展型损伤通常是由面部或前额受到打击导致。

（2）伸展与牵引力或压缩力矢量结合的程度会影响损伤形态和后续治疗。

（3）在牵张伸直型损伤中，脊柱损伤的顺序是从前柱通过中柱到后柱。同时压迫后椎体可导致神经弓、侧块或椎弓根骨折。

（4）牵张伸直型损伤通常是年轻的非颈椎病患者因高能量损伤机制导致，或者是颈椎病或强直性脊柱炎的老年患者因轻微损伤导致。这两类患者的治疗方法具有较大差异。

（5）损伤大致分为两种，一种是颈椎骨骼韧带明显受损，另一种是脊髓损伤，但没有明显的肌肉骨骼损伤或脊柱不稳定的影像学证据。

（6）根据过度伸直畸形和矢状面平移的严重程度对具有脊柱病变影像学表现的损伤进行分型和治疗，这也与脊髓损伤的可能性相关。

（7）在没有脱位（通常是向后滑脱）的情况下，牵张伸直型损伤被归类为 AO 分型中的 B3 型，如果与椎体脱位 / 向后滑脱相关，则被归类为 AO 分型中的 C 型损伤。由于向后移位的椎体的后下终板和下位椎体的前上椎板之间的压迫，椎体向后滑脱患者发生脊髓损伤的概率更高。

（8）不伴有骨骼韧带损伤影像学表现的颈椎脊髓损伤是典型的中央脊髓综合征和无影像学异常的脊髓损伤。

2. 牵张伸直型损伤举例

（1）伸直泪滴样骨折

① 前下终板旋转不良撕脱骨折，最常见于 C2 型。

② 应与较严重的屈曲泪滴样骨折相鉴别。

③ 在大多数患者中外固定 6～12 周是有效的。

（2）前纵韧带（anterior longitudinal ligament，ALL）和椎间盘断裂

① 单纯的椎间盘韧带损伤，累及 ALL、椎间盘，可能还有后韧带。

② 不明显的骨折可能会给诊断带来困难，特别是在仰卧位成像时自行复位的损伤。

③ 向后滑脱提示后纵韧带受损，更不稳定。

④ 经前路颈椎间盘切除术和内固定融合术是一种有效的治疗方法，对保守治疗后动态不稳定患者同样有效。

（3）特殊情况——强直性脊柱的牵张伸直型损伤

① 继发于弥漫性特发性骨质增生症或血清阴性炎症性脊柱关节病（如强直性脊柱炎）的强直性脊柱病患者对牵张伸直暴力的耐受性差，通常会出现 AO 分型中的 B3 型［无移位的过伸（图 49.16）］或 AO 分型中的 C 型（合并移位，图 49.17）损伤。

② 这些骨折通常发生在下颈椎，尽管移位很小且难以识别，但可能极不稳定。其导致的诊断延迟可能导致潜在的神经系统灾难性后果。

③ 颈椎强直症患者在初次影像学评估时出现颈部疼痛且无明显急性损伤，应进行全面的影像学检查，包括 CT 和尽可能的 MRI 检查。

④ 如果在该群体患者中发现脊柱骨折，则应通过多平面 CT 和尽可能的全脊柱 MRI 寻找非连续性损伤。

3. 强直性脊柱病患者过伸损伤的治疗

（1）强直性脊柱病患者如果遭受牵张伸直型暴力损伤，如有必要，应进行紧急椎管减压，通常可以通过闭合性脊柱复位技术来实现。

（2）应避免标准的纵向钳形牵引，因为这可能会进一步扩大和潜在转移这三柱的损伤。

（3）通常是将脊柱后凸位置垫在一叠毛巾上，将脊柱重新复位到原来的位置，halo 背心临时固定可能是有用的。

（4）由于发生硬膜外血肿的风险较高，强直性脊柱炎或弥漫性特发性骨质增生症和神经缺陷的患者应尽早进行颈椎 MRI 检查。

（5）据报道，强直性脊柱炎患者发生颈椎骨折后死亡率超过 30%，神经系统发病率超过 50%，肺部并发症发生的可能性很高，所有这些合并症在老年患者中都增加。

（6）由于保守治疗患者的并发症发生率高，建议积极采用手术治疗。

（7）采取后路多节段钢板或钉-棒系统内固定是实现椎管减压和稳定的最佳方法。

（8）通常不推荐单独前路固定，因为通常在骨质疏松的椎体中很难获得足够的螺钉固定。

4. 无影像学异常的牵张伸直型损伤——中央脊髓综合征

（1）颈部剧烈过伸可因后部黄韧带和前部椎间盘之间的脊髓受到压迫而导致脊髓损伤。

（2）脊髓损伤可以是完整的，也可能是不完整的。

（3）虽然在这些情况下，中央脊髓综合征是最常见的脊髓损伤，但也可能导致其他类型的不完全性脊髓损伤。

（4）中央脊髓综合征的诊断标准是上肢功能明显比下肢功能差。

（5）尽管患者经常有明显的手功能残留障碍和痉挛，但中央脊髓综合征恢复后的预后良好。

（6）治疗取决于脊髓损伤和椎管受压的程度。

（7）初始保守治疗适用于神经功能损害轻微及改善的患者，尽管最终的手术干预通常需要解决引起潜在性狭窄的原因。

（8）对于有严重的、进行性的或无改善的神经功能损害的持续压迫患者，早期手术干预是合适的。

（9）手术入路取决于压迫的位置（例如，前方与后方）、涉及的节段数、颈椎对位、相关的不稳定形式以及既往存在的疾病（例如代谢性骨病、合并症）。

E. 其他下颈椎损伤：牵张损伤

1. 下颈椎的牵张损伤是极不稳定的高能量损伤，会导致前中后三柱的张力失效（图 49.21）。
2. 合并或不合并撕脱骨折的椎间盘损伤最为常见。
3. 其严重程度和相应的平移将其归类为 AO 分型中的 C 型损伤。
4. 初步治疗除复苏措施外，应着重于脊髓和椎动脉损伤的评估和治疗。
5. 手术固定总是必要的，后路复位固定是首选方法。
6. 可以考虑二期颈椎前路椎间盘摘除和椎间融合术，但不是常规需要的。

F. 其他下颈椎损伤：侧向压缩损伤

1. 侧向压缩损伤很少见，主要由机动车碰撞和相关运动损伤机制引起。
2. 典型损伤表现为单侧椎弓骨折伴同侧椎体受压，可能伴有对侧后关节突增宽。
3. 尽管颈椎侧屈的致病机制可导致对侧神经根和臂丛常发生牵拉损伤，但脊髓损伤不常见。
4. 较严重的冠状面畸形和伴有关节突半脱位的严重损伤可能需要手术治疗。

总结

1. 颈椎骨折仍然是一个重大的公共卫生问题。
2. 通过适当的诊断和治疗方案，可以优化预后。
3 颈椎损伤分型的最新进展旨在提高其与治疗、预后和沟通 / 研究的相关性。
4. 更好地了解所有的特殊颈椎损伤，可以提高对最佳治疗方法的认识，并有助于预防并发症。
5. 在美国和加拿大，每年大约有 15 000 名患者患

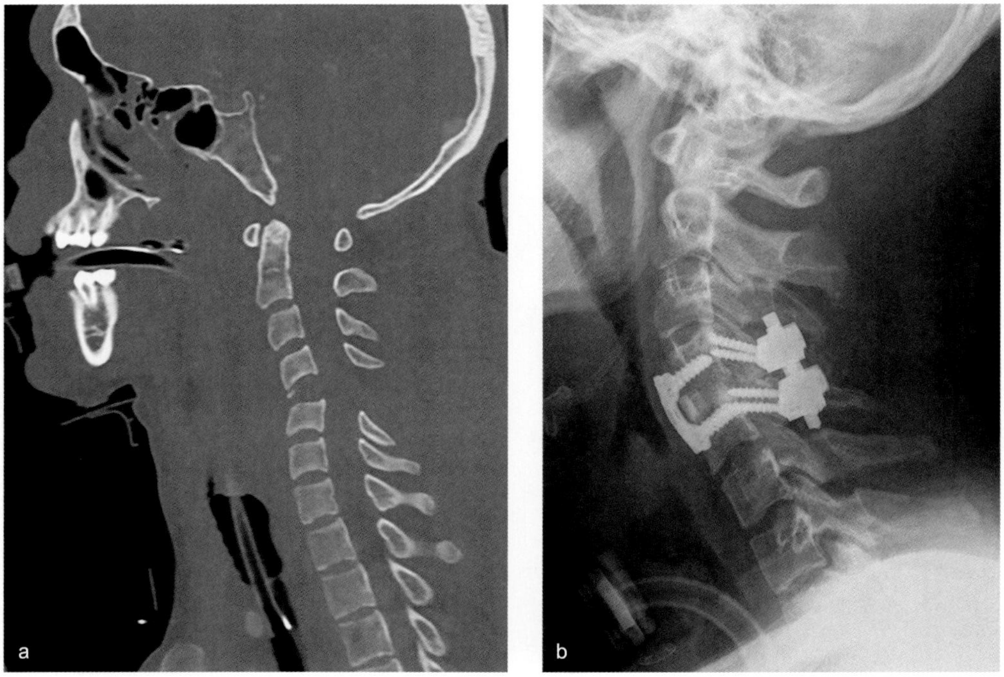

图 49.21 **a**. C4～C5 牵张损伤伴四肢瘫痪的矢状位 CT 血管造影图像。**b**. 术后 1 年的 X 线片显示融合愈合，颈椎对位可接受

脊髓损伤。

6. 生存和恢复的预后正在改善，严重脊髓损伤的死亡率正在下降。然而，除了极少数情况外，完全的颈髓损伤功能恢复的机会很小。
7. 通过改进与工业、车辆和体育相关的安全措施和教育对于预防脊髓损伤起着关键作用。
8. 然而，还需要进一步努力，并应把重点放在老年人预防跌倒、在高风险活动中使用防护设备、在足球等接触性运动中执行规则以及改善道路安全。
9. 治疗脊髓损伤的技术正在不断进步。一些临床试验涉及使用干细胞疗法和旨在减轻或逆转脊髓继发性损伤程度的药物。

推荐阅读

Allen BL Jr, Ferguson RL, Lehmann TR, O'Brien RP. A mechanistic classification of closed, indirect fractures and dislocations of the lower cervical spine. Spine 1982;7(1):1–27

Bohlman HH. Acute fractures and dislocations of the cervical spine. An analysis of three hundred hospitalized patients and review of the literature. J Bone Joint Surg Am 1979;61(8):1119–1142

Clark CR, White AA III. Fractures of the dens. A multicenter study. J Bone Joint Surg Am 1985;67(9):1340–1348

Fehlings MG, Vaccaro A, Wilson JR, et al. Early versus delayed decompression for traumatic cervical spinal cord injury: results of the Surgical Timing in Acute Spinal Cord Injury Study (STASCIS). PLoS One 2012;7(2):e32037

Fehlings MG, Arun R, Vaccaro AR, Arnold PM, Chapman JR, Kopjar B. Predictors of treatment outcomes in geriatric patients with odontoid fractures: AOSpine North America multi-centre prospective GOF study. Spine 2013;38(11):881–886

Vaccaro AR, Koerner JD, Radcliff KE, et al. AOSpine subaxial cervical spine injury classification system. Eur Spine J 2016;25(7):2173–2184

50 胸腰椎损伤

Joseph P. Gjolaj，Alexander Ghasem
王学文 译 尹一然 吴晓明 校

引言

胸椎和腰椎的损伤机制是相关的。目前胸腰椎损伤的治疗方法在一定程度上是基于对多种解剖结构的损伤评估，包括后纵韧带复合体、骨折模式和神经损伤。胸腰椎损伤治疗的目标包括维持或恢复脊柱对位和稳定性、保留神经功能状态、患者早期活动，并在多发伤情况下协同治疗其他损伤。虽然在选择手术与非手术干预方面并不总是达成共识，但我们在本章中将会回顾胸腰椎损伤治疗的基本概念。

关键词：胸腰椎，爆裂骨折，屈曲牵张性骨折（Chance 骨折），后韧带复合体，脊柱不稳定，椎体切除术，后路内固定

Ⅰ. 病史和体格检查

A. 损伤机制

1. 通常是高能量损伤机制，超过 50% 的胸腰椎损伤是由机动车事故造成的。
2. 5%～20% 同时伴随非连续性脊柱损伤。
3. 识别损伤机制提供了关于损伤模式分型的信息：主要暴力方向——轴向压缩、侧向压缩、屈曲、伸展、牵张、剪切和旋转。
4. 与骨盆和四肢骨折、头部创伤、胸部和腹内损伤相关。

B. 既往相关病史

询问患者先天性和后天性病史：
（1）凝血障碍。
（2）既往脊柱手术史。
（3）脊柱关节病。
（4）强直性脊柱炎 / 弥漫性特发性骨质增生症。

C. 体格检查

1. 在检查是否有撕裂、瘀斑、触诊压痛、肿胀和棘突之间的台阶征时，预防脊柱二次损伤。
2. 相关伤害的二次和三次查体。
3. 神经系统检查结果
（1）运动检查根据抗阻能力分为 0～5 级，监测有无新发无力（表 50.1）。
（2）通过皮节分布检查感觉功能是否下降。
（3）反射异常（即腹壁、提睾、髌腱、跟腱反射）。
（4）持续阵挛和巴宾斯基征阳性：搔刮足底外侧时踇趾上翘。
（5）可使用无菌针头和酒精棉签检测疼痛和温度觉变化。
4. 患者在完全性脊髓损伤出现脊髓休克的情况下，当出现球海绵体反射时应考虑重新检查。

Ⅱ. 解剖

A. 三柱理论认为如果有两柱失稳则为不稳定（图 50.1）。

1. 前柱：前纵韧带、前 2/3 纤维环、前 2/3 椎体。
2. 中柱：后 1/3 纤维环、后 1/3 椎体、后纵韧带。
3. 后柱：神经弓、黄韧带、关节突、椎板、棘突、后韧带复合体。

B. 胸椎

1. 肋骨骨架增加了内在稳定性，在外伤时能产生较长的刚性杠杆臂。

表 50.1 肌力检查

数字运动分级	相应的运动功能
0	无肌肉收缩
1	可见肌肉运动，但不足以引起关节运动
2	关节运动，但肌肉力量无法克服重力
3	肌肉力量可以克服重力，但不能抵抗阻力
4	抵抗阻力运动，但肌力不完全正常
5	可对抗完全阻力的正常肌肉力量

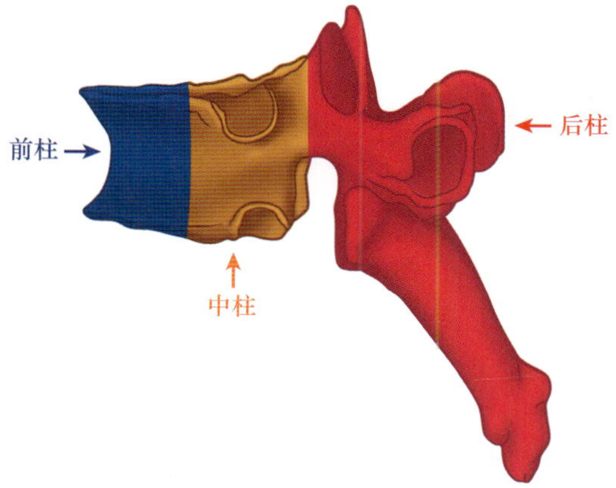

图 50.1 根据 Denis 分型胸椎三柱理论示意图

2. T4、T5、T6 椎弓根宽度最小。
3. 亘心位于脊柱前方，使后方结构处于拉伸状态，而前 / 中柱则承受轴向压缩。
4. 胸椎后凸 20°～45°，胸腰椎过渡段前凸 0°～3°。

C. 腰椎

1. 腰椎前凸（20°～80°）主要来自 L4/L5 和 L5/S1。重要的是在手术后恢复矢状面序列的稳定性。
2. 关节突关节在矢状面方向上匹配，因此在屈曲 / 伸直时具有很强的活动度，越靠近尾侧的关节突关节越趋于冠状面。
3. 当患者俯卧时，L3 或 L4 椎弓根一般垂直于地面。
4. L1 椎弓根有 5°内侧倾斜角，一般情况下向下每个椎体增加 5°。

Ⅲ. 影像学

A. X 线片

1. 正位 X 线片：直观显示冠状面排列、椎弓根间距，以及用于术前确定终板重叠和棘突的位置。
2. 侧位、过屈、过伸 X 线片：对椎体高度、矢状面排列、后柱的评估及动态不稳定性评估很有用。

B. CT

1. 具有提高对骨骼细节和骨折特征显示的优势（X 线片上 25% 的爆裂骨折被遗漏，图 50.2）。
2. 手术前评估骨折形态和椎弓根尺寸。
3. 关节面变宽、棘突分离和椎体移位可能是不稳定的表现。

C. MRI

1. 在 T2 序列上可观察到软组织损伤和后韧带复合体。
2. 明确神经功能损害与压迫来源（如血肿）的相关性。
3. 通过观察脊髓损伤的严重程度对预后进行评估。

Ⅳ. 分型

1. DENIS 分型描述了常见骨折形态（表 50.2）。
2. 胸腰椎损伤严重程度分级（TLICS）评分纳入了机械和神经稳定性。累计评分＞4 分需要手术干预（表 50.3）。

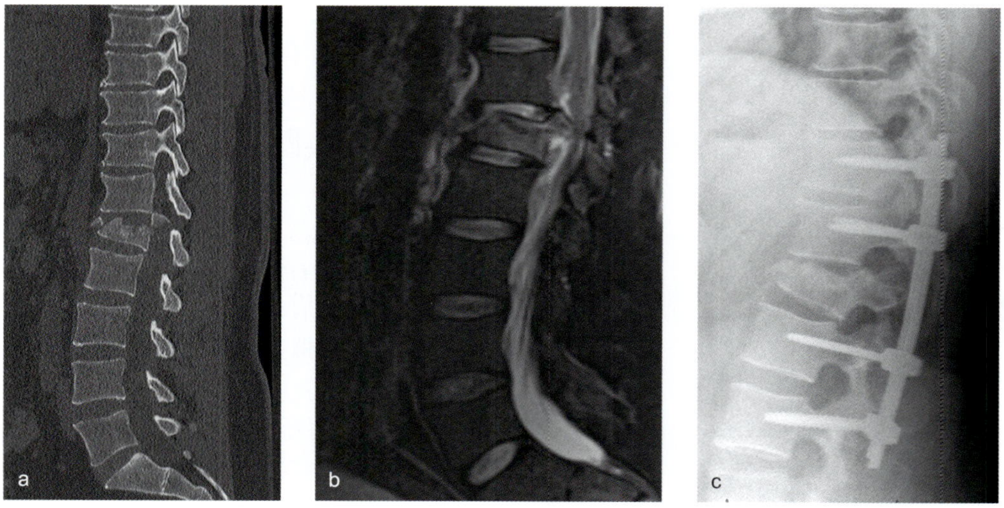

图 50.2 L1 爆裂骨折，在矢状面 CT（a）和 MRI（b）上显示骨折碎片后移导致脊髓圆锥综合征。患者接受了经椎弓根减压及后路稳定手术的术后 X 线片（c）

表 50.2　常见胸腰椎骨折 Denis 分型

骨折类型	损伤机制	累及柱
压缩骨折	轴向负荷，前柱爆裂（稳定和不稳定），屈曲 / 轴向负荷	前柱和中柱
安全带损伤（Chance 骨折）	屈曲–牵张	前、中、后柱
骨折–脱位	旋转 / 剪切 / 平移	前、中、后柱

表 50.3　胸腰椎损伤程度分级（TLICS）评分

骨折形态	后韧带复合体	神经损伤
压缩（1）[爆裂（+1）]	完整（0）	无缺损（0）
平移 / 旋转（3）	可能存在损伤（2）	神经根损伤（2）
分离（4）	损伤（3）	脊髓 / 圆锥完整（2）
		脊髓 / 圆锥不完全损伤（3）
		马尾损伤（3）

Source：Data from Vaccaro AR，Lehman RA Jr，Hurlbert RJ，et al. A new classification of thoracolumbar injuries：the importance of injury morphology，the integrity of the posterior ligamentous complex，and neurologic status. Spine（Phila Pa 1976）2005；30（20）：2325-2333.

Ⅴ. 初步治疗

1. 在高级创伤生命支持（ATLS）下创伤评估过程中保持严格的脊柱损伤预防措施。
2. 在失血性或神经源性休克的情况下，使用液体复苏和血管活性药纠正低血压。
3. 脊髓损伤的辅助治疗
   （1）类固醇（糖皮质激素）是有争议的。
   （2）GM1（单唾液酸四己糖神经节苷脂）神经节苷脂。
   （3）全身低温疗法。

Ⅵ. 最终治疗

A. 保守治疗

1. 无不稳定证据的特殊骨折类型（例如压缩性骨折、爆裂性骨折和单独的后柱骨折）可以用支具固定疗法。
2. 支撑固定
   （1）在受伤平面以上和以下刚性固定。
   （2）支撑固定水平
      ① T6 以上：颈胸矫形支具。
      ② T6～L3：胸腰椎矫形器（Jewett 或定制类型）。
      ③ L3 以下：TLSO（胸腰骶矫形器），包括大腿固定。

B. 手术治疗

1. 单纯椎板切除术不进行脊柱稳定通常不足以治疗胸腰椎损伤，并会导致晚期脊柱后凸和不稳定。
2. 支具固定失败风险高的患者可采用经皮内固定或切开内固定治疗。在固定部分讨论了各种方法。
3. 手术适应证
   （1）绝对适应证
      ① 进行性恶化的神经功能障碍是外科急症。
      ② 不完全稳定的神经功能损害是手术指征，但应在患者的状况得到优化后尽快进行。
      ③ 脊椎的高能穿刺性损伤需要规范的清创。
   （2）相对适应证
      ① 患者有支具使用禁忌证，如伴随胸部 / 腹部内在性损伤或体型过大。
      ② 伴 30°局部后凸或高度丢失超过 50% 的压缩性和爆裂性骨折。但在没有机械和神经不稳的情况下存在争议。
      ③ Chance 骨折后凸成角＞15°（图 50.3）。Chance 骨折即屈曲牵张性损伤，其特征是椎体前方楔形骨折和后方椎体横断性骨折，或关节突关节和棘突的间距增宽。
      ④ 与骨损伤相比，韧带损伤产生不稳定的比例增加（即 Chance 变异）。

Ⅶ. 手术入路

A. 后入路

1. 胸椎和腰椎骨折最常用的入路（图 50.4）。
2. 延伸入路是脊柱外科医生非常熟悉的入路，能够通过椎弓根螺钉应用实现生物力学坚强内固定。
3. 骨折脱位以及严重后韧带复合体损伤的首选入路。
4. 采用正中切口，在棘突触诊引导下向下剥离至筋膜水平。
5. 随后进行筋膜全层分离和椎旁肌肉组织骨膜下剥离至横突水平。

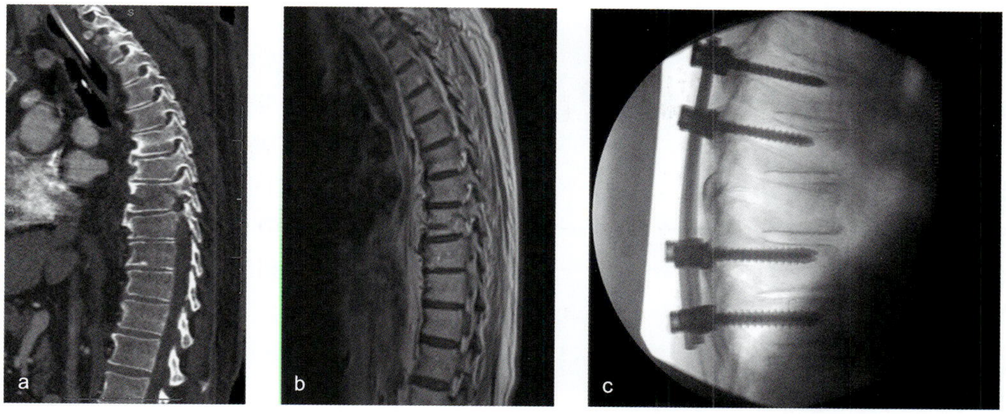

图 50.3 矢状面 CT（**a**）和 MRI（**b**）观察到的胸椎 Chance 骨折，随后使用长节段结构进行稳定。X 线透视显示内固定术后成像和最终骨折排列（**c**）

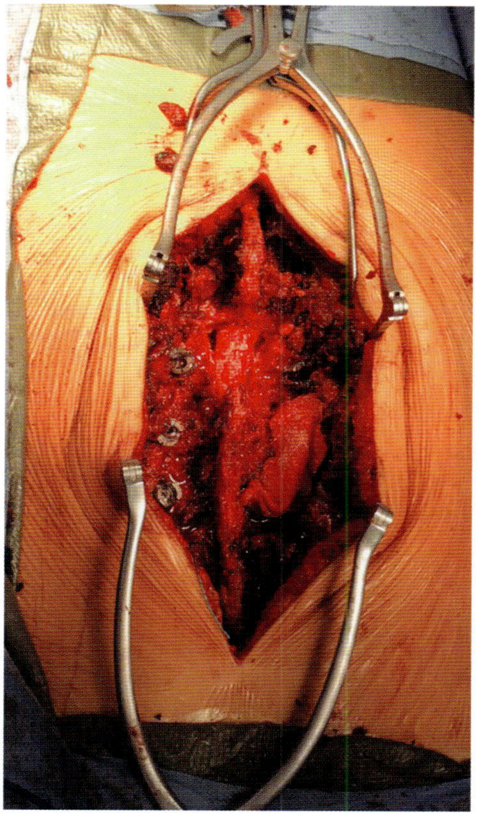

图 50.4 胸腰椎后入路。注：已经在多个节段进行了椎板切除术，并放置了后路内固定器械

6. 禁忌证包括后方创伤性伤口和继发于前 / 中柱后移的神经功能受损。
7. 对于完全性脊柱损伤，经皮后入路有助于缩短手术时间或与前路稳定同时进行。

B. 前入路

1. 可能需要专科医师的协助，而且往往难以观察多个层面。
2. 主要用于爆裂性骨折后移伴神经功能损害，以实现减压目的。
3. 在严重粉碎性骨折的情况下增强前柱稳定性。
4. 典型禁忌证包括骨折–脱位和累及多节段骨折。

Ⅷ. 固定技术

A. 减压术

1. 源于后部的压迫应通过椎板切除术减压。
2. 硬膜囊腹侧的病变可以通过椎体次全切在前方解决，也可以通过肋横突切除以及经椎弓根减压在后方解决。

B. 内固定器械

1. 椎弓根螺钉仍然是主要的治疗方法，允许在多个节段进行三柱固定，并有可能直接进行畸形矫正的操作。
2. 在缺乏后韧带复合体稳定性的情况下，后路内固定可提供张力带效应。
3. 前路植骨或椎间融合器可与后路内固定器械协同使用或作为独立的固定方式。
4. 无融合的脊柱稳定是保留活动的替代固定方法，但需要二次手术取出内固定器械。

C. 固定长度

1. 对于不稳定的骨折类型（如对轴向负荷不稳定的爆裂性骨折；图 50.2c，图 50.3c），可能需要在损伤水平上下 2～3 个椎体行长节段固定。
2. 对于轴向稳定型骨折（如 Chance 骨折），可采用在骨折上下各延伸 1 个椎体的短节段固定，以保持活动度。
3. LSS 评分有助于识别不适宜短节段固定的患者。

Ⅸ. 并发症

A. 局部并发症

螺钉位置不佳、创伤性硬脊膜破裂、脊髓和神经根损伤、医源性平背、内固定失效、伤口感染和血肿。

B. 一般并发症

肠梗阻、血栓栓塞性疾病、压疮和肺炎。

Ⅹ. 康复

1. 患者早期活动：根据骨科医生的建议进行限制性的旋转和屈曲运动。
2. 根据损伤程度，3 ～ 6 个月或更长时间在支具保护下站立。

Ⅺ. 结局

1. 不伴神经损伤的爆裂骨折，采用手术治疗或保守治疗的临床结局相当。
2. 爆裂骨折导致的不完全脊髓损伤在减压后至少有一个等级的神经功能改善的概率＞ 95%。

Ⅻ. 老年患者的特殊注意事项

1. 经皮球囊辅助复位骨水泥加固（也称为椎体后凸成形术）联合微创椎弓根螺钉内固定已被证明是老年人群的可行选择。
2. 这种联合手术可能适用于骨密度降低（如骨质疏松或骨量减少）情况下的严重压缩性骨折伴显著脊柱后凸。该技术可能不适宜爆裂骨折，因为骨水泥可能经过后方椎体的骨折间隙渗漏，并可能通过压迫椎管内容物或与骨水泥硬化相关的热反应对神经结构产生不良影响。
   （1）采用经皮内固定的椎体增强了前柱支撑，与开放入路手术相比降低了生理负担。
   （2）长期临床和影像学结果显示结局可接受。
3. 没有放置内固定物的传统椎体增强手术（椎体成形术或后凸成形术）可能适用于特定的患者。
4. 该技术可以缓解严重骨质疏松压缩性骨折（与严重脊柱后凸无关）老年患者的疼痛，或因合并症无法耐受内固定植入（以微创或开放方式植入）的老年患者的疼痛。
5. 用椎体成形术或后凸成形术治疗无并发症的骨质疏松压缩性骨折仍是一个有争议的问题。
   （1）在老年人群中，大多数此类骨折不需要手术干预，但随着时间的推移，通过限制活动、优化骨代谢因素和治疗潜在的骨质疏松症，可能会充分愈合。
   （2）支具可以缓解症状，但可能不需要，因为通常认为老年性压缩性骨折是稳定的。

总结

胸腰椎损伤包括广泛的损伤。准确的诊断包括对损伤机制、相关既往病史、神经状态和影像学检查的考虑。分型系统（如 TLICSS）纳入了这些因素，并提供了指导原则。治疗是基于神经功能状态、骨折类型和其他相关损伤，这些资料可以帮助确定损伤采取保守治疗还是手术治疗；如果是手术治疗，哪种手术方法最合适。治疗目标应包括维持或恢复脊柱对位和稳定性、保留或恢复神经功能状态、患者早期活动以避免术后并发症，以及在多发伤情况下的多学科治疗。

推荐阅读

Bohlman HH. Treatment of fractures and dislocations of the thoracic and lumbar spine. J Bone Joint Surg Am 1985;67(1):165–169

Cantor JB, Lebwohl NH, Garvey T, Eismont FJ. Nonoperative management of stable thoracolumbar burst fractures with early ambulation and bracing. Spine 1993;18(8):971–976

Chu JK, Rindler RS, Pradilla G, Rodts GE Jr, Ahmad FU. Percutaneous instrumentation without arthrodesis for thoracolumbar flexion-distraction injuries: a review of the literature. Neurosurgery 2017;80(2):171–179

Schroeder GD, Harrop JS, Vaccaro AR. Thoracolumbar trauma classification. Neurosurg Clin N Am 2017;28(1):23–29